肿瘤患者
居家缓和医疗照护

ZHONGLIU HUANZHE

JUJIA HUANHE YILIAO ZHAOHU

U0332063

主编 ⊙ 杨　群　黎　静　熊　慧
　　　　郭春波　吴　勤　韩　辉

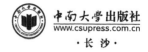

中南大学出版社
www.csupress.com.cn

·长沙·

图书在版编目(CIP)数据

肿瘤患者居家缓和医疗照护 / 杨群等主编. —长沙：
中南大学出版社，2024.8
ISBN 978-7-5487-5766-5

Ⅰ. ①肿… Ⅱ. ①杨… Ⅲ. ①肿瘤—护理 Ⅳ.
①R473.73

中国国家版本馆 CIP 数据核字(2024)第 067807 号

肿瘤患者居家缓和医疗照护
ZHONGLIU HUANZHE JUJIA HUANHE YILIAO ZHAOHU

杨 群　黎 静　熊 慧
郭春波　吴 勤　韩 辉　　主编

□出 版 人	林绵优	
□责任编辑	李 娟	
□责任印制	唐 曦	
□出版发行	中南大学出版社	
	社址：长沙市麓山南路	邮编：410083
	发行科电话：0731-88876770	传真：0731-88710482
□印　　装	长沙创峰印务有限公司	

□开　　本	787 mm×1092 mm　1/16	□印张 27.5	□字数 701 千字	
□版　　次	2024 年 8 月第 1 版	□印次 2024 年 8 月第 1 次印刷		
□书　　号	ISBN 978-7-5487-5766-5			
□定　　价	110.00 元			

编委会

Editorial Committee

前言

随着医疗技术的飞速发展，癌症患者的生存率得到了显著提高。然而，这也意味着越来越多的癌症患者将步入居家疗养阶段。居家缓和医疗，作为一种注重患者生活质量与舒适度的医疗模式，正日益受到患者及其照顾者的青睐。

本书旨在为肿瘤患者及其照顾者提供一份全面而实用的居家护理指南。我们汇聚了临床经验丰富、护理理论知识深厚的专家团队，共同完成了这本教材的编写工作。在编写过程中，我们广泛参考了世界卫生组织《缓和医疗整合至初级卫生保健指南》、中国抗癌协会肿瘤护理专业委员会《中国癌症症状管理实践指南》以及国家卫健委印发的《安宁疗护实践指南(试行)》和《安宁疗护中心基本标准和管理规范(试行)》等相关权威指南和文献。我们通过结合大量专科文献资料、精心整理与编写，力求为读者呈现一本既有理论深度又具实践指导意义的居家缓和医疗教材。

在本书中，我们详细介绍了居家缓和医疗的具体实践方法。无论是疼痛管理、其他症状控制，还是营养支持、心理调适，我们都提供了全面而具体的护理策略和建议。这些建议旨在帮助读者更好地应对患者在居家疗养过程中可能遇到的各种问题和挑战，确保患者能够得到科学、细致的照护。此外，本书还特别强调了以患者为中心的居家缓和医疗理念。我们深知每一位患者都是独特的个体，他们的需求、感受和期望各不相同。因此，我们维护和尊重患者的生命尊严和自主权，注重与患者的沟通与合作，与患者共同制定个性化的护理计划，以满足患者在生理、心理、社会和精神等多方面的需求。同时，我们也充分认识到居家照顾者在缓和医疗中的重要性。他们不仅是患者最亲密的伙伴和守护者，也是患者康复过程中不可或缺的支持力量。因此，我们特别关注居家照顾者的负担和需求，并提供了一系列实用的照护技巧和建议，帮助他们更好地应对照顾过程中的挑战和压力。

在编写过程中，我们得到了众多专家和同行的大力支持和提出的宝贵意见。在此，我们对他们的辛勤付出和无私奉献表示衷心的感谢。同时，我们也深知书中难免存在不足之处，恳请广大读者批评指正，以便我们在今后的修订中不断完善。

最后，我们希望本书能够为广大读者提供有益的参考和帮助，为肿瘤患者的居家缓和医疗事业贡献一份力量。愿每一位患者都能在家中得到科学、细致的照护，度过一段安宁、舒适的时光；愿每一位居家照顾者都能得到必要的支持和关怀，以更加从容、自信的态度面对照顾的挑战，与患者共同度过这段特殊的时期。

编　者

2024.3

目 录

Contents

第一章

理论概述

▶ 第一节　缓和医疗概念与内涵 ○○○○

一、缓和医疗概念

(一) 概念

缓和医疗是一种通过早期识别、积极评估、控制疼痛和其他痛苦症状,包括身体、心理、社会和精神困扰,来预防和缓解身心痛苦,从而提高面临威胁生命疾病的患者(包括成人和儿童)及其家属生活质量的一种方法。该定义强调了症状管理、生活质量、全人照护,指出缓和医疗覆盖了疾病整个周期,而非局限于疾病终末期,旨在减轻患者的痛苦,提高患者生活质量,是一种综合性的医疗方式,缓和医疗不仅关注患者的身体状况,还注重患者的心理、社会和灵性层面的需求。缓和医疗团队通常由医生、护士、社工、心理医生、营养师和志愿者等人员组成,他们具备专业知识和技能,可以提供全方位的照顾。缓和医疗团队的工作包括评估患者需求,制定个体化的护理计划,提供症状缓解、心理支持和社会援助等服务。缓和医疗的理念是尊重患者的生命价值,关注他们的生活质量,并帮助他们尽可能地过上有意义的生活。缓和医疗并不意味着放弃治疗或消极等待死亡,而是以缓解症状和减轻痛苦为主,同时也可以与其他治疗手段相结合,如化疗、放疗等,以更好地管理患者的病情。

(二) 背景

20 世纪七八十年代,世界范围内掀起了临终关怀运动,无数临终患者和家庭从中受益。与此同时,临终关怀的核心原则,即减轻患者痛苦,给予患者及家属爱与关怀的理念得到发展扩大,逐步延伸至所有患有严重疾病的患者群体,形成了"缓和医疗"的理念。1990 年,世界卫生组织(WHO)首次提出缓和医疗的定义,并于 2002 年将其定义修改为:缓和医疗是一种提供给患有危及生命疾病的患者和家庭的,旨在提高他们的生活质量及面对危机能力的系统方法。这个概念里面包含了几个要点:首先,缓和医疗的服务对象,是患有不可治愈疾病的患者及其家属；第二，缓和医疗的工作任务主要是症状控制；第三，缓和医疗的目标是提高患者及家属的生活质量。医学上最早于16世纪使用"palliate"一词，其来源于拉丁文"palliare"，意为"遮蔽""隐藏"，叙述对遭受痛苦的缓和或减轻。"palliativecare"在我国最早被翻译为"姑息治疗"，因"姑息"含有放弃治疗之意，后有学者将其译为"缓和医疗""舒缓疗护"。缓和医疗的提供起源于对临终关怀的关注，随后逐步扩展并整合到整个疾病过程中。早在1967年，英国就建立了"圣克里斯多夫临终关怀医院"，专门收治临终患者，让他们在生命的最后时刻尽量舒适平静地、有尊严地离世。1987年缓和医疗被英国政府正式确立为一个独立的临床专业学科，英国成为世界上第一个将缓和医学定为医学亚专科的国家。澳大利亚、新西兰、波兰、罗马尼亚、新加坡等紧随其后纷纷建立了缓和医学专业。美国的缓和医疗开始于20世纪90年代早期，其基础是认识到临终关怀的核心原则应适用于所有患有严重疾病的人，而不论其预后如何。1990年，WHO提出了缓和医学的原则：维护生命把濒死作为正常过程；不加速也不拖延死亡；提供疼痛的缓解服务。

随着医疗技术的快速发展和生活水平的不断提高，人们越来越重视生命的延续，也能采用一些延续生命的医疗措施如机械通气、心肺复苏等生命支持设备和技术；或通过一些药物如升压药、高级抗生素等来推迟死亡时间。然而医学仍存在局限性，无法治愈所有的患者，因此，疾病与死亡是每个人都不可逾越的自然规律。当疾病发展至终末期时，当患者迈入生命最后一程时，缓和医疗以减轻患者的痛苦、提高患者的生命质量为主，能正视生命的有限性、医疗的局限性和死亡的事实，并积极为之准备。缓和医疗的发展在我国有着巨大的市场需求和潜力，在我国目前仍处于起步阶段，同时也面临着诸多方面如过度医疗、政策缺失、教育欠缺、民众接受度低等问题。2014年，世界卫生大会通过了一项具有里程碑意义的决议，呼吁所有成员国将缓和医疗作为综合治疗的一部分，在疾病早期与治愈性治疗措施共同提供。美国国立综合癌症网络（NCCN）2018版《缓和医疗临床实践指南》中指出，缓和医疗应根据患者的意愿和选择，从疾病诊断开始与疾病治愈性治疗共同提供，适用于任何疾病、任何疾病阶段和任何年龄的患者。

世界卫生组织在第六十七届世界卫生大会上指出，缓和医疗是卫生系统的伦理学责任，强调应将缓和医疗视为全生命周期完整医疗的一部分，给予重视和支持，尤其是加强基础卫生服务与社区、居家医疗中的缓和医疗照护。需要指出的是，WHO缓和医疗的理念针对的是所有医生（不论其学科）照顾患者的一般的或基本的缓和医疗方法。在具体实践中，由于患者的个体预后不准确，抗癌疗法的效果未知等其他原因，肿瘤学家无法独立处理复杂症状问题。近年来，WHO还支持专科缓和医疗或专业缓和医疗的发展和广泛应用。专业的缓和医疗团队通常由接受过专业缓和医疗培训的医生和护士、心理学家和社会工作者组成，专注于减轻和预防痛苦，而不是负责治愈疾病，与专科医生跨学科协作，提高照护的安全性和有效性，加强医院和居家服务之间的连续性。

（三）缓和医疗与安宁疗护

安宁疗护旨在为患有威胁生命的严重疾病患者或老年患者在其生命终末期提供全面的照护。而缓和医疗则与我们常常听说的安宁疗护（临终关怀）存在差异，"缓和"更体现对生命全周期的关怀，疾病对每个人来说都在所难免，如何多一个视角看待疾病在我们身上发生的过程，缓和医疗似乎提供了一种选择。缓和医疗的理念让医生从单纯的"治病"回归到"为人治病"，促进医护人员更全面地看待患者和家属，缓和医疗团队成员包括医生、护士、社工、志愿者等，服务的对象包括患者及其家属和主要照料人。缓和医疗团队会帮助患者及其家庭一起面对疾病，通过专业的医学知识，陪伴这个家庭迎接生命中的挑战。临终关怀与缓和医疗在本质上都是行动理念，可以通过具体的实践工作体现。WHO 缓和医疗的概念包含了临终关怀，认为临终关怀是缓和医疗的最后阶段但该理念并不能直接用于具体实践。相比之下，美国临床实践中以"是否继续进行原发疾病的治疗"来划分临终关怀与缓和医疗的界限更具实际操作性和科学性。

在临床和社会实践中，疾病早期和终末期的治疗思路是截然不同的，临终关怀并不等同于缓和医疗。两者在症状控制和给予患者关爱照护方面的服务是相似的，但应用前提有所不同。患者进入临终关怀的前提是"放弃原发疾病的治疗且可以接受死亡的来临"，其核心目标是减轻患者痛苦和控制不适症状，提高患者终末期生活质量。而缓和医疗则应在疾病早期与疾病治愈性治疗措施一起使用，帮助患者积极面对疾病，能够更好地承受专科治疗。换句话说，临终关怀在患者临终阶段的医疗过程中可以占据主导地位，因此可以成立独立的临终关怀中心，但缓和医疗作为疾病非终末期的辅助治疗，应与专科医疗相结合，故不能独立于医院成立缓和医疗中心，缓和医疗也不应成为必要的治愈性治疗的替代品。

二、缓和医疗内涵

(一)重要性及意义

1. 提高患者生活质量　缓和医疗专注于改善严重疾病患者的生活质量，不仅关注患者的身体状况，还注重患者的心理、社会和灵性层面的需求，提供全方位的照顾。缓解患者身、心、社、灵的痛苦症状，是全生命周期关怀的重要部分。通过对痛苦和疼痛的早期识别，以严谨的评估和有效的管理，满足患者及其家庭的所有(包括心理和精神)需求。

2. 尊重自主权　缓和医疗强调尊重患者的自主权，即尊重患者对于自己疾病的决策权。在传统医疗模式中，患者往往被动接受治疗，而缓和医疗则倡导患者及其家庭成员的参与，共同制定治疗计划。这不仅体现了对患者的尊重，也有助于增强治疗效果，提高患者的满意度。

3. 心理支持与家庭关怀　缓和医疗是一个临床医学新发展的分支，其内涵包括缓解疼痛和其他令人痛苦的症状，维护生命并将死亡视为一个正常过程，既不加速也不延迟死亡，整合患者护理的心理和精神内容，提供支持系统以协助患者过上积极的生活直至死亡，以及提供支持系统以协助患者家庭应对患者患病期间及他们丧失亲人的痛苦，注重家庭关怀。缓和医疗认为家庭是患者最重要的社会支持系统。通过家庭关怀，缓和医疗不仅为患者提供了一个温馨的环境，同时也为家庭成员提供了心理支持和情感慰藉。这种关怀有助于增强家庭的凝聚力，减轻家庭成员的心理负担。缓和医疗同时也强调团队方法，处理患者及其家庭的需求，包括在必要情况下提供居丧辅导。缓和医疗将提升患者生活质量，还可能对病程产生积极影响，可以在病程早期与其他旨在延长患者生命的治疗手段一起应用。

4. 提高病程管理效果　缓和医疗的内涵还包括：与疾病斗争的"战场"不一样，以前是以治愈为目的，现在是以缓解症状为主；可以在病程早期，与其他旨在延长患者生命的治疗手段一起应用，包括化疗或放疗，还包括需要开展的检查，从而更好地了解和管理令人痛苦的临床并发症。总之，缓和医疗是一种全面、多维度的医疗照顾方式，旨在提高患者及其家庭的生活质量。

5. 优化医疗资源　在医疗资源有限的情况下，缓和医疗是一种优化资源配置的有效方式。缓和医疗可以合理分配医疗资源，通过早期识别疾病终末期患者，减轻患者的躯体痛苦和心理负担，有助于减少不必要的医疗干预和医疗费用，使更多的患者能够得到及时有效的治疗。这不仅能够提高医疗效率，也有助于实现医疗资源的公平分配。

缓和医疗经过专门培训的多学科医生、护士及其他专业人员共同协作，遵循世卫组织原则，在最小伤害和最大尊重的前提下帮助终末期患者增加有意义寿命与提升生活质量，尽量舒适、宁静和有尊严地告别人生。因此，缓和医疗是一种非常人性化和贴心的医疗服务，对于那些处于生命末期的患者及其家属来说具有重要的意义。

(二) 临床应用

缓和医疗与传统医疗存在一定的差别，缓和医疗是采用姑息和支持疗法，着重减轻患者所遭受的恶心、呕吐等躯体症状以及精神上的痛苦，从而提高患者的生命质量，使其能够坦然地、有尊严地离开人世。传统医疗则以攻克疾病、恢复健康为主要目的。近年来，缓和医疗在我国逐步发展，尤其在肿瘤领域已经取得初步成效。

根据 WHO 的理念，缓和医疗作为一种基本卫生服务，适用于患有严重疾病但尚未进展至终末期的患者，且应在疾病早期介入。研究表明，晚期转诊至缓和医疗并不足以提高照护质量和患者生活质量。随着患者病情发展，如果医务人员(包括专科医生和缓和医疗团队)、患者及家属认为专科治疗无效，或者患者不能耐受病因治疗的不良反应，治疗的弊大于利，不再具备继续病因治疗的条件，即可过渡到临终关怀，此时患者应满足"知晓病情、出现症状、具有临终关怀意愿"这三个条件。

进入临终关怀的患者应满足：①疾病终末期，出现症状；②拒绝原发疾病的检查、诊断和治疗；③接受临终关怀的理念，具有临终关怀的需求和意愿。目前关于临终期的界定没有统一标准，疾病终末期患者可以预计的未来生存期是有限的，但具体到 6 个月或 3 个月或 2 周都没有实际意义，现有的医学手段无法准确预测生存期，只要患者有需求和意愿，都应获得适当的服务。相比之下，缓和医疗的准入标准应为：①疾病早期，但尚未进展至终末期；②出现症状不论疾病的阶段和预后，可以在治愈疾病这个目标下进行；③具有缓和医疗的需求和意愿。

缓和医疗帮助患者积极面对疾病，在改善生活质量的基础上，使他们能够承受病因治疗措施，更好地生活，即"活得更好"。在临终关怀中，患者的生存质量是第一位的，不必拘泥于生存期的长短或是防范风险从而导致症状治疗不足，目的是帮助患者"好好地活"。为实现该目标，医患之间充分、及时的沟通是至关重要的：患者在进入临终关怀后应明确知晓自己"能够获得哪些帮助"和"不能获得哪些治疗"，增加其坦然地面对死亡的可能性；临终关怀团队成员尽最大努力减轻患者痛苦，给予合适的治疗和帮助，虽不能"逆转"死亡结局，但尽可能帮助患者实现"善终"。

此外，缓和医疗与传统医疗都强调对患者及家属提供身、心、社、灵的全方位照护。缓和医疗可以在治愈疾病这个目标下进行，与治愈性治疗措施(如治愈性手术、标准放化疗等)一起使用为患者提供综合治疗和连续性服务。但临终关怀中有关疾病的病因治疗即对因治疗将不再继续，也可以不进行有关原发疾病进展的检查，但可以接受有助于对症治疗的检查，任何能够改善患者不适症状的措施都可以根据患者的需求和意愿来提供，包括姑息性干预，如姑息性手术、姑息性放疗和介入治疗等，旨在减轻患者痛苦，而非治愈疾病。

缓和医疗作为病因治疗的辅助，其目的是帮助患者顺利舒适地完成疾病治疗和康复过程，服务结果自然是有可能改变疾病进展的趋势，甚至延长患者生命。临终关怀是在患者走向生命终点的过程中给予其舒适照顾，不以改变患者最终死亡结局为目标，服务结果是患者可以没有痛苦地、有尊严地离世。实践中发现，进入临终关怀的患者在改善症状后，其进食、情绪、睡眠状态也会随之改善，身体状况进入良性循环，生存期甚至有可能得到延长。

由于缓和医疗针对的是整个疾病治疗周期，在此过程中需要尽力规避医疗风险，按照现有的法律法规要求，若有任何的遗漏、欠缺、误诊、误治，都有可能面临医疗纠纷，承担法律责任。而临终关怀面对的是疾病终末期患者，即将来临的死亡结局是不可避免的，并非"风险或不良事件"，并非"医治无效、不良后果或最坏结局"，只是顺应自然规律，这有助于引导家属正确认识死亡、面对死亡。我国临终关怀目前在法律层面暂时没有依据，在临床实践中，可以通过签署"患方拒绝原发疾病的检查、诊断和治疗"的知情同意书，规避医疗纠纷和法律风险。

WHO 倡导的缓和医疗理念是一种理想模式，在经济水平、文化层次和精神生活极大改善，医患关系和谐稳定的基础上，才有可能应用于实践。在当前的医疗环境下，实施该理念难度较大，唯有区分安宁疗护与缓和医疗适用范围，才能更好地实现推广目的，让患方理解和知晓在所处疾病阶段可实现的需求和愿望，并引导社会力量提供切实可行的帮助，满足其需求。

▶ 第二节　缓和医疗的核心要素与服务模式

一、缓和医疗的核心要素

WHO 在对缓和医疗作出明确定义的同时，提出了缓和医疗的实践原则，也涵盖了缓和医疗的核心要素，包括如下几个方面：

（1）缓解疼痛和其他痛苦症状。

（2）肯定生命并将死亡视为正常过程。

（3）既不加速也不推迟死亡。

（4）整合患者护理的心理和精神方面。

（5）提供支持系统，帮助患者尽可能积极地生活直至死亡。

（6）提供支持系统，帮助家庭应对患者疾病和自己的丧亲之痛。

（7）如果有需要，采用团队方法来满足患者及其家属的需求，包括丧亲辅导。

（8）提高生活质量，也可能对疾病过程产生积极影响。

（9）适用于疾病早期，与其他旨在延长生命的疗法相结合，并更好地了解、评估和管理临床并发症。

2011 年，世界安宁缓和医疗联盟（WHPCA）对 WHO 缓和医疗的原则做了补充解释，包括：①缓解疼痛和其他痛苦症状；②肯定生命并将死亡视为正常过程；③既不加速也不过度推迟死亡；④根据患者和家属的需要和期望，整合患者护理的心理和精神方面；⑤提供支持系统，使患者能够获得并遵循最佳临床照护，解决社会和法律问题，特别是减少贫困对患者及其家庭成员（包括儿童）的影响；⑥帮助患者尽可能积极地生活直至死亡；⑦提供支持系统，帮助家庭应对患者疾病和自己的丧亲之痛；⑧如果有需要，采用团队方法来全面满足患者及其家属的需求，包括丧亲辅导；⑨提高患者及其家人的生活质量，也可能对疾病过程产生积极影响；⑩适用于疾病早期，与其他旨在延长生命的疗法（如肿瘤患者的化学疗法或放射疗法、HIV/AIDS 患者的抗逆转录病毒疗法）相结合，并包括更好地了解、评估和管理临床并发症。

2018 年 10 月 8 日，WHO 出版了关于将缓和医疗纳入初级卫生保健的新指南，旨在为全民提供公平、安全、高质量、满足全民期待的连续性医疗服务。与此同时，在 WHPCA 对缓和医疗原则补充解释的基础上，提出了缓和医疗新的实践原则，包括以下方面：①早期发现问题并全面评估和处理；②提高生活质量，促进尊严和舒适，也可能对疾病进程产生积极影响；③在整个疾病过程中为患者及其家人提供支持；④与严重或限制生命的疾病问题结合考虑，并加以预防、早期诊断和治疗；⑤适用于疾病早期，与其他旨在延长生命的治疗共同使用；⑥为临终时价值存疑的疾病缓解和生命维持治疗提供替代方案，并协助关于生命维持治疗的优化利用决策；⑦适用于患有严重或危及生命疾病并长期遭受身体、心理、社会或精神痛苦的患者；⑧如果需要，在患者去世后为家庭成员提供丧亲支持，旨在减轻因病致贫对患者和家庭的影响，避免因疾病导致经济困难；⑨不是加速死亡，而是提供必要的治疗，根据患者的需求和价值观为其提供足够的舒适度；⑩由各级卫生服务系统的医务人员提供，包括初级卫生服务提供者，全科医生和专科医生；⑪提供不同层次（基础—中等—专业）的缓和医疗技能培训；⑫鼓励社区和民众积极参与；⑬在各级卫生服务系统提供门诊、住院和居家照护；提供连续性服务，从而强化卫生服务系统。

从"不推迟死亡"到"不过度推迟死亡"再到"不是加速死亡"原则的变化可看到缓和医疗的理念与适用范围在不断向疾病早期推进。

除了上述提到的核心要素外，缓和医疗还有其他方面值得关注：

（1）关注患者的身体、心理和精神层面。缓和医疗不仅关注患者的身体状况，还关注患者的心理和精神层面。医生应该全面评估患者的身体、心理和精神状况，制定个体化的治疗方案，以缓解患者的痛苦和不适症状，提高其生活质量。

（2）提供全方位的医疗服务。缓和医疗提供全方位的医疗服务，包括疼痛控制、心理支持、营养支持、康复锻炼等方面。医生应该根据患者的具体情况和需求，提供全面的医疗护理和药物治疗，以综合治疗患者的疾病和症状。

（3）注重患者的舒适度和生活质量。缓和医疗注重患者的舒适度和生活质量，提供良好的医疗环境、舒适的病房和温馨的家庭式照顾。医生应该根据患者的具体情况和需求，制定个体化的护理计划，确保患者在舒适的环境中得到最佳的医疗护理。

（4）加强患者和家属的教育和培训。缓和医疗强调患者和家属的参与和决策。医生应该与患者及其家属进行充分的沟通和交流，了解他们的需求、意愿和价值观，以便提供符合他们期望的医疗服务。同时，还应该为患者及其家属提供教育和培训，帮助他们了解疾病和治疗的相关知识，提高他们的自我管理和应对能力。

（5）关注医疗资源的合理利用。缓和医疗注重医疗资源的合理利用和成本控制。医生应该根据患者的具体情况和需求，制定个体化的治疗方案和用药方案，避免过度治疗和浪费资源。同时，医疗机构也应该加强医疗资源的整合和管理，提高医疗效率和质量。

缓和医疗是一个综合性的医疗服务领域，需要多学科团队的密切合作，关注患者的身体、心理和精神层面，提供全方位的医疗服务，注重患者的舒适度和生活质量以及加强对患者和家属的教育和培训。同时，缓和医疗还应该关注医疗资源的合理利用和成本控制，以实现可持续发展。

二、缓和医疗的服务模式

缓和医疗在不同国家和地区的服务模式有所不同，这取决于当地的医疗体系、文化背景和政策法规。英国是全球最早推广缓和医疗的国家之一，服务模式包括在综合性医院和社区卫生服务中心提供多学科协作的缓和医疗团队服务，以及在家庭和医院提供临终关怀服务。英国的国民医疗服务体系（NHS）还设立了专门的缓和医疗基金，支持患者接受缓和医疗。在美国，缓和医疗已经得到了广泛的认可和推广，服务模式包括在综合性医院设立专门的缓和医疗单元，提供跨学科会诊小组服务，以及在社区和家庭提供居家缓和医疗。美国还通过医疗保险覆盖缓和医疗的费用，提高患者获取服务的可及性。日本的缓和医疗发展较为迅速，服务模式包括在大型医院设立专门的缓和医疗病房，提供专科化的医疗服务。同时，日本还积极发展社区缓和医疗，通过建立照护团队为患者提供全方位的照顾和支持。中国的缓和医疗起步较晚，但发展迅速，服务模式包括在综合性医院设立专门的缓和医疗科室，提供多学科协作的医疗服务。同时，中国也在积极推广社区缓和医疗，通过建立照护中心为患者提供全方位的照顾和支持。

（一）我国缓和医疗的服务模式

我国缓和医疗的服务模式通常包括以下几种。

1.医院模式　是指由医院设置安宁疗护病房，并由专业的缓和医疗小组为患者提供服务。这种模式的特点是针对患者的不同需求和状况，提供个体化的治疗方案，以缓解患者的身体和心理痛苦，改善其生活质量。

缓和医疗的医院模式是一种全面、专业、个性化的医疗服务模式，旨在为患者提供更好的治疗和支持，帮助他们缓解痛苦和提高生活质量。在这种模式下，专业的医疗团队会根据患者的病情和需求，制定相应的治疗方案，包括疼痛控制、心理支持、营养支持等方面。同时，医院还会提供舒适的病房环境和设备，如病房内设有疼痛控制设备和药物管理系统等，以帮助患者更好地应对病痛和不适。此外，医院还会定期评估患者的病情和治疗效果，并根据评估结果进行治疗方案的调整和优化。这种评估和调整的过程可以帮助医生更好地了解患者的病情和需求，从而提供更加精准和个性化的治疗方案。

2.居家模式　是指患者在家中接受缓和医疗服务。缓和医疗团队定期到患者家中进行探访，提供身体、心理、社会和灵性支持。这种模式适合希望在熟悉的环境中接受照顾的患者，主要是通过专业的医疗团队提供远程医疗服务和必要的药品配送，同时为患者提供必要的康复和护理指导，以帮助患者在家中得到有效的治疗和管理。在这种模式下，患者可以享受到以下服务：

  (1)专业的医疗团队提供的远程医疗服务，包括医生诊断、药物治疗、疼痛控制等方面。

  (2)必要的药品配送，确保患者能够及时获得所需的药品。

  (3)必要的康复和护理指导，包括康复锻炼、饮食指导、心理支持等方面。

  (4)必要的医疗设备和用品，如制氧机、吸痰器、护理床等。

  缓和医疗的居家模式是一种方便、高效、个性化的医疗服务模式，旨在为患者提供更好的治疗和支持，帮助他们缓解痛苦和提高生活质量。居家模式具有诸多优点，包括：患者可以在熟悉的环境中接受治疗和管理，有利于维持其生活质量；可以减轻医院负担，避免患者因病情较重而奔波于医院和家庭之间；可以为患者提供更加个性化、全面的医疗服务，根据患者的需求和状况制定相应的治疗方案。

  3.养老院模式 是指为老年患者提供缓和医疗服务的养老院，这种模式主要是通过养老院内的专业医疗团队提供全面的医疗护理和照顾，以缓解老年患者的身体和心理痛苦，提高其生活质量。这种模式结合了养老机构的长期照顾和缓和医疗的专业服务。在这种模式下，老年患者可以享受到以下服务：

  (1)专业医疗团队提供的全面医疗服务，包括医生诊断、药物治疗、疼痛控制等。

  (2)必要的康复和护理指导，包括康复锻炼、饮食指导、心理支持等。

  (3)舒适的住宿环境和设施，如舒适的床铺、座椅、浴室等。

  (4)必要的社交互动和支持，如组织活动、读书交流等。

  缓和医疗的养老院模式是一种为老年患者提供全面、舒适、安全、便捷的医疗服务的模式，旨在为患者提供更好的治疗和支持，帮助他们缓解痛苦和提高生活质量，具有如下优点：为老年患者提供全面的医疗服务，根据患者的需求和状况制定相应的治疗方案；提供舒适的住宿环境和设施，为患者提供更加舒适和安全的生活环境；提供必要的社交互动和支持，可以缓解患者的孤独和焦虑情绪；可以减轻患者家庭负担，为家庭提供更加便捷和高效的医疗服务。

  4.日间关怀中心 提供日间照顾和康复服务的机构，通常由专业的医护人员和志愿者组成，患者可以在这里接受身体、心理、社会和灵性支持，晚上也可以回家休息。在日间关怀中心模式下，患者可以在白天接受照顾和医疗服务，晚上回到家中休息。这种模式可以为患者提供更加灵活、个性化的医疗服务，同时也可以减轻患者家庭负担，为家庭提供更加便捷和高效的医疗服务。在日间关怀中心，患者可以享受到以下服务：

  (1)专业的医疗团队提供的全面医疗服务，包括医生诊断、药物治疗、疼痛控制等方面。

  (2)必要的康复和护理指导，包括康复锻炼、饮食指导、心理支持等方面。

  (3)必要的医疗设备和用品，如制氧机、吸痰器、护理床等。

  (4)舒适的休息和活动场所，如舒适的座椅、阅读室、活动室等。

  缓和医疗的日间关怀中心具有以下优点：为患者提供全面的医疗服务，根据患者的需求和状况制定相应的治疗方案；提供灵活的服务时间，方便患者接受照顾和医疗服务；可以减轻患者家庭负担，为家庭提供更加便捷和高效的医疗服务；提供必要的社交互动和支持，可以缓解患者的孤独和焦虑情绪。

  5.联合模式 将缓和医疗与社区、家庭等相结合，为患者提供综合性的治疗和照顾。这种模式以患者为中心，以多学科团队为基础，通过筛查、评估、干预等流程，为患者提供个体化、连续性、多学科团队的医疗服务。这种模式可以单独或结合使用，以适应不同患者的需求。缓和医疗团队会根据患者的病情、需求和偏好，制定个体化的治疗和护理计划，提供全方位的照顾和支持。

缓和医疗的联合模式具有以下特点：

(1)全面性：该模式涵盖了患者所需的各个方面，包括医疗、护理、康复、营养、心理支持等。

(2)协同性：医院与社区、家庭等机构相互协作，形成合力，共同为患者提供最佳的医疗护理服务。

(3)个体化：该模式根据患者的具体情况和需求，制定个体化的医疗护理计划，确保每位患者得到最适合自己的医疗服务。

(4)连续性：该模式提供连续性的医疗服务，包括医院治疗、社区护理、家庭照护等，确保患者在不同阶段都能得到及时、有效的医疗护理。

(5)多学科团队：该模式涉及多个学科领域的专家，包括医生、护士、康复师、营养师、心理医生等，共同为患者提供全方位的医疗护理服务。

缓和医疗的联合模式有助于提高患者的生活质量，减轻其家庭和社会的负担，是一种具有前瞻性和可持续性的医疗服务模式。

(二) 我国缓和医疗服务模式的特点

总的来说，我国缓和医疗的服务模式具有以下特点：

1. 全面性　我国的缓和医疗模式涵盖了多个领域，包括医学、护理、心理、社会等，为患者提供全面、综合的服务。

2. 人性化　缓和医疗强调以患者为中心，关注患者的生理、心理和社会需求，注重患者的个体差异和独特性，提供个性化、人性化的服务。

3. 舒适性　缓和医疗注重患者的舒适度和生活质量，提供良好的医疗环境、舒适的病房和温馨的家庭式照顾，使患者能够在舒适的环境中接受治疗和护理。

4. 多元化　我国的缓和医疗模式具有多元化特点，包括多种治疗方法和护理方式，如药物治疗、物理治疗、营养支持、心理支持等，以综合治疗患者的疾病和症状。

5. 专业性　缓和医疗模式要求医护人员具备专业知识和技能，能够提供专业、高质量的医疗服务，同时还需要具备高度的职业道德和人文素养，关注患者的情感和需求。

6. 便捷性　缓和医疗模式注重患者的便利性和快捷性，提供多种形式的医疗服务，如日间照护、居家照护、医院治疗等，方便患者选择最适合自己的服务方式。

(三) 我国缓和医疗服务模式的不足之处

我国的缓和医疗模式旨在为患者提供最好的医疗服务，提高患者的生活质量和幸福感，具有全面、人性化、舒适、多元化、专业化和便捷等特点，但仍存在一些不足之处，包括如下方面：

1. 资源分布不均　我国的缓和医疗资源主要集中在大型医院和少数医疗机构，而基层医疗机构和社区卫生服务中心的资源相对较少。这可能导致患者无法及时获得必要的医疗服务，影响患者的治疗效果和生活质量。

2. 专业人才短缺　缓和医疗需要专业的医护人员提供服务，包括医生、护士、康复师等。然而，目前我国从事缓和医疗的专业人才数量有限，难以满足患者的需求。

3. 服务质量和标准有待提高　缓和医疗是一种高技术、高要求的医疗服务，需要提供高质量的服务。但是，目前有些医疗机构的服务质量还有待提高，如服务流程不够规范、服务质量不够精细等。

4. 社会认知度低　缓和医疗在我国仍处于起步阶段，社会认知度较低。因此，需要加强宣传和教育，提高公众对缓和医疗的认识和理解。

因此，为了更好地为患者提供优质的缓和医疗服务和保障人民健康，我们需要进一步完善和提高我国的缓和医疗服务模式，解决存在的问题和不足，推动缓和医疗事业的发展。

▶ 第三节　居家照顾者在缓和医疗中的角色与定位

一、定义

居家照顾者是指在家庭环境中为需要照顾的人提供日常护理和照护的人。照顾者可以是家人、朋友或者专业的护理人员，他们通常能够提供患者所需的日常照顾和支持，如饮食、穿衣、洗澡等；还可以帮助患者管理药物、监督病情变化，并及时向医生或护士报告病情。照顾者需要耐心、责任心和关爱，以帮助那些需要照顾的人保持舒适、安全和健康。此外，对于一些患有严重疾病或年老体弱的人来说，居家照顾者也是他们的心理支持来源，提供他们精神慰藉和安慰。居家照顾者在缓和医疗中扮演着重要的角色。他们能够让患者保持在熟悉的环境中，减轻医院和机构的负担，同时也能够让患者得到更好的照顾和支持，以减轻其痛苦，提高生活质量。居家照顾者的工作通常不被社会广泛认知和重视，但他们的工作对于保障老年人和需要照顾的人的生活质量和健康状况具有非常重要的意义。

二、具体职责

居家照顾者在缓和医疗中的定位是多方面的，其在缓和医疗中具体的职责包括如下方面。

（一）提供日常照顾

居家照顾者是患者的主要照顾者，负责提供日常的照顾和支持，包括饮食、洗浴、穿衣、翻身、喂药等日常生活照顾。他们需要了解患者的病情和身体状况，根据医生的建议和患者的需求，提供适当的照顾和支持。居家照顾者提供日常照顾的方法可以因患者的需求和状况而有所不同，以下是一些常见的日常照顾方法：

1. 饮食照顾　居家照顾者可以负责为患者准备饮食，根据医生的建议和患者的饮食偏好，提供营养均衡、易于消化的食物。了解患者的饮食需求和偏好，了解患者需要吃什么、不能吃什么以及饮食偏好，有助于为患者提供更合适的食物。根据患者的身体状况、饮食需求和偏好，制定合理的饮食计划。要确保患者饮食均衡，包含足够的蛋白质、碳水化合物、脂肪、维生素和矿物质。为患者提供多样化的食物，可以增加患者食欲和营养摄入。在准备食物和储存食物时，要注意卫生安全，避免食物污染或变质。在患者需要时，协助其进食，包括帮助患者取餐、为其喂食等。对于不能自主进食的患者，可以提供一些辅助工具，如助餐器等。不仅要为患者提供足够的食物，还要注意水的摄入。可以提醒患者定时喝水，并为其提供足够的水。观察患者对食物的反应，如是否有过敏反应、消化不良等，如有异常反应，要及时与医生联系并调整饮食计划。

2. 服药监督　居家照顾者可以协助患者按时服药，确保他们正确使用药物并避免药物错误或滥用。首先要了解患者需要服用的药物种类和剂量。不同药物有不同的服用方法和注意事项，必须严格按照医生的指示进行。根据医嘱，确定患者需要按时服药的时间。可以将药物按照规定时间排列在药盒或药瓶中，方便患者按时服用。观察患者反应：在患者服药后，要观察其反应，如是否有过敏反应或恶心、呕吐等不适症状。如有异常反应，要及时与医生联系并调整用药方案。在患者需要服药时，提醒其按时服药，并确保其按照正确的剂量和方法服用。可以设置提醒功能，如使用闹钟或定时器等工具来提醒患者服药。对于不能自主服药的患者，可以协助其服药或使用喂药器等辅助工具。在患者用药时，要监督其是否按照医生的指示使用药物。在患者服药前，要确保药物来源合法、质量可靠，并注意药物的保存方法。同时，要注意避免药物与食物或其他药物的相互作用，如有疑虑，要及时咨询医生。

3. 活动支持　居家照顾者可以协助患者进行日常活动，如散步、锻炼、娱乐等，帮助患者保持身体的活力和健康。在协助患者进行活动之前，首先要评估患者的活动能力，了解其身体状况和活动限制。这有助于为患者制定合适的活动计划和提供适当的支持。根据患者的活动能力，提供一些必要的辅助器具，如助行器、轮椅、拐杖等，以帮助患者进行活动。在日常活动中，可以协助患者进行一些简单的任务，如起床、穿衣、洗澡、用餐等，并可给予适当的帮助和支持，以确保患者能够完成这些任务。在患者进行活动时，可监督其活动情况，确保其安全和舒适。如果发现任何异常情况或患者有不舒适的症状，要及时停止活动并采取适当的措施，鼓励患者进行一些适当的锻炼，如散步、游泳、瑜伽等。在协助患者进行活动的过程中，定期评估患者的进步情况，记录其活动能力和表现，有助于调整活动计划和支持方式，并为医生提供有用的反馈信息。

4. 洗澡和穿衣　居家照顾者可以协助患者洗澡或进行身体清洁，帮助他们保持身体清洁和舒适。同时，还可以帮助患者穿衣或更换衣物，保持患者的个人卫生和形象。

5. 家务协助　居家照顾者可以承担家务任务，如打扫卫生、洗衣、购物等，以减轻患者的负担并保持其家庭的整洁和舒适。

(二) 观察病情变化

居家照顾者需要观察患者的病情变化，如患者出现异常症状或不适，及时向医生或护士报告。还需要注意患者的身体和精神状况，以便及时发现并处理任何问题。居家照顾者可以采取以下方法来观察患者的病情变化：

1. 观察患者的生命体征　居家照顾者可以定期测量患者的体温、血压、心跳、呼吸等生命体征，以及观察患者的精神状态和饮食、排泄情况等。如果发现异常情况，需要及时向医生或医疗机构报告。

2. 注意患者的症状变化　居家照顾者需要注意患者疼痛、咳嗽、呼吸困难、乏力等不适症状的变化，以及是否有新的症状出现。如果发现症状加重或出现新症状，需要及时向医生或医疗机构咨询。

3. 留意患者的情绪变化　居家照顾者需要留意患者的情绪变化，包括情绪低落、焦虑、抑郁等。如果发现患者情绪异常，需要及时给予其情感支持和心理辅导，并联系专业心理医生或医疗机构寻求帮助。

4. 了解患者的治疗情况　居家照顾者需要了解患者的治疗情况，包括医生的治疗方案、用药情况等。如果发现治疗无效或出现不良反应，需要及时向医生反馈并调整治疗方案。

5. 关注患者的营养状况　居家照顾者需要关注患者的营养状况，包括食欲、饮食量、体重变化等。如果发现患者食欲不振或体重下降，需要及时向医生咨询并提供营养支持。

因此，居家照顾者需要细心观察患者的病情变化，注意生命体征、症状变化、情绪变化、治疗情况和营养状况等方面的情况。如果发现异常情况，需要及时向医生或医疗机构报告，并协助患者采取相应治疗措施，以保持患者的健康和稳定。

(三)提供情感支持

居家照顾者也是患者的精神支持者。缓和医疗的患者往往面临身体和精神的双重压力，需要家人的关心和支持。居家照顾者需要关注患者的情绪变化，提供情感支持和安慰，帮助患者树立积极的心态和信心，提高生活质量。居家照顾者可以提供情感支持和心理辅导，帮助患者应对身体恢复期或生命终末期的挑战和情绪问题。居家照顾者可以与患者分享感受，减轻患者孤独感，并提供安慰和支持。居家照顾者提供情感支持的方法包括以下几点：

1. 表达理解和关心　居家照顾者可以向患者表达自己的理解和关心，让他们感到被关注和支持。可以倾听患者的感受和需求，询问他们的身体状况、情绪变化等，以示关心和支持。

2. 给予鼓励和肯定　居家照顾者可以给予患者鼓励和肯定，让他们感到自己的价值和存在意义。可以表扬他们的勇气和坚强，鼓励他们积极面对困难和挑战，增强他们的自信心和自尊心。

3. 营造积极的环境　居家照顾者可以营造积极的环境，让患者感到舒适和放松。可以播放轻松的音乐、布置温馨的家居环境、提供舒适的休息场所等，以营造一个有利于患者身心放松的环境。

4. 提供心理支持和建议　居家照顾者可以向患者提供心理支持和建议，帮助他们应对情绪问题和心理压力。可以倾听患者的烦恼和担忧，给予安慰和建议，帮助他们积极面对困难和挑战。

5. 鼓励社交互动　居家照顾者可以鼓励患者进行社交互动，让他们感到被关注和支持。可以安排亲友探访，安排患者参加社交活动等，让患者感受到社会的温暖和关爱。

(四)协调医疗护理

居家照顾者需要与医生、护士和其他医疗团队成员保持联系，协调患者的医疗护理。他们需要了解患者的治疗方案和护理计划，并协助患者按时完成治疗和检查。居家照顾者可以采取以下方法来协调医疗护理：

1. 与医生保持沟通　居家照顾者可以与医生保持密切沟通，了解患者的病情和治疗方案。可以向医生询问关于患者的身体状况以及药物使用、饮食等方面的建议，以便更好地协调患者的医疗护理。

2. 协助患者按时服药　居家照顾者可以协助患者按时服药，确保药物使用的正确性和及时性。可以制定一个服药时间表，并按时提醒患者服药时间和剂量，避免药物错误或漏服。

3. 观察病情变化　居家照顾者需要观察患者的病情变化，如患者出现异常症状或不适，及时向医生或医疗机构报告。可以定期测量患者的生命体征，如体温、血压、心跳等，以及留意患者的饮食、排泄情况等。

4. 协助患者进行检查　居家照顾者可以协助患者进行必要的检查，如血常规、心电图、影像学检查等。可以提前预约检查时间，安排好交通和住宿等事项，确保患者能够顺利完成检查。

5. 配合医疗团队的治疗　居家照顾者可以配合医疗团队的治疗方案，确保患者能够按时完成治疗计划。可以按照医生的建议和指导，为患者提供必要的护理和照顾，以及监督患者的药物使用和不良反应情况。

6. 传递医疗信息和相关知识　居家照顾者可以向患者和家属传递有关缓和医疗的理念、治疗方法、护理技巧等方面的知识和信息，帮助他们更好地理解和接受缓和医疗。

(五) 维持患者的生活质量

居家照顾者可以通过各种方式维持患者的生活质量，如安排日常生活、提供娱乐活动、协助社交互动等。他们还可以为患者提供必要的家务帮助，如购物、清洁等。具体方法如下：

1. 提供日常照顾　居家照顾者可以为患者提供日常的饮食、穿衣、洗澡等照顾，以及管理药物、监督服药等医疗方面的照顾。这些日常照顾可以帮助患者保持身体舒适和清洁，减轻病痛和不便。

2. 营造舒适的环境　居家照顾者可以营造一个舒适、温馨的环境，让患者感到舒适和放松。可以调节室内的温度、湿度和光线，提供舒适的床铺、座椅和家居用品等，以营造一个有利于患者休息和恢复的环境。

3. 安排娱乐活动　居家照顾者可以安排一些娱乐活动，如听音乐、看电影、读书等，以帮助患者分散注意力，减轻病痛和焦虑。可以与患者一起分享这些活动，增强彼此之间的互动和支持。

4. 提供营养支持　居家照顾者可以提供营养均衡、易于消化的食物，并根据患者的口味和需求进行调整。避免患者过度进食和缺乏必要的营养素，以保障患者的身体健康和提高免疫力。

5. 给予心理支持　居家照顾者可以给予患者心理支持和鼓励，让他们感到被关心和支持。可以倾听患者的情感倾诉和需求，给予安慰和建议，帮助患者缓解情绪问题和心理压力。

6. 协调社会支持　居家照顾者可以协调社会支持，如联系亲友探访、安排志愿者服务等。可以提供必要的社交互动和支持，让患者感受到社会的温暖和关爱。

三、其他工作

除了上述提到的职责，居家照顾者在缓和医疗中还可以做其他工作，例如：

(一)协助医疗决策

居家照顾者可以与医生一起讨论患者的医疗需求和决策,参与制定治疗计划和护理方案。他们可以提供患者的病史、过敏史等重要信息,帮助医生做出更准确的诊断和制定治疗方案。

(二)联系社区资源

居家照顾者可以协助患者联系社区资源,如志愿者组织、社工服务、康复中心等。他们可以帮助患者了解并获得相关的社会支持和帮助。

(三)记录病情数据

居家照顾者可以记录患者的病情数据,如体温、心率、呼吸等指标,以及饮食、睡眠、活动等日常情况。这些数据可以提供给医生作为参考,帮助医生更好地了解患者的身体状况。

(四)安排家庭护理

居家照顾者可以根据医生的建议和患者的需求,安排家庭护理服务,如专业按摩、理疗等。这些护理服务可以帮助患者缓解身体疼痛、改善生活质量。

居家照顾者在缓和医疗中发挥着重要的作用,他们的工作不仅包括提供日常照顾和支持,还涉及协助医疗决策、联系社区资源、记录病情数据和安排家庭护理等方面。通过全方位的照顾和支持,居家照顾者能够帮助患者减轻痛苦、提高生活质量。

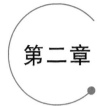

第二章

缓和医疗伦理与法律

▶ 第一节　缓和医疗伦理基础、困境与决策

一、概述

根据国际最新的专家共识，缓和医疗是对遭受严重健康相关痛苦的所有年龄段的个体，尤其是临近生命尽头的个体进行积极的整体护理，涉及生理、心理、社会、灵性等层面。实施者通过全面的科学评估后，提供给患者乃至其家庭成员符合其文化、信仰的医疗护理，以实现助其身、心、灵的健康与安逸的目标。目前，国际缓和医疗的服务对象已从患有严重威胁生命疾病的群体扩大到范围更广、经历严重健康相关痛苦的群体，并特别关注儿童等弱势群体。但当生命进入倒计时，该选择以怎样的姿态面对，又该用何种方式度过，仍是对人伦道德的巨大挑战，成为每个人都要面对的、横跨生死的道德难题。

二、伦理基础

(一) 伦理

"伦理"一词最早见于《礼记·乐记》，包含人与人相处的各种道德准则，及人与自然的关系以及处理这些关系的规则，即为人伦道德之理。伦理是人们心目中认可的日常行为规范，是人与人相处的各种道德准则、规范，是道德标准的寻求。在日常生活中，"美德""责任""担当"等词的陈述或评价，都是从伦理的角度出发在思考。

(二) 伦理学

研究人伦道德之理的科学即为伦理学，其研究对象主要就是与人类社会相关的各类道德现象，因此伦理学又被称道德学、道德哲学。伦理学具体研究社会道德现象及其规律，将道德相关思想观点系统化、理论化。伦理学要解决的现实问题虽然种类纷繁、内容复杂，但实际上它的基本问题只有一个，即道德和利益的关系问题，也就是平时我们所说的"义"与"利"

15

的关系问题，具体又可分为：道德与经济利益的关系；个人利益与社会整体利益的关系。对以上基本问题的相关思考讨论影响着人类社会各种道德体系的原则和规范，以及各种道德活动的评判标准和取向。

(三)医学伦理学

医学伦理学是医学与伦理学的交叉学科，是在医疗实践中践行一般伦理学原理的一门学科。医学伦理学通过研究医学领域中人与人、人与社会、人与自然关系的道德问题，解决医疗卫生实践、医学科学发展过程中的医学道德问题和医学道德现象，是医学的重要组成部分。

(四)缓和医疗伦理学

缓和医疗伦理学是医学伦理学的组成部分，具体研究医疗健康照顾人员和志愿者在为患者及其家属提供服务时所应遵循的基本道德原则和规范。缓和医疗伦理以提供给患者及其家属身体、心理、社会和精神多方面的完整护理照顾为理念，以缓解患者痛苦、提高面临生命威胁疾病的患者及其家属的生活质量为目的，以帮助患者全程更从容地接受治疗护理、积极康复并使终末期患者舒适、平静、有尊严地离世为目标，研究缓和医疗伦理的产生、发展、变化规律及如何运用缓和医疗关怀道德原则与规范去调整缓和医疗关怀中涉及的人际关系，解决缓和医疗实践中相关医学伦理问题。

1.理论基础　包括传统医学伦理学与现代医学伦理学。具体包括生命神圣论、义务论、美德论、生命质量论、生命价值论、权利义务论、公益公正论、人道主义论及后果论等。

(1)生命神圣论：强调不论在任何情景下都要尊重人的生命，人的生命至高无上、不容侵犯。唐代孙思邈"人命至重，有贵千金"就是生命神圣论的集中体现。

(2)生命质量论：生命质量论的出现，使人类对生命的态度由"繁衍和维系生存"的低层次水平提升到"提高生命质量"的高层次水平。生命质量论认为应根据人自然素质的优劣，去衡量生命存在对其自身、他人及社会的价值，以生命质量的优劣来确定生命存在与否的必要性。生命质量的高低，一方面是以人的智力和体力水平来衡量，如智力障碍、畸形、残疾等都降低了人的生命质量；另一方面是以人的意识丧失与否和痛苦程度来衡量，如肿瘤患者终末期身心极度痛苦，其生命质量也随之下降。

(3)生命价值论：生命价值论伴随生命质量论的发展而产生，两者既有联系又有区别。前者是决定生命价值的内在要素，是生命价值的基础；后者是讨论以人的生命价值来衡量生命意义的一种伦理观。两者共同存在，成为医学伦理学的重要理论基础。

(4)权利义务论：权利义务论包括医生的权利义务和患者的权利义务两个方面。医生的权利包括诊治患者的疾病权、宣告患者的死亡权、对患者的隔离权、医生的干涉权；医生对患者的义务包括承担诊治的义务、解释说明的义务、医疗保密的义务、解除痛苦的义务。医生对社会的义务包括面向社会的医疗保健义务、提高人类生命质量的义务、参加社会现场急救的义务、发展医学科学事业的义务。患者的权利包括基本医疗权、疾病认知权、知情同意权、保护隐私权、监督医疗权、免除一定的社会责任权、要求赔偿权。患者的义务包括保持和恢复健康的义务、积极配合诊疗的义务、承担医药费用的义务、支持科学研究的义务。医患权利和义务是相辅相成、对立统一的，即医生的义务与患者的权利基本是一致的，医生的权利从某种意义上说是其对患者尽义务的保证。

(5)人道主义论：是一种以人为本、以人为中心的伦理理论，提倡关怀、尊重、爱护人，起源于欧洲文艺复兴时期的人道、人文思想体系。其在缓和医疗伦理实践中主要可影响以下两方面：

①尊重服务对象的生命和生命价值观：尊重终末期生命是人道主义最基本的思想，在实践过程中应注意保护和维持终末期患者的生命价值和生命质量。

②尊重服务对象的人格尊严：应当尊重患者文化背景和宗教信仰，尊重患者的人格尊严。

(6)后果论：后果论具有实质指向性，在临床实践中要求在不同的治疗方案中做出选择，最大限度地保障患者的利益，把代价和危机降低到最低水平。如有的医生认为不应把病情严重的真相告诉终末期患者，担心这会引起消极的后果。后果论伦理思想方法在根本上是实质性追求的方法，即首先确定"好"，由"好"再到"正当"，认为对行动的是非善恶评价决定于行为的后果，并不决定于其性质。

2. 基本原则　缓和医疗从疾病早期即介入到面临生命威胁疾病的患者及其家属当中，服务内容为预防、控制、解除患者身体、心理、社会、精神等方面的困扰，在疾病早期联合治愈性治疗措施，提供综合治疗和连续性服务(包括医疗、护理、法律、情绪等多方面支持性服务)。缓和医疗所遵循的相关伦理原则除包括患者利益第一原则、尊重与自主原则、公平公正原则三大医学伦理学的基本原则外，还包括终末期安宁疗护过程中所涉及的相关伦理原则，如知情同意原则、人道主义原则、行善或有益原则、有利无伤害原则等，以体现终末期疗护的人道主义精神及人类的爱的意识。

(1)患者利益第一原则：要求正式、非正式照护者不仅要在主观思想上、动机上，还要在客观上、行动效果上对患者既有利，又不伤害患者，即有义务不去特意地或因疏忽大意而伤害患者。

(2)尊重与自主原则：指正式、非正式照护者应尊重患者的人格尊严，在医疗护理实践中，尊重患者的人格尊严及其自主性，保证患者自主、理性地选择诊疗方案。"知情同意"是最能体现尊重患者自主性的执行方式。在做任何操作前都应向患者解释清楚，在患者知情的情况下表达意愿。值得注意的是，患者实现自主性的前提是须为患者提供适量、正确且其能够理解的信息；患者应具有一定的自主能力，做出决定时经过深思熟虑，情绪处于稳定状态；患者自主性绝对不能与他人、社会利益发生严重冲突。正式、非正式照护者有履行帮助劝导甚至限制患者做出不恰当选择的责任。

(3)公平公正原则：是指同样有医疗需求的不同患者应享有平等的医疗资源待遇，要求医方在诊疗过程中始终保持公平合理的态度对待每一位患者。这一原则不仅表现为医疗资源分配的公正，也体现为人际交往的公正，即患方与医方一样，拥有平等的人格；应平等地对待每一位患者，做到一视同仁。

(4)知情同意原则：又称知情承诺原则，医方对患者病情进展、治疗方案、放弃治疗、不予延命治疗等方面的真实、充分的信息，尤其是不可预测的意外及其他可供选择的诊疗方案及其利弊等信息须充分告知，使其理解，并督促患者经深思熟虑后自主做出选择，并以相应方式表达其接受或拒绝某种诊疗方案的意愿和承诺，在得到患者明确承诺后，才可最终确定和实施方案。其中"知情"是指：提供的信息是基于患者利益的；信息内容充分、精准；执行相关操作前向患者充分告知说明，使患者正确理解信息；有误的信息或者隐瞒患者的行为造成患者做出错误的决定，将视为违背知情原则。"同意"是指：患者充分知情后的自主选择；患者有选择的自由；患者有同意的合法权益；患者对自主决定有充分的理解。

（5）人道主义原则：以缓解患者的痛苦和救治患者的生命，尊重患者的权利和人格为中心，尊重患者的生命质量与生命价值，尊重患者的正当愿望，提供给患者身体、心理、社会、精神全方位的照顾。

（6）行善或有益原则：基本精神就是不做坏事，不实施与医学伦理相违背的行为，这一精神实质就是要求医方无论是出于对人道主义还是对生命的尊重，都要善待终末期患者、善待社会。

（7）有利无伤害原则：一切动机和活动以将对患者的伤害降到最低为目的，做到以最小的"损失"交换患者最大的"利益"。

三、缓和医疗伦理困境与决策

（一）病情告知的伦理困境与决策

1.伦理困境　医学伦理学与医疗法规均认定医方有告知患者病情的义务，但在我国社会文化背景下，要对肿瘤患者告知病情，不仅十分不易且令人难以接受与启齿，在相当多的情况下也是医护人员与患者、家属沟通的一大禁忌。因此，普遍的现象就是：患者得了绝症，亲友与医护人员多数采取隐瞒的方法，或是医生愿意对患者开诚布公，却受到家属的阻拦。由于社会文化和公众自主意识薄弱等原因，知情同意原则在我国并未得到充分的实施，主要阻力来自对肿瘤患者心理承受能力的顾虑、患者知情权利意识缺乏、医护人员对患者权利的忽略等。目前主要存在两种声音：

（1）支持病情告知：医学与科技的进步在一定程度上消除了人们对肿瘤的恐惧，减轻了患者的痛苦，甚至使相当一部分患者有了缓解的可能，这为实现肿瘤患者的知情同意权利奠定了基础。

（2）反对病情告知：医护人员和患者家属选择不告知的主要原因是担心肿瘤患者知晓病情会给其带来负面影响。临床实践中医护人员仍担心直接告知患者病情，会导致其情绪崩溃、病情恶化；担心未得到家属的同意而告知患者实情会引起医疗纠纷。这些顾虑让医护人员往往选择先告知家属而不告知患者本人，从而忽略患者的自主权。此外，病情告知的整个过程及后续情况的反应及处理都需要有熟练的技能，而医务人员由于缺乏系统培训，临床任务繁重，没有精力和时间评估和满足患者的需求等，限制了肿瘤患者的知情同意权的实现。

2.伦理决策　向肿瘤患者告知病情是道德、伦理、法律和治疗所需，通过识别风险因素，恰当应用病情告知技巧，可以顺利完成病情告知。在具体的实施过程中，应主要围绕如何开始告知、告知哪些内容、由谁告知、以何种方式告知等强化提升。具体应该：

（1）根据患者对疾病的认识程度、心理承受能力、文化教育水平等进行综合评估。评估患者对自身健康状况的掌握程度，获知患者已知晓的病情细节及疑虑，根据个体特点提供个性化的信息支持。在不同的治疗阶段或出现新的情况时注意及时讨论沟通。对于患者病情讨论时的心理反应知悉，必要时记录、及时处理，并在下次告知时尽可能提前预警处理。

（2）考虑患者家属的意愿决定是否对患者告知病情。在获得患者家属同意后选择合适的时间、地点、人员参与病情讨论。给患者选择何时讨论病情的权利，避免刻意框定时间；谈话时选择安静的环境，面对面地直接交流；征求患者意见，确认讨论病情时患者希望在场的人员。

（3）不与现行法律法规相冲突。对待患者的知情权利既不能简单忽视，也不能盲目强调。应在不与现行法律法规相冲突的前提下，及时将准确的信息以合适的方式告知患者。

（二）临终决策的伦理困境与决策

临终阶段涉及伦理困境与决策的主要包括拒绝复苏、生命维持治疗、预先指令等。随着医疗技术的进步，越来越先进的技术、仪器（如呼吸机、心脏起搏器、血液透析等）可运用于延缓死亡的自然过程和推迟死亡时间，以延长生物学意义上的生命，但并不能挽救生命。这些措施会使神志清醒的终末期患者在极其痛苦的"治疗和检查"过程中等待死亡，会使神志丧失的终末期患者任由各种医疗仪器维持生命，没有生活质量和尊严地活着，这都与医学伦理学原则相悖。此外，患者家庭承受巨大精神心理冲击的同时，还需负担因维持生命产生的巨额医疗费用，且还要面对付出却没有任何回报的严酷现实。当然，这需要花费大量社会医疗资源。

1.心肺复苏的伦理困境与决策

（1）伦理困境：为终末期患者实施心肺复苏的成功率大为降低。在患者预嘱或家属明确表明希望进行心肺复苏时，可实施相关措施。是否行心肺复苏是一项极具争议的公共卫生问题，也是众多终末期患者治疗中的一项内容，但患者有选择不再行心肺复苏的权利，只是需要充分地讨论和交流，并需要规范的书面文件记录。

（2）伦理决策：改变商讨心肺复苏的策略，在综合考虑患者的整体身体状况及治疗情况的基础上，在讨论后续治疗计划、紧急救治要求等过程中，自然而合理地引出心肺复苏相关问题，充分告知风险与获益，而不是将是否接受心肺复苏作为单一议题讨论。当患者回避与心肺复苏相关的议题时，允许患者花费更多时间思考，直到患者做出了选择继续进行心肺复苏还是放弃的决定。

2.管饲营养和补液的伦理困境与决策

（1）伦理困境：管饲营养能否提高终末期患者的生活质量、延长其生存时间，目前仍存有争议。是否需要维持终末期患者的营养支持和补液涉及许多法律和伦理问题，但总体原则应依据患者利益第一原则，若患者风险超过了获益，则是不合适的治疗方案。一方面，在使用管饲营养可帮助患者稳定基本情况、延缓病程时，应予以支持，如对于头颈部、胃肠道恶性肿瘤经口进食困难者；管饲营养可补充能量、提高体力，支撑患者完成终末期未完心愿，但在未征求患者是否需要管饲营养和补液的情况下不进行此类治疗，否则将可能面临法律的制裁。另一方面，在特定情况下，管饲营养和补液并不能使患者生活质量得到改善、使其利益最大化，此时患者可以自主选择拒绝此类治疗。

（2）伦理决策：

①客观评估患者整体状况：与患者或家属充分沟通，告知可以选择的治疗方案，讨论最佳获益或潜在负担。

②决策过程中充分实现患者自主权和知情同意权：鼓励患者和家属参与医疗决策，充分提供有关医疗护理决策所需的信息，当患者明确想要停止积极的营养支持和补液时，应充分

尊重患者的感受及意愿，包括拒绝治疗。当然，如果患者没有足够的决策能力且之前的指令不生效，则必须确定授权者。

③法律方面考量：对于是否维持生命、终止治疗及赔偿责任，必须遵循国家的法律或由法律事务所进行评估。在处理丧失行为能力患者的授权问题上，医务人员应首先选择患者指定的个人做出决定。若患者没有预先指定也没有法定授权人，医务人员应选择患者亲密的家庭成员或朋友。作为专业人员，医护人员有责任帮患者和家属分析利弊，引导他们做出符合患者利益的决策。如果经专业分析考量，营养支持并不能改善患者现阶段的功能状况甚至延长其痛苦过程，则可考虑中断。

3. 预先指令的伦理困境与决策

(1) 伦理困境：预先指令是预立医疗照护计划的一种形式，通常为书面声明。虽然美国及其他国家已将预先指令合法化、常规化，但实施情况仍不乐观，面临很多现实问题，如存在较强的种族文化差异；预先指令内容过于标准化，不具特异性；预先指令设立时间过于临近死亡时间；医疗委托人的决策不符合患者本人意愿；签署的预先指令无法发放给所有相关人员，让参与者都知晓；缺乏相关政策监督具体实施情况等。随着优逝理念的推广和普及，人们也越来越关注终末期生活质量，这种观念也正在被大众所接受，这无论从保证患者终末阶段的生活质量，还是从医疗资源的合理使用方面都是有益的。但是国内在这方面的相关法律法规、医疗保障制度以及公众教育等仍待进一步完善和发展。生命支持治疗医嘱是一个关于临近死亡的患者是否进行生命支持治疗的特定的标准化医嘱。作为法律文件，它由患者和医生签署，并且是患者在不同医院转诊时的交接文件，它使医务人员和救援人员能够知晓并尊重患者是否需要维持生命治疗的意愿。此外，生命支持治疗医嘱是灵活的，可以随着患者的愿望和身体状况的改变而不断调整。但不可忽视的是，生命支持治疗医嘱不能代替预先指令，因为预先指令提供了关于终末期患者的意愿的大致方向，并允许患者指定代理人在自己不能表达意愿时代为决定。因此，若两种能够一起使用，既可以减少临终不必要的治疗，减轻患者和家属的痛苦，又可以使患者的意愿得到明确和尊重，但如何落地实施仍有待进一步研究。

(2) 伦理决策：无论是预先指令、患者自主决策行为还是生命支持治疗医嘱，均应在患者意识清楚并知晓病情的情况下完成。医务人员有责任帮助患者在充分知情的基础上做出理性的自主决定，引导患者做出符合他们意愿和利益最大化的决策，既尊重患者的自主权利，又使患者在生命终期免受伤害，同时避免不合时宜的治疗造成的医疗资源浪费。

4. 姑息性镇静的伦理困境与决策

(1) 伦理困境：姑息性镇静治疗是指在医护人员的严密监控下，对终末期患者采用药物降低患者意识状态或使其丧失意识，以达到缓解顽固性症状所致痛苦的目的的一项医疗行为。但由于姑息性镇静治疗的时机不确定、合理性不明确，一直以来都存有争议。有学者认为此类治疗应在患者死亡前几小时或几天实施，但也有学者认为在预期死亡之前的两周便可实施。在临床实践中，需要加强对难处理症状的鉴别，谨慎使用此类操作。此外，生存痛苦比心理痛苦更为深奥，当患者经历生存痛苦时，需经专科心理团队而非个人的评估进行排除，明确无法帮助患者缓解生存痛苦时方可考虑实施姑息性镇静治疗，以免出现决定偏差。

(2) 伦理决策：确保患者进行姑息性镇静治疗之前，由专业的姑息关怀专家团队进行评估与讨论，合理实施以缓解和减轻患者的生存痛苦。当照顾者资源和措施有限，并且不再能够缓解终末期患者痛苦时，为使患者免受焦虑、负罪感、愤怒或绝望等痛苦，可考虑借助姑息性镇静来平复患者，将治疗真正落实到缓解患者痛苦、提升生命尊严上来。

(三) 安乐死的伦理困境与决策

安乐死指对无法救治的患者停止治疗或使用药物，让患者无痛苦地加速离世。它包括两层含义：一是安乐地逝去，二是无痛致死术。由于中国特殊的国情，此方面的医疗和法制体系尚不够完善，安乐死的实施可能产生一系列的纠纷和社会问题，甚至催生新形式的犯罪。自 20 世纪中叶传入安乐死，我国经历了 1986 年 6 月"汉中安乐死案件"、1988 年上海安乐死学术研讨会、1994 年"中国自愿安乐死协会"成立等，但在中国安乐死目前仍是违法的。

1. 伦理困境 目前国内围绕安乐死的相关伦理困惑与冲突众多，主要有传统医学模式与安宁疗护理念的冲突；保护性医疗中的保密原则与知情同意中的告知原则的冲突；以传统"孝"文化为核心的家庭决策与尊重患者自主决定权的冲突；传统的"重量轻质"生死观思想与现代化"重生命质量"思想的冲突。

2. 伦理决策 应积极控制患者的痛苦症状，帮助终末期患者了解死亡，坦然面对、接纳死亡，并做好准备，让最后阶段的生命过得有意义，从而舒适、尊严、安详地离世。目前我国禁止医护人员以任何原因、目的终结另一个人的生命，但临终关怀医护人员有责任在伦理上、道义上为患者提供姑息治疗和安宁疗护，与患者及家属交换关于安乐死与临终关怀的信息，明确告知我国法律不允许执行安乐死。禁止医护人员怂恿、暗示患者或家属做出执行安乐死的选择，否则将被认为是违法的，需要追究法律责任。

▶ 第二节 缓和医疗法律含义

一、概述

缓和医疗最早出现在英国，随着生命质量概念的提出和全人健康照护理念在世界范围内的发展，缓和医疗愈加受到社会各界的重视。2018 年世界卫生大会积极呼吁世界卫生组织及各成员国改善缓和医疗在各国的可及性，这是第一个关于缓和医疗的全球决议，重点是将缓和医疗整合至初级卫生保健和社区、家庭护理当中。我国老龄化形势严峻，肿瘤等慢性病高发，缓和医疗需求与日俱增。当下，我国正大力推行分级诊疗制度，努力完善基层医疗。将缓和医疗整合至初级卫生保健系统中的举措同样十分迫切。缓和医疗和社区卫生服务一样，其服务对象广、涉及范围大，能够提高服务对象整体生活质量，促进医疗资源合理应用。国务院《"十四五"国家老龄事业发展和养老服务体系规划》指出，要"推动医疗卫生机构按照'充分知情、自愿选择'的原则开展安宁疗护服务。稳步扩大安宁疗护试点，推动安宁疗护机构标准化、规范化建设。支持社区和居家安宁疗护服务发展，建立机构、社区和居家相衔接的安宁疗护服务机制"。

缓和医疗在我国的发展时间尚短，在操作层面上，由于缺乏法律规范的明确指引，存在各相关方的权利、义务与责任等无法清晰界定、适用范围不明确、医疗决定程序不清楚、权责划分不清晰等现实问题，使得缓和医疗的发展受到明显制约。未来我国需要建立和完善缓和医疗相关的法律、法规，从适用前提、医疗决定权、医生义务等方面予以完善、构建，进一步明确特定患者所立生前预嘱的法律效力，为缓和医疗的开展提供有力的法律支持。

二、缓和医疗的法理基础

（一）缓和医疗与安乐死的区别

在任何一个现代国家，所有自然人都是权利主体，其生命权均受到国家公权力的消极、积极保护。这里的消极保护就是指国家通过立法保护公民的生命权利，严格限制或禁止剥夺公民生命权利的行为，任何侵害公民生命权利的行为都是犯罪；而积极保护则是指公权力机关应当利用公共资源去挽救公民生命的行为，如阻止自杀行为。

安乐死的患者大多数不具备自杀的能力，需要其他人提供条件或者直接促使其死亡。我国法学界的通说观点认为，为了消除身患不治之症、濒临死亡的患者的痛苦，以患者的嘱托为前提，使其无痛苦地死亡的行为，若不具备违法阻却事由，应以故意杀人罪论处。时至今日，世界各国对于安乐死的立法态度仍有不同。在我国安乐死仍属于法律绝对保留的领域，目前在国内现有法制环境下实施安乐死，无疑是违法的，实施安乐死的行为构成犯罪。

但缓和医疗与安乐死有本质的区别，缓和医疗的基本原则是"既不加速也不延后死亡"，通常采用"生前预嘱"法律文书，即患者在身体健康或意识清醒时，就其在身患绝症晚期或临终时是否接受某种或全部医疗护理措施所签署的文件（具体内容可参见本书第九章第七节）。由于我国现行法律没有对实施缓和医疗的规定，因而缓和医疗没有充分的法律依据。这就导致缓和医疗的实施可能被认定为是非法剥夺他人生命的行为，决定或者实施缓和医疗的患者亲属和相关医务人员都有被以"故意杀人罪"追究刑事责任的风险，因此缓和医疗法律制度可从适用前提、医疗决定权、医生义务等方面予以构建、完善，以此促进缓和医疗在我国的健康、长远发展。

（二）缓和医疗的立法必要性

尽管医务人员的天职是救死扶伤，但面对终末期的患者，坚持通过医疗技术尽力延长生命，令其继续深陷在病痛的折磨之中，同样是不人道的。现实生活中多次发生"放弃治疗"导致患者死亡而进入司法程序的案例。随着我国社会的发展，公民个人权利意识不断提升，对死亡的认识不断深入，"有尊严地死去"即"善终"的权利意识也开始萌发。越来越多的人认识到缓和医疗可以让自己的生命更加从容、优美、有尊严地结束。然而，在缓和医疗缺乏相应立法的背景下，一方面，追求"善终"这一朴素而美好的愿望将使亲属和医务人员面临被追究法律责任的风险；另一方面，也会存在有少数人为了实现其他目的，打着缓和医疗的旗号，利用法律不完备的漏洞，实施故意杀人的行为的隐患。

缓和医疗"提供解除临终痛苦和不适症状的办法"原则通常要求医生到患者家中进行安慰、咨询和治疗，但这并不符合《中华人民共和国执业医师法》有关规定，执业风险极大，应明确其合法性，合理保护医患双方权益。而且缓和医疗实施要求患者签署生前预嘱，其中通常限定适用条件为"患绝症晚期或临终时"，而在实施中又需要医生对这一条件作出科学有效判断，但在我国目前的立法环境下，医生缺乏进行这种判断的法律依据，更无规范的程序可以遵循，那医生将不可避免地面临判断错误所带来的民事甚至刑事法律风险。因此，为了消除犯罪隐患，规范缓和医疗实施，应当推进缓和医疗立法进程。

(三)缓和医疗的立法正当性

缓和医疗作为人结束生命的一种方式，其伦理、法律的正当性是必须要讨论的问题。因为法律是最低限度的道德，所以只有得到伦理的辩护，法律上的正当性才有可能成立。而孝道是中国传统文化伦理的重要基石，也是基本原则之一，其核心就是子女在父母病重的时候应该尽心照顾、全力医治，并设法延长父母的寿命。受这种传统伦理观念的影响，即使患者本人选择了缓和医疗的方式，但在患者意识不清楚的弥留之际，其子女也常常违背其选择意愿，还是会在能负担的范围内来延长其生存时间。究其原因，就是缓和医疗的理念与中国传统文化伦理之间存在冲突。但随着社会的发展、文明的进步，人们的权利意识不断增强，临终"尊严死"的选择会为越来越多的人所接受，影响深远的传统伦理观念也在悄然改变，越来越多的民众也会认识到"生前预嘱"与"孝顺父母"的传统伦理并不相悖。

尽管不同法域在历史、习惯、价值观等方面存在差异，但现代社会都普遍承认人都享有"自然权利"。所谓"自然权利"就是指人与生俱来的、基于人之为人所应享有的、在先于国家的自然状态中就具备的权利。在现代社会，人的自然权利主要包括生命权、自由权和财产权三方面。生命权的重要性受到国际社会的高度关注，诸多重要国际条约对生命权都做了规定，如《世界人权宣言》第三条规定"人人有权享有生命、自由和人身安全"。生命权就是指公民对自己生命安全利益所拥有的权利，其主体为自然人，客体是生命利益。它具有自然法的属性，并且能够体现人的价值与尊严。随着现代社会生命权内涵的逐渐扩展，生命权不再仅仅是传统的生命的安全与救济，还包含生命的尊严和质量，甚至生命的结束方式。因此在法律上就提出了相应的新的权利要求，即生命利益的支配权。

缓和医疗这种死亡方式的正当性存在与否的关键取决于对生命利益支配权的理解。现有的立法实践中已有法律将某些对生命的事实支配明确为法定支配权，如荷兰2001年颁布的《请求终止生命和协助自杀法》中明确指出"这一法律视为遵守了法定适当关心要求的医生应患者要求终止其生命或协助其自杀创造免予追究刑事责任的条件，以及提供法定公告和审查程序"，以立法的形式明确了患者"要求终止其生命"这一支配其生命利益的请求的合法性。而生命利益支配权不仅存在，而且当其被侵害时还可以通过司法途径进行救济，从而成为一种具体的民事权利。此外，生命利益支配权作为生命权中独立存在的一部分，它不能被生命安全维护权所包含。在实施缓和医疗前，必须事先得到患者自己选择这种生命结束方式的请求，那么这种选择和请求就不是行使生命安全维护权，而是生命利益支配权。

缓和医疗正当性另一个伦理基础就是人格尊严权，也是公民最基本的权利之一，它的实现程度是社会公平、正义、和谐的标志。所谓尊重就是指自然界和人类社会对作为权利主体的个人价值主客观评价的结合，包括权利主体的自我尊重和被他人尊重两个方面。社会主义法治国家充分保障人格尊严权得到实现，因此，在我国身患绝症并饱受摧残的患者，其人格尊严权应当得到尊重和保护。

(四)缓和医疗的立法可行性

现有其他国家及地区有关缓和医疗的立法实践，为我们提供了宝贵的参考和借鉴。早在1976年，美国加利福尼亚州所颁布的《自然死亡法》中规定：身患绝症的晚期患者可以签署一份法律文件，要求医生撤离维持其生命所需的医疗设备和药物，以实现其自身自然死亡的要求。该法律首次为缓和医疗的实施确定了合法地位，并使医生终止延续生命的治疗行为合法化。到目前为止，美国大多数州均颁布了类似的法律文件。在我国，2000 年我国台湾地区首次颁布并实施了关于安宁缓和医疗的有关条例，条例规定：临终患者可以选择缓和医疗来实现其有尊严地死去的要求。条例中所称的缓和医疗允许患者拒绝包括各种插管、电除颤、心肺复苏术在内的抢救措施。条例中还对实施人群的年龄及条件进行了具体规定：20 岁以上成年人可设立生前预嘱，在其临终时选择以缓和医疗的方式结束自己的生命；身患绝症的晚期患者设立生前预嘱时须由两名以上的成年人作为见证人。2011 年，印度最高法院宣布可以撤除长期处于植物生存状态患者的生命支持设备，但实施该过程必须要有高等法院专门指派的法官在场。上述法律条例都对缓和医疗做出决定的主体资格、适用范围、形式要点、实施程序和免责范围等内容进行了较为详细的规定，为我国大陆地区缓和医疗立法工作提供了宝贵借鉴。当然，在我国推行缓和医疗合法化还应将我国传统文化思想意识以及经济发展水平考量在内。

三、缓和医疗的法律构建

(一)立法形式

目前国际上有关缓和医疗的立法形式主要有两种：一是将缓和医疗立法分散在各部法律中；二是专门立法，如我国台湾省的《安宁缓和医疗条例》。考虑到中国大陆和台湾省的法律环境相似，且缓和医疗与普通医疗不同，缓和医疗方案天然具有"消极"特点，潜在风险大，所以多数学者建议大陆采用专门立法的形式。

(二)适用条件

缓和医疗是贯穿于不可治愈性疾病患者的整个医疗过程，以缓解症状、提高生命质量为目标的医疗照护。其适用条件包括：

1. 知情同意　知情同意权是患者的一项基本权利。进入缓和医疗前由患者签署知情同意的法律文件，对医患双方而言都是一种保护，也是多国(地区)的立法经验。澳大利亚规定缓和医疗需要患者或其合法代理人的知情同意，美国则进一步将知情同意落实到法律文件上，要求缓和医疗患者签署一份要求撤除维持生命所需的医疗设备和药物的文件。

2. 医疗方案符合专业标准　在现有医疗法律框架下，普通医疗行为和从业人员均应符合行业标准，缓和医疗也不例外，应用到该领域，也应根据缓和医疗的概念内涵和原则在立法中进一步明确。澳大利亚刑法中的缓和医疗条款(282A)规定，参与缓和医疗的应当是有从业资格的医生。此外，澳大利亚要求缓和医疗行为是善意且没有疏忽的，即医生不能有故意致患者死亡的意图，并且除西澳大利亚以外的所有州，在法律上还明确要求医疗目的是减轻患者的痛苦，并且医疗方案符合缓和医疗行业公认的医疗标准、实践程序和伦理道德要求。

(三)立法内容

目前，缓和医疗在我国大陆地区还没有明确的法律依据，存在着诸多不确定性和风险。构建和完善缓和医疗立法，让其有法可依、有法可据，是促进缓和医疗落地及发展的当务之急。目前相关学者提出缓和医疗的立法内容应包括：

1. 有权选择缓和医疗的主体条件　在年龄、民事行为能力、健康状况等方面予以具体限定。

2. 出具医学证明主体　清晰规定"界定"缓和医疗主体这件事由谁来做，依循怎样的流程并且留有证据等。如评判患者是否满足缓和医疗适用条件的结论应由专业、权威人士鉴定并提供书面证明。

3. 必须签订书面的法律文书　制定生前预嘱规范文本，立法确认生前预嘱等文件的法律效力。

4. 应当有严格的程序要求　应规定明确而详细的执行程序，限定哪些人员见证。

5. 免责范围　清晰界定免责范围。免除所有依据该法参与的医务人员及伦理组织及个人在无其他违法行为时的法律及民事责任。

6. 纠纷解决和责任认定　明确规定解决由缓和医疗所引发的纠纷的途径和责任认定的原则等。

四、各方的权利义务关系

缓和医疗贯穿患者从诊断到死亡的全过程，在这期间可能会产生一系列法律问题，如何平衡医患间的权利、义务关系是其中关键一环，也是缓和医疗合法化推行的基石。

(一) 患方的权利

1. 医疗自主权　医疗自主权即患者可以根据自己的价值观、人生目标等，自主决定医疗选择。医疗自主权应贯穿缓和医疗始终，每个环节都由患者来决定接受或拒绝。医疗自主权的价值追求并非完全是朝着"积极"方向发展，无论患者做出何种决定，无论选择的结果是痊愈还是伤痛抑或是死亡，只要是患者自主、自愿做出的决定，即是医疗自主权行使的产物，就应该得到尊重。

2. 知情同意权　知情同意权由知情权和同意权两个密切相连的权利组成，医务人员应充分如实告知病情、诊疗方案及预后，让患者在权衡利弊后，对医务人员所拟订的诊疗方案做出同意与否的决定，患者可以自主决定是否接受某项医疗行为，可以自主选择医疗方案。因此在实施缓和医疗前应由患者签署知情同意相关法律文件，同意权同样包含了对医疗措施的拒绝权。

3. 隐私权　隐私权是指患者享有的对其个人的、与社会公共利益无关的个人信息、私人和私有领域进行支配的人格权利。在诊疗过程中，医务人员既是患者隐私权的义务实施者，同时也是患者隐私权的保护者。保护患者的隐私权是对患者人格的尊重，也是医务人员应尽的义务。

4. 委托代理权　国际上普遍允许代理人代为医疗决定，尤其是在患者失去意识、无法自主明确地表达意愿时就需要由代理人代为处理。患者可以预立医疗委任代理人，须以书面形式说明。委托代理权需在患者有意识能力时指定，且代理人不得因不当使用代理权而获利，如将自己作为该患者的遗嘱受益人。医疗代理人只能拒绝采用使患者痛苦的治疗，不得拒绝为患者提供基本的维持生命及减轻痛苦的治疗，否则将撤销其代理权。只有在代理人充分了解患者病情的前提下，代理关系才能合法建立。

(二)患方的义务

1. **如实陈述诊疗信息,积极配合治疗** 在缓和医疗中,针对患者身心的照护和关怀活动依赖于对患者的充分了解。只有患者积极配合医务人员开展必要的检查,接受合理的治疗和照护,医务人员才能有效控制患者症状,实现缓和医疗服务的预期目标。

2. **遵守诊疗制度,尊重医务人员** 为有序向社会提供医疗服务,医疗机构建立了完整的诊疗、护理、药事、检查等工作制度。其中,《中华人民共和国基本医疗卫生与健康促进法》第33条要求患者在接受医疗卫生服务时,应当遵守诊疗制度和医疗卫生服务秩序,如有违反、妨碍医务人员开展诊疗工作,依照《中华人民共和国民法典》第1228条,患者应当承担法律责任。

3. **依法支付医疗费用** 《医疗机构管理条例》第37条明确规定:"医疗机构必须按照人民政府或者物价部门的有关规定收取医疗费用,详列细项,并出具收据。"患者应当依法支付医疗费用。

(三)医方的权利

1. **诊疗权** 是执业医师最基本的职业权利,是患者与医师订立医疗契约的应然结果,也是医患间信赖关系的根基。具体主要包括:疾病调查权、自主诊断权、医学处方权、强制诊疗权和紧急诊疗权。

2. **专业裁量权** 缓和医疗服务的开展必须依赖医师的专业裁量。如对患者疼痛的控制就是一个包括评估、止痛治疗、再评估、调整治疗的动态循环过程,这期间不仅无法排除医师的专业裁量,反而需要严重依赖医师的裁量以实现患者动态、个体化治疗。

3. **其他权利** 除了上述权利外,还应包括医务人员的人格尊严权、医学研究权和医疗机构的医疗费用支付请求权等。

(四)医方的义务

1. **症状控制** 与普通医疗不同的是,缓和医疗以控制症状为医生主要义务,这点应当在法律上得到承认。其中常见的症状包括疼痛、呼吸困难、咳嗽、咳痰、咯血等。

2. **舒适照护** 缓和医疗强调保护患者的尊严,强调为患者提供舒适照护,这就包括病室环境管理、床单位管理、口腔护理等。

3. **尊重患者权利** 尽管缓和医疗在节约医疗卫生服务资源等方面具有重要作用,但须明确这应当是患者自愿选择并接受的连带效应,而非强制终末期患者必须接受。医生应当始终尊重患者及其家属和合法代理人的医疗决定权,允许患者自由进入或退出缓和医疗。

4. **心理和社会支持** 缓和医疗对医务人员向患者及其家属提供心理支持、人文关怀服务的实践要求较高,具体内容包括心理社会评估、医患沟通、评估患者的心理状况和情绪反应、死亡教育、哀伤辅导等。

【案例分享】

小沈的爸爸患喉癌晚期。此前,多家医院都给出了只有一个月左右生命的判断。医生也表示,随着喉部肿瘤增长,很可能会压迫呼吸道,导致呼吸困难。而这一天比想象中来得要快。"有一天晚上,大夫突然告诉我,肿瘤压迫呼吸道,实施抢救的办法只有气管切开。"小沈说道,"大夫说,如果全力抢救,可能生命还能维持一两周,但也有一定风险,因为气管切开后,再吸痰的时候容易造成大出血。大夫也说了,抢救的意义不大,气管切开后的这段时间,爸爸会很难受。"此时,作为独生女的小沈,只能一个人做这个决定,"爸爸生前曾跟我念叨过,他是一名军人,想有尊严地走完这一生。"但面对最终的救与不救,小沈还是选择了前者……对亲属而言,救与不救,是个艰难的抉择。而何时才能把个人的生死权、治疗选择权交给患者自己?这个问题,在深圳有了答案。新修订的《深圳经济特区医疗条例》第七十八条规定,"收到患者或者其近亲属提供具备下列条件的患者生前预嘱的,医疗机构在患者不可治愈的伤病末期,或者临终时实施医疗措施,应当尊重患者生前预嘱的意思表示",其中就包括"有采取或者不采取插管、心肺复苏等创伤性抢救措施,使用或者不使用生命支持系统,进行或者不进行原发疾病的延续性治疗等的明确意思表示"。也就是说,如果患者立了生前预嘱,选择"不要做无谓抢救",医院和家属要尊重患者本人意愿。深圳由此成为全国第一个实现生前预嘱立法的地区。

在中国传统观念里,当亲人的生命走到最后时刻,"只要有一口气就要救"几乎成了家属们的不二选择。但这不一定是已经痛苦万分、没有能力表达的患者本人的真实意愿。如今,"我的生命我做主"在深圳有了法律的支持。生前预嘱写入地方性法规的探索,让越来越多的人开始思考生命的权利与意义。缓和医疗带给患者临终时最大程度的舒适、尊重和安宁,是减轻死亡恐惧的良药,更是人道价值的体现。缓和医疗的主张,是回归自然而有尊严地死亡,它不像"安乐死"那样存在巨大的伦理缺陷和法律风险。它主张既不拖后也不提前死亡,承认死亡是生命的必然归宿。它将注定经历死亡的常人作为照顾对象,用符合医学伦理,有益、不伤害,尊重和公平的方式,以温和有效的医疗手段帮助每一个需要帮助的人。

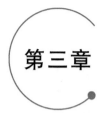

第三章

沟通交流

▶ 第一节　概述

　　人与人之间的沟通交流是随着人类社会的形成发展而产生的，是人类社会交往的基本形式，也是建立人际关系的基石，人们通常会运用语言或非语言符号系统传递信息。理解沟通交流的概念、意义及基本要素等知识，能更好地促进人们之间的沟通。

一、沟通的概念

　　"沟通"出自《左传·哀公九年》，"秋，吴城邗，沟通江淮"，本指开沟以使两水相通，后用以泛指使两方相通连，也指疏通彼此的意见。

　　现在沟通作为社会心理学的专业名词，有狭义与广义之分。前者是指以信息符号为媒介，人与人之间进行的信息、思想和情感的交流。后者是指人类整个社会的沟通，不仅包含信息、思想及情感的交流沟通，也涵盖相互作用个体的全部社会行为，以及采用各种大众传播媒体所进行的沟通。沟通在医学界涵盖医护沟通、医患沟通、护患沟通及夫妻疾病沟通等。

二、沟通的意义

　　沟通交流是人类社会中不可或缺的一部分，它可以帮助我们建立联系、分享信息、表达想法和情感，还能解决问题、增进理解和信任。沟通交流不仅在个人生活中发挥着重要作用，也在商业、政治和文化等各个领域中扮演着至关重要的角色。

　　1.建立联系　人是社交动物，我们需要与他人联系以满足生理和心理上的需求。通过沟通交流，我们可以与家人、朋友、同事和陌生人建立联系，了解他们的生活、经历和想法。这种联系可以使我们感到有归属感和安全感，同时也可以帮助我们扩展社交圈并结识新朋友。

　　2.分享信息　信息是现代社会中最重要的资源之一。通过沟通交流，我们可以分享知识、技能、经验、意见和想法，从而使我们自己和他人受益。例如，在工作场所中，沟通交流可以使团队成员了解彼此的工作进展和需求，从而更好地协调工作。在学校中，沟通交流可以帮助学生学习和掌握知识，同时也可以促进教师和学生之间的互动和合作。

3. 表达想法和情感　通过沟通交流，我们可以找到合适的方式来表达自己的情感和想法，例如分享快乐、表达烦恼和解释自己的行为，从而获得他人的理解和支持。这种表达可以使我们感到愉悦和满足，同时也可以帮助我们更好地理解自己和他人。

4. 自我认识的功能　人与人之间的不断沟通与交流，为个体提供了大量的社会性刺激，从而保证了个体社会性意识的形成与发展。同时人与人之间自我意识的发展和成熟，也依赖于彼此间的沟通及相互作用，在个体与他人的比较中可以认识与完善自己，从而形成自我形象及概念。

5. 改变知识结构、态度及能力的功能　在与他人的沟通交流中，可以获取对自己有价值的知识、信息和经验，从而改变自己原有的知识架构，提高综合能力。与此同时，通过与他人分享思想、交换意见等，能够逐渐地理解和掌握道德行为规范、社会价值观念，学会认识他人和正确评价自己，形成对人、对事、对物的正确认识。

6. 解决问题　在生活和工作中当我们遇到各种问题和挑战，通过沟通交流，我们可以与他人分享问题，听取他们的意见和建议，并寻找最佳的解决方案。这种合作和交流可以使我们更有信心和能力去应对挑战和解决问题。

7. 增进理解和信任　在跨文化和跨国交流中，沟通交流可以帮助我们了解不同文化和价值观的差异，从而增进彼此之间的理解和尊重。同时，通过沟通交流，我们还可以建立信任和合作的关系，从而更好地达成共同的目标。

三、沟通的层次

在人际沟通交流过程中，沟通的各个层次均可出现，在不同的环境下，与不同的人物沟通时，应针对沟通的内容选择恰当的沟通层次。

1. 一般性沟通　为沟通的最低层次，该层次的沟通适用于初次见面的双方，仅涉及一些表面性的、肤浅的、社会应酬性话题，因为属于一般性交谈，所以沟通双方均有一定的安全感。一般该阶段的沟通在一定的社会文化范围内约定俗成，不需要进行过多的深思熟虑，也能避免话不投机的尴尬局面。若双方有意进一步建立良好的人际关系，则需运用一定的沟通技巧，尽快结束表面意义的沟通，与对方建立信任关系，促进人际关系往更深层次发展。

2. 事务性沟通　沟通双方不掺杂任何个人意见和感情色彩，也不涉及私人关系，在沟通过程中仅仅是陈述当时事实，目的是将信息准确无误地传递给对方。

3. 分享性沟通　此层次的沟通是建立在沟通双方有一定的信任基础上的，除了传递信息，还会表达个人的观点和判断，并与对方分享，以达到互相理解的目的。

4. 情感性沟通　通常交往时间长、信任程度高的双方才会上升至该层次沟通。沟通双方除了分享对某一问题、某一事件的观点和判断外，还会分享和表达各自的情感、愿望及感觉。

5. 共鸣性沟通　为沟通的最高层次，不是所有的人际沟通都能达到该层次，仅非常相知的双方才能达到一种短暂的、高度一致的感觉，有时沟通双方不需要任何语言就能完全理解对方的感受，也能理解彼此希望表达的含义。

四、沟通的方式

(一)语言性沟通

语言性沟通是指以口头或书面的方式,用语言文字、符号、图示等信息传递意图、情感、思想、观点和意见的过程。这种沟通形式涉及两个或两个以上的沟通者之间的信息交流,它不仅包括面对面的交流,也包括电话、书面信件、电子邮件、短信等各种形式的交流。

1. 语言性沟通的特点

(1)双向性:语言性沟通是一种双向的交流过程,沟通者需要倾听和理解对方的信息,同时也需要表达自己的观点和情感。

(2)情感性:语言性沟通不仅传递信息,还传递情感。通过语言,人们可以表达自己的感受、态度和情感。

(3)符号性:语言是一种符号系统,它使用文字、声音、语调等符号来表达意义。

(4)复杂性:语言性沟通涉及许多因素,如语言的文化背景、社会环境、个人经验等,这些因素都会影响沟通的效果。

(5)互动性:语言性沟通是一个互动的过程,沟通者需要根据对方的信息反馈来调整自己的表达方式,以达到更好的沟通效果。

2. 语言性沟通中的注意事项

(1)明确表达:在表达自己的观点和情感时,要尽可能清晰明确地表达自己的意思,避免含糊不清或模棱两可的表达方式。

(2)倾听和理解:在沟通中要认真倾听对方的信息和反馈,理解对方的意思和情感,避免主观臆断或自以为是。

(3)尊重差异:不同的文化背景和个人经验会导致人们对于同一件事情有不同的看法和理解,在沟通中要尊重差异,不要把自己的观点强加给别人。

(4)注意非语言信息的传递:除了语言文字之外,非语言信息如面部表情、身体语言、声音语调等也会影响沟通的效果。要注意这些信息的传递,避免产生误解或冲突。

(5)及时反馈:在沟通中要及时给予反馈,让对方知道自己的想法和态度,同时也了解对方的想法和态度。这样可以促进双方的沟通和理解。

3. 语言性沟通的类型

(1)书面语言:是以文字及符号为传递信息工具的交流方式,包括书本、报纸、电视、传真、E-mail、医院病历、护理记录等。书面沟通传播范围广,不受时间和空间的限制,具有标准性和权威性,便于保存,以便查阅。

(2)口头语言:为所有沟通形式中最直接的沟通方式,其以言语为传递信息的工具,包括交谈、汇报、演讲、讨论、电话等形式,具有信息传递快、灵活性大、反馈及时、适应面广及可信度高等特点。

(3)类语言:是指在沟通交流过程中有声音但没有固定含义的语言。它包括两大部分:声音要素和功能性发声。声音要素涉及音调、音量、音速和音质;功能性发声包括哭、笑、哼、叹息等语气词。类语言能表达语言本身不能表达的意思,不是话语却胜似说话,被社会心理学家称为"表达感情的无声密码"。在公关传播中,常使用的类语言形式有:说话时的语调和重读、笑声和掌声。

(二)非语言性沟通

非语言性沟通是指不使用语言文字，而是通过肢体语言、表情、姿势、动作等方式进行沟通。这种沟通形式在某些情况下可以替代语言性沟通，甚至比语言性沟通更有效。例如，在某些文化中，人们用点头或摇头来表示同意或不同意，而在另一些文化中，人们用鞠躬或握手来表示问候或告别。此外，非语言性沟通还可以传递情感和意图，例如，通过拥抱或亲吻来表示亲密和爱意。在医疗护理领域，非语言性沟通也被广泛使用，例如，护士可以通过微笑或眼神来安慰患者，医生可以通过握手或拍拍患者的肩膀来鼓励患者。

1.非语言性沟通的特点

(1)多功能：①补充和强化语言信息的作用；②重复作用，当说"安静"时，同时将食指放在嘴唇，说明重复刚才的意思；③替代作用，如竖起大拇指代表很棒；④驳斥作用，如一边说话一边使眼色，说明语言信息可能不真实；⑤调整作用，如交谈过程中，一方不停看手表，代表"沟通该结束了"。

(2)多渠道：非语言性沟通可以通过多途径进行信息的传递和接收，包括声音、环境及身体姿势等。

(3)无意识性：虽然非语言行为可以根据目的而有意识地去设计，但是大部分情况下，在语言性沟通时所产生的非语言性表现是无意识性的。

(4)真实性：在语言和非语言信息出现矛盾时，有可能非语言行为更能准确地传递沟通者的真实情感。

(5)多种含义：同样的非语言行为在不同的人看来可能有不同的含义；同一种非语言行为，对同一个人在不同的情景下含义有可能不一样。

2.非语言性沟通的类型

非语言性沟通的表现形式多种多样，它可以补充和强化语言性沟通的效果，但在某些情况下也可能比语言性沟通更为重要。在人际交往中，理解并运用非语言性沟通的技巧可以提高沟通效率和效果。

(1)身体动作：包括身体姿态、手势、表情与眼神等，可以传递信息并表达情感和意图。

(2)声音：声音的音量、语速、音调，以及叹息声、笑声、哭声等，都可以传达特定的情感和意图。

(3)触碰：触碰可以传达许多信息，并且能反映出不同种类的人际关系，比如握手、拥抱、推搡等。

(4)外貌：外貌将信息传送给别人，例如穿着、发型等，可以传达一个人的身份、地位和审美偏好。

(5)环境：环境布置、氛围等也可以传达信息，例如办公室的布局、温度、光线等，可以影响人们的心情和工作效率。

第二节 居家照顾者与患者的沟通

近20多年来，由于我国人口老龄化日益严重，人们所面临的工作及生活压力不断增大，导致恶性肿瘤发病率逐年升高。2020年全球新发癌症病例1930万，亚洲占49.3%，而我国占比大于1/5。在我国死因排名中，肿瘤已跃居第一位。肿瘤终末期患者大都面临着躯体症状恶化、心理痛苦增加和存活时间短等问题，使他们在生命的最后时间遭受了巨大痛苦。

目前，中国约有80%的肿瘤终末期患者需要临终关怀。2019年美国国立综合癌症网络（National Comprehensive Cancer Network，NCCN）指出，安宁疗护是指以患者、家属及照顾者为主的健康照护，根据三方需求、文化、价值观、信仰为患者提供生理、心理、社会等全方位照护。居家安宁疗护是安宁疗护服务模式之一，是指疾病终末期患者带病在家，医护人员定期家访，由家属、护工或者志愿者进行照护，使临终患者在家中平静地度过生命最后阶段。家庭是临终患者社会和心理需求的重要来源，与在医院治疗相比，居家照顾具有满足患者"在家往生""落叶归根"的心愿等优点。有研究显示，接受照顾的场所与患者的预后相关，与在医院接受照顾的患者群体相比，居家照顾的患者群体生存期更长，同时居家照顾能够提高癌症晚期患者生活质量，减轻患者的抑郁情绪。因此居家安宁疗护为肿瘤等无法治愈的患者提供了一种符合人性的、科学的护理，已经在终末期患者护理中占有重要的作用。而居家照顾者是需要居家安宁疗护患者的重要依靠和坚强后盾，在患者的日常护理中发挥着重要作用。

一、居家照顾者的概念

居家照顾者是指那些在家中为需要长期护理的患者提供日常生活照料和医疗服务的人。他们通常是被护理者的配偶、子女、兄弟姐妹或其他亲属。居家照顾者承担着提供患者基本生活需求、监测健康状况、协助日常活动和提供情感支持等责任。居家照顾者需具备一定的素质，包括对患者要有爱心、责任心，确保照顾过程中患者没有抗拒心理。居家照顾者的照护能力直接影响照护质量。同时，照顾者在身体、心理、经济及社会等各方面存在各种压力，也影响其自身健康及照护质量。因此，在条件允许的情况下，护理专业人员需对居家照顾者的能力及压力进行评估，并给予相应的指导与支持。

二、居家照顾的重要性

居家照顾者在长期护理中起着至关重要的作用。政府和社区都可以在居家照顾者的工作中发挥重要作用，提供支持和资源，使居家照顾者能够更好地履行责任。

1.帮助被护理者保持在家庭环境中生活 对于许多需要长期护理的人来说，住在家中比住院更加舒适和愉快。居家照顾者的存在可以帮助被照顾者保持在熟悉的环境中，减少因环境变化而产生的压力和焦虑。

2.提供个性化和细致入微的关怀 由于居家照顾者与被照顾者之间有亲属关系，他们更容易了解被照顾者的需求和习惯。这使得他们能够提供更个性化和细致入微的关怀，满足被照顾者的特殊需求。

3.减轻医疗机构的负担　居家照顾者的存在可以减轻医疗机构的负担。如果所有需要长期护理的人都住院或入住养老院,医疗资源将会面临巨大压力。居家照顾者可以在家中为被照顾者提供基本的护理和监测,减少对医疗机构的依赖。

4.提供情感支持和社交互动　居家照顾者不仅提供日常生活照料,还能够给予被照顾者情感支持和社交互动。这对于长期卧床或行动不便的人来说尤为重要,可以帮助他们保持积极乐观的心态。

三、居家照顾的注意事项

1.安全　确保家中环境安全,减少跌倒、烫伤等事故的发生,定期检查家中电器、燃气、水龙头等设施。

2.活动　帮助患者进行轻度的运动,如散步、伸展操等,促进身体健康。

3.饮食　根据患者的身体状况,提供合适的饮食,避免过度或不足的营养摄入,保持饮食均衡。

4.洗浴　帮助患者进行日常洗漱和洗浴,保持个人卫生。

5.睡眠　注意患者的睡眠质量和习惯,使其保持充足的睡眠时间。

6.药物管理　按照医生的指示给患者服药,并做好药物的存储和管理,防止误服或过期。

7.社交互动　鼓励患者在病情允许的情况下,参加社交活动,与家人、朋友保持联系,避免产生孤独感。

8.心理关怀　给予患者情感上的关怀和支持,听取他们的意见和需求,尽可能满足他们的心理需求。

9.寻求帮助　若照顾者自己无法照顾患者,需及时寻求专业机构和人员的帮助,避免自身疲惫和照顾不到位。

四、居家照顾者与患者沟通的影响因素

(一) 患者方面

1.文化背景　每一位患者都有个性化、特殊化的文化背景。照顾者会面对不同文化背景的患者。不同的民族与国度、不同的语言习惯风俗、不同的宗教信仰都是影响与患者有效沟通交流的因素。比如,有的患者忌讳谈论死亡;个别患者忌讳数字"4";若患者由于身体状态较差,情绪消极,认知水平下降,或特别依赖等原因,不能按医嘱用药或积极正确地进行自我管理,则照顾者需尽快熟悉患者的性格特点,以便科学照护;若患者受教育程度低,无法立即理解病情和指示,则照顾者需多花时间,用患者能够理解的,生活中的案例来帮助理解,照顾者切不可对患者产生贬低或歧视的情绪。

2.患者的性格特点　照顾者在与患者沟通前,非常有必要了解患者的性格特点、喜欢的沟通方式及在谈话中特别忌讳的事情。比如,某些患者性格急、说话语速快,希望询问的事情能得到快速答复,如果不能得到及时答复,就会表现出不满情绪。

3.患者的身体状态　沟通时患者身体舒适是保障沟通效果的重要条件。沟通前,要评估患者有没有疲倦、困乏、虚弱,以及皮肤、肌肉、神经疼痛等。如果患者出现不适,应当给予

安静休息的时间和空间,而不能选择此时与患者沟通。

4. 患者的情绪状态　肿瘤终末期患者由于生活范围缩小,社会活动减少,人际交流减少,生活失去目标,容易出现孤独空虚感和郁郁寡欢、自卑猜疑嫉妒等不良情绪;或者因为一些生活小事而情绪激动,大声吵闹。多陪伴患者谈论、回忆人生经历中的愉快事情,减轻其孤独感,都是疏导患者不良情绪的沟通方法。

(二)居家照顾者方面

1. 照顾者的文化素质　文化素质指人们在文化方面所具有的基本品质。一个人的文化素质表现在日常学习、工作、生活的一言一行中。具有一定的文化素质才能不断学习沟通的方法和技巧,是做好沟通工作的基础。照顾者只有具有一定的文化素质才能对知识点和沟通的方法灵活掌握应用,才能准确如实地将患者的特殊情况向患者其他家属传递。

2. 照顾者的专业知识和技能　在居家照顾中,专业性的沟通涉及对患者进行疾病预防及康复训练的指导,所以照顾者须掌握一定的疾病专业相关照护知识,才能给予患者合适的指导。比如,照顾者指导一位肿瘤终末期已发生全身衰竭的患者预防压疮,需具备规律时间翻身、保持床单位整洁、翻身垫使用方法、易受压部位等知识。

3. 照顾者的思想道德素质　长期照护工作需要照顾者付出长期持续的爱心、耐心和具备专业照护技能。照顾者不仅仅是照护者,也是患者生活环境、物资的管理者,专业健康知识的指导者,患者权益的保护者、协调沟通者,因此,具有仁爱、正直、严谨、慎独等基本思想道德品质的照顾者才能做好患者的沟通工作。

(三)环境方面

1. 环境的噪声　安静的环境会使沟通更加有效,所以,照顾者在与患者沟通前,最好关上电视机、音响等,避免分散沟通双方的注意力,创造安静的环境,以促进有效沟通。

2. 环境的隐秘性　当涉及患者在意的某些隐私性问题的沟通时,照顾者应当优先考虑选择一个隐秘性的环境,最好是能避免他人打扰的房间。

3. 环境的舒适性　选择用于沟通的房间应当有明亮温和的光线、适宜的温度、舒适的房间色彩及饰品布置。通过对环境的布置增加温馨感,有利于照顾者与患者有效地沟通。特别是对于视力减退的患者,在沟通时应当使房间光线明亮,增加其安全感。

五、居家照顾者与患者的沟通技能指导

(一)评估与观察要点

1. 了解患者身体状况及心理状态　患者因肿瘤等疾病药物治疗,在身体和情绪上都承受着巨大的压力,导致患者的能量水平显著下降,常常伴随疲倦、虚弱、恶心、呕吐、食欲下降、体重减轻、失眠、多梦、睡眠过度或白天嗜睡,随着疾病进展可能会出现认知问题和精神混乱,表现为注意力不集中、迷失、迷惑、妄想等症状。同时,面对肿瘤晚期和临终,患者经常面临情绪和心理困扰,他们可能感到恐惧、焦虑、悲伤、愤怒或失望。

2. 评估年龄、文化习俗及信仰等　居家照顾者沟通前需了解患者的一般情况,包括年龄、婚姻状况、既往职业、文化程度及习俗、信仰、个人喜好等。对于文化程度高的患者,交

流沟通内容要专业；对于文化程度低的患者，语言要通俗易懂。同时，依据不同患者的年龄，居家照顾者需要扮演不同角色进行沟通。对于不同国籍、不同民族患者，要尊重他们的风土人情和习惯。只有采取适宜的方式进行沟通，才能有效实现目标。

3.评估沟通能力及存在的问题　居家照顾者沟通前需评估患者沟通能力及可能存在的问题。例如，患者是否存在以下情况：听力不好、失语失聪、认知障碍、感知障碍、记忆障碍、思维障碍等。若患者存在以上问题，照顾者需要选择合适的方式进行沟通。

(二)沟通要点

(1)照顾者沟通前了解患者的文化程度、婚姻状况、既往职业、文化习俗、信仰、个人喜好及心理状况。

(2)照顾者沟通时选择安静、舒适、通风良好及光线柔和的环境。

(3)照顾者接触患者时，确定其没有抗拒行为，协助患者取舒适体位，如为老年患者，则确保其正确使用助听器、眼镜、义齿等。

(三)沟通技巧

1.语言性沟通技巧

(1)合适的词语。如果患者不理解照顾者所发出信息的含义，则沟通无效。因此，在沟通过程中，应选择对方易于理解的词语进行表达。

(2)合适的语速。交谈时应选择可以清晰阐明信息内容的速度，将更容易获得沟通的成功。快速谈话、尴尬停顿、过于缓慢的沟通可能会导致所传递的信息衍生出歧义。双方在沟通前可以认真思考选择合适的语速。

(3)合适的语调和声调。语调和声调可以影响信息的含义，从而影响沟通效果。同样的内容，采用不同的语调和声调，沟通的效果也可能截然不同。情绪也可以直接影响语调和声调。因此，在沟通过程中，应注意自己的语调和声调，同时，要注意和调整自己的情绪，以免让另一方产生不应有的误解。

(4)适时使用幽默。幽默会让人与人之间的关系变得缓和，能促进双方以更开放的姿态真诚沟通。但是，并非所有沟通情景下都能使用幽默。例如，当患者出现严重健康问题而情绪低落时，使用幽默的方式，会让患者感觉照顾者对其不关心及反应迟钝。

(5)沟通时间的选择。选择适宜的时间在沟通中十分重要，如果时机不对，则可能妨碍有效沟通。

2.非语言性沟通技巧

(1)环境选择。包括物理环境和人文环境。前者指空间布置、光线、噪声等；后者包括是否需要他人在场、是否符合沟通者的社会文化背景、是否能够满足隐私的需求等。

(2)空间距离。美国人类学家爱德华·霍尔将人类沟通的空间距离分为以下四种。在沟通过程中，照顾者可根据患者的年龄、性别、文化素养以及与对方的沟通层次，选择适宜的空间距离。

①公众距离：一般距离大于 3.7 m，适用于发表演讲或讲课。

②社会距离：一般距离在 1.2~3.7 m 之间，适用于传达非个人的信息，交谈内容较为公开而正式。

③个人距离：一般距离约 50 cm，熟人及朋友可以进入该空间距离进行沟通，适用于低语调传达个人或秘密的信息。此为护患沟通的最佳距离。

④亲密距离：一般距离约 15 cm，是人际沟通中最小的间隔。如果不存在非常亲密关系的人在沟通中进入该空间距离，则会引起对方反感。

（3）面部表情。非语言性沟通中最丰富的表达。面部表情所表达的感受和态度基本是相似的，但有时面部表情是对真实情感的掩饰。

（4）目光接触。在沟通过程中，可以通过目光接触发出希望交流的信号，同时也表示尊重对方及希望听对方讲述。

（5）触摸。人际沟通中最亲密的动作。触摸可以传达关系、牵挂、理解、支持、安慰等情感。肿瘤终末期患者一般会有疼痛，而通过触摸可以缓解疼痛感，同时产生良好的心理及精神安慰。触摸受年龄、性别、社会文化等因素影响。

3. 具体性沟通技巧

（1）与患者保持合适距离，以 1 m 内为宜。

（2）使用患者喜欢的称呼方式。

（3）保持眼神接触，平视患者，避免斜视和四处张望。

（4）采用简单、直接的语言，适当放慢语速，给患者反应时间。

（5）适时给予语言回应，可采用重述确认患者的表述。

（6）使用同理心，尽量感受和理解患者的情绪和感受，并用语言和行为表达对其情感的理解。

（7）可使用非语言性沟通来增进对词语的理解。

（8）时间应根据患者的实际情况而定。

4. 其他沟通技巧

（1）照顾者与失语或失聪患者沟通时，使用手势、图片和文字，如张口表示吃饭，手掌上下翻动表示翻身。

（2）照顾者与认知障碍患者沟通时，持不争论、不批评、不夸大的态度。

（3）维护患者的隐私权和知情权。

（4）沟通过程中患者出现疲劳、烦躁及情绪过激情况时，及时终止沟通。

▶ 第三节　居家照顾者与医护的沟通

沟通是医疗护理实践活动中的重要内容，有其特殊的作用和意义。居家照顾者是患者在家庭环境中最重要的支持者，他们负责患者的日常照顾、心理支持和日常生活协助。医护人员则是医疗团队的重要组成部分，负责患者的诊断、治疗、康复和护理。一方面，在肿瘤患者居家安宁疗护阶段，医护人员想要了解患者的饮食起居及疾病情况等，多数通过其照顾者的陈述；另一方面，对于患者的治疗、用药、饮食要点、护理重点难点，也是医护人员告知其照顾者，并通过照顾者的实施来完成医嘱和护嘱，可以说照顾者是肿瘤患者的"代言人"和"执行者"。因此，居家照顾者和医护人员之间的沟通和合作，对于满足患者生理、社会心理、精神文化等多方位需要至关重要。

一、居家照顾者与医护沟通的概念

居家照顾者与医护沟通是指居家照顾者与医护人员之间的交流和互动，旨在确保患者的健康状况得到有效监测和管理，同时为居家照顾者提供必要的支持和指导。在沟通中，医护人员会向居家照顾者提供关于患者的健康状况、治疗方案、护理技巧等方面的信息和建议。居家照顾者则向医护人员反馈患者的日常情况、症状变化等，以便医护人员及时调整治疗方案和护理计划。此外，沟通还可以帮助医护人员了解居家照顾者的需求和困难，为其提供必要的支持和帮助。同时，居家照顾者也可以通过沟通了解更多关于患者的健康信息和护理技巧，提高自身的护理能力。

总之，居家照顾者与医护人员的沟通是确保患者健康状况得到有效管理和监测的重要环节，也有助于提高居家照顾者的护理能力和患者的生活质量。

二、居家照顾者与医护沟通的意义

（1）有助于建立良好的关系。积极有效的沟通有助于建立相互理解、相互信任的照顾者与医护人员之间、患者与医护人员之间的关系，为实施治疗和护理创造良好的社会心理氛围。

（2）有助于患者的健康。良好的沟通有助于全面了解患者的情况，帮助医护人员收集有关信息，为患者的治疗和护理提供充足的依据；同时，也有助于向照顾者提供有关健康、护理知识以及相关信息，帮助患者预防并发症，提高患者生存质量。

（3）有助于医疗和护理目标的实现。可以通过照顾者，鼓励患者的参与，取得患者的合作，与患者共同努力，实现相关目标。

（4）有助于提高医疗和护理质量。照顾者与医护间的真诚沟通，有助于医护及时发现照顾者和患者存在的问题，以便予以相关的医学咨询和心理支持，促进照顾者和患者的身心健康，提高医疗护理质量。

三、居家照顾者与医护沟通的特点

（1）以患者为中心的沟通。居家照顾者与医护沟通的一切信息均以患者的健康及生命安危为中心，以满足患者的需求为出发点和归宿，同时须尊重、同情、理解和关怀患者。

（2）复杂的沟通。在沟通过程中医护人员需根据居家照顾者的年龄、文化程度、社会角色等，结合社会心理学、人文学、医学等基础知识来组织沟通交流的内容，并采取合适的方式进行有效沟通。

（3）特定内容的沟通。居家照顾者与医护沟通的主要内容涉及患者在居家安宁疗护期间遇到的生理、心理、精神、社会、文化等方面的问题。该沟通具有专业性、工作性、目的性。

（4）保护隐私的沟通。沟通的信息有可能涉及患者的隐私，医护人员需具备相关专业素养和道德精神，不能在未获得患者授权的情况下随意散播信息。

四、居家照顾者与医护沟通的技巧

（一）居家照顾者方面

1.清晰表达需求 在居家照顾者与医护人员的沟通中，清晰表达需求是非常重要的。居家照顾者需要明确地表达自己的需求和问题，以便医护人员能够更好地了解和解决。

2. 倾听和理解　　倾听和理解是沟通中的重要技巧。居家照顾者需要倾听医护人员的解释和建议，理解他们的意图和要求，以便更好地配合治疗和护理工作。

3. 尊重和礼貌　　尊重和礼貌是沟通中的基本礼仪。居家照顾者需尊重医护人员的专业知识和经验，以礼貌的态度对待他们。这样能够建立良好的信任关系，促进沟通和协作。

4. 有效沟通方式　　有效的沟通方式能够提高沟通效率和质量。居家照顾者面对不同问题时，需要选择合适的沟通方式，如面对面的交流、电话、微信等，以便与医护人员进行及时有效的沟通。同时，还需要注意沟通中的语气、语速、措辞等细节，以便更好地传达信息和解决问题。

5. 及时反馈和跟进　　及时反馈和跟进是沟通中的重要环节。居家照顾者需要及时向医护人员反馈患者的治疗效果和病情变化，以便医护人员能够及时了解情况并做出相应的调整。同时，医护人员也需跟进居家照顾者的反馈和建议，及时解决问题和改进服务。这样能够建立良好的互动关系，提高治疗效果和护理质量。

(二) 医护方面

1. 治疗性会谈　　治疗性会谈是指医护人员与照顾者双方围绕与患者健康有关的内容进行的高度专业化而有目的性的沟通。其对会谈的时间、地点、内容、形式等均有要求。

(1) 准备阶段。准备工作包括全面了解患者的有关情况；明确会谈目标；选择合适的会谈时间；根据目标确定会谈内容；准备好会谈环境，首选安静能保护患者隐私的场所；提前告知会谈时间。

(2) 开始会谈阶段。与照顾者会谈前，医护人员需要做到有礼貌地称呼对方，使对方感觉到被尊重；主动介绍自己，获得对方的信任；向对方说明此次会谈的目的、所需时间等；营造轻松和谐的会谈气氛。

(3) 正式会谈阶段。医护人员需根据会谈内容，应用会谈技巧，提出问题；观察对方的各种非语言表现；可以应用集中注意力、倾听、沉默等沟通技巧加强会谈效果。

(4) 注意事项。医护人员在会谈时需注意：尊重事实，实事求是；会谈时紧扣主题；语言措辞得体；尽量避免使用专业词汇；注意会谈内容的保密。

2. 日常性沟通

(1) 设身处地为患者着想。肿瘤患者居家照顾期间，其照顾者因长时间的照顾面临身心两方面的巨大压力，部分照顾者会有一系列心理及行为表现，比如情绪易激动，对周围的一切很敏感等。因此，医护人员良好、支持性的沟通技巧可以帮助居家照顾者释放压力，产生信任感。

(2) 尊重照顾者的人格，维护照顾者的权利。在沟通过程中，除了维护患者的尊严和人格外，也要关注照顾者的权利和人格。与照顾者沟通时，语气要温和，当发现照顾者情绪低落时，可鼓励照顾者说出自己的想法或遇到的照顾难题，避免不耐烦地打断或训斥照顾者。

(3) 及时向照顾者提供有关健康的信息。医护人员随时利用各种患者随访的机会，向照顾者提供健康信息及进行健康教育。

(4) 对照顾者提供的信息保密。医护人员在任何条件下，都要保证对患者隐私的保密。因某些特殊原因要将患者的隐私告诉其他人时，也需要征得患者的同意。

3.特殊情况下的沟通

(1)愤怒的照顾者。这类照顾者将照顾患者期间所产生的不满发泄至医护人员身上,他们要求苛刻,稍有不顺就会发脾气,愤怒地指责他人,有时会无端地仇视周围的人。面对这类照顾者,医护人员要避免与其发生正面冲突,尽量为照顾者提供发泄的机会,让其表达自己的不良情绪,可应用倾听技巧了解照顾者发怒的原因,并对其做出理解性的反应,使照顾者的身心恢复平衡。

(2)要求过高的照顾者。遇到该类照顾者,医护人员应多与其沟通,允许抱怨,对其提出的合理要求及时做出回应。有时可应用幽默或非语言性沟通技巧让照顾者感受到医护人员的关心及重视,让其感受到并非孤身作战,其所做的事情是有价值的,是被尊重的。

(3)不合作的照顾者。此类照顾者表现为在患者住院或随访期间不遵守医院的各项规章制度,不愿与医护人员合作,不按照医嘱、护嘱去照顾患者。此时,医护人员应主动与其沟通,了解照顾者不合作的原因,疏导其心情,以便其更好地与医护人员合作去照顾患者。

五、居家照顾者与医护沟通的内容

1.建立信任关系 建立信任关系是医护人员与居家照顾者沟通的重要目标。医护人员需要以专业、热情、耐心的态度对待居家照顾者,双方建立良好的信任关系,以便更好地协作和沟通。

2.患者病情沟通 在居家照顾者与医护的沟通中,首先需要介绍患者的病情。这包括患者的主要症状、诊断结果、病情进展等。医护人员需要了解患者的整体健康状况,以便为其制定合适的治疗和护理计划。同时,医护人员还需要了解居家照顾者对患者病情的认识和感受,以便更好地进行沟通和协作。

3.治疗方案沟通 治疗方案是确保患者健康的关键。医护人员需要向居家照顾者详细解释治疗方案,包括药物治疗、物理治疗、康复训练等方面的内容。同时,医护人员还需要与居家照顾者共同商讨治疗方案,确保治疗方案符合患者的实际情况和需求。

4.护理技能指导 居家照顾者在日常中护理患者时,需要掌握一定的护理技能。医护人员需要向居家照顾者提供护理技能指导,包括如何正确测量体温、如何正确喂药、如何预防褥疮等方面的内容。同时,医护人员还需要根据患者的具体情况,提供个性化的护理技能指导。

5.药物使用说明 药物是治疗患者的重要手段之一。医护人员需要向居家照顾者详细说明药物的使用方法、剂量、注意事项等内容,确保居家照顾者能够正确使用药物。同时,医护人员还需要根据患者的病情变化和反应,及时调整药物剂量和使用方法。

6.营养与饮食建议 合理的营养和饮食对于患者的健康非常重要。医护人员需要向居家照顾者提供对患者的营养与饮食建议,包括如何制定合理的饮食计划、如何补充营养素、如何避免食物过敏等方面的内容。同时,医护人员还需要根据患者的具体情况,提供个性化的营养与饮食建议。

7.康复训练指导 康复训练对于患者的康复非常重要。医护人员需要向居家照顾者提供康复训练指导,包括如何进行肢体功能训练、如何进行语言训练等方面的内容。同时,医护人员还需要根据患者的具体情况和需求,制定个性化的康复训练计划。

8.解答疑问和困惑 在居家照顾过程中,居家照顾者可能会遇到各种疑问和困惑。医护人员需要及时解答他们的疑问，消除他们的困惑，以便他们能够更好地进行护理工作。

9. 心理疏导建议　长期的疾病困扰和护理工作可能会给居家照顾者带来一定的心理压力和负担。医护人员需要关注居家照顾者的心理健康状况，为其提供必要的心理疏导和建议。这包括如何缓解焦虑、如何保持积极心态、如何寻求社会支持等方面的内容。同时，医护人员还可以为居家照顾者提供心理咨询服务，帮助其更好地应对心理压力和挑战。

10. 及时调整方案　在居家照顾过程中，患者的病情可能会发生变化。医护人员需要及时了解这些变化，并根据需要及时调整治疗方案和护理计划。同时，医护人员还需要及时向居家照顾者反馈调整方案的情况，以便他们能够更好地配合治疗和护理工作。

11. 定期回访和评估　为了确保治疗效果和护理质量，医护人员需要定期回访居家照顾者，了解他们的需求和反馈，评估治疗效果和护理质量。同时，医护人员还需要根据回访结果及时调整治疗方案和护理计划，以便更好地满足居家照顾者的需求。

12. 家属角色沟通　在居家照顾者与医护的沟通中，家属的角色也非常重要。家属可以向医护人员提供患者的家庭情况、生活习惯等信息，以便医护人员更好地了解患者的需求和情况。同时，家属还可以向医护人员了解患者的病情和治疗方案，以便更好地参与护理工作。医护人员也需要与家属保持密切沟通，及时反馈患者的病情和治疗情况，以便家属更好地了解和参与护理工作。

六、紧急情况下救援机制的建立

居家照顾者和医护人员应共同制定紧急情况下的救援处理机制，医护人员应向居家照顾者提供必要的急救知识和技能培训，确保在紧急情况下能够及时采取正确的措施，保护患者的安全。同时，双方应建立紧急联系渠道，以便在必要时迅速沟通。

七、信息技术在居家照顾者和医护沟通中的应用

随着信息技术的飞速发展，居家照顾者和医护间的沟通方式也日益多样化。利用电子设备比如手机、iPad 等进行沟通，可以大大提高信息传递的效率，方便双方及时获取准确的患者信息。例如，通过视频通话、在线咨询等，可以实时获取专业建议和指导，提高工作效率，但这也势必会造成医护人员私人时间的压缩。因此，信息技术的应用是一把双刃剑，需要大家合理应用以便最大程度上服务于患者。

▶ 第四节　病情告知

一、概述

病情告知是指将患者的诊断结果、治疗计划、病情严重程度等信息告知患者本人的过程。病情告知的目的是让患者更好地了解自己的病情，从而做出更加明智的决策，同时也有利于医生与患者之间的沟通和合作。然而，由于有些肿瘤的治愈困难和预后差，使得向患者告知肿瘤诊断和病情不亚于向患者宣布"预期死亡"。是否告知肿瘤病情以及如何告知一直是社会颇为争议的问题。

诚然死亡是人类生命旅程的必然结果，但是如何进行肿瘤告知以及能否接受肿瘤的告知往往取决于人们的信仰和对死亡的文化观念，而这种信仰和观念与人们所生存的社会制度、所处文化氛围及个人经历有极大的关系。有些西方国家的法律法规十分重视个人自主原则，在患者具有自主能力的情况之下，患者本人就是接受病情告知的唯一权利人，医生并没有义务需向家属做告知，有时如果患者明确示意，医生不得将病情信息告知特定的家属。而在我国，家庭观念占主导地位，在群居性社会文化背景下，家属在患者治疗与照护中起着极为重要的作用，医生在告知诊断前通常会先询问患者家属的意见，家属在患者是否能得知自己的病情、得知多少的问题上起关键性作用，甚至部分患者会主动将自己治疗的事情全权交由家属负责。

尽管肿瘤患者家属出于"保护患者"的目的，不将肿瘤的真实病情告知患者本人，家属往往普遍高估患者对告知肿瘤诊断的负性情绪，担心真相会损伤患者的身心，想用善意的谎言保护患者的情绪和意志。这种"保护"可能会让患者得不到疾病相关的健康指导和心理支持，可能导致患者疏忽早期症状而错失治疗时机。

二、概念

(一)告知主体

告知主体是指负责向患者或家属告知病情的医务人员，通常为医生或护士，他们是最了解患者病情的人，也是与患者及其家属接触最多的人。告知主体有责任向患者及其家属提供准确、全面的病情信息。

(二)告知对象

告知对象是指需要接受病情告知的人，通常为患者及其家属或法定代理人。告知对象的具体范围可能因法律法规和医疗机构的规定而有所不同。在一些特殊情况下，如患者无法自理或丧失判断能力，其法定代理人或家属可能需被提前告知。医院应当尊重患者的知情权和自主权，尽可能向患者提供详细的信息，以便他们做出合理的医疗决策。

(三)告知内容

告知内容是指医务人员需要向患者或家属传达的病情信息，包括病情现状、诊断结果、治疗方案、病情发展、预期效果、可能的风险和并发症等，具体内容应根据患者的病情和诊疗需求来决定。这些信息对于患者及其家属来说非常重要，有助于他们了解病情，为后续的治疗和康复做好准备。同时应遵守医疗伦理和法律法规，对于可能影响患者决策的重大信息，应如实告知，避免隐瞒或误导。

(四)告知方式

告知方式是指医务人员向患者或家属传达病情信息的方式，应充分考虑患者的接受能力和文化背景，采用适当的方式，包括口头告知、书面告知、视频告知等。医务人员应根据患者的实际情况选择合适的方式，确保患者及其家属能够充分理解病情信息。对于一些复杂或敏感的病情，可能需要采取更加谨慎和细致的告知方式，以确保患者充分理解并做出正确的决策。

（五）告知时间和时机

告知时间和时机是指医务人员向患者或家属传达病情信息的最佳时间和机会。通常在诊断明确后应及时告知，同时也要考虑到患者的心理承受能力和家属的参与程度，选择适当的时机进行告知。应在不影响患者治疗和康复的前提下尽早告知。一些紧急或危重病情可能需要立即告知患者或家属，以便他们及时采取措施。在其他情况下，告知时机应根据患者的具体情况和治疗需求来决定。在告知时机上，医护人员应保持专业判断和责任心，避免因不当告知而对患者造成负面影响。

三、模式分类

关于是否将病情告知患者，目前存在几种模式：隐瞒病情模式、选择性告知模式和全部告知模式。尽管大多数患者希望信息内容上"获知一切，无论好坏"和信息量上"越多越好"，但目前在实际生活中比较公认的是"选择性告知模式"，即家属根据患者的身体和心理承受能力、个性心理特征、病情的轻重等，因人而异、选择性地告知病情。虽说这种模式是传统"隐瞒病情模式"的进步，一定程度上满足了患者知情的需要，又保护了患者战胜疾病的信心，但是"选择性告知模式"并不是真正意义上的肿瘤病情告知，且随着医学和社会的不断发展，随着患者对病情知情权和医疗自主权的呼声越来越高，这种模式已经与患者的需求不相适应。

近年来，越来越多的研究表明，医疗坏消息的告知是可行的，且肿瘤患者对知情权的呼声也越来越高。知情同意权是患者的一项重要权利，患者生病就医对自己的疾病有知情权，有权利了解自己所患的疾病、治疗费用，有权利参与制定治疗方案并正确面对疾病。传统观念中，人患病应该积极救治，身患肿瘤也应积极救治。在告知肿瘤诊断的过程中，人们常常对死亡产生强烈的抵触情绪。这种情况导致许多肿瘤晚期患者接受了过度治疗，而这种过度治疗不仅花费了大量医疗费用，也会给患者造成不必要的痛苦，不利于他们在生命的最后阶段获得真正的舒适、尊严和满足。因此，我们需要重新审视我们的病情告知模式，以更好地支持肿瘤患者度过生命的最后阶段。

四、重要性及意义

肿瘤治疗是一个复杂且漫长的过程，包括诊前检查、手术、化疗等一系列诊疗措施。患者家属知晓病情后，若选择向患者隐瞒病情，则家属需承受疾病与隐瞒的双重压力，同时有关患者治疗决策的事情将由患者家属代理，这种情况下家属可能会担心违背患者意愿或在治疗结果不理想时对决策后悔。肿瘤治疗需要患者的完全参与和密切配合。随着疾病的进展，患者症状加重，若其不知晓病情，极易出现对治疗不满意、产生不良情绪反应及不配合的情况。在肿瘤患者疾病诊断之初或者疾病发生变化时，多数患者渴望知晓真实情况。而且在疾病诊断与治疗过程中，患者会尽可能地寻求任何与疾病相关的信息，导致无法隐瞒真实病情。告知患者真实病情、治疗进展状况、现有医疗条件、医疗技术水平，让他们更积极地配合治疗，在治疗决策中也能更好地尊重患者意愿。

对于肿瘤晚期患者，了解肿瘤病情能使患者更加积极地面对现实，进行生命价值意义与死亡的抉择，使之完成未竟事业和做想做的事，有机会选择完成一些尚未实现却非常想实现的愿望，有计划地安排自己有限的生命。家属可与他们一起分担对死亡的恐惧和痛苦，帮助他们做出符合生命质量和社会利益的抉择，使他们在生命剩余不多的时间内获得一种相对较高质量的生存。肿瘤患者的终末期相对较长，痛苦也较重，有资料显示，肿瘤患者及其家属在经历了病痛的折磨或长期的哀伤和重负之后，对终末治疗的态度很可能发生转变。当死亡成为定局时，与其让肿瘤患者在绝望、孤独和愧疚中度过，不如让他们主动认识生命，坦然接受死亡，在社会的尊重、医护人员的精心照料以及亲人的悉心关怀下，平静、尊严、满足地离开人间。

五、实施

肿瘤病情告知的进行是否合理、合适，不仅会影响患者对疾病的感受，也会影响他们长期的心理调适。对肿瘤患者进行病情告知是一个敏感而复杂的过程，需要分为三个阶段进行：准备阶段、告知阶段和后续支持阶段。

（一）准备阶段

1. 评估心理状态　肿瘤患者可能会产生一系列心理反应，如震惊、恐惧、焦虑、悲伤和无助等，这些反应是正常的，而且可能会随着治疗的不同阶段而发生变化。当患者刚刚被诊断为肿瘤时，可能会感到震惊和恐惧。他们可能会感到自己的生命受到了威胁，不知道自己将面临什么，也不知道自己能否挺过去。这种恐惧和无助可能会导致患者情绪低落，对治疗产生抵触情绪。随着治疗的开始，患者可能会感到焦虑和不安，担心治疗的效果、治疗带来的痛苦和不良反应，以及治疗对他们的生活产生的影响。他们可能会感到自己无法控制自己的命运，变得易怒和暴躁。在治疗的过程中，患者可能会经历不同的情感反应。他们可能会感到悲伤和失落，因为他们可能会失去一些他们所拥有的东西，如健康、工作和能力等；他们也可能会感到孤独和无助，因为他们可能会感到自己与周围的人和事物失去了联系。

在告知患者之前，家属需要先了解患者的心理状态和性格特点，可以通过与患者进行沟通、观察患者的言行举止等方式来实现。如果患者出现消极、悲观、焦虑等情绪，家属需要采取逐步渗透的方式告知病情，避免对患者造成更大的心理打击。同时，家属也需要根据患者的性格特点选择合适的告知方式。对于性格乐观、心理承受能力较强的患者，可以采取直接、坦诚的方式告知病情，让他们充分了解自己的病情并积极配合治疗；对于性格悲观、心理承受能力较差的患者，可以采取逐步渗透的方式告知病情，让患者逐渐适应和接受自己的病情。

2. 寻求专业意见　家属可以选择具有丰富经验和专业知识的医生或肿瘤专家，以便获得准确的诊断和治疗建议。在咨询医生或肿瘤专家时，家属应该尽可能提供患者的详细信息，包括症状、病史、检查结果等；认真听取医生的解释，并就关心的问题进行提问，了解治疗方法和可能的结果，以便更好地向患者传达信息。根据医生的建议和患者的具体情况，家属可以与医生一起制定治疗计划，明确治疗目标、治疗方案和预期结果。同时，家属还应该了解治疗过程中可能出现的风险和不良反应，并做好应对措施。在向患者传达信息时，家属应该使用清晰、简洁的语言，避免使用专业术语或难以理解的词汇。

3. 选择合适的告知时机和方式　如果患者的身体状况和经济条件允许，最好尽早告知患者病情，避免患者因为不知道自己的真实病情而产生猜疑和不安，同时也可以让患者有足够的时间考虑治疗方案和治疗目标。但是，如果患者的身体状况和经济条件不允许，可以采取逐步渗透的方式告知病情，以免对患者造成过大的心理压力。确定告知时间和方式需要综合考虑患者的身体状况、心理承受能力、文化背景以及家庭关系等因素。

（1）身体状况。患者的身体状况是决定告知时间的重要因素。如果患者的身体状况较差，家属应该避免在患者疲劳或病情不稳定时告知病情；相反，如果患者的身体状况较好，家属可以考虑在患者清醒且情绪稳定时告知病情。

（2）心理承受能力。患者的心理承受能力是决定告知方式的重要因素。如果患者心理承受能力较弱，家属应该选择温和、渐进的方式来告知病情，以便患者逐步适应和接受；如果患者的心理承受能力较强，家属可以考虑直接、坦诚地告知病情，以便患者能够迅速了解和应对。

（3）文化背景。患者的文化背景可能会影响他们对病情的接受方式和应对方式。例如，一些文化背景可能强调面对现实和积极应对，而另一些文化背景可能更注重情感表达和寻求支持。家属应该根据患者的文化背景来选择最合适的告知时间和方式。

（4）家庭关系。家庭关系也是决定告知时间和方式的重要因素。如果家庭关系和谐且互相支持，家属可以考虑共同告知患者病情，以便患者能够获得更多的情感支持和应对策略；如果家庭关系紧张或存在矛盾，家属应该谨慎选择告知时间和方式，避免加重患者心理负担。

（二）告知阶段

患者在得知自己罹患肿瘤的消息时，处于心理应激状态，为了避免对患者造成更大的刺激和伤害，此时家属在告知病情时采取的沟通方式、技巧就极为重要。缺乏沟通技巧的患者家属往往不知道如何向患者透露诊断信息，也不知道如何处理患者知道后的情绪反应，心理上承受更大的压力。

1. 借助医护人员的帮助　医护人员是告知患者病情的合适人选。他们具有专业知识和经验，可以向患者详细解释病情，提供科学的治疗建议，并帮助患者制定治疗计划。在告知患者病情时，最好有医护人员在场，以便及时解答患者的疑问，减轻患者的心理压力。

2. 使用清晰简洁的语言　为了确保患者能够充分理解和应对疾病，家属在传达信息时应该使用清晰、简洁的语言，避免使用专业术语或难以理解的词汇。这可以帮助患者更好地理解病情，并有助于他们建立正确的疾病观念和应对策略。

3. 传达积极的信息　在告知患者病情时，可以向患者传达一些积极的信息，这样既让患者有限知情又保护他们的信心和意志。在接受肿瘤告知的过程中，患者常常会问一些诸如"我有没有得治""我还能活多久"等无法一一给出精确答案的问题。此时需要应用模糊语言，如肿瘤的预后不用"能活多少年"等具体数字表述，而是"年存活率大约百分之多少"；又如把"不良"说成"不够满意"，把"无法医治"说成"好得慢些"等等。此外，家属也可以向患者介绍一些成功的治疗方案和技巧，让患者了解自己的病情并非无法治疗，同时也可以让患者感受到家庭的温暖和支持。

4. 避免过度保护　虽然家属可能会因担心患者受到打击而过度保护患者，但这只会限制患者的自主权和自我价值感。家属应该让患者自己决定自己的生活方式和治疗方案，并在适当的时候给予支持和帮助，这样可以增强患者的自我效能感和自我价值感。

5. 尊重患者意愿　在告知患者病情时，需要尊重患者的意愿。若真实病情对患者冲击很大, 有时有些患者开启自我保护, 会主动选择性屏蔽这些消息, 不想知道自己全部的情况, 此时, 患者家属可遵照患者意愿, 只告知其想知道的内容, 既尊重患者的知情权也满足了其愿望。如果患者不想知道自己真实的病情, 家属需要尊重患者的选择, 不要强行告知患者病情。同时, 在照顾患者的过程中, 也需要尊重患者的意愿和感受, 不要强行干涉患者的行为和生活方式。同时, 在后续的治疗和护理中, 也应该尊重患者的决策和意见。

6. 注意患者的情绪变化。 在告知患者病情时, 需要注意患者的情绪变化。如果患者在听到病情后出现消极、悲观、焦虑等情绪, 家属需要采取适当的措施来缓解患者的情绪压力。同时, 也需要密切关注患者的心理状态, 防止患者出现过激行为。

(三) 后续支持阶段

肿瘤不仅会给患者带来身体上的痛苦, 还会对其心理、社会和情感等方面产生负面影响。家属作为患者最亲近的人, 在患者治疗和康复过程中扮演着重要的角色。除了提供生活上的照顾和经济支持外, 家属还应该关注患者的心理需求和情感状态, 对患者进行人文关怀, 帮助患者更好地面对疾病。

1. 了解患者的心理反应, 提供情感支持 在得知自己的病情后, 患者可能会面临沉重的心理压力和情绪波动, 这些反应是正常的, 而且可能会随着治疗的不同阶段而发生变化。家属应该关注患者的心理反应, 与患者保持良好的沟通, 倾听他们的感受和需求, 理解和尊重他们的情绪反应, 并提供安慰、鼓励和支持, 让他们感受到关爱和关注。在患者需要的时候, 家属可以给予他们拥抱、握手、安慰和鼓励等情感支持, 以帮助他们缓解恐惧和焦虑, 还可以帮助他们寻找积极的应对策略, 如放松技巧、冥想或寻求专业心理咨询。同时, 家属也应该关注自己的情感反应, 并寻求必要的支持和帮助。

2. 协助患者治疗 在患者接受治疗期间, 家属应该尽力协助他们完成各种治疗程序, 如提前了解患者放疗、化疗等治疗手段的具体安排和效果预期, 帮助患者预约医生, 安排交通和住宿, 提前准备好患者的病历、检查报告等资料, 以便医生更好地了解患者的病情等。同时, 家属还应该为患者提供必要的照顾和支持, 如协助他们完成日常生活中的基本活动, 如饮食、洗澡等。此外, 家属还可以通过陪伴、鼓励和提供情感支持来增强患者的治疗信心和勇气。

3. 维护患者的尊严 肿瘤患者可能会面临脱发等身体形象的变化和社交障碍, 这可能会影响他们的自尊心和尊严。家属应该关注患者的感受和需求, 帮助他们维护自尊心和尊严。例如, 可以鼓励患者穿着舒适的衣服, 避免让他们感到尴尬或不舒服。尊重患者的隐私权, 避免在未经患者同意的情况下谈论他们的病情或身体状况。在后续的治疗和护理中, 应该尊重患者的决策和意见。在患者需要时, 家属要提供必要的支持和帮助, 但不要代替患者做决定或过分干涉他们的生活, 以维护患者的自主权。

4. 创造积极的生活环境 患者的生活环境可能会影响他们的心理状态和治疗效果。在患者接受治疗期间, 家庭生活可能会受到严重影响。家属应该根据患者的需要和要求, 适当调整家庭生活, 为患者创造舒适、积极的生活环境。例如, 可以摆放一些患者喜欢的鲜花、绿植等, 让患者感受到鲜活的生命, 改变负面情绪; 保证房间内适宜的温度和湿度, 温度一般保持在 $22 \sim 24 ℃$, 湿度保持在 $50\% \sim 60\%$; 病情允许的情况下, 每天让患者接受适量的阳光照射, 保证室内良好的通风; 与患者一起制定饮食计划, 提供营养丰富、符合患者口味的食物，以提高患者的食欲和改善身体状况，饮食应以清淡、易消化、营养丰富为主，避免食用辛辣、刺激性食物；鼓励患者参加一些有益身心的活动，如瑜伽、冥想、绘画等，以促进他们的身心健康，帮助患者建立积极的生活态度。

5.帮助患者建立社交支持网络　肿瘤患者可能会面临社交障碍和感受到孤独，家属可以帮助患者建立社交支持网络，如与朋友、亲戚或社区组织联系，让他们不再感到孤单。同时，还可以鼓励患者参加一些支持小组、接受志愿者服务等。这可以帮助患者更好地应对疾病和治疗带来的压力和挑战。支持小组可以共享疾病应对经验、提供互相支持和情感支持的平台，同时也可以为患者提供实用的信息和建议，这不仅可以减轻患者的孤独感，还可以帮助他们建立信心和勇气。此外，某些地区的志愿者服务也可以为患者提供额外的帮助和支持，如陪伴散步、购物或提供交通服务等。

6.持续关注患者的心理健康　肿瘤患者可能会面临各种心理问题，如焦虑、抑郁等，在后续治疗和康复过程中，家属应该持续关注患者的心理状态，及时发现和处理可能出现的问题。这包括观察患者的情绪变化，了解他们的心理需求并给予及时的帮助和支持。家属应该鼓励患者表达感受和需求，并帮助他们寻找合适的应对策略。患者可能会表达他们的担忧、恐惧和困惑，家属应该认真倾听患者的感受，理解他们的情绪反应，并避免打断或忽视他们的感受。如果患者的情绪波动较为严重，家属可以寻求专业心理咨询或心理辅导，以帮助患者更好地应对心理问题。此外，鼓励患者参加一些心理辅导或治疗课程，帮助他们了解和处理自己的情绪和压力。

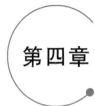

第四章

常见症状居家管理

▶ 第一节　疼痛

一、概述

疼痛(pain)是一种复杂的主观感受,随着人们对肿瘤患者高生命质量的需求越来越多,疼痛成为近年来非常受重视的一个常见临床问题。疼痛的发生,往往提示个体的健康受到威胁。疼痛与疾病的发生、发展与转归有着密切的联系,是临床上诊断疾病、鉴别疾病的重要指征之一,同时也是评价治疗与护理效果的重要标准。

1995 年,全美保健机构评审联合委员会(the Joint Committee American Health Organization, JCAHO)正式将疼痛确定为继体温、脉搏、呼吸、血压之后的第 5 生命体征,并要求对所有患者都进行疼痛评估。缓解疼痛是医学的重要目标之一,因此在肿瘤患者居家护理中,照顾者应掌握好疼痛的相关理论知识,才能更好地帮助肿瘤疼痛患者实施有效的疼痛管理。本节将重点介绍疼痛的概念、原因、发生机制、分类、对个体的影响、影响疼痛的因素,以及疼痛的护理流程、评估要点和护理措施等方面的知识。

(一) 相关概念

疼痛:"疼痛(pain)"一词来自拉丁语"poena",意思是"惩罚"。《辞海》中将"疼"解释为"痛",而将"痛"解释为"因疾病或创伤而感觉苦楚"。在临床上,主要采纳 1979 年 IASP 颁布的"疼痛"定义:"是一种令人不快的感觉和情绪上的感受,伴随着现有的或潜在的组织损伤。"疼痛有双重含义:痛觉和痛反应。

痛觉:是一种意识现象,是个体的主观知觉体验,受个体的心理、性格、经验、情绪和文化背景的影响,个体表现为痛苦、焦虑。

痛反应:是机体对疼痛刺激所产生的一系列生理病理变化和心理变化,如呼吸急促、血压升高、出汗,心理痛苦、焦虑和抑郁等。

疼痛是人体最强烈的应激因素之一,是机体对有害刺激的一种保护性防御反应,具有保护和防御的功能。

(二)引起疼痛的原因

1.**温度刺激** 过高或过低的温度作用于体表,均会引起组织损伤。受伤的组织释放组胺等化学物质,刺激神经末梢导致疼痛。如高温可引起灼伤,低温会导致冻伤。

2.**化学刺激** 化学物质如强酸、强碱,可直接刺激神经末梢,导致疼痛。化学灼伤还可使受损组织细胞释放化学物质,再次作用于痛觉感受器,使疼痛加剧。

3.**物理损伤** 如刀切割、针刺、碰撞、身体组织受牵拉、肌肉受压、挛缩等,均可使局部组织受损,刺激神经末梢而引起疼痛。大部分物理损伤引起的缺血、瘀血、炎症等都促使组织释放化学物质,而使疼痛加剧、疼痛时间延长。

4.**病理改变** 疾病造成的体内某些管腔堵塞,组织缺血、缺氧,空腔脏器过度扩张,平滑肌痉挛或过度收缩,局部炎性浸润等均可引起疼痛。肿瘤患者的癌性疼痛多由病理改变引起。

5.**心理因素** 心理状态不佳,如情绪紧张或低落、愤怒、悲痛、恐惧等都能引起局部血管收缩或扩张而导致疼痛,如神经性疼痛常由心理因素引起。此外,疲劳、睡眠不足、用脑过度等可致使功能性头痛。

(三)疼痛的发生机制

疼痛发生的机制非常复杂,迄今为止,尚无一种学说能全面合理地解释疼痛发生的机制,得到医学专家的共识。有关研究认为痛觉感受器是游离的神经末梢。当各种伤害性刺激作用于机体并达到一定程度时,可引起受损部位的组织释放某些致痛物质,如组胺、缓激肽、5-羟色胺、乙酰胆碱、H^+、K^+、前列腺素等,这些物质作用于痛觉感受器,产生痛觉冲动,并迅速沿传入神经传导至脊髓,再通过脊髓丘脑束和脊髓网状束上行,传至丘脑,投射到大脑皮质的一定部位而引起疼痛。

人体的多数组织都有痛觉感受器,由于痛觉感受器在身体各部位的分布密度不同,因此对疼痛刺激的反应以及敏感度也有所不同。痛觉感受器在角膜、牙髓的分布最为密集,皮肤次之,肌层内脏最为稀疏。这也解释了为什么角膜炎和牙痛的疼痛程度非常剧烈。痛觉感受器根据分布情况,可分为:

1.**表层痛觉感受器** 分布于皮肤、角膜及口腔的复层鳞状上皮间,是皮肤与体表黏膜的游离神经末梢。皮肤的痛点与游离神经末梢相对应。如果皮肤经常受到伤害性的刺激,其对痛觉的感受会变得更加敏感。

2.**深层痛觉感受器** 分布于牙、肌膜、关节囊、肌层、肌腱、韧带、脉管壁等处,密度比表层稀疏,肌层分布更少。肌腱、肌层与筋膜的伤害性刺激会造成不同程度的深部疼痛,但不易定位。

3.**内脏痛觉感受器** 分布于内脏器官的被膜、腔壁、组织间及内脏器官组织的脉管壁上,是内脏感觉神经的游离裸露末梢,分布稀疏。内脏对缺血缺氧、痉挛、机械牵拉及炎症的感受很敏感,但对烧灼、切割等刺激不敏感。

牵涉痛是疼痛的一种类型,表现为患者感到身体体表某处有明显痛感,而该处并无实际损伤。这是由于有病变的内脏神经纤维与体表某处的神经纤维会合于同一脊髓段,来自内脏的传入神经纤维除经脊髓上达大脑皮质，反映内脏疼痛外，还会影响同一脊髓段的体表神经纤维，传导和扩散到相应的体表部位而引起疼痛。这些疼痛多发生于内脏缺血、机械牵拉、痉挛和炎症等情况下。如心肌梗死的疼痛发生在心前区，但可放射至左肩及左上臂；阑尾炎可先出现脐周及上腹疼痛，再转移至右下腹等。

尽管目前尚无一种学说能全面合理地解释疼痛发生的机制，但关于疼痛发生的机制已随着科学的发展得到不断充实和完善，同时也创立了新的学说，使人们对疼痛本质的认识逐步深入。比较有代表性的关于疼痛产生的三大学说分别是特异学说、型式学说和闸门控制学说。

（四）疼痛的分类

疼痛的分类，不同学者有不同的分类方法。按病因分类，可分为创伤疼痛、神经疼痛、心理性疼痛和癌性疼痛。下面主要介绍按疼痛的病程、性质、部位、起始部位及传导途径的分类。

（1）按疼痛的病程可分为急性痛（acute pain）和慢性痛（chronic pain）。急性痛指突然发生，有明确的开始时间，持续时间较短，以数分钟、数小时或数天之内居多，用镇痛方法一般可以控制；慢性痛指疼痛持续3个月以上，具有持续性、顽固性和反复性的特点，临床上较难控制。

（2）按疼痛性质可分为钝痛（如酸痛、胀痛、闷痛等）、锐痛（如刺痛、切痛、灼痛、绞痛、撕裂样痛、爆裂样痛等）和其他疼痛（如跳痛、压榨样痛、牵拉样痛等）。

（3）按疼痛的部位可分为头痛、胸痛、腹痛、腰背痛、骨痛、关节痛和肌肉痛等。

（4）按疼痛起始部位及传导途径可分为皮肤痛、躯体痛、内脏痛、牵涉痛、假性痛和神经痛。

肿瘤患者的癌性疼痛，在肿瘤早期往往无特异性，不同部位的癌性疼痛，其性质和程度均可不同，可为钝痛、胀痛等，而中、晚期的疼痛剧烈，不能忍受，需用药物镇痛。

（五）疼痛对个体的影响

个体疼痛时出现生理、心理和行为方面的改变，即疼痛会对身心产生影响。而疼痛引发的机体反应与其性质有关，快痛反应局限，慢痛反应弥散；较轻的疼痛反应小且局限，剧烈疼痛反应大而广泛。当机体受到伤害性刺激时，可能出现不同生理活动的痛反应变化，个体在行为方面也会发生反应；同时还可能产生不愉快的或痛苦的主观感受，对个体心理过程也产生消极的影响。其实对于出现疼痛的个体，某些反应代表了疼痛的危险性，但值得注意的是，如果个体没有这些反应也并不意味着其没有疼痛，或者其疼痛会比别人轻。

1. 生理反应　对于急性疼痛，可观察到的生理改变包括血压、心率、呼吸频率、代谢反应。通常由于适应性的出现，在急性疼痛中可观察到的反应会在长期慢性疼痛中缺失，机体出现适应性所需要的时间并不明确。即使生命体征没有明显升高，也不能认为个体不存在严重的持续的疼痛。此外，必须考虑到由其他原因造成的生理反应的改变，如在当前疼痛的程度下由药物治疗所造成的血压下降。

（1）血压升高：急性疼痛伴随的血压升高是由交感神经系统的过度兴奋所致。当身体受到伤害时，机体会产生适应性反应，如周围血管收缩作为一种适应性反应会使血液从外周

(皮肤、末梢)向中心(心脏、肺脏等)转移。

(2)心率增快：反映出身体竭力通过增加可用的氧气和循环体液来促进损伤组织的修复。这种从周围到重要器官(大脑、心脏、肝、肾)的血液重置是为了保护机体生命支持系统。

(3)呼吸频率增快：是心脏和循环耗氧量增加的结果。疼痛无法缓解会导致低氧血症、呼吸浅快，这些情况会随着疼痛的有效缓解而减轻或消失。

(4)神经内分泌及代谢反应：疼痛使中枢神经系统处于兴奋状态，交感神经和肾上腺髓质兴奋表现为儿茶酚胺分泌增加，肾上腺素抑制胰岛素分泌的同时促进胰高血糖素分泌，糖原分解和异生作用加强，结果造成血糖上升，机体呈负氮平衡。另外，体内促肾上腺皮质激素、皮质醇、醛固酮、抗利尿激素血清含量显著升高，甲状腺素的生成加快，机体处于分解代谢状态。

(5)生化反应：有研究证明，慢性疼痛和剧烈疼痛的患者机体内源性镇痛物质减少，而抗镇痛物质和致痛物质增加，血管活性物质和炎性物质的释放不仅可以加重原病灶的病理变化(局部缺血、缺氧、炎性渗出、水肿)，还可以对组织器官功能产生影响，导致激素、酶类和代谢系统的生化紊乱，使病理变化向更广泛、复杂、严重方向发展。

2.心理反应　疼痛对个体的认知和情绪等心理过程有消极的影响，患者心理方面的改变差异比较大。短期急性剧痛，如急腹症、外伤性疼痛、手术痛等，可引起患者精神异常兴奋、烦躁不安；慢性疼痛患者常伴有认知能力的下降，注意和记忆能力受疼痛的影响较大。疼痛作为一种复杂的个体主观感受，不可避免地会引起个体的情绪反应，其中以抑郁和焦虑最为常见，此外，还有相当一部分患者会出现愤怒和恐惧。

(1)注意和记忆：慢性疼痛患者常伴有认知能力的下降，注意和记忆两种认知能力受疼痛的影响较大。当个体经受疼痛刺激时，其注意的选择性和持续性都会受到一定程度的影响，疼痛对选择性注意的影响主要表现在疼痛使个体更加偏向注意与疼痛有关的刺激。慢性疼痛患者经常抱怨其记忆力下降，而且相关研究也证实疼痛会损害个体的记忆功能。

(2)抑郁：慢性疼痛与抑郁的发生关系复杂，彼此互为因果。在评估患者是否发生抑郁时必须注意原发病本身和治疗可能产生的影响，如肿瘤患者在使用化疗药物治疗，可能会出现抑郁状态，因此要加以鉴别。

(3)焦虑：焦虑和急性损伤性疼痛关系密切，慢性疼痛患者也会发生焦虑，并常常和抑郁伴随出现。患者对疾病常常感到极度担心和不安，而且难以自我控制，一般表现为：①精神焦虑症状，如坐立不安、心情紧张、注意力不集中、易激动等；②躯体性焦虑症状，如呼吸困难、心悸、胸痛、眩晕、呕吐、肢端发麻、面部潮红、出汗、尿频、尿急等；③运动性不安，如肌肉紧张、颤抖、搓手顿足、坐立不安等。

(4)愤怒和恐惧：长期的慢性疼痛会使患者失去信心和希望，有些患者会因此产生难以排解的愤怒情绪，可能会因为一些小事而向他人大发脾气，以此宣泄其愤怒情绪，甚至会损坏物品或袭击他人。这种表现并非患者对他人的敌意，而是其极度痛苦和失望后所爆发出来的强烈不满情绪。恐惧是身患绝症患者比较常见的心理问题，引起恐惧的原因，除了即将来临的死亡以外，还有可能是疾病所导致的各种不良后果。

3.行为反应　对于急性和慢性疼痛，可观察的行为反应包括语言和躯体反应。与生理反应一样，行为反应通常与时间相适应。

(1)语言反应：疼痛的语言表述，尽管主观，却是那些能用语言交流的患者对疼痛最为可靠的反应。因此，照护人员不仅要相信患者对疼痛的语言表述，而且要依靠这些表述对患者的疼痛做出适当的判断。但那些不能进行语言交流的患者，如学语前儿童、认知损伤的患者等，就无法提供关于疼痛的部位、方式、程度、伴随时间的改变状况等信息。

（2）躯体反应：躯体反应主要表现为机体在遭受伤害时所做出的躲避、逃跑、反抗、防御性保护和攻击等整体行为，常带有强烈的情绪色彩。局部反应指仅局限于受刺激部位对伤害性刺激做出的一种简单反应，如由于不同程度的血管扩张而出现局部皮肤潮红，因血管壁通透性增加而出现局部组织肿胀。另外，局部还可引起大量化学物质释放。患者还可能摩擦局部疼痛部位、皱眉、面部扭曲等。轻度疼痛只引起局部反应，当疼痛加重时可出现肌肉收缩、肢体僵固、强迫体位等。

（六）影响疼痛的因素

不同个体对疼痛的感受和耐受力存在很大的差异，同样性质、强度的刺激可引起不同个体产生不同的疼痛反应。个体所能感觉到的最小疼痛称为疼痛阈值（pain threshold）。个体所能忍受的疼痛强度和持续时间称为疼痛耐受力（pain tolerance）。对疼痛的感受和耐受力受个体内在因素和外在因素影响，内在因素主要包括个体人口学特征、宗教信仰与文化、行为作用、以往的疼痛经验、注意力、情绪、对疼痛的态度等，外在因素主要包括环境变化、社会支持、医源性因素等。

1. 内在因素

（1）人口学特征：个体对疼痛的敏感程度因年龄不同而不同。婴幼儿对疼痛的敏感程度低于成人，随着年龄增长，对疼痛的敏感性也随之增加。老年人对疼痛的敏感性又逐步下降，有研究显示老年女性区别温暖、烫和疼痛的能力比较差，而老年男性则和年轻人无明显差别，认为老年女性更能耐受疼痛是因为敏感性下降，老年男性更能耐受疼痛并非因为不能感受疼痛，而是因忍耐能力更强。故对于不同年龄的疼痛患者，应采取不同的护理措施，尤其是儿童和老年人，更应注意其特殊性和个体差异。除了年龄和性别外，身高、体重、体质指数和吸烟等与某些慢性腰背痛的发生发展有关。

（2）宗教信仰与文化：宗教信仰与文化可影响个体对疼痛的认知评价和对疼痛的反应。持有不同人生观、价值观的个体对疼痛的反应和表达方式也不同。若个体生活在鼓励忍耐和推崇勇敢的文化背景中，往往更能够耐受疼痛。个体的文化教养影响其对疼痛的反应和表达方式，在一些文化里忍受疼痛是一种美德，并且通常认为男性比女性更能忍受疼痛。照护人员应该尊重个人的文化信仰。

（3）行为作用：不同的行为表现和应对策略会影响个体对疼痛的知觉和治疗的效果。患者可以通过一系列的行为来控制疼痛，如看电视或者和朋友、同事以及家人进行交谈等都可以帮助分散注意力并且有效地控制疼痛。

应对策略可以改变疼痛感受程度和疼痛耐受能力。例如，主动应对可以产生适应性的功能改变，如坚持进行康复锻炼，或培养个人兴趣使自己不再注意疼痛等；相反，被动应对则导致疼痛加剧甚至抑郁情绪的出现，如过分依赖别人的帮助或限制自己活动。有研究观察到，如患者采取适应性策略，则其疼痛强度会减轻，对疼痛的忍耐力也会增加。

（4）以往的疼痛经验：疼痛经验是个体自身对刺激体验所获得的感受，进而从行为中表现出来。个体对疼痛的态度则直接影响其行为表现。个体对任何一种单独刺激所产生的疼痛，都会受到以前类似疼痛经验的影响，如经历过手术疼痛的患者对即将再次进行的手术会产生不安的心情，会使他对痛觉格外敏感。

（5）注意力：个体对疼痛的注意程度会影响其对疼痛的感觉。当注意力高度集中于其他事物时，痛觉可以减轻甚至消失。如拳击运动员在竞技场上能够忍受严重伤害，而不感觉疼痛，是由于其注意力完全集中于比赛。某些精神疗法治疗疼痛，也是利用分散患者注意力以减轻疼痛的原理，如松弛疗法，手术后听音乐、看电视、愉快交谈等均可分散患者对疼痛的注意力，从而减轻疼痛。

（6）情绪：情绪可影响患者对疼痛的反应，焦虑、抑郁和愤怒等负性情绪会使疼痛加剧，并彼此相互影响。慢性疼痛患者的情绪状态以焦虑和抑郁为主，有学者提出，愤怒也是慢性疼痛患者常有的情绪反应。焦虑可使疼痛加剧，而疼痛又会加剧焦虑情绪。有研究表明，40%～50%的慢性疼痛患者都伴随抑郁症状。学者们普遍认为，抑郁是由患者对困境的反应而产生的。愤怒的情绪与疼痛强度、挫折感和疼痛行为的发生频率相关。愉快的情绪则有减轻疼痛知觉的作用，在快乐或需要得到满足时，虽然承受了与忧虑时同样的伤害，但对疼痛的感觉却减轻了。因此情绪的调整在患者疼痛管理中有重要的作用。

（7）对疼痛的态度：个体对疼痛的态度会影响个体对疼痛的反应。如果把疼痛视为一个容易解决的小问题，就会疼得轻些；相反，如果觉得它是反映了严重的组织损伤甚至病情的进行性加重，那么自身的痛苦感和功能异常的程度就会大大增加。负面的想法会导致消极的应对方式、更严重的痛苦以及躯体功能的削弱。在疼痛面前认为自己无能为力的患者往往会消极地对待所发生的一切，不能利用现有的资源来处理疼痛，从而导致恶性循环。对疼痛治疗结果的期望也影响个体对疼痛的反应。

2. 外在因素

（1）环境变化：环境因素可影响疼痛，如噪声、温度和光线等。持续的刺激性噪声，可增加肌肉的张力和应激性，加剧疼痛；舒适的环境可以安抚个体的情绪，从而减轻疼痛。

（2）社会支持：当患者经历疼痛时，良好的社会支持，如亲人或朋友的陪伴，可以减少其孤独感和恐惧感，从而减轻疼痛。另外，鼓励和赞扬可促使患者有能力对付即将到来的疼痛并增加患者的控制感。

（3）医源性因素：许多治疗和护理操作都有可能使患者产生疼痛的感觉，如注射、输液等，照顾者在执行可能引起患者疼痛的操作时，应尽可能以轻柔、熟练的动作来完成，并尽量满足患者的生理和心理需求，用言语安慰患者。

二、疼痛的居家护理

癌痛是肿瘤患者最常遭受的一种痛苦。了解癌痛的起因、缓解方法和护理措施对于患者及其家人来说至关重要。下面将为您介绍关于癌痛的居家护理知识，以便帮助您更好地理解和处理这一问题。

癌痛的原因有很多，常见的原因包括肿瘤压迫、神经受损、炎症和治疗后的不良反应等。不同的肿瘤类型和个体差异会导致不同的疼痛感受和程度。癌痛可能出现在肿瘤所在的部位，也可能放射到其他部位。了解癌痛的起因是制定合理的缓解策略的第一步。

（一）疼痛的居家护理流程

（1）全面并动态地评估。

（2）帮助患者根据医嘱实施镇痛。

（3）观察并记录。

（二）疼痛的评估

1. 评估内容

（1）疼痛经历和病史：疼痛经历评估包括疼痛的部位、程度、性质、时间、伴随症状，加重和缓解因素，疼痛发生时的表达方式，目前的处理和疗效等；病史评估包括既往诊断，既往所患的慢性疼痛情况，既往镇痛治疗及减轻疼痛的方法等。

（2）社会心理因素：包括患者的痛苦情况、精神病史和精神状态，家属和他人的支持情况，镇痛药物滥用或转换的危险因素，疼痛治疗不充分的危险因素等。

（3）镇痛效果的评估：是有效缓解疼痛的重要步骤，包括对疼痛程度、性质和范围的再评估，对治疗效果和治疗引起的不良反应的评价，动态评估为下一步疼痛管理提供可靠的依据。镇痛效果评估的主要依据是患者的主诉，但在实际情况中，患者的情况有时会给疼痛评估带来障碍，如不报告疼痛或表达有困难等，此时评估要注意患者的客观指征，如呼吸、躯体变化等。

镇痛效果的评估还可采用 4 级法进行量化。4 级法：A. 完全缓解——疼痛完全消失；B. 部分缓解——疼痛明显减轻，睡眠基本不受干扰，能正常生活；C. 轻度缓解——疼痛有些减轻，但仍感到明显疼痛，睡眠及生活仍受干扰；D. 无效——疼痛没有减轻。

2. 评估方法

（1）交谈法：主要是询问疼痛经历和病史。照顾者应主动关心患者，认真倾听患者的主诉。询问患者疼痛的部位、牵涉痛的位置以及疼痛有无放射；过去 24 小时和当前、静息时和活动时的疼痛程度；疼痛对睡眠和活动等方面的影响（从 0 到 10 代表从无影响到极度影响）；疼痛的发作时间、持续时间、过程、持续性还是间断性，加重和缓解因素及其他相关症状，已采用的减轻疼痛的措施，目前的疗效（包括疼痛缓解程度），患者对药物治疗计划的依从性，药物不良反应情况等；了解患者过去有无疼痛经历，以往疼痛的特征，既往的镇痛治疗、用药原因、持续时间、疗效和停药原因等情况。在询问时，照顾者应避免根据自身对疼痛的理解和经验对患者的疼痛程度给予主观判断。在与患者交谈的过程中，要注意患者的语言和非语言表达，以便获得更可靠的资料。

（2）观察：主要观察患者疼痛时的生理、行为和情绪反应。照护人员可以通过患者的面部表情、体位、躯体紧张度和其他体征帮助观察和评估疼痛的严重程度，疼痛与活动、体位的关系。通过观察患者身体活动可判断其疼痛的情况，如：①静止不动：即患者维持某一种最舒适的体位或姿势，常见于四肢或外伤疼痛者。②无目的乱动：在严重疼痛时，有些患者常通过无目的地乱动来分散其对疼痛的注意力。③保护动作：是患者对疼痛的一种逃避性反射。④规律性动作或按摩动作：为了减轻疼痛的程度常使用的动作，如头痛时用手指按压头部、内脏性腹痛时按揉腹部等。⑤疼痛发生时，患者常发出各种声音，如呻吟、喘息、尖叫、呜咽、哭泣等，应注意观察其音调的大小、快慢、节律、持续时间等。音调的变化可反映出疼痛患者的痛觉行为，尤其是对无语言交流能力的患儿，更应注意收集这方面的信息。

（3）评估工具的使用：可视患者的病情、年龄和认知水平选择相应的评估工具，评估疼痛的程度。下面介绍一种方便快捷的疼痛评估工具以及世界卫生组织（World Health Organization，WHO）的疼痛分级标准。

数字评分法（numerical rating scale，NRS）：用数字 0～10 代替文字来表示疼痛的程度（图4-1）。口述："过去 24 小时内最严重的疼痛可用哪个数字表示，范围从 0（表示无疼痛）到 10（表示疼痛到极点）。"书写方式为："在描述过去 24 小时内最严重的疼痛的数字上画圈。"此评分法适用于疼痛治疗前后效果测定的对比。

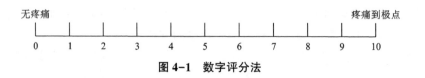

图 4-1　数字评分法

（4）按 WHO 的疼痛分级标准进行评估，疼痛分为 4 级：0 级为无痛；1 级为轻度疼痛，平卧时无疼痛，翻身咳嗽时有轻度疼痛，但可以忍受，睡眠不受影响；2 级为中度疼痛，静卧时痛，翻身咳嗽时加剧，不能忍受，睡眠受干扰，要求用镇痛药；3 级为重度疼痛，静卧时疼痛剧烈，不能忍受，睡眠严重受干扰，需要用镇痛药。

（5）评估的记录：照顾者可将患者疼痛的时间、程度、部位、性质，镇痛方法和时间，疼痛缓解程度及疼痛对睡眠和活动的影响进行记录，以便医务人员指导镇痛。

三、疼痛的照护措施

疼痛管理的目标是控制疼痛，以最小的不良反应缓解最大程度的疼痛。而有效的家庭照护措施是实现疼痛管理目标的重要保证。照顾者不是专业的医务工作者，但可了解疼痛相关专业知识，以便提供更好的照护。

（一）减少或消除引起疼痛的原因

首先应设法减少或消除引起疼痛的原因，避免引起疼痛的诱因。如对于在生活中由外伤引起的疼痛，应给予伤口处理。

（二）合理运用缓解或解除疼痛的方法

1. **药物止痛**　药物治疗是治疗疼痛最基本、最常用的方法，照顾者应正确给予镇痛药物。照顾者应根据医嘱正确使用镇痛药物，用药后应评估并记录患者使用镇痛药的效果及不良反应。以下主要介绍：镇痛药物的分类，镇痛药物的常见给药途径，三阶梯镇痛疗法的基本原则和内容，患者自控镇痛泵的应用。

（1）镇痛药物的分类。镇痛药物主要分 3 类：①阿片类镇痛药，如吗啡、哌替啶、芬太尼、美沙酮（美散痛）、喷他佐辛（镇痛新）等。②非阿片类镇痛药，如水杨酸类药物、苯胺类药物、非甾体抗炎药等。③其他辅助类药物，如激素、解痉药、维生素类药物、局部麻醉药和抗抑郁类药物等。

（2）镇痛药物的常见给药途径。给药途径以无创为主。常见给药途径：①口服给药法：口服是阿片类药物给药的首选途径，具有给药方便、疗效确定、价格便宜、安全性好等优点。②直肠给药法：适用于禁食、不能吞咽、恶心呕吐严重等患者。③经皮肤给药法：芬太尼透皮贴剂（多瑞吉）是目前唯一通过透皮吸收的强阿片类药物，适用于慢性中度疼痛和重度疼痛患者。药物透过皮肤吸收入血，可以避免注射用药所出现的血药峰值浓度，因此在不降低镇痛治疗效果的情况下可明显增大用药的安全系数。当使用第 1 剂时，由于皮肤吸收较慢，6~12 小时后血清中方可测到其有效浓度，12~24 小时达到相对稳定状态。一旦达到峰值，药效可以维持 72 小时。该药不适用于急性疼痛患者和暴发性疼痛患者。在使用该药的患者中，有个别患者会出现局部瘙痒、麻木感或皮疹，这些情况在去除贴剂后很快消失。应注意的是，如果不良反应严重，应及时去除贴剂。④舌下含服给药法：一般多用于暴发性疼痛的临时处理。⑤肌内注射法：水溶性药物在进行深部肌内注射后，吸收十分迅速。但长期进行肌内注射治疗疼痛，存在血药浓度波动大，加快阿片类药物的耐药性，镇痛效果和维持时间不稳定等情况。此法目前多用于急性疼痛时的临时给药以及肿瘤患者暴发痛时给药，不推荐用于长期的癌痛治疗。⑥静脉给药法：静脉注射是最迅速、有效和精确的给药方式，血浆浓度迅速达到峰值，用药后即刻产生镇痛作用，但过高的血浆药物浓度可能会引起不良反应。目前国内外多采用中心静脉插管或预埋硅胶注药泵，以便于连续小剂量给药，减少不良反应的发生。⑦皮下注射给药法：主要用于胃肠道功能障碍、顽固性恶心、呕吐患者和严重衰竭需要迅速控制疼痛的临终患者。

（3）三阶梯镇痛疗法。对于癌性疼痛的药物治疗，目前临床上普遍采用 WHO 的三阶梯镇痛疗法。其目的是逐渐升级，合理应用镇痛剂来缓解疼痛。

三阶梯镇痛疗法的基本原则包括口服给药、按时给药、按阶梯给药、个体化给药、密切观察药物不良反应及宣教。①口服给药：其特点是方便，能应对各种多发性疼痛，镇痛效果好，不良反应小，可以减少医源性感染，并将耐受性和依赖性降到最低限度。②按时给药：按医嘱所规定的时间给药，下一次剂量应在前次给药效果消失之前给予，以维持有效血药浓度，保证疼痛连续缓解。③按阶梯给药：用药应由弱到强，逐渐升级，最大限度地减少药物依赖的情况发生。④个体化给药：对麻醉药物的敏感度，个体间差异很大，所谓合适剂量就是能满意镇痛的剂量。标准的推荐剂量要根据每个人的疼痛程度、既往用药史、药物药理学特点等来确定和调整。⑤密切观察药物不良反应及宣教：对用镇痛药患者，要注意密切观察其反应，要将药物的正确使用方法、可能出现的不良反应告诉患者，目的是使患者获得最佳疗效并减轻不良反应。

三阶梯镇痛疗法的内容：①第一阶梯：使用非阿片类镇痛药物，酌情加用辅助药，主要适用于轻度疼痛的患者。②第二阶梯：选用弱阿片类镇痛药物，酌情加用辅助药，主要适用于中度疼痛的患者。③第三阶梯：选用强阿片类镇痛药物，酌情加用辅助药，主要用于重度和剧烈疼痛的患者。

在癌痛治疗中，常采取联合用药的方法，即加用一些辅助药物，其目的是减少主药的用量和不良反应。在患者使用药物镇痛时，照顾者应密切观察患者有无用药后不良反应。

关于三阶梯镇痛药物的分类、用法、注意事项，在本书第五章第八节"缓和医疗药物治疗"章节中将讲解，在此不再赘述。

（4）患者自控镇痛泵的应用。患者自控镇痛（patient control analgesia，PCA）泵的运用是指患者疼痛时，通过由计算机控制的微量泵主动向体内注射设定剂量的药物，符合按需镇痛的原则，既减少了医务人员的操作，又减轻了患者的痛苦和心理负担。PCA泵的工作过程是按照负反馈的控制技术原理设计的。医生视患者病情设定合理处方，利用反馈调节，患者自己支配给药镇痛，最大限度地减少错误指令，确保疼痛控制系统在无医务人员参与时关闭反馈环，以保证患者安全。

2.针灸止痛　根据疼痛的部位，针刺相应的穴位，使人体经脉疏通、气血调和，以达到止痛的目的。一般认为，针刺镇痛的机制是来自穴位的针刺信号和来自疼痛部位的痛觉信号，在中枢神经系统不同水平上相互作用、进行整合。在整合过程中，既有和镇痛有关的中枢神经的参与，又有包括内源性阿片肽和5-羟色胺在内的各种中枢神经递质的参与。

（三）提供社会心理支持

对疼痛患者，提供社会心理支持十分重要，尤其是对癌痛患者。照顾者可告知患者，对疼痛的情绪反应是正常的，而且这将作为疼痛评估和治疗的一部分，必要时给予患者情感支持，让他们认识到疼痛是一个需要讲出来的问题。告知患者总会有可行的办法来充分地控制疼痛和其他令人烦恼的症状；必要时帮助患者获得治疗并提供相关信息，教会患者应对技能以缓解疼痛，增强个人控制能力。

（四）心理护理及疼痛心理疗法

1.恰当地运用心理护理

（1）减轻心理压力。紧张、忧郁、焦虑、恐惧或对康复失去信心等，均可加重疼痛的程度，而疼痛的加剧反过来又会影响情绪，形成不良循环。患者情绪稳定、心态良好、精神放松，可以增强对疼痛的耐受性。照顾者应以同情、安慰和鼓励的态度支持患者，与患者建立相互信赖的关系。只有当患者相信照顾者是真诚关心他，能在情绪、知识、身体等各方面协助其克服疼痛时，才会无保留地把自己的感受告诉照顾者。照顾者应鼓励患者表达疼痛时的感受及其对适应疼痛所做的努力，尊重患者对疼痛的行为反应，并帮助患者接受其行为反应。

（2）控制注意力和放松练习。转移患者对疼痛的注意力和放松可降低其对疼痛的感受强度，常采用的方法有：①参加活动：组织患者参加其感兴趣的活动，能有效地转移其对疼痛的注意力，如唱歌、玩游戏、看电视、愉快地交谈、下棋、绘画等。对患儿来说，照顾者的爱抚和微笑、有趣的故事、玩具、糖果、游戏等都能有效地转移他们的注意力。②音乐疗法：运用音乐分散患者对疼痛的注意力是有效的方法之一。优美的旋律对降低心率、减轻焦虑和抑郁、缓解疼痛、降低血压等都有很好的效果。注意应根据患者的不同个性和喜好，选择不同类型的音乐。③有节律地按摩：嘱患者双眼凝视一个定点，引导患者想象物体的大小、形状、颜色等，同时在患者疼痛部位或身体某一部位做环形按摩。④深呼吸：指导患者进行有节律的深呼吸，用鼻深吸气，然后慢慢从口中呼气，反复进行。⑤指导想象：指导想象是通过对某特定事物的想象以达到特定的正向效果。让患者集中注意力想象自己置身于一个意境或一处风景中，能起到松弛和减轻疼痛的作用。在做诱导性想象之前，先做规律性的深呼吸运动和渐进性的松弛运动效果更好。

2.疼痛的心理疗法　是应用心理学的原则与方法，通过语言、表情、举止行为，并结合其他特殊的手段来改变患者不正确的认知活动、情绪障碍和异常行为的一种治疗方法。其目的是解决患者所面对的心理困惑，减少其焦虑、抑郁、恐慌等负性情绪，改善患者的非适应性行为，包括对人对事的看法和人际关系，并促进其人格成熟，使其能以较为有效且适当的方式来处理心理问题和适应生活。疼痛作为一种主要感觉，受心理社会因素影响较大，多数研究证实，心理性成分对疼痛性质、程度和反应以及镇痛效果均会产生影响，因此疼痛的心理治疗具有其重要地位。疼痛常用的心理治疗方法，包括安慰剂治疗、暗示疗法、催眠疗法、松弛疗法与生物反馈疗法、认知疗法、行为疗法、认知—行为疗法、群组心理治疗等。

(五)积极采取促进患者舒适的措施

通过护理活动促进舒适是减轻或解除患者疼痛的重要护理措施。鼓励患者阐述自我感受，鼓励并帮助患者寻找保持最佳舒适状态的方式，提供舒适整洁的睡眠单位、良好的采光和通风设备、适宜的室内温湿度等都是促进舒适的必要条件。确保患者所需物品伸手可及等，均可减轻患者焦虑。

▶ 第二节　呼吸困难

一、概述

机体在新陈代谢过程中，需要不断地从外界环境中摄取氧气，并把自身产生的二氧化碳排出体外，机体与环境之间所进行的气体交换过程，称为呼吸。呼吸是维持机体新陈代谢和生命活动所必需的基本生理过程之一，一旦呼吸停止，生命也将终结。

呼吸系统由呼吸道(鼻腔、咽、喉、气管、支气管)和肺两部分组成。正常成人安静状态下呼吸频率为 16~20 次/分，节律规则，呼吸运动均匀无声且不费力。男性及儿童以腹式呼吸为主，女性以胸式呼吸为主。

呼吸困难是恶性肿瘤晚期患者常见的症状。据统计，目前 50%~70% 的肿瘤晚期患者存在该症状，这会给患者生理和心理上带来极大痛苦，严重影响其生活质量，进而导致其生理健康水平、心理和精神及其他整体功能下降，也给照顾者带来了严重困扰。

(一)定义

呼吸困难(dyspnea)是指患者主观上感到空气不足，呼吸费力；客观上表现为呼吸运动用力，严重时可出现张口呼吸、鼻翼扇动、端坐呼吸，甚至发绀、呼吸辅助肌参与呼吸运动，并且有呼吸频率、深度、节律的改变。肺源性呼吸困难是由于呼吸系统疾病引起通气和(或)换气功能障碍，造成机体缺氧和(或)二氧化碳潴留。

(二)呼吸困难的发生原因

恶性肿瘤患者呼吸困难症状虽然临床表现相似，但其病因及机制不尽相同。由于肿瘤患者合并症多，通常并非单一因素导致其呼吸困难，而是有多种因素混杂其中。以下分别介绍临床上常见的呼吸困难病因。

1.**肿瘤侵及肺部** 有呼吸困难症状的患者大多是患有肺癌、肺转移的患者。肿瘤侵及肺部时，根据其位置不同，会阻塞不同级别的支气管，导致肺通气量下降；并由肿瘤局部反复发生炎症反应，导致肺的顺应性下降、肺泡弥散功能障碍，引起通气障碍。

2.**肺部感染** 肿瘤患者由于肿瘤本身释放的各种细胞因子及治疗后的粒细胞缺乏、处于免疫抑制状态，极易发生肺部感染，影响通气及弥散功能，导致呼吸困难。

3.**放射性肺炎** 放射性肺炎是指由于肺癌、乳腺癌、食管癌、淋巴瘤或其他纵隔、胸壁的恶性肿瘤经放射治疗，肺组织受到放射线损伤引起的肺部炎症反应。其严重程度与放射剂量、肺部的照射面积以及照射速度密切相关。

4.**胸腔或心包积液** 恶性胸腔积液占全部胸腔积液的38%~53%，其中胸膜转移性肿瘤和胸膜弥漫型恶性间皮瘤是产生恶性胸腔积液的主要原因。胸腔积液会导致肺不张，减少肺容积，导致患者呼吸困难。

5.**双侧膈神经麻痹** 双侧膈神经麻痹通常是由膈神经局部或全身神经系统疾病导致的临床表现。

6.**贫血** 贫血在肿瘤患者中很常见，如果已经有临床症状，会对健康相关的生活质量造成负面影响，呼吸困难就是贫血的主要临床表现之一。

7.**心理因素** 虽然患者呼吸困难症状的核心是生理上的异常，但心理因素在其中也起到极其重要的作用。肿瘤患者由于疾病，其机体和社会功能发生急剧变化，因此极易发生焦虑、抑郁、缺乏幸福感、害怕死亡和孤独等心理问题。这些心理问题常常会伴随发生在呼吸困难的经历中，并与呼吸困难具有明确的相关性。当这些心理问题不能够得以妥善处理时，呼吸困难发生的频率和程度都会有所增加。

(三)呼吸困难的分类

呼吸困难根据其临床特点分为以下3种类型(见表4-1)。①吸气性呼吸困难：吸气时呼吸困难显著，其发生与大气道的狭窄和梗阻有关，多见于喉头水肿、喉气管炎症、肿瘤或异物引起的上呼吸道机械性梗阻。其发生时常伴干咳及高调吸气性哮鸣音，重者可出现"三凹征"，即胸骨上窝、锁骨上窝和肋间隙明显凹陷。②呼气性呼吸困难：表现为呼气费力、缓慢及呼气时间延长，常伴有呼气期哮鸣音，其发生与支气管痉挛、狭窄和肺组织弹性减弱，影响了肺通气功能有关，多见于支气管哮喘和慢性阻塞性肺疾病。③混合性呼吸困难：是由于肺部病变广泛使呼吸面积减少，影响了换气功能。此时，吸气与呼气均感费力，呼吸频率增快、深度变浅，常伴有呼吸音减弱或消失，临床上常见于重症肺炎、重症肺结核、广泛性肺纤维化、大量胸腔积液和气胸等。

表4-1 呼吸困难分型

分型	机制	特点	常见疾病
吸气性呼吸困难	上呼吸道因炎症、肿瘤或异物引起狭窄或梗阻所致	吸气时间长于呼气时间，常伴有干咳、高调吸气性哮鸣音，重者出现"三凹征"(胸骨上窝、锁骨上窝、肋间隙)	喉头水肿、喉头有异物引起的上呼吸道梗阻

续表4-1

分型	机制	特点	常见疾病
呼气性呼吸困难	肺组织弹性减弱及支气管痉挛、狭窄所致	患者呼气费力,呼气时间显著长于吸气时间,常伴有哮鸣音	支气管哮喘、慢性阻塞性肺疾病等
混合性呼吸困难	广泛性肺部病变使呼吸面积减少所致	患者吸气和呼气均感费力	重症肺炎、重症肺结核、广泛性肺纤维化等

(四)呼吸频率与深度

正常成人安静状态下呼吸频率为 16~20 次/min,节律规则,呼吸运动均匀无声且不费力,呼吸与脉搏的比例为 1:4。呼吸频率超过 24 次/min,称为呼吸过速,见于氧耗量增加、呼吸中枢受刺激或各种原因引起的潮气量减少。呼吸频率少于 12 次/min,称为呼吸过缓,为呼吸中枢受抑制的表现,见于麻醉安眠药物中毒、颅内压升高、尿毒症、肝昏迷等。糖尿病酮症酸中毒及尿毒症性酸中毒者呼吸加深,称为 Kussmaul 呼吸,而肺水肿、呼吸肌麻痹和镇静剂过量等往往表现为呼吸变浅。

(五)呼吸节律

呼吸节律不规则多由呼吸中枢兴奋性降低所致,见于中枢神经系统疾病如脑部血液循环障碍性疾病及药物中毒如巴比妥中毒。呼吸节律的变化常可提示脑部病变部位,例如,间脑及中脑上部的脑组织发生病变时,呼吸中枢失去调控而出现潮式呼吸;中脑下部及脑桥上部受累时,出现中枢性呼吸,呼吸深、快而均匀,常伴有鼾音及吸气凹陷;脑桥上部损害时,出现间歇性呼吸(Biots 呼吸);病变累及延脑时,可出现延髓型呼吸,呼吸的幅度与节律均不规则并有呼吸暂停,呼吸频率少于 12 次/min,为中枢性呼吸衰竭的晚期表现;叹气样呼吸或抽泣样呼吸常为呼吸停止的先兆。

(六)起病急缓

反复发作性呼吸困难见于支气管哮喘、心源性哮喘、职业性哮喘、花粉症等。起病急者见于肺不张、气胸、胸水迅速增加等。起病缓慢者多见于慢性心肺疾病。但慢性阻塞性肺疾病患者突发与其基础病情不符的呼吸困难,应考虑是否发生气胸(若为呼吸机治疗的患者,更应注意是否发生气胸),抑或黏液痰栓堵塞支气管导致肺不张。

二、呼吸困难的治疗方法

(一)病因治疗

治疗呼吸困难首要的就是病因治疗,如对大量胸腔积液患者给予胸腔置管引流、胸腔灌注化疗,胸腔/心包穿刺术能够在较快的时间内减少胸腔/心包积液量,缓解患者呼吸困难的症状,但同时也会丢失大量的蛋白质等,因此是否对伴有大量胸腔/心包积液的肿瘤患者进行穿刺来缓解症状需由医生评估后决策。对肿瘤致气道阻塞或肿瘤广泛肺转移的患者给予姑息性化疗、局部姑息放疗、支架植入等,对肺部感染患者给予抗感染药物治疗,对哮喘患者给予糖皮质激素、沙丁胺醇、茶碱类等支气管解痉药物，对咯血患者给予止血药物或介入治疗，对心力衰竭患者应用强心、利尿和扩血管药物，对心包积液患者给予心包穿刺，对胸部疼痛患者给予药物。另外，还可提高血红蛋白水平，由于贫血使患者产生呼吸困难、疲乏等症状，严重影响其生活质量，因此提高血红蛋白水平可使上述症状有所改善，其手段包括使用红系造血刺激剂、输血、补铁、补充叶酸和维生素 B_{12} 等。

(二) 药物治疗

1. 茶碱类　茶碱类药物是一类用于平喘的传统药物，常见的有氨茶碱、二羟丙茶碱、胆茶碱、茶碱乙醇胺和思普菲林等。

2. 阿片类药物　将阿片类药物推荐用于缓解肿瘤患者呼吸困难的症状已经被普遍认可，经口或肠外途径给药都可以，其中吗啡是最常使用的药物。有研究显示，阿片类药物具有潜在的呼吸抑制作用，因此在使用阿片类药物治疗期间，照护人员应严密监测患者的呼吸频率。

3. 苯二氮䓬类　苯二氮䓬类药物能够产生抗焦虑、镇静催眠的作用。由于呼吸困难与焦虑相关，所以使用苯二氮䓬类药物能够减轻呼吸困难患者的焦虑，松弛其肌肉，进而减轻呼吸困难的症状。

4. 异丙嗪　异丙嗪能缓解支气管平滑肌收缩所致的喘息，从而减轻呼吸困难的症状。

5. 抗生素治疗　由于肿瘤患者免疫力低下，且常需要到医院就诊或住院治疗，因此极易发生肺部感染。

6. 其他药物　类固醇类药物可用于癌性淋巴管炎、放射性肺炎、上腔静脉综合征、癌因性气道阻塞等引起的呼吸困难；精神安定剂、抗抑郁药等可减轻呼吸困难患者的焦虑抑郁情绪，进而缓解其呼吸困难症状。

(三) 非药物治疗

除了应用以上药物缓解呼吸困难的症状外，多种非药物治疗的方法可应用于临床。酌情采用调整体位、节省体力、开窗通风、手持风扇、冷水洗面、针灸、听音乐、转移注意力、放松训练等多种简单的非药物方法，可以提高患者和家属对呼吸困难的适应能力和应对能力。

(四) 心理治疗

肿瘤患者的呼吸困难与疲乏、焦虑、抑郁、幸福感是明显相关性的，而这些不良的心理变化通过心理治疗都能够得到一定程度的缓解，从而降低呼吸困难的程度及发生的频率。

三、呼吸困难的居家照护

当面临呼吸困难患者的居家照护时，以下是一些详细的措施和建议，可帮助您更好地照料患者。

1. 保持室内空气清新　定期开窗通风，让新鲜空气流通。避免在室内吸烟或使用有害气体，如清洁剂、油漆等。使用空气净化器来过滤空气中的污染物。

2. 环境与休息　保持居住环境安静舒适、空气洁净和温湿度适宜(温度以 22~24 ℃，湿度以 50%~60%为宜)。对于哮喘患者，室内避免湿度过高及存在过敏原，如尘螨、刺激性气体、花粉等。患者休息时尽量减少不必要的打扰并保持其居住环境的安静和舒适。采取的体位以患者自觉舒适为原则，对于因呼吸困难而不能平卧者，可采取半卧位或坐位身体前倾，并使用枕头、靠背架或床边桌等支撑物提升患者的舒适度。指导患者穿着宽松的衣服并避免盖被过厚而造成胸部压迫等加重不适。

3. 配备必要的设备　根据医生的建议，为患者配备必要的呼吸辅助设备，如氧气机、呼吸机等。学习正确使用这些设备的方法，并确保它们的正常运作。监测患者的健康状况，定期测量患者的血压、心率、呼吸频率和血氧饱和度等指标，并记录下来，如有必要，可以使用家用血氧仪等设备进行监测。如发现异常情况，及时与医生联系。

4. 保持呼吸道通畅　协助患者清除呼吸道分泌物及异物。可以用毛巾帮助患者清除口腔、鼻腔内的分泌物，让患者漱口，保持口腔、鼻腔清洁。

5. 管理体力活动　根据患者的病情和医生的建议，合理安排患者活动和休息时间。避免患者过度劳累和剧烈运动，以免加重呼吸困难。建议患者进行适度的锻炼，如散步、放松呼吸等，有助于加强呼吸肌肉。

6. 氧疗的护理　根据患者呼吸困难类型、严重程度，进行合理氧疗或机械通气，以缓解呼吸困难症状。记录患者吸氧方式(鼻塞/鼻导管、面罩、呼吸机)、吸氧浓度及吸氧时间，若吸入高浓度氧或纯氧，要严格控制吸氧时间，一般连续给氧不超过 24 h。家庭的供氧装置应远离明火，吸氧时不要吸烟，尽可能避免引起静电或电火花的操作；为避免细菌感染，要定时清洗或更换吸氧管；湿化杯中的水应该使用纯净水并经常更换，避免细菌滋生。使用制氧机有一些特殊注意事项：①注意用电安全；②不要在潮湿的环境下使用制氧机；③制氧机使用时要保证空气流通和机器散热；④注意定期清洗更换过滤棉。需要指出的是，一般新制氧机的制氧浓度可以达到 90%～96%，但随着时间延长，制氧浓度会逐渐下降，需要定期检测制氧浓度，必要时更换分子筛。

7. 药物管理　遵医嘱应用支气管舒张药、呼吸兴奋药等，观察药物疗效和不良反应。按照医生开具的药物处方准确使用药物，学习正确的用药方法，如使用吸入器或雾化器。定期复查药物的有效性和不良反应，及时与医生沟通调整用药方案。

8. 饮食调理　提供均衡的饮食，包括蛋白质、蔬菜、水果和全谷物。避免过食或过度饥饿，控制食量，多餐少食，减少摄入盐分，避免食用高盐食物，以控制体液潴留。

9. 心理护理　呼吸困难会使患者产生烦躁不安、焦虑甚至恐惧等不良情绪反应，从而进一步加重呼吸困难。照护人员应安慰患者，在患者呼叫时及时出现在患者身边并给予心理支持以增强其安全感，保持其情绪稳定。给予患者情绪上的支持和理解，鼓励他们积极面对困难，定期与患者进行交流，关注他们的需求和情绪变化，如有需要，可以寻求心理咨询或社会支援。

10. 紧急情况处理　呼吸困难的患者在家自救的方法包括改变体位、使用急救药物等，必要时就医处理。事先了解紧急情况的处理方法，如突发呼吸急促或窒息的应急措施。呼吸困难时患者尽量取坐位，以减少肺的负担。有哮喘和慢阻肺的患者尽量要备一些气雾剂，如硫酸沙丁胺醇气雾剂等，可以起到急救的作用，家里有氧气的尽快给予吸氧；一些患者是由心脏原因引起，家里最好备硝酸甘油，出现症状时可以舌下含服。如果经上述处理后仍然不能缓解呼吸困难症状，要尽快拨打 120 求助。学习基本的急救技能，如心肺复苏术(CPR)和使用自动体外除颤器(AED)等。

11. 呼吸困难的预防措施 ①如有过敏性哮喘，及时彻底治疗，远离过敏原，以防反复发作致病情加重。②不抽烟，养成良好习惯，避免慢支、慢性阻塞性肺疾病等的发生。③感冒及时治疗，以免发展至肺炎、肺脓肿的地步。④接种卡介苗，预防肺结核，如得了结核病，要及时彻底治疗。⑤先天性心脏病、冠心病、高血压、风湿性心脏病等，要早发现，早治疗，以防发展至心衰的地步。⑥糖尿病及肾病要坚持治疗，控制好血糖及肾功能，以防糖尿病酮症酸中毒及肾衰、心衰的发生。⑦定期体检，无病防病，有病及时治疗，防止病情进展。

四、居家呼吸康复训练

康复训练需要保持持续性，尤其是早期康复期间，每一天都对最终结果至关重要。呼吸训练，是保证呼吸道通畅，提高呼吸肌功能，促进排痰和痰液引流，以及加强气体交换的锻炼方法。居家康复是呼吸系统慢性病康复的特殊形式，也适用于所有有呼吸困难症状的肿瘤患者，预防因长期制动带来的不利影响。根据患者的基础状况，灵活掌握运用此方法。

(一)呼吸康复及呼吸康复锻炼的好处

呼吸康复是针对有症状和每日活动量减少的慢性呼吸疾病患者的，以循证医学为基础的，多学科、综合性干预措施。呼吸康复通过稳定或逆转系统损害可以减轻患者症状，改善患者功能状态，增加患者参与，减少医疗资源花费。呼吸康复包括对体位的管理，气道的清洁，呼吸控制以及运动、心理、营养等。通过呼吸康复，可以缓解呼吸困难等症状，减少并发症的发生，最大程度上保持机体功能，提高生活质量，减少住院时间并改善预后。呼吸康复锻炼还可以帮助患者恢复身心机能，重塑活动能力，帮助患者早日重返社会和回归工作岗位。

(二)居家呼吸康复训练的适宜人群

首先可以明确的一点是，各类人群都可以从规律的呼吸训练中受益。对健康人而言，呼吸训练属于"锦上添花"，能在提升呼吸能力的同时，提高运动耐力；而对于以下各类特殊人群，呼吸训练更是能"雪中送炭"，帮他们解决一系列问题和不便。

1. 脑卒中后呼吸能力下降的患者 脑卒中后患者吞咽困难的发生率高达42%，而呼吸训练可以加强患者的呼吸肌力量，降低呼吸系统并发症如吸入性肺炎的风险。

2. 老年人 随着年龄的增长，老年人的肺部功能也逐渐下降，表现为更容易出现胸闷、气短等不适，后期甚至会发生睡眠呼吸暂停综合征(sleep apnea syndrome, SAS)，普通人群SAS发病率为5%，中年以上人群达20%~40%。长期坚持呼吸训练，可以延缓肺活量的下降，并提高全身的新陈代谢能力，对于延缓衰老大有益处。

3. 妊娠期妇女 在妊娠期间，由于胎儿的生长压迫内脏空间，呼气储备容量逐渐下降，功能残气量减少20%~30%，妊娠期妇女会有不同程度的气急不适。呼吸训练可以帮助妊娠期妇女改善肺部的通气功能，缓解不适感。

4. 肺炎恢复期的患者 呼吸训练能提高这部分患者的呼吸效率，增加肺活量，减轻呼吸困难等不适，有规律的训练还能够促进排痰，使患者在炎症侵袭时能更快地恢复正常呼吸。

(三)居家呼吸康复训练的方法

经常进行呼吸训练对于改善患者的呼吸功能十分有益,下面介绍几种简单的呼吸训练方法,不挑环境和时间,居家就可以完成的训练方法。

1. 放松式呼吸训练　用一个舒适的姿势坐在椅子上,手可以放在胸部或腹部;先呼气,感受胸腔的容纳空间,然后用鼻子吸气 3 s,再呼气 5 s,吸:呼=1:2;整个过程匀称平静地呼吸。

2. 缩唇呼吸　空气由鼻腔吸入,吸气时紧闭嘴唇,心中默念 3 s,之后准备用口腔呼气;呼气时让嘴唇缩拢,口型像吹口哨一样或为鱼口状,深长而慢地呼气;频率根据自己的情况而定,心中默念 5 s,吸:呼=1:2。该训练重复 5 次左右,见图 4-2。

3. 腹式呼吸训练　取仰卧位,两膝半屈,使腹部肌肉放松,双手放于腹部(或在腹部放置书本),感受腹部的起伏;空气由鼻腔吸入,吸气时,有意识地向外扩张腹部至自己最大的极限,胸腔需要保持不动;用嘴呼气,腹部同时向内收缩至自己最大的限度,请注意胸腔无论是在吸气时还是呼气时全程是保持不动的;重复 5 次左右,见图 4-3。

4. 通过有氧运动辅助呼吸肌训练　通过对上肢及颈部肌肉的训练,有助于缓解呼吸肌疲劳,增强呼吸肌的力量,包括上肢拉伸、举重物训练。通过肌肉链的原理增强呼吸肌以及其他辅助呼吸肌的力量。

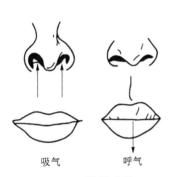

图 4-2　缩唇呼吸

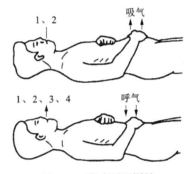

图 4-3　腹式呼吸训练

5. 有效咳嗽和排痰　协助患者采取坐位或侧卧位,照顾者五指并拢呈弓形空杯状(见图 4-4),用患者能承受的中等力量,腕关节用力,以 40~50 次/min 的频率,由下至上、由外至内叩击患者背部。勿在脊柱、骨突部位进行。每次 10~15 min,同时指导患者深吸气后用力咳痰。患者咳嗽时,嘱患者身体略向前倾,腹肌用力收缩,在深吸气后屏气 2~3 s 再咳嗽,重复数次。患者咳嗽后注意其心率,有

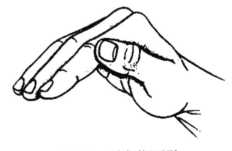

图 4-4　"空杯状"手型

无缺氧。如果心率每分钟增加 20 次,喘息、缺氧,则应暂缓咳痰,并予以吸氧。叩背排痰的注意事项:①单层薄布保护患者胸廓部位,避免直接叩击引起患者皮肤发红,但覆盖物不宜

过厚，以免降低叩击效果。叩击时要避开乳房、心脏、骨骼突出部位（如脊柱、肩胛骨、胸骨）及衣服拉链、纽扣等。②叩击力量要适中，以患者不感到疼痛为宜；应在餐后 2 h 至餐前 30 min 完成，注意患者的反应，以免患者发生呕吐引起窒息。③叩击后协助患者休息、漱口，以去除口腔痰液气味，询问患者的感受，观察痰液情况等。④有条件时可借助听诊器听诊患者肺部呼吸音、干湿啰音，明确判断病变部位，有针对性的胸部叩击效果更好。

6.呼吸康复体力锻炼

（1）踏步运动：可结合腹式呼吸，原地踏步走。

（2）步行训练：可结合腹式呼吸，平地匀速行走。

（3）踏阶运动：可结合腹式呼吸，上下台阶行走。

（4）呼吸操：是简单、有效、全面运动的训练方式，可根据自身病情选择适宜的体位，包括站立位、坐位和卧位。

（5）可采用太极、成套编排的舞蹈或体操等。

（6）双臂屈伸练习：手握哑铃（或有水的水瓶、沙瓶等），上臂贴于身体两侧，前臂卷曲至肩部，前臂放松归位到与上臂垂直，如此反复。

（7）抬臂练习：坐位或站位，双脚与肩同宽，手握哑铃（或有水的水瓶、沙瓶等），起始位上臂贴于身体两侧，前臂靠紧上臂，做上举动作，将肘部伸直、双臂高举，如此反复。

（8）推墙练习：面墙站立，双脚与肩同宽，与墙一臂间距，双臂伸直，手掌贴于墙面，屈肘，身体倾斜靠近墙面，然后推离墙，如此反复。

（9）坐站练习：坐在稳固的椅子边缘或床边，双脚与肩同宽，站立、坐下、如此反复。

（10）下蹲练习：站立位，双脚与肩同宽，双手扶在牢固的床尾或床栏上，下蹲，弯曲膝盖不超过 90°，如此反复。

7.趣味性呼吸训练

（1）吹蜡烛训练：通过吸管吹动摆放在面前的蜡烛，距离从近到远。

（2）吹口哨训练：吹口哨，维持吹响状态 5 s 为一次，一组 10 次，具体次数遵医嘱。

（3）吹水泡训练：准备一根长吸管和半杯水，含住吸管放进水中均匀吹气，一组 5 次，具体次数遵医嘱。

（4）转移纸片训练：将一个纸盒分为左右均匀的两边，通过吸管吸取一边的小纸片，并在不让纸片掉落的情况下过线，将小纸片运送到另一边，直到把所有的小纸片运送完成为止。

（5）吹画训练：在纸上倒上一小滩墨水，患者通过吸管呼气作画，也可以随意发挥。

（6）吹气球训练：正确地吹气球对增加肺活量特别有效，这里的吹气球和日常稍有不同，需要深吸一口气至不能再吸，然后屏息对着气球口缓慢吹，吹气不在于吹得快，也不在于吹得多，尽量把气吹出即可。长期坚持有利于减少肺内残余气量，改善肺功能。

（四）呼吸康复训练过程中的注意事项

需注意，呼吸训练需根据患者自身体力情况进行，轻量开始，勿急进。高龄人群常伴有多种基础疾病，体能耐力较差的，训练前应进行系统评估，避免出现训练后损伤，当合并有肺动脉高压、充血性心力衰竭、深静脉血栓、不稳定的骨折等疾病时，应向专科医生咨询相关注意事项后再开始呼吸训练。在进行体力运动前请选择宽松舒适的衣服及合适的鞋子，体能较差不能维持站位训练者，建议进行卧位和坐位训练；坐位不能完成，可以从卧位开始进行练习。近期血压偏高者，避免活动过快，并减少活动量；低血压的患者，活动中避免快速从卧位转到坐位或者站立位，预防体位性低血压的发生。所有活动应尽量在原地进行。若运动中出现不适，如呼吸困难、胸痛、头晕及视物不清等，需立即停止训练并休息，如有条件，请立即通知医生并遵医嘱吸氧来缓解。对于糖尿病患者，建议在餐后 1 h 以后开始活动，活动中出现头晕、出冷汗等症状时及时暂停活动，并且监测血糖。

【案例分享】

王某，男，45 岁，近 4 年出现反复咳嗽咳痰，以白色泡沫痰为主，每年秋季及受凉感冒后易加重，无明显活动后胸闷气急，予以抗感染、止咳化痰等对症治疗可缓解。近 1 个月咳嗽咳痰症状加重，咳嗽剧烈时伴左侧胸痛，呈钝痛，阵发性加剧，无明显盗汗、乏力，无头晕、头痛，无骨痛等，胸部 CT 提示左下肺空洞，周围可见散在模糊影。患者吸烟史 20 年，1 包/d，戒烟半年余；父亲、大哥均因肺癌去世。诊断为左肺恶性肿瘤、慢性阻塞性肺疾病。经医生们的综合讨论，结合患者 PET-CT、头颅 MRI 等影像学检查，诊断分期为左肺恶性肿瘤腺癌，Ⅲa 期，有手术指征，但患者的肺功能差，目前进行手术的风险较大，术后极易发生呼吸衰竭，要想进行下一步的治疗，必须先改善患者的肺功能。于是医生给王某制定了为期 4 周的术前呼吸康复运动训练：

（1）呼吸训练：腹式呼吸联合缩唇呼吸法，2 次/d，每次 15~20 min。

（2）运动训练康复：1:1 间歇高强度训练。具体方案：3 min 热身，1 min 高强度，1 min 低强度；重复上两步，每次总的运动时间为 30~40 min，最后休息 3~5 min。每周训练 3~5 次。

其间训练强度根据患者的耐受情况逐步调整。训练期间持续监测患者血压、心率、血氧饱和度、心电图等生命体征的变化。患者肺康复期间密切随访 PFT 及 CPET 变化，肺康复 4 周后再次评估，此时王某的肺功能已经得到了很好的改善，于是在不久后进行了左肺下叶切除术，手术顺利，术后无出血、呼吸衰竭、感染、肺不张等并发症。本病例采用的是 1:1 的高强度间歇训练，同时结合呼吸训练及药物治疗等，其间定期随访可见肺功能逐步提高，最终达到低风险手术要求，顺利完成手术。由此可见，术前精准评估病情，及时进行康复训练，将有可能降低患者的手术风险甚至可以增加肿瘤患者的手术机会。

▶ 第三节　咳嗽、咳痰

一、概述

咳嗽是我们的气道一个非常重要的保护性反应，能够促进呼吸道分泌物的排出。另外，也可以减少异物和病原微生物的侵入。频繁剧烈的咳嗽，特别是慢性咳嗽，对患者的工作、生活和社会活动会造成严重影响。慢性咳嗽可引起心血管、消化、神经、泌尿、肌肉骨骼等多个系统的并发症，如血压升高、心律失常、血管破裂、气胸、尿失禁、晕厥、失眠、抑郁、焦虑等。同时咳嗽对患者和社会造成沉重的经济负担，频繁就医、各种检查、大量使用镇咳药物与抗菌药物是咳嗽患者支出的最主要原因，咳嗽治疗亦是抗菌药物滥用的重灾区。老年人以及患有基础心肺疾病的人群，如果咳嗽持续加重，甚至出现了再次发烧或者呼吸困难症状，需要及时就医。

(一)定义

咳嗽(cough)是一种呼吸道常见症状，由气管、支气管黏膜或胸膜受炎症、异物、物理或化学性刺激引起，表现先是声门关闭、呼吸肌收缩、肺内压升高，然后声门张开，肺内空气喷射而出，通常伴随声音。咳嗽具有清除呼吸道异物和分泌物的保护性作用。但如果咳嗽不停，由急性转为慢性，常给患者带来很大的痛苦，如胸闷、咽痒、喘气等。咳嗽按病程可分为急性咳嗽(<3周)、亚急性咳嗽(3~8周)和慢性咳嗽(>8周)。

咳痰(expectoration)是借助支气管黏膜上皮纤毛运动、支气管平滑肌的收缩及咳嗽反射，将呼吸道分泌物从口腔排出体外的动作。痰的主要来源是气管、支气管腺体和杯状细胞的分泌物。在正常情况下，呼吸道的腺体不断有小量分泌物排出，形成一层薄的黏液层，保持呼吸道的湿润，并能吸附吸入的尘埃、细菌等微生物，借助柱状上皮纤毛的摆动，将其排向喉头，随咳嗽咳出，或被咽下，所以一般不感觉有痰。

(二)咳嗽的病因

1. **呼吸道感染** 感冒、流感、细菌性咽炎、支气管炎、肺炎等呼吸道感染可以刺激呼吸道黏膜，导致咳嗽和咳痰。

2. **支气管病变** 慢性阻塞性肺疾病(COPD)、支气管扩张、支气管哮喘等疾病会导致气道狭窄、痰液分泌增多，引起咳嗽和咳痰。

3. **过敏性反应** 过敏性鼻炎、过敏性支气管炎等过敏反应可以导致呼吸道黏膜充血和痰液分泌增多，引起咳嗽和咳痰。

4. **烟草使用** 吸烟或长期暴露在二手烟环境中会刺激呼吸道，引发慢性咳嗽和痰液产生。

5. **晚期病程** 如肿瘤浸润或阻塞、胸腔积液或心包积液、感染、胃食管反流、慢性阻塞性肺疾病或慢性心力衰竭加重等。多达80%的终末期患者，咳嗽为其常见症状，在接近生命结束时出现衰弱、肌无力和不能协调有效吞咽情况，导致无效持续性咳嗽。

6. **抗肿瘤治疗相关不良反应** 肺癌患者手术后，残端炎症反应，手术过程损伤肺C纤维，以及化疗或放疗后气道黏膜损伤，均能使气道反应性增高。这些因素可能同时存在，共同作用加剧咳嗽。

7. **基础疾病** 咳嗽也常见于有某些慢性进展性疾病的患者，特别是COPD和其他慢性肺疾病，以及心力衰竭。

8. **药物不良反应** 某些药物，如ACE抑制剂、β受体阻滞剂等，可能引起咳嗽。

9. **遗传性疾病** 囊性纤维化等遗传性疾病会导致黏稠的痰液积聚在呼吸道中，引起咳嗽和咳痰。

(三)主要表现

1. **咳嗽的性质**

(1)干性咳嗽：咳嗽无痰或痰量极少，干咳或刺激性咳嗽常见于上呼吸道或大气道疾病，多见于支气管异物或肿瘤、慢性喉炎等。

（2）湿性咳嗽：咳嗽伴咳痰，常见于小气道和肺部的咳嗽。湿咳每天咳痰量>10 mL，多见于感冒后期、慢性支气管炎、支气管扩张、肺炎等。

2.咳嗽的时间与规律

（1）突发性咳嗽：常见于吸入异物、肿瘤压迫器官或支气管分叉处。

（2）发作性咳嗽：常见于百日咳、以咳嗽为主要症状的支气管哮喘。

（3）长期慢性咳嗽：常见于慢性支气管炎、支气管扩张、肺脓肿及肺结核等。

（4）夜间咳嗽：常见于左心衰竭等。常见于肺结核与慢性左心功能不全者。晚上躺下时咳嗽加剧，多见于上呼吸道慢性炎症、慢支或支气管扩张，与体位改变、痰液刺激有关。

3.咳嗽的音色

（1）声音嘶哑：声带的炎症或肿瘤压迫喉返神经。

（2）鸡鸣样咳嗽：多见于百日咳等。

（3）金属音咳嗽：常因纵隔肿瘤、主动脉瘤或支气管癌直接压迫气管所致。

4.咳嗽的伴随症状

（1）咳嗽时是否有胸痛、呼吸困难或喘息声。

（2）咳嗽时是否有发热、乏力、全身不适等感染症状。

（3）咳嗽时是否伴有喉咙痛、鼻塞、流鼻涕等上呼吸道感染症状。

（4）咳嗽时是否有咳血（咯血）或咳出异物。

5.痰液的性质　痰液的性质可以为我们提供一些关于疾病类型和严重程度的线索。以下是一些常见的痰液性质。

（1）黏液性痰：痰液呈无色或白色透明状，较为黏稠，见于急性支气管炎、支气管哮喘及大叶性肺炎初期，也可见于慢性支气管炎、肺结核等。

（2）浆液性痰：痰液透明稀薄，可带泡沫，见于肺水肿。

（3）脓性痰：见于下呼吸道化脓性感染。

（4）血性痰：可见于任何原因所致的支气管黏膜毛细血管受损、血液渗入肺泡，如肺结核、肺癌。

（5）粉红色泡沫痰：肺水肿的特征表现，常见于急性左心衰。

（6）铁锈色痰：见于肺炎球菌肺炎。

（7）痰液多且静置后呈分层现象，分为三层，上层为泡沫，中层为浆液，下层为坏死物质，常见于支气管扩张、肺脓肿。

6.痰液的分级　痰液的分级是根据其黏稠程度进行的。一般来说，痰液分为三度：

1度：痰液为白色清痰或泡沫样痰，较易咳出。

2度：痰液呈白色或黄色，较黏稠，可咳出，痰液有拉丝现象，吸痰时玻璃接头内壁有痰液滞留，较易被水冲干净。

3度：痰液呈黄色黏稠状，不易咳出，吸痰时玻璃接头内壁常有滞留，且不易被水冲干净。痰液的黏稠度一般与感染的轻重有关。对于痰液较黏稠者，可给予雾化吸入湿润呼吸道，稀释痰液，促进其排出。

二、诊断与治疗

(一) 鉴别诊断

区别急性与亚急性和慢性咳嗽很重要。急性咳嗽是指 3 周以内发生的咳嗽,一般是由呼吸道感染、感冒等病因导致。亚急性咳嗽也就是持续了 3~8 周的咳嗽。慢性咳嗽即持续发生了 8 周以上还未治愈,并且经过各种检查后原因依旧不明的咳嗽。姑息治疗中亚急性和慢性咳嗽的鉴别诊断包括:心血管疾病(比如左心衰竭所致肺淤血、肺水肿)、胸膜疾病、中枢神经疾病、伴鼻后滴漏的变态反应性鼻炎、反应性气道疾病、感染后慢性咳嗽和慢性支气管炎等。急性咳嗽通常由感染(肺炎和急性支气管炎)引起。

(二) 病史采集

1. 既往史 包括既往检查、治疗经过、用药情况,如血管紧张素转化酶抑制剂可能引起咳嗽,一些化疗药物可引起肺毒性,可能表现咳嗽。

2. 咳嗽 包括类型(有痰/无痰)、诱发因素,以及咳嗽对生存质量的影响、咳嗽时间(日间/夜间)、咳嗽开始的时间。自肿瘤疾病诊断后咳嗽发生任何变化或新发咳嗽,提示可能和肿瘤的浸润相关。更慢性的咳嗽可能和基础呼吸系统疾病相关,如 COPD 或慢性心力衰竭加重等。

3. 咳痰 评估咳痰的难易程度,以及痰液的颜色、性质、量、气味和有无肉眼可见的异物等。

4. 心理社会反应 评估精神、心理因素、社会关系、职业状况等。

(三) 体格检查

包括生命体征、意识形态、胸部情况、营养状况等。

(四) 实验室及其他检查

包括痰液检验、外周血常规、X 线胸片、CT 检查、肺功能测定等。对于有慢性或持续性急性咳嗽的肿瘤患者,是否继续进行诊断性检查的决定必须根据个人情况。

(五) 咳嗽严重程度的评估

咳嗽的评估主要包括视觉模拟评分、咳嗽症状积分、咳嗽生活质量测评、咳嗽频率监测及咳嗽敏感性检测等,有助于病情评估及疗效观察。

1. 视觉模拟评分(visual analogue scale,VAS) 由患者根据自己的感受在标记 0~10 cm 或者 0~100 mm 的直线上画记相应刻度以表示咳嗽严重程度。与咳嗽症状积分相比,视觉模拟评分的等级划分更细,有助于治疗前后的纵向比较。

2. 简易咳嗽程度评分表(cough evaluation test,CET) 包括了患者日间咳嗽程度、夜间咳嗽对睡眠的影响、咳嗽的剧烈程度、咳嗽对日常生活及心理的影响 5 个条目,简易咳嗽程度评分表具有很好的重测信度与反应效度,与视觉模拟评分、咳嗽生活质量测评有良好的相关性。推荐简易咳嗽程度评分表用于咳嗽严重程度及其对健康影响的简易评估,见表 4-2。

表 4-2　简易咳嗽程度评分表

问题条目	无	很少	有时	经常	频繁
1. 您白天会咳嗽吗？	1	2	3	4	5
2. 您会因咳嗽而影响睡眠吗？	1	2	3	4	5
3. 您有剧烈咳嗽吗？	1	2	3	4	5
4. 咳嗽会影响您的工作学习和日常活动吗？	1	2	3	4	5
5. 您会因咳嗽而焦虑吗？	1	2	3	4	5

3. 咳嗽生活质量测评　针对咳嗽的专用量表主要为慢性咳嗽影响问卷，包括咳嗽专用生活质量问卷、莱切斯特咳嗽问卷，两者均表现出良好的信度、效度及反应度。其中，中文版莱切斯特咳嗽问卷应用广泛，被证实有很好的可靠性、可重复性和灵敏度。中文版莱切斯特咳嗽问卷具有简明、便于使用的特点，常用于肺癌相关性咳嗽患者的评估。中文版莱切斯特咳嗽问卷包括 3 个维度，即生理维度、心理维度和社会维度，共 19 个条目。各条目采用 Likert 7 级评分法，总分为各维度平均分之和，为 3~21 分。问卷得分越高，说明受咳嗽影响越小，生活质量越高。

4. 咳嗽频率监测　是对患者一定时间内发生的咳嗽频次、强度及特征所进行的客观记录和分析，是客观评估咳嗽病情及观察疗效的理想方法。由于患者的主观耐受性的影响，咳嗽频率不一定与患者自我感知的咳嗽严重程度呈正比。

5. 咳嗽敏感性检查　可用于疗效判断和咳嗽机制的研究。通过雾化方式使受试者吸入定量的刺激物气溶胶，刺激相应的咳嗽感受器而诱发咳嗽，并以激发咳嗽≥5 次的刺激物浓度（C5）作为咳嗽敏感性的指标。常用辣椒素吸入进行咳嗽激发试验。国内健康人辣椒素激发试验 C5 参考值≥125 μmol/L。除了辣椒素外，柠檬酸、异硫氰酸烯丙酯等激发物均可用于咳嗽激发试验。咳嗽敏感性增高是慢性咳嗽的重要特征。

（六）病因治疗

应先明确患者咳嗽的病因，然后进行针对性治疗。针对肿瘤的治疗是缓解肿瘤相关性咳嗽的最佳方案，应当采取 MDT 与个体化治疗相结合的原则。根据患者的机体状况、肿瘤的病理组织学类型和分子分型、侵及范围和发展趋势，采取多学科综合治疗的模式，有计划、合理地应用手术、放疗、化疗、分子靶向治疗、免疫治疗等手段，以达到最大限度地延长患者的生存时间、提高生存率、控制肿瘤的进展和改善患者的生活质量的目标。

三、咳嗽咳痰的居家护理

（一）日常护理

1. 室内环境　确保室内通风良好，打开窗户让新鲜空气流通。避免患者在封闭、潮湿及存在有害物质的环境中，如烟雾、灰尘等。保持适度湿度，适度增加室内湿度有助于润滑呼吸道，减轻咳嗽和咳痰。可以使用加湿器、蒸汽浴或放置水盆等方式增加室内湿度，但要注意保持清洁和适度湿度，避免过度湿润。

2. 休息与睡眠　保持适当的休息和良好的睡眠：适当的休息和充足的睡眠有助于身体恢复和免疫力提升，有助于缓解咳嗽和咳痰。对于有咳嗽和咳痰的人来说，调整睡姿也可能有助于减轻症状。垫高枕头或调整睡姿，使头部稍微抬高，有助于减少晚上咳嗽和咳痰的发作。

3. 合理调整饮食　避免刺激性食物和环境，避免冷饮、辛辣食物、油炸食物、酒和咖啡等刺激性饮品，以避免刺激和加重咳嗽和咳痰症状。保持均衡饮食，摄入新鲜蔬菜、水果、高纤维食物和富含维生素 C 的食物，有助于增强免疫力，促进康复。多喝水有助于稀释痰液，减轻咳嗽和咳痰。温水、温茶、温汤等温热液体对舒缓咳嗽和咳痰症状更有帮助。还可以使用草药和天然补品，一些草药和天然补品对缓解咳嗽和咳痰有帮助，如蜂蜜、姜和蒸馏水蒸汽吸入等。不过使用这些补品时应注意个人过敏史和使用方法，最好在医生的指导下进行。

4. 规律锻炼和身体活动　适度的规律锻炼和身体活动有助于提升免疫力和促进呼吸系统健康。选择适合自己的锻炼方式，如散步、瑜伽、太极等。

5. 湿热疗法　咳嗽和咳痰症状较重时，可以尝试湿热疗法，如热敷胸部或背部，或者洗热水澡，以促进气道通畅，缓解症状。

6. 保持良好的口腔卫生　定时刷牙漱口，保持口腔清洁，避免口腔感染引发咳嗽和咳痰。还可以使用盐水漱口，咳嗽和咳痰可能与喉咙和口腔的刺激有关。用温盐水漱口可以缓解喉咙不适，减少刺激和咳嗽。

7. 避免过度用嗓　过度用嗓可能加重咳嗽和咳痰。尽量避免大声说话、长时间讲话和喉咙过度紧张的情况。

8. 咳嗽姿势　当咳嗽时，采取正确的姿势可以帮助有效排出痰液。建议坐起或站立，保持身体直立，用纸巾或肘部遮住口鼻，咳嗽时将头稍微向前低，以帮助痰液顺利排出。

9. 外出防护　在冬季时应注意天气变化，特别是外出时适当增减衣物。外出的时候，咳嗽患者建议佩戴口罩，减少冷空气对气道的刺激。

(二) 药物使用

药物治疗的目的是缓解症状，首要的是减轻患者的痛苦，药物应用时程相对较短。常见药物有：①镇咳药物，包括中枢性镇咳药和外周性镇咳药。咳嗽具有排痰和清洁气道的重要作用，对于有大量排痰的咳嗽，一般不要镇咳；只有对由胸膜、心包膜等受刺激而引起的咳嗽，或痰液不多而频繁发作的刺激性干咳才短时使用。对于恶性肿瘤相关咳嗽的患者，推荐应用具有中枢作用的阿片类药物治疗。对于从未使用过阿片类药物的患者，可待因每 4 h 口服 15 mg，氢可酮每 4 h 给予 5 mg，或吗啡每 4 h 给予 5 mg，都是合理的起始剂量。对于已经接受阿片类药物镇痛的患者，可以尝试增加 25%~50% 的剂量以抑制咳嗽。对于阿片类药物治疗无效的患者，可以尝试阿片类药物联合苯佐那酯。外周性镇咳药包括麻醉剂和黏膜保护药，如那可丁、苯丙哌林等。对于不明原因慢性咳嗽患者，当因为有禁忌证或者其他原因而避免使用阿片类药物时，可以加巴喷丁或普瑞巴林替代阿片类药物。②祛痰类药物，适用于痰液黏且患者能够咳出液化的黏液的情况。临床上常用药有：乙酰半胱氨酸，用于降低痰液黏度；盐酸氨溴索，用于稀释痰液；桃金娘油，用于增加呼吸道黏膜纤毛摆动等。③其他药物。对于有支气管收缩因素的咳嗽，使用支气管扩张剂；对于存在炎症因素的咳嗽，使用糖皮质激素；对于咳嗽伴多痰者，使用镇咳祛痰药物(如复方制剂可愈糖浆、复方甘草制剂)，有利于痰液咳出。④避免过度使用镇咳药。镇咳药可能会抑制咳嗽反射，导致痰液滞留。除非受医生指导，一般情况下不建议长期或过度使用镇咳药。

(三)促进有效咳嗽咳痰的方法

1. 有效咳嗽　有效咳嗽是指通过正确的咳嗽技巧和姿势，帮助清除呼吸道中的痰液，使咳嗽更加有效和有力。通过有效咳嗽，不仅可以缩短咳嗽的持续时间和减轻咳嗽的严重程度，缓解胸闷、喉咙痛和刺激感等不适症状，还可以预防并减少呼吸道感染引起的并发症，如肺炎和支气管炎。通过清除痰液和异物，有效咳嗽有助于减少病原体在呼吸道中滞留的机会，从而减少咳嗽对睡眠、饮食和日常活动的干扰，对提高患者的舒适度和生活质量，恢复正常的生活节奏大有裨益。具体的有效咳嗽方法在本章第二节"呼吸困难"中已详细介绍，此处不再赘述。需注意在有效咳嗽前保持充足的水分摄取可以稀释痰液，使其更容易咳出。在咳嗽之前或之后喝一些温水也可以帮助咳嗽更加有效。

2. 气道湿化　气道湿化是一种通过增加呼吸道内的湿度来缓解呼吸道问题的方法。它可以帮助保持呼吸道的湿润，稀释痰液，降低黏稠度，并减轻咳嗽、喉咙干燥和鼻塞等症状。居家气道湿化是一种常见的护理方法，用于增加室内空气中的湿度，以帮助保持呼吸道的湿润和舒适。气道湿化对于缓解咳嗽、减少喉咙干燥、减轻鼻塞等呼吸道问题非常有效。

(1)加湿器：使用加湿器是最常见的居家气道湿化方法之一。加湿器将水蒸气释放到室内空气中，增加湿度。有多种类型的加湿器可供选择，包括蒸汽加湿器、超声波加湿器和蒸发式加湿器。根据个人需要和偏好选择适合的加湿器，并依据厂商的使用说明使用。

(2)蒸汽浴或热水蒸汽：在洗澡或洗脸时，让热水的蒸汽填满浴室或洗脸盆，可以提高室内湿度。呼吸热水蒸气可以帮助减轻鼻塞和减轻喉咙干燥，同时享受放松的效果。

(3)湿毛巾和水盆：将湿毛巾放在暖气或空调出风口上，或者将水盆放在房间的一角，可以增加室内的湿度。毛巾或水盆中的水分蒸发到空气中，能增加空气的湿度。

(4)饮用充足的水分：保持身体充足的水分摄取，有助于维持呼吸道的湿润。喝足够的水、茶或其他液体，可以从身体内部补充水分，减少喉咙和鼻腔的干燥感。

(5)避免过度干燥的环境：避免在过度干燥的环境中长时间暴露，如干燥的空调房间、干燥的季节或居住在干燥的地区。保持室内空气湿度在40%到60%的范围内，可以提供舒适的呼吸环境。

居家使用气道湿化方法时，需要注意以下事项：①定期清洁和维护加湿器，以防止细菌和霉菌滋生。②按照加湿器的使用说明和安全指南，避免过湿和火灾风险。③对于存在严重呼吸道问题的人群，如哮喘患者，应在医生的指导下使用气道湿化方法。

3. 胸部叩拍　胸部叩拍是将手掌凹成杯状，手腕自然放松，以腕部有节奏的屈伸运动沿着支气管走行方向进行叩拍。叩拍适用于神经肌肉无力、无法完成自主呼吸的患者，以刺激其咳嗽，增加分泌物的剪切力。

胸部叩拍的实际操作要领：①整个治疗过程中手都应维持杯状，同时手腕、手臂和肩膀要保持放松。②叩拍的声音应该是空的，而不是拍击的声音。③叩拍节律保持在100～300次/min。④两只手作用于胸壁的力量应该是相等的。⑤教会患者做力所能及的胸部叩拍。

胸部叩拍的注意事项：①不要叩拍患者的骨突处，也应避免在其浮肋上叩拍。②叩拍不应在乳房组织处进行，这会让患者产生不适感并降低治疗的有效性。③对于婴儿或胸壁大小不允许使用整个手掌者，手动叩拍可以让三个手指呈杯状，用中指支撑为"帐篷"，或用大小鱼际表面完成叩拍。④用薄毛巾或者医院的长袍覆盖患者需要进行叩拍的部位。⑤术后疼痛未控制患者慎用，骨质疏松和凝血功能障碍者慎用，肿瘤患者、植皮后和肺栓塞患者慎用。

4. 体位引流　体位引流也称支气管引流，是一种让患者采取特定体位，通过重力使分泌物从支气管树中引流出来的特定技术。照顾者在家中给患者进行体位引流之前，首先要确保对患者的病情有足够的了解，在家中给患者进行体位引流涉及医疗操作，建议在医生或护士的指导下进行，并遵照他们的建议和指示。在操作过程中，要特别注意患者的安全和舒适，并采取相关的感染控制措施。如有需要，请咨询医生或护士进行详细的操作指导。

(1)消毒和洗手：在操作前，务必进行手部消毒并洗手，以确保操作的卫生和安全。

(2)选择合适的体位：根据患者的病情和需要引流的区域，让患者采取合适的体位。常见的体位有仰卧位、侧卧位和坐位。

(3)准备床位：确保床垫干燥和干净，可以使用额外的枕头或滚毛巾来支撑患者的身体部位，以保持正确的体位。

(4)协助患者：告知患者即将进行体位改变，并解释操作的目的和过程。根据患者的能力，协助他们变换到适当的体位。

(5)维持体位：在患者变换到适当的体位后，确保患者在体位引流过程中感到舒适。检查他们的姿势是否正确，避免造成过度扭曲或不适。如果患者在体位改变过程中感到不适或疼痛，应立即停止操作并咨询医生或护士。引流体位见图4-5。

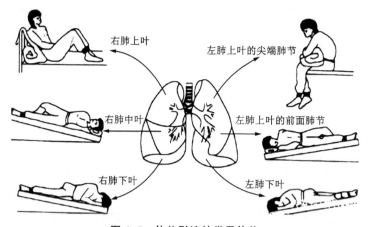

图4-5　体位引流的常见体位

(6)观察和监测：在体位引流过程中，呼吸是一个重要的考虑因素。确保患者的呼吸通畅，并注意任何呼吸困难或异常。持续观察患者的呼吸、心率和舒适程度。如果患者出现呼吸困难或症状加重情况，请立即就医注意患者的任何不适和不良反应，并及时采取必要的措施。

(7)引流时间和频率：根据医生或护士的建议，确定引流的时间和频率，遵照指示并在规定的时间内进行引流。

(8)引流结束：引流时间结束后，将患者恢复到舒适的体位。

（9）卫生和清洁：在操作结束后，及时清洁和消毒所使用的辅助物品，以确保卫生和安全。

实施方法：①将病变部位摆于高处，以利于痰液从高处向低处引流。②如果耐受性较好，维持引流体位 30 min 左右，或直至分泌物排出为止。③引流时应轻松呼吸，不能过度换气或急促呼吸。④体位引流过程中，可结合手法叩拍等技巧。如有需要，可做深度、急剧的双重咳嗽，体能较差者可使用用力呼气技术。⑤如果上述方法不能产生主动咳嗽，可做几次深呼吸，并在呼气时给予振动，也可诱发咳嗽。⑥如果体位引流 5~10 min 仍未咳出分泌物，则进行下一个体位姿势的引流。治疗时被松动的分泌物，可能需要 30~60 min 才能咳出。⑦每次引流时间不超过 45 min，避免诱发疲劳。引流治疗结束后应缓慢坐起并休息一会儿，防止出现直立性低血压。即使引流时没有咳出分泌物，但治疗一段时间后会咳出一些分泌物。

注意事项：①治疗时机的选择，绝对不能在餐后进行体位引流，应和气雾剂吸入结合使用。因为前一夜分泌物堆积，通常清晨使用能咳出较多的痰液。傍晚做体位引流那么睡前肺会较为干净，有助于睡眠。②治疗时间，有大量浓稠的黏液者，每天治疗 2~4 次，直至肺部干净；维持时间为 1~2 天，以防止分泌物进一步堆积。③引流的体位，体位主要取决于病变的部位，尽可能使人保持舒适放松，如果出现头晕、头痛、耳鸣、眼花、四肢乏力；或者产生恶心、呕吐、心慌、气急、气短、呼吸急促、心跳加快等情况，应立即停止。表 4-3 中列的是体位引流的禁忌证，这类患者不建议采用体位引流来改善咳嗽咳痰的情况，可选用其他方法。

表 4-3　体位引流禁忌证

所有体位引流的禁忌证	头低脚高位体位引流的禁忌证	新生儿头低脚高位体位引流的禁忌证
颅内压>20 mmHg	避免升高颅内压的患者	未经处理的张力性气胸
头部和颈部受伤稳定前	不可控的高血压	近期行气管食管瘘修补术的
活动性出血伴血流动力学不稳定	腹胀	近期行眼部或颅内手术的
最近有脊柱外科手术（如椎板切除术）或急性脊髓损伤	食管手术	脑室内出血（Ⅲ级或Ⅳ级）
活动性咯血、脓胸	近期肺癌的大量咯血	
支气管胸膜瘘	不可控的气道误吸风险	
与心力衰竭相关的肺水肿		
大量胸腔积液		
肺栓塞		
年老者，意识不清或焦虑者		
肋骨骨折，伴或不伴连枷胸		
处于手术伤口或组织愈合期		急性心力衰竭或肺心病

（四）其他有效咳嗽咳痰技巧

（1）咳嗽无力、痰液黏稠者用坐位体位的同时使用手压腹部协助咳嗽，即用鼻深吸气且上身慢慢稍向前弯，与此同时，用枕头轻轻将胃部下压，使空气经口腔、嘴唇排出，然后再用鼻吸气，并使身体恢复至原来的体位。如此反复4次深呼吸后，上身稍向前弯的同时强咳嗽两三声，咳嗽后恢复至原位。平静呼吸后，再将上身慢慢向前弯，再次咳嗽。

（2）腹式呼吸后，收腹张口稍伸舌进行咳嗽，一次性吸足气后，咳嗽两声，头声咳嗽松动痰液，第二声咳嗽便使痰液运行到上呼吸道，然后稍伸舌张口，使声门开放以便于排出气体，开胸术后慢性阻塞性肺疾病患者常用这种咳嗽方法。

（3）协助患者咳嗽。为了减轻术后咳嗽时引起的伤口疼痛和减少伤口张力，可教患者用双手或其他柔软物品在咳嗽时用力按压伤口，并教家属把双手分别置于患者腋下的第6~8肋下，在患者咳嗽的一瞬间用力按压。腹部手术者，家属双手在患者咳嗽时按压伤口边缘以保护切口。

（五）咳嗽、咳痰的预防

1. 加强锻炼　适当的锻炼可以增强身体免疫力，预防呼吸道疾病的发生。建议进行适量的有氧运动，如散步、慢跑等。

2. 保持良好生活习惯　保持良好生活习惯对预防咳嗽咳痰非常重要。建议保持充足的睡眠、饮食均衡、避免吸烟和饮酒等。

3. 避免接触过敏原　对于过敏引起的咳嗽咳痰，避免接触过敏原是非常重要的。建议了解自己的过敏原，并尽量避免接触。

4. 接种疫苗　对于一些常见的呼吸道传染病，接种疫苗可以预防疾病的发生。建议根据自身情况接种相应的疫苗。

（六）食疗与穴位按摩

在中医理论中，脾是生产痰液的源头，肺是储存痰液的器具，若脾中阳气不足，寒气偏盛，水液不能得到温化，就会形成痰。痰液聚集在肺里，就会导致咳嗽时吐出白稀之痰，这些痰如果不除掉，会堵塞在肺里，导致人憋闷、咳嗽、气喘。怎么把这些痰除掉呢？当然就是增强脾的阳气。脾虚不运，可以使水湿停留，凝聚为痰。脾的阳气就像太阳当空，将地上一摊摊的水蒸发掉。

1. 食疗　中医食疗可以在缓解咳嗽和咳痰症状方面发挥一定的作用。以下是一些常见的中医食疗建议：

（1）梨膏雪梨汤：将新鲜雪梨去皮、去核，切块后放入锅中，加入适量的水和适量的冰糖，用小火煮至梨变软，形成糊状。这种梨膏有润肺止咳的作用，可以缓解咳嗽和咳痰。

（2）百合粥：取适量百合和粳米，加入适量的水，煮成粥状。百合有润肺止咳的功效，可以舒缓咳嗽和咳痰的症状。

（3）柚子蜂蜜茶：将柚子切片，加入适量的蜂蜜和热水，冲泡成茶。柚子具有化痰止咳的作用，蜂蜜则具有润肺的作用，可以缓解咳嗽和咳痰。

（4）雪梨百合猪肺汤：将猪肺清洗干净，与雪梨、百合一同放入锅中，加入适量的水，炖煮数小时。这道汤可以润肺化痰，有助于缓解咳嗽和咳痰。

（5）梨膏雪梨汤：将新鲜雪梨去皮、去核，切块后放入锅中，加入适量的水和适量的冰糖，用小火煮至梨变软，形成糊状。这种梨膏有润肺止咳的作用，可以缓解咳嗽和咳痰。

2. 穴位按摩

（1）天突穴。取穴：天突穴位于颈部，前正中线上，锁骨中间，胸骨上窝中央。方法：拇指垂直于穴位按揉，以出现酸胀感为宜；每次按压 5~8 s、10~20 次。功效：可起到祛痰、宽胸理气、降痰宣肺等作用，尤其适用于调理肺脾气滞所生之痰。此类患者常睡卧不宁，肠胃不爽，饮食受影响。

（2）水突穴。取穴：水突穴位于喉结旁，胸锁乳突肌的前缘，颈总动脉搏动位置下一横指处。方法：大拇指按住水突穴，然后拨按穴位周围的痰结，每次 1~3 min。功效：特别适用于治疗热痰患者。此类患者咳出的痰偏黄而稠，吐而不畅，口干唇燥，舌红苔黄腻。常按此穴可减轻咽喉肿痛、痰多咳嗽、气喘等问题。

（3）云门穴。取穴：云门穴在胸前壁外上方，肩胛骨喙（huì）突上方，前正中线旁开 6 寸，锁骨下窝凹陷处，身体左右各一个。方法：用双手拇指指腹分别按揉同侧的云门穴，并做环转运动，每次按摩 3 min，每日 2 次。功效：常按此穴同样适合调理热痰的一些症状，有助于宣肺止咳、化痰散结、调畅肺脏功能。

（4）丰隆穴。取穴：丰隆穴是化痰要穴，位于腿的外侧，找到膝眼和外踝两个点，将其连成一条线，然后取这条线的中点，此时即在距胫骨前缘约 2 指宽处。方法：用大拇指点按丰隆穴 1 min，然后顺时针按揉该穴 2 min，最后用大拇指沿丰隆穴向下单方向搓 2 min。功效：用于治疗热痰、湿痰、燥痰等病证，尤其适合很难咯出痰的人，经常按摩，有助于痰液轻松咯出。

（5）肺俞穴。取穴：取正坐或俯卧姿势，肺俞穴位于人体背部，第三胸椎棘突下，左右旁开 2 指处。方法：患者趴在床上，按摩者将两只手的拇指指腹放在两侧肺俞穴上，逐渐用力下压，按而揉之，使穴位产生酸麻胀感。再用手掌正面拇指根部紧贴于肺俞穴，稍用力下压，然后摩擦穴位 3~5 min，每日 1 次。功效：适用于各种痰邪病证，可使肺通气量、肺活量及耗氧量增加，降低气道阻力，从而有助于痰液排出。

▶ 第四节 咯血

一、概述

（一）定义

咯血（hemoptysis）是指气管、支气管及肺实质出血，血液经咳嗽由口腔咯出的一种症状，是喉部以下呼吸道或肺血管破裂，导致血液随咳嗽从口腔咯出。

（二）咯血量的判断

咯血可分痰中带血、少量咯血（每日咯血量少于 100 mL）、中等量咯血（每日咯血量 100~

500 mL)和大咯血(每日咯血量在500 mL以上)。痰中带血丝或小血块,多是黏膜或病灶毛细血管渗透性增强,血液渗出所致;大咯血,可由呼吸道内小动脉瘤破裂或因肺静脉高压时支气管内静脉曲张破裂引起。

准确估计咯血量有时是很困难的,一方面咯血时血中可能会混有痰液或唾液;另一方面患者咯出来的血量并不一定等于其肺内真正的出血量,有时部分甚至大部分淤滞于肺内,如弥漫性肺泡出血。有时单次咯血量大于100 mL,提示可能源于大血管破裂或动脉瘤破裂。

(三)危险性评估

咯血发生窒息危及生命通常与下列因素有关:

(1)单次咯血量。

(2)咯血时患者高度紧张、焦虑、恐惧,不敢咳嗽。

(3)反复咯血,咽喉部受血液刺激,加上患者情绪高度紧张,容易引起支气管痉挛,血液凝块淤积在气管、支气管内,堵塞呼吸道。

(4)长期慢性咯血导致混合性感染,慢性纤维空洞型肺结核及毁损肺会导致呼吸功能衰竭。

(5)不合理地应用镇咳药物抑制了咳嗽反射。

(6)老年、体弱致咳嗽反射减弱。

(7)反复咯血的患者,当其处于休克状态再次咯血时,虽然咯血量不大,但因无力将血咳出,容易造成窒息死亡。

(8)咯血最严重的并发症是气道阻塞窒息,其次还有肺不张、失血性休克、感染播散和继发性感染等。

(四)发病机制

咯血部位可接受体循环和肺循环多重血液供应。体循环动脉供血多为支气管循环供血,其他血管也可提供血运,如胸廓内动脉、胸主动脉、肋间动脉、膈动脉等。体循环常可为肺癌、肺结核、肺脓肿、坏死性肺炎病灶供血,而肺循环通常与肺血栓栓塞出血、肺动脉漂浮导管损伤、胸部外伤及某些肺动静脉畸形出血有关。某些病灶的血液供应更为复杂,常涉及肺及支气管循环吻合或其他体循环双重或多重供血,如动静脉畸形、支气管扩张、肺隔离症及慢性感染。根据发病机制将咯血分述如下:

1.支气管疾病

(1)病灶毛细血管通透性增加,如支气管炎或支气管扩张,由于支气管炎症及剧烈咳嗽使毛细血管通透性增加,发生出血,多为血丝痰。

(2)病变损伤支气管黏膜内血管,如支气管肺癌咯血痰或血丝痰。

(3)黏膜下动脉破裂,如支气管扩张咯血是因为支气管反复炎症累及支气管黏膜表面的肉芽组织创面的小血管或管壁扩张从而出现血管破裂出血,往往咯血量较大,甚至不易止血。支气管结核所致支气管壁黏膜破坏、糜烂、溃疡,可出现咯血或血痰,甚至大咯血。

(4)血管遭到机械性破坏,出现气管和支气管结核或损伤、肺泡微石症等。

咯血通常涉及上述多种出血机制。

2.肺源性疾病 咯血的主要原因有:①毛细血管通透性增加;②小血管破裂;③小动脉

瘤破裂；④动静脉瘤破裂；⑤肺-体循环交通支形成并出血。

肺结核浸润期炎症仅累及毛细血管时为小量出血，如果肉芽肿组织中的小血管损伤则咯血量增加。肺结核愈合期如出现肺组织纤维化可因继发支气管扩张而咯血。肺结核大咯血一是因为肺结核进展时发生干酪坏死，组织崩溃，肺部血管受到侵蚀破坏，加上病变累及支气管血管，而支气管动脉来自体循环，压力比肺动脉高出6倍，因而咯血量大而迅猛。二是空洞型肺结核空洞壁中的动脉壁失去正常组织的支撑，逐渐膨出形成动脉瘤。这种动脉瘤的管壁弹力纤维被破坏，脆性增加，在剧烈咳嗽或过度扩胸时可导致血管内的压力突然改变或空洞壁的坏死，血管断裂造成致命性大咯血。另外，支气管扩张、先天性肺囊肿、结核等肺部慢性疾病造成肺动脉血运障碍、气体交换不良时，支气管动脉会增强代偿肺动脉的作用。肺部病灶炎症过程造成局部供血增加，血流量增大，血流速度增快。肺组织纤维化牵拉支气管及血管形成支气管动脉扩张，分支增多，扭曲紊乱，血管网和血管瘤形成，同时肋间动脉也可参与病灶供血，与肺内血管交通形成血管网。发生上述病理改变的血管网容易受到损害，从而发生咯血和大咯血。

3.心肺血管疾病

(1)心肺血管疾病咯血的主要原因：①肺淤血导致肺泡壁或支气管内膜毛细血管充血破裂；②支气管黏膜下层支气管静脉曲张破裂；③静脉或右心房内血栓脱落，栓塞肺动脉，肺动脉组织缺血坏死；④血管畸形。

(2)风湿性心脏病二尖瓣狭窄咯血的原因：①大咯血，二尖瓣狭窄使肺静脉淤血曲张，肺静脉压突然升高，使支气管黏膜下小静脉破裂出现大咯血，出血量可达数百毫升。出血后肺静脉压下降，咯血常可自行停止，极少发生失血性休克。②淤血性咯血，常为小量咯血，或痰中带血丝，常可发生在淤血性咳嗽、支气管炎时，这是支气管内膜微血管或肺泡间毛细血管破裂所致。

(3)急性左心衰竭导致肺水肿：常表现为咳粉红色泡沫样痰，这是由于血浆与空气相混合而成的。

(4)肺栓塞性咯血：长期卧床和心房颤动患者，因为静脉和右心房内血栓脱落，引起肺动脉栓塞、肺梗死而产生咯血，痰常为暗红色。胸、肺血管发育障碍导致先天性肺血管畸形，这种畸形可表现为多种形式，如肋间肺动脉瘘、肺动脉缺失及特发性肺动脉高压等。咯血多因为畸形的肺血管瘘破裂、侧支循环血管破坏，以及肺动脉高压、肺动脉增宽破裂出血。

4.血液系统疾病 血液系统疾病咯血的主要原因是原发性或继发性血小板的质和量发生变化，从而导致凝血功能障碍。常见的疾病为原发性血小板减少性紫癜、急性白血病、血友病等，通常除咯血外还常伴有全身其他部位出血。

5.血管炎疾病 血管炎疾病多为特发性自身免疫性疾病的一部分，如非特异性系统性坏死性小血管炎，抗中性粒细胞胞质抗体相关性肺小血管炎等，常是血管直接遭到破坏所致，如累及支气管或肺血管即可出现咯血。

6.各种有创性检查和治疗 各种有创性检查和治疗损伤了肺或支气管动脉血管，从而导致咯血。

7.抗凝血药物及毒物 常见药物有抗血小板药物，如阿司匹林、氯吡格雷，抗凝药物如肝素和低分子肝素、华法林、磺达肝癸钠和水蛭素等，以及某些灭鼠药物。

（五）咯血和呕血的鉴别

咯血患者应当注意鼻部和口咽部疾病引起的出血，还应当排除呕血。关于咯血和呕血的鉴别大多数情况下并不困难，两者的区别见表4-4。

表4-4　咯血与呕血的鉴别

鉴别要点	咯血	呕血
出血方式	咳出	呕出
性状及颜色	泡沫状，色鲜红	无泡沫，呈暗红色或棕色
混杂内容物	常混有痰	常有食物及胃液
酸碱度	呈碱性反应	呈酸性反应或碱性反应
基础疾病	有肺或心脏疾病史	有胃病或肝硬化病史
出血前兆	咯血前喉部瘙痒、胸闷、咳嗽	呕血前常上腹不适及恶心
出血后血便	除非血被咽下，否则无血便改变	粪便带黑色或呈柏油样

（六）肿瘤患者的咯血病因

对于肿瘤患者而言，咯血的病因可能与肿瘤本身及其治疗有关。以下是一些常见的肿瘤患者咯血的病因：

1. 肺部恶性肿瘤　肺部恶性肿瘤是最常见引起肿瘤患者咯血的原因之一。肿瘤在肺组织中生长，可能侵犯肺血管或气道，导致咯血。咯血可能是小量的血丝，也可能是大量鲜红色的血液。

2. 支气管恶性肿瘤　支气管恶性肿瘤是发生在支气管或气管内的肿瘤。它可以导致气道受压或破坏，从而引起咯血。

3. 肺转移性肿瘤　其他部位的恶性肿瘤可以转移到肺部，形成转移性肿瘤。这些转移性肿瘤也可能引起咯血。

4. 鼻咽癌　鼻咽癌是发生在鼻咽部位的肿瘤，也可以导致咯血。由于鼻咽与口腔和鼻腔相通，咯血可能与鼻腔中的血液流入口腔有关。

5. 放射治疗　肿瘤治疗中使用的放射线可能引起肺损伤，导致咯血。放射治疗可引起肺组织纤维化、血管损伤或溃疡形成，这些都可能导致咯血。

6. 化疗　某些化疗药物可能对肺组织产生毒性作用，从而导致肺损伤和咯血。

7. 血小板减少症　肿瘤患者接受化疗或放疗等治疗时，可能引起血小板减少症。血小板减少会导致出血倾向，包括咯血。

8. 血管畸形　某些肿瘤或血管畸形可能导致肺部血管变得脆弱、破裂，从而引起咯血。

二、诊断与治疗

（一）咯血的诊断

咯血的诊断和治疗需要综合考虑患者的病史、体格检查和相关的实验室检查结果。医生会询问患者的病史，包括咯血的频率、持续时间、咳嗽的性质、痰液的颜色和量等。

1. 体格检查 医生会进行肺部和呼吸系统的体格检查，以寻找其他可能的异常体征，如呼吸音异常、肺部湿啰音等。体格检查时应包括：①评估是否存在呼吸窘迫；②是否有呼吸急促、心动过速、辅助呼吸肌使用、发热、乏力或出汗；③肺部听诊是否有局部哮鸣音或弥漫性湿啰音；④心脏听诊是否有二尖瓣狭窄或二尖瓣关闭不全的杂音；⑤皮肤是否存在可能提示凝血病的瘀斑，毛细血管扩张可触性紫癜或其他提示血管炎的皮疹；⑥四肢有无外周性水肿、关节积液或关节周围温度升高。

2. 实验室检查 实验室检查包括血红蛋白和血细胞比容（评估出血的程度和长期性）、白细胞计数及分类计数（寻找感染证据）、尿液分析和肾功能（用于筛查诸如肺出血肾炎综合征或肉芽肿性多血管炎等肺肾综合征）、肝功能检查及凝血功能检查（以排除血小板减少或其他凝血病）。由临床表现和胸片检查结果决定的其他实验室检查，可能包括痰培养（包括分枝杆菌）和针对抗核抗体、抗中性粒细胞胞质抗体、抗肾小球基底膜抗体和/或抗心磷脂抗体的血清学检查。

3. 其他特殊检查 其他特殊检查包括：①X 线检查，除病史及体格检查以外，胸片是所有咯血患者最重要的初始检查项目，其可发现肺内块状影、肺门影增大、肺不张、阻塞性肺炎、癌性空洞及胸腔积液等征象，有时 X 线体层摄影可帮助诊断；②CT 检查有助于发现细小的出血病灶。

(二) 咯血的治疗

治疗咯血时，应根据患者病情严重程度和病因确定相应的治疗措施，包括止血、病因治疗、预防咯血引起的窒息及失血性休克等。咯血患者应尽可能卧床休息，大咯血患者更要绝对卧床，就地抢救，避免不必要搬动，以免加重出血。出血部位明确者应取患侧卧位，呼吸困难者可取半卧位，缺氧者给予吸氧。原则上咯血患者不用镇咳药物，应鼓励患者将血痰咳出。频繁剧烈咳嗽后发生咯血者，考虑咳嗽可能为咯血原因时可给予可待因 15~30 mg，每日 2~3 次；或给予含有可待因的复方制剂，如止咳糖浆 10 mL，每日 3 次；或右美沙芬 15~30 mL，每日 3 次。禁用吗啡等中枢性镇咳药，以免抑制咳嗽反射，从而导致血块堵塞气道造成窒息。安慰患者以消除其紧张焦虑情绪，必要时给予小剂量镇静剂，如地西泮 2.5 mg，每日 2~3 次，或 5~10 mg 肌内注射，心肺功能不全或全身衰竭咳嗽无力者禁用。患者应保持大便通畅，避免因用力排便加重出血。患者的饮食以流质或半流质饮食为主，大咯血期间应禁食，禁食期间应给予足够的热量，以保持体力。对于已发生失血性休克、窒息、先兆窒息或存在低氧血症者，应给予氧疗，保持呼吸道通畅，防止症状加重，密切观察患者的血压、脉搏、呼吸、体温和尿量等重要生命体征及咯血量，注意水电解质平衡，同时做好抢救窒息的各项准备工作。此外，如果咯血是药物或毒物引起的，应尽快停用抗凝药物，及时给予拮抗药物，必要时洗胃，进行血液透析及血滤治疗。

1. 药物治疗

(1) 垂体后叶素：含有催产素及加压素，具有收缩支气管动脉和肺小动脉的作用，使肺内血流量减少，降低肺循环压力，从而达到止血的目的，是治疗咯血，尤其是大咯血的首选药物。通常将 5~10 U 垂体后叶素加入到 25% 的葡萄糖溶液 20~40 mL 中，缓慢静脉注射，然后将 10~20 U 垂体后叶素加入到 5% 的葡萄糖溶液 250~500 mL 中，缓慢静脉滴注，直至咯血停止 1~2 d 后停用。用药期间需要严格掌握药物的剂量和滴速,并严密观察患者有无头痛、面色苍白、出虚汗、心悸、胸闷、腹痛、便意、血压升高等不良反应,如出现上述不良反应,应及时减慢输液速度,并给予相应处理。同时患有冠心病、动脉粥样硬化、高血压、心力衰竭者及妊娠妇女,应慎用或禁用。如非妊娠者可改为将不含有加压素的催产素 10~20 U 加入到 5% 的葡萄糖溶液 250~500 mL 中静脉滴注,每日 2 次,起效后改为每日 1 次,维持 3 d,可明显减少心血管系统的不良反应。

(2)酚妥拉明:为 α-受体阻断剂,可以直接舒张血管平滑肌,降低肺动静脉血管压力,直至达到止血目的,主要在垂体后叶素禁忌或无效时使用。可将 10~20 mg 酚妥拉明加入 5% 的葡萄糖溶液 250~500 mL 中静脉滴注,每日 1 次,连用 5~7 d。用药时患者需要卧床休息,注意观察患者的血压、心率和心律的变化,并随时酌情调整药物的剂量和滴速。

鉴于临床上咯血多是支气管动脉或肺动脉血管破裂所致,故咯血的药物选择以垂体后叶素、催产素及血管扩张剂为主,其他止血药物只能作为辅助治疗药物。止血药物的使用应注意个体化,特别是应注意患者咯血的发生机制及合并症。

(3)输血:大量咯血造成血流动力学不稳定,收缩压在 90 mmHg(1 mmHg = 0.033 kPa)以下者或血红蛋白明显降低者应考虑输血。如果患者存在凝血基因异常可考虑给予新鲜冻干血浆或重组凝血因子 Ⅶa,如果患者血小板减少也可以考虑单纯补充血小板。

(4)抗感染治疗:当考虑存在肺部感染时应同时给予抗感染治疗。

2. 非药物治疗

(1)支气管动脉栓塞治疗:如常规治疗无法控制大咯血或因心肺功能不全不宜行开胸手术者可采用支气管动脉栓塞治疗。这是一种较好的治疗方法,目前已广泛用于大咯血的治疗。栓塞治疗通常在选择性支气管动脉造影确定出血部位后同时进行。如果患者无法进行支气管动脉造影,可先行支气管镜检查,以明确大咯血的原因及出血部位。一旦明确出血部位后即可用明胶海绵、氧化纤维素、聚氨基甲酸乙酯或无水乙醇等材料,将可疑病变的动脉尽可能全部栓塞。必须注意的是脊髓动脉是从出血的支气管动脉发出时,此项治疗是禁忌证,因为这样有可能造成脊髓损伤和截瘫。

(2)经支气管镜治疗:尽管大咯血时进行支气管镜操作可能有加重咯血的危险,但在必要时仍不失为有效的诊断治疗措施。其优点为可以清除气道内的积血,防治窒息、肺不张和吸入性肺炎等并发症,并能发现出血部位从而帮助诊断,在直视下对于出血部位进行局部药物治疗或用其他方法止血,效果明显。因此,对于持续性咯血、诊断及出血部位不明、常规治疗无效或有窒息先兆者,如没有严重心肺功能障碍、极度衰竭等禁忌证时,可考虑在咯血暂时缓解期间进行此项检查,这既可明确出血部位又可局部止血。

经支气管镜或硬质支气管镜止血后,可采用去甲肾上腺素、巴曲酶、凝血酶、4 ℃ 的生理盐水局部滴注或灌洗,也可采用激光、微波和气囊导管、弹簧圈压迫止血。操作中应注意防止因气囊过度充气或留置时间过长,而引起支气管黏膜缺血性损伤和阻塞性肺炎。支气管镜下处理是治疗大咯血的重要手段。其主要的治疗目的是清除积血、防止窒息、进行局部止血。但支气管镜操作可能会刺激患者呼吸道黏膜,导致剧烈咳嗽,从而加重咯血。如果出血量大,容易导致视野模糊,导致无法找到出血部位,从而无法进行治疗。这些均可能给患者带来风险。因此在行支气管镜操作前应做好充分的救治准备,应保证气道的畅通,最好建立可靠的人工气道。操作中尽可能避免诱发咳嗽。根据出血的部位不同,处理有所区别。不同的部位，用不同的支气管镜止血方法。气管部位的出血，由于不能长时间中断通气，因此用止血球囊压迫止血常难以奏效，可采用气管插管，利用球囊直接对出血部位进行压迫，或将气管插管插过出血部位远端对球囊进行充气，以利用插管球囊保护远端气道不被血液充填。对于左右主支气管出血或单侧大量出血，出血部位一时难以界定的，可以通过支气管镜引导，插入双腔气管插管，以隔离出血侧气道，保障非出血侧气道通畅；也可利用止血球囊对出血侧支气管进行压迫和阻塞出血侧支气管，保证对侧气道畅通。硬质气管支气管镜（以下简称硬镜）是处理大咯血的有效工具。其管腔宽大，吸引方便，且可进入多种器械、在操作时能进行通气，因此在处理大咯血时有很多优势。通过硬镜的活检钳、冷冻探头，可非常便利地取出血块，防止窒息的发生。对于单侧大出血，可以利用纱布或明胶海绵直接将左侧或右侧支气管阻塞，终止出血，防止对侧气道被血液充填。出血停止后 48~72 h，应在硬镜下小心取出纱布填塞物，以防发生阻塞性肺炎。对于气道壁可见的出血，可考虑用氩等离子体凝固术、电凝、激光等热治疗进行局部止血，但需注意这些治疗可能引起气道内着火、气道穿孔及后续的气道瘢痕狭窄。

3. **手术治疗**　对于反复大咯血经积极保守治疗无效，24 h 内咯血量超过 1500 mL，或一次咯血量达到 500 mL，有引起窒息先兆而出血部位明确且没有手术禁忌证者，可考虑急诊手术止血。手术的禁忌证包括双肺广泛性弥漫性病变、出血部位不明确、凝血功能障碍者，以及全身情况或心肺功能差不能耐受手术者。手术时机最好选择在咯血间歇期以减少手术并发症。

三、咯血的居家护理

咯血在肿瘤患者中是一个相对常见的症状，特别是在肺癌患者中。咯血可能是肿瘤直接引起的，也可能是肿瘤侵犯血管或导致肺部组织破裂引起的。肿瘤患者咯血可能与疾病的进展和治疗方案有关。因此，密切与医生合作，并遵循其建议至关重要。及时就医和有效管理咯血症状对于肿瘤患者的健康和福祉非常重要。

（一）咯血的紧急处理

当肿瘤患者在家中突然发生咯血时，应采取以下措施。

1. **保持冷静**　咯血可能会引起患者和旁人的恐慌，首先要保持冷静，以便能够有效地处理紧急情况。

2. **让患者坐起或半坐位**　帮助患者找到一个舒适的位置，让他们休息，并避免剧烈活动。让患者坐起或取半坐位，这有助于减少咯血的流量。同时，保持患者的头部稍微向前倾斜，以防止血液流入气道。

3. **咳嗽清除血液**　鼓励患者轻轻咳嗽，以帮助清除气道中的血液。这有助于防止血液积聚在气道中，并有助于减少咯血。

4. **就医评估**　及时就医是至关重要的。肿瘤患者咯血可能需要进一步评估和治疗。拨打紧急电话或尽快送患者到医院急诊，以便医生能够进行评估并采取适当的措施。

5. **不要让患者吞咽血液**　尽量避免让患者吞咽血液，因为血液可能引起恶心、呕吐或刺激胃黏膜。让患者轻轻咳嗽，以帮助清除血液。

6. **不要给患者食物或药物**　在咯血发生时，避免给患者食物或药物，以免干扰医生进行评估和治疗。

7.观察咯血的量和持续时间　尽量观察咯血的量和持续时间。如果咯血量很大或持续时间较长，或者患者出现呼吸困难、胸痛、头晕或失去知觉等严重症状，应立即拨打紧急电话或尽快送往医院急诊。

8.与医生沟通　及时告知医生咯血情况，并提供相关的信息，如咯血的量、持续时间及伴随的症状。这有助于医生更好地了解患者的情况，并制定相应的治疗计划。

9.遵循医生的建议　根据医生的建议，患者应积极配合治疗，包括接受进一步的检查、药物治疗、放疗或手术等。遵循医生的指导可以帮助控制咯血症状，并有效管理肿瘤。

10.寻求心理支持　咯血对肿瘤患者的身心健康可能带来一定的影响。患者可以寻求家人、朋友或专业的心理咨询师的支持，以帮助应对情绪上的压力和焦虑。作为照顾者，应与患者建立良好的沟通，让他们感受到关心和支持。倾听患者的感受和顾虑，回答他们的问题，并尽量提供准确的信息。

(二)初步判断咯血的严重程度

在居家时，尽管无法进行专业的诊断，但您可以通过以下简易方法初步判断咯血的严重程度。

1.观察咯血量　注意观察咯血的量和频率。如果只是有轻微的血迹或血丝，且咯血量较少，可能不太严重。如果咯血量很大，血液痰液混合且无法停止，可能需要紧急就医。

2.观察咯血的持续时间　注意观察咯血的持续时间。如果咯血只是偶发性的、短暂性的，并且很快就停止了，可能不是太严重的情况；但如果咯血持续时间较长或反复发作，就需要更加关注。

3.观察伴随症状　注意观察咯血是否伴随其他症状。如果咯血伴随呼吸困难、胸痛、持续咳嗽、头晕、乏力或失去知觉等严重症状，可能需要立即就医。

4.评估个人健康状况　考虑个人的基础健康状况。如果患者有其他疾病或基础健康状况较差，咯血可能更加严重，需要更加重视。

(三)咯血的预防措施

1.避免吸烟　吸烟是导致咯血的最常见原因之一，尤其是在肺部肿瘤患者中。如果患者是吸烟者，最好戒烟。此外，避免二手烟也是重要的。

2.空气质量管理　尽量避免暴露在被污染的空气中，如尾气、工业废气或有害化学物质。在污染严重的环境中，佩戴合适的口罩或呼吸器也可提供一定的保护。

3.避免过度用力咳嗽　过度用力咳嗽可能会导致肺部组织受损，增加咯血的风险。如果患者有咳嗽问题，应咨询医生，以获得适当的治疗和管理方法。

4.保持环境湿润　保持环境湿润有助于减少黏膜干燥和破裂的风险。使用加湿器、保证摄入足够的水和避免处于过度干燥的环境中，可以帮助维持适当的湿润度。

5.合理用药　如果患者正在服用抗凝剂(如华法林)或抗血小板药物，应遵循医生的建议，并定期检查凝血功能。这些药物可能增加咯血的风险。

6.遵循医生建议　对于已经被诊断为肿瘤或其他呼吸系统疾病的患者，遵循医生的治疗计划和建议非常重要。定期进行检查，遵守药物治疗、放疗或手术等规定，有助于控制疾病并减少咯血的风险。

（四）致命性咯血的识别与急救

致命性咯血是指频繁咯血可能引发窒息或已发生窒息。故应对可能窒息的患者应进行紧急处理。

1. 识别窒息的危险因素　危险因素有：①患者心肺功能不全，体质衰弱，咳嗽力量不足；②气管和支气管移位，使支气管引流障碍；③精神过度紧张等原因，导致声门或支气管痉挛；④咯血后误用大量镇静、止咳剂，使血不易咳出，阻塞支气管而发生窒息。如果患者有上述危险因素，则发生大咯血的概率更高，平时应加强观察。

2. 危重咯血的表现　患者咯血突然增多，如满口血痰，甚至满口血液、连续咳嗽并咯出血液，或者胸闷难忍、烦躁、大汗淋漓、端坐呼吸等提示大咯血。

3. 识别窒息症状　当患者突然两眼凝视、表情呆滞，甚至神志不清；咯血突然不畅、停止，或见暗红色血块，或仅从鼻、口流出少量暗红色血液，随即张口瞪目；咯血时突然呼吸加快，出现三凹征、一侧肺呼吸音减弱消失等，均提示发生窒息。

4. 紧急处理　在家中发生窒息是一种紧急情况，需要立即采取行动。以下是一些紧急措施，可以在窒息发生时尝试使用。

（1）呼叫紧急救援：立即拨打紧急电话号码，如急救电话120或患者所在地的紧急救援号码。告知操作员患者正在经历窒息，以便他们能够提供指导并派遣急救人员到达现场。

（2）进行自主呼吸：如果患者无法发出声音或无法呼吸，应尝试自主呼吸。使用力量从腹部深吸气，然后用力将空气排出。这有助于清除气道中的阻塞物。

（3）实施胸部或腹部冲击：如果患者无法呼吸或无法发出声音，可以尝试用胸部或腹部冲击（也称海姆立克急救法）来解除气道阻塞。海姆立克急救法（Heimlich maneuver）是一种应急措施，用于解除窒息引起的气道阻塞。它通常用于成人和儿童，但对于婴儿则需要采用不同的方法。以下是详细的海姆立克急救法的步骤：①确认窒息，确认患者正在经历窒息。窒息的征兆可能包括无法发声、无法呼吸、手指或手掌抓住喉咙、面部呈现苍白或发紫等。②站位和姿势，站在患者身后，确保患者站稳或坐在一个稳定的位置上。③抱住腰部，将一只手放在患者的腰部上方，另一只手握拳放在腰部下方。④施加冲击，用力向内上方施加冲击，以推动气道阻塞物。冲击的力量应该是向上的，但是要避免过度施力，以免造成其他伤害。⑤成人和儿童，使用手掌的底部，用力向上推压腹部。⑥妊娠期妇女或肥胖患者，将手掌的底部放在胸骨上方，用力向上推压。⑦反复冲击，如果第一次冲击没有解除气道阻塞，可以重复进行多次冲击，直到成功。每次冲击间隙，应观察患者的反应和症状变化。

（4）呼吸急救法：如果了解基本的心肺复苏（cardiopulmonary resuscitation，CPR）技巧，可以考虑实施呼吸急救法。这包括施行胸外按压和人工呼吸，以维持氧气供应。如果没有接受过CPR培训或不确定如何正确实施，最好等待急救人员到达。

以下是心肺复苏的常规步骤。

①确认患者状况　确认患者是否无意识、没有呼吸或没有正常的心跳。如果患者没有反应，快速检查他们的呼吸和脉搏。

②呼叫紧急救援　立即拨打当地的紧急救援电话号码（如中国的120），并告知操作员有心脏骤停的情况。提供您的位置信息和联系方式，并详细描述患者的状况。

③开始胸外按压　将患者平放在坚硬的地面上，暴露胸部。将一只手掌放在胸骨中部（乳头线下），另一只手掌叠放在上方。用上半身的重量，压下胸骨，使其下陷至少 5 cm（成人）或至少 1/3 胸宽（儿童）。保持压力和速度一致，每分钟 100~120 次。

④人工呼吸　在进行 30 次胸外按压后，进行人工呼吸。将患者的头部后仰，捏住其鼻子，用嘴对嘴或嘴对鼻的方式进行呼吸。每次呼吸持续 1 s，并观察胸廓抬起情况。确保每次呼吸之间有足够的时间，以允许胸廓可以完全下陷。

⑤持续进行胸外按压和人工呼吸　继续按照 30 次胸外按压和 2 次人工呼吸的比例进行救治，直到专业医疗人员到达或患者恢复意识和自主呼吸。

⑥使用自动体外除颤器（AED）　如果现场有 AED，可按照设备的指示进行操作。AED可以用来检测心脏节律，并在需要时给予电击。

请注意，CPR 是一项复杂的技术，最好在接受过正规的急救培训后使用。定期接受更新的培训可以帮助人熟练掌握正确的 CPR 技巧，并了解特殊情况下的调整措施。及时的心肺复苏可以极大地提高心脏骤停患者的生存率和康复机会。无论是否成功解除气道阻塞，都应立即寻求专业医疗援助。即使阻塞已解除，可能仍需要接受医疗评估和治疗。

▶ 第五节　恶心、呕吐

一、概述

在肿瘤治疗的漫长过程中，恶心和呕吐是患者常表现出的症状，它们不仅削弱了患者的身体力量，也给心灵带来了沉重负担。这些症状可能由化疗、放疗、药物不良反应或疾病本身直接引起，其影响范围从轻微不适到严重干扰日常生活不等。因此，恶心与呕吐的管理成为提高患者生活质量的关键。有效的管理策略应当包括准确评估、适当的药物治疗、合理地调整生活方式以及心理和社会支持。通过这些综合措施，可以帮助患者更好地控制症状，让其参与到治疗中来，同时也为他们在家庭和社会中的活动提供了支持，从而让其在抗击疾病的同时保持尊严和提高生活的质量。在未来，随着个性化医疗和精准治疗的发展，我们有望见证更加定制化和有效的恶心呕吐管理方法，为患者带来新的希望。本章节旨在提供一套系统的指导方案，涉及恶心与呕吐的评估、非药物治疗、药物治疗及特殊情况下的管理策略，便于肿瘤患者及照顾者了解恶心呕吐发生的原因及如何应对。

（一）定义

1. 恶心（nausea）　恶心是肿瘤患者常见的胃肠道症状，通常被描述为一种强烈的不适感，伴随着即将呕吐的冲动。临床表现可能包括脸色苍白、出汗、唾液分泌增多及胃部不适。患者可能会采取回避食物和味道的行为，这也是恶心的典型临床迹象。

2. 呕吐（vomiting）　呕吐是指胃内容物通过口腔排出体外的行为，通常伴随着腹部和胸部的抽搐性收缩。呕吐不仅是一种身体症状，也可能导致情绪反应，如焦虑和抑郁。临床上，呕吐可能导致脱水、电解质失衡、营养不良，甚至在严重的情况下会引起食管撕裂或胃部出血。

(二)病理生理机制

1.恶心与呕吐的生理机制 恶心和呕吐是复杂的生理过程,涉及多个系统和反射机制。其生理基础主要涉及胃肠道、中枢神经系统、内耳的前庭系统,以及与这些系统相关的神经传递物质。恶心通常由迷走神经介导,而呕吐则是由大脑中的呕吐中心控制的一系列复杂动作。

2.恶心与呕吐在肿瘤患者中的常见原因 在肿瘤患者中,恶心和呕吐可能由多种因素引起,包括化疗、放疗、肿瘤本身、药物不良反应、心理因素等。化疗药物可以直接刺激胃肠道的黏膜,引发恶心和呕吐。肿瘤的生长位置,如在大脑或胃部,也可能直接或间接触发呕吐反应。此外,患者的个体差异、心理状态及以往的呕吐经历都可能影响他们感受到的症状程度。

在接下来的章节中,我们将详细探讨这些症状的评估工具和治疗方法,以及居家护理中可以采取的具体措施。重点将放在如何通过综合管理减轻患者的不适,提高其生活质量,并支持其完成治疗。我们还将讨论药物和非药物治疗的优缺点,以及如何在家庭环境中实施这些治疗策略。

此概述部分提供了对恶心和呕吐的基本理解,为患者、家庭护理者和医疗专业人员提供了一个共同的出发点,以确保肿瘤患者在面对这些挑战时能得到最有效的支持和照顾。

二、诊断与治疗

(一)评估恶心与呕吐的症状

1.症状评估的重要性 在肿瘤患者的居家护理中,对恶心与呕吐症状的评估至关重要。它不仅有助于了解症状的严重程度和影响范围,还能指导后续的治疗决策。准确评估可以帮助医疗团队选择最合适的干预措施,减少不必要的药物不良反应,优化患者的护理计划,并及时调整治疗方案以应对症状变化。此外,系统性的症状评估能够为研究提供临床数据,支持更好地理解病理生理学和治疗方法的发展。

2.评估工具与方法 有效评估恶心与呕吐的工具和方法是多样化的,包括定量的评分系统和定性的描述性方法。定量评分系统如视觉模拟评分或数字评分法,可以为患者的主观感受提供一个量化的指标,便于跟踪症状变化和治疗反应。除此之外,还有专为恶心和呕吐设计的评估量表,如功能性生活指数-恶心呕吐版,这可以帮助评估症状对患者日常功能的影响。

上面提到的量表包括:

(1)视觉模拟评分法(visual analogue scale,VAS):这是一种通过视觉比较来评估症状强度的方法。通常,VAS是一条10 cm的直线,两端分别标示"无症状"和"症状最严重"。患者被要求在直线上标记他们感受到的症状强度,通过标记的位置来量化症状。

(2)数字评分法(numerical rating scale,NRS):数字评分是一种更为直接的评估方法,通常采用0到10的刻度,其中0代表"无症状",10代表"症状极为严重"。患者需要选择一个数字来表示他们的症状强度。

(3)功能性生活指数-恶心呕吐版(functional living index-emesis,FLIE):这是一个专门

为评估恶心和呕吐对患者日常生活影响而设计的量表。FLIE 通过一系列问题来评估症状对患者日常活动、工作能力和生活质量的影响。这个量表能帮助医生更全面地了解症状对患者生活的具体影响，从而提供针对性的治疗建议。

定性方法，如深入访谈和开放式问卷，可以提供更全面的症状描述。这些方法侧重于患者的个人经验，包括症状的性质、持续时间，以及触发或缓解因素。通过这种方式，医务人员可以更好地理解患者的感受，发现症状背后可能的心理社会因素，并为患者提供更个性化的护理。

3. 症状日记的作用　症状日记是一种有效的自我评估工具，能够记录恶心和呕吐的发生时间、频率、强度、持续时间以及与症状相关的活动或事件。患者可以使用日记来记录他们的饮食习惯、药物使用情况以及任何可能引起症状变化的环境因素。症状日记不仅可以帮助患者更好地了解和管理自己的症状，还可为医疗团队提供宝贵的信息，以便监测症状模式、评估治疗效果，并根据患者的实际情况调整治疗计划。

症状日记还可以揭示某些非直观的触发因素，如特定的食物、活动或情绪状态，这些可能在日常的医疗评估中被忽视。此外，症状日记可以作为患者和医务人员相互沟通的一种工具，促进双方的互动，增强患者的自我效能感，使他们感到在管理自己的病情中扮演了积极的角色。

通过这些评估工具和方法，医疗专业人员可以获得关于患者恶心和呕吐症状的详细信息，这对于制定个体化的治疗计划至关重要。结合定量和定性的评估结果，以及患者自我报告的症状日记，医疗团队能够为每一位患者提供最合适的护理方案。

（二）药物治疗

药物治疗是恶心与呕吐管理中的重要组成部分，尤其是对于肿瘤患者。选择合适的药物并正确使用，可以显著提高患者的生活质量。以下是用抗呕吐药物进行治疗的详细介绍。

1. 抗呕吐药物的选择与使用指南

药物的选择应基于呕吐的原因、严重程度及患者的个体情况。通常，治疗计划会依据患者的化疗或放疗计划、呕吐历史和个人偏好来制订。首先应根据呕吐的原因选择相应的药物，再根据患者的年龄、体重和肾肝功能调整剂量。

需注意部分药物在化疗前使用可预防呕吐，当单一药物应用效果不佳时，有时需要多种药物联合使用以提高疗效。以下是肿瘤患者常用的抗呕吐药物类别。

（1）血清素受体拮抗剂：这类药物通常用于预防和治疗由化疗引起的急性和延迟性恶心呕吐。作用机理为阻断化疗药物刺激胃肠道释放血清素（5-HT），减少其对呕吐中心的激活。常用药物有昂丹司琼、格拉司琼等。需要注意的是，应根据化疗药物的恶心呕吐风险等级来选择适当的药物和剂量。

（2）多巴胺受体拮抗剂：多巴胺受体拮抗剂主要用于治疗由化疗和手术引起的呕吐，主要通过阻断大脑中的 D2 多巴胺受体，从而减轻呕吐反应。常用药物有美托洛尔、多潘立酮等，需要根据患者的耐受性和反应调整剂量。

（3）神经肽受体拮抗剂：神经肽受体拮抗剂可用于预防由化疗引起的急性和延迟性呕吐，作用机理为阻断物质 P 与其神经肽受体（NK1 受体）的结合，从而减轻呕吐。常用药物为阿普雷坑。该药与其他抗呕药物联合使用时，可以提高治疗效果。

（4）糖皮质激素：糖皮质激素具有抗炎和抗呕吐的作用，也常用于化疗相关的恶心呕吐治疗。其确切的抗呕作用机制尚不完全明了，但可能与其抗炎作用有关。临床常用的药物有地塞米松，与其他抗呕药物联合使用时可以增强效果。

（5）胃肠动力药物：这类药物通过增强胃肠动力，加快胃内容物排空，从而减少恶心和呕吐。作用机理为激活胃肠道平滑肌的 5-HT4 受体，加快胃排空。常用药物有依托普酮（雷尼替丁）。此类药物适用于胃排空迟缓引起的恶心呕吐。

请注意，表 4-5 中仅是抗呕吐药物类别和用途的示例，实际的药物使用还需要根据患者的具体状况和医生的处方来确定。在选择药物时，还应考虑患者的个体差异、药物不良反应、治疗的耐受性及可能的药物相互作用。此外，表 4-5 中提到的药物用途并不完整，其还可用于其他与恶心和呕吐相关的症状。

表 4-5　抗呕吐药物类别和用途的示例

药物类别	作用机制	常用药物	应用场合
血清素受体拮抗剂	阻断化疗药物刺激胃肠道释放血清素（5-HT）	昂丹司琼 格拉司琼	预防和治疗由化疗引起的急性和延迟性恶心呕吐
多巴胺受体拮抗剂	阻断大脑中的 D2 多巴胺受体	美托洛尔 多潘立酮	用于治疗由化疗和手术引起的呕吐
神经肽受体拮抗剂	阻断物质 P 与其神经肽受体（NK1 受体）的结合	阿普雷坑	预防由化疗引起的急性和延迟性呕吐
糖皮质激素	抗炎作用及可能的中枢抗呕作用	地塞米松	常与其他抗呕吐药物联合使用，治疗化疗相关的恶心呕吐
胃肠动力药物	激活胃肠道平滑肌的 5-HT4 受体，加快胃排空	依托普酮	适用于胃排空迟缓引起的恶心呕吐

（三）药物治疗中的注意事项

在进行药物治疗，特别是抗呕吐药物用于治疗时，须谨慎处理多个关键方面。①医疗团队必须详细了解患者的全面医疗历史，包括对特定药物的敏感性或过敏反应。②药物相互作用的潜力也是一个重要的考虑因素，因为患者往往需要同时使用多种药物来管理他们的症状，这些药物可能会互相影响各自的效力和安全性。③剂量的调整是根据患者的年龄、体重、肝肾功能状态及其他并发症来进行的。④对于长期使用抗呕吐药物的患者，定期监测和评估是必不可少的，以便适时调整治疗计划，优化疗效，并减少不良反应。

在治疗的每个阶段，都需要密切监测患者的症状和反应，及时识别任何潜在的问题，并采取相应的干预措施。医疗专业人员应提供完整的信息，以便患者和照顾者能够理解药物的可能不良反应和预期的疗效，从而在家中安全有效地管理药物治疗。

（四）药物不良反应管理

抗呕吐药物，像所有药物一样，可能会有不良反应。因此，不良反应的管理是药物治疗过程中不可或缺的一部分。应告知患者可能的不良反应，并在药物使用过程中进行监测。出现不良反应时，应及时与医疗团队沟通，以获得适当的对症支持和干预。例如，对于引起便秘的抗呕吐药物，可能需要增加膳食纤维的摄入量，或使用缓泻剂。另外，一些药物可能导致电解质失衡或脱水，这需要通过适当的液体和电解质补充来管理。

非专业护理人员应遵循向患者提供如何在家中识别和处理这些不良反应的指导，包括何时应该寻求进一步的医疗帮助。此外，定期的随访和评估可以帮助及时发现和治疗相关的并发症，从而保证患者在整个治疗过程中的安全和舒适。通过这种综合管理方法，可以确保患者在战胜肿瘤的同时，拥有尽可能好的生活质量。

（五）非药物治疗

在肿瘤患者的居家护理中，非药物治疗对于管理恶心和呕吐的症状同样重要。这些方法可以作为药物治疗的补充，抑或在某些情况下作为首选方案，尤其是当药物治疗不适宜或患者偏好自然疗法时。非药物治疗包含饮食调整、改善居住环境、行为干预与心理支持等。

三、恶心与呕吐的居家管理

谈论肿瘤患者的居家护理时，恶心与呕吐的管理无疑占据了一个核心位置。其不仅影响患者的日常活动和生活质量，还可能对治疗效果和疗程的持续性产生影响。为了深入理解如何在家庭环境中有效地应对这些挑战，本部分将详细探讨恶心与呕吐的居家管理策略。从非药物治疗到药物干预，从患者自我管理到家庭照顾者的支持，我们将一步步剖析如何综合运用各种资源和策略，以减轻症状，提升患者的舒适度，以及确保患者在抗癌过程中能够保持尽可能最佳的生活状态。

（一）日常护理

1. 饮食调整建议　饮食调整是最基本的非药物治疗方法之一。建议患者形成小分量、高频率的饮食习惯，即少食多餐，避免过度填满胃部，这样可以减少恶心感。应选择易消化、低脂肪的食物，如大麦、番木瓜、豆腐、鱼、鸡蛋等，因为难以消化或油腻的食物可能加剧症状，同时需注意食物在烹饪过程中应尽量减少使用调味料，避免辛辣调料。此外，冷食或室温食物通常比热食更容易被接受，因为它们的气味较淡，不易引起恶心。

2. 环境因素的控制　恶心和呕吐可以通过减少环境刺激来得到缓解。保持室内空气新鲜，避免强烈的气味，如烹饪气味、香水或烟草味等，这些都是触发恶心的常见因素。室内温度应保持在舒适的水平，避免过热或过冷，因为极端的温度变化也可能引起不适。

3. 行为干预与心理支持　行为干预，包括放松训练、正念练习和冥想，其都被证实可以帮助患者减轻恶心和呕吐的症状。通过学习如何控制身体的反应，患者可以在面对恶心感时更加平静和自信。心理支持，如个人或团体心理治疗，也非常关键，特别是在应对与疾病相关的情绪压力时。

（1）放松训练：放松训练主要包括指导患者进行深呼吸练习和肌肉放松训练等。深呼吸练习可以帮助患者调节自身的心跳和血压，减轻因恶心引起的身体紧张感。肌肉放松训练则通过逐步放松身体不同部位的肌肉，帮助患者放松整个身体，减轻身体和心理上的压力。这些放松技巧对于提高患者对病症的自我控制能力非常有效。

（2）正念冥想：正念冥想是一种训练注意力的练习，它可以帮助患者更好地集中注意力，学会在恶心发作时将注意力转移到其他事物上。通过这种方式，患者可以学会从恶心感中抽离出来，从而减轻其带来的不适。正念冥想还可以帮助患者提高对自己身体感受的意识，从而更好地管理和应对这些感受。

（3）心理咨询：心理咨询为患者提供了一个安全的环境，让他们可以自由地表达和探讨恶心呕吐带来的情绪压力。通过与专业的心理咨询师交流，患者可以学习到应对压力和焦虑的策略，了解疾病对情绪的影响，并寻找适合自己的应对方法。这种心理支持对于提高患者的整体幸福感和生活质量非常重要。

（4）社会支持：鼓励患者加入支持小组，与经历相似的人分享他们的经验和感受。在这样的小组中，患者可以找到共鸣，得到他人的理解和支持。这种交流不仅可以帮助患者感到不是孤单一人在应对病症，而且还可以从其他成员那里学习到实用的应对策略和生活建议。这种社交互动对于提升患者的心理弹性和应对能力至关重要。

（二）传统疗法与替代疗法

许多传统疗法和替代疗法都被用来缓解恶心和呕吐，如针灸、按摩、芳香疗法和利用草药。这些疗法可以帮助患者放松，减少紧张和焦虑，从而有助于控制症状。尽管这些疗法的效果在个体间存在差异，但许多患者报告说，它们提供了一种安慰，并且在某些情况下能显著减轻症状。

1. 针灸　针对特定穴位进行针灸，以减轻恶心和呕吐。

2. 按摩　轻柔的按摩可能有助于放松身体，缓解症状。

3. 芳香疗法　使用柠檬、生姜等自然香气，来缓解恶心。

4. 草药治疗　在专业指导下使用生姜、薄荷等草药来缓解恶心。

在应用上述治疗方法时，患者应该与医疗团队紧密沟通，确保所采用的方法不会影响现有的治疗计划，并且与个人的健康状况和治疗需求相匹配。这些方法可为患者提供一个全面的、多方位的支持体系，帮助他们在家庭环境中更有效地管理恶心和呕吐的症状。

（三）特殊情况下的恶心与呕吐管理

在肿瘤治疗过程中，患者可能会遇到一些特殊情况，这些情况下的恶心与呕吐管理需要细致计划和精心照顾。

1. 化疗相关呕吐　化疗相关呕吐是肿瘤治疗中的常见并发症。它可以分为急性和延迟性呕吐，前者通常在化疗后的 24 h 内发生，而后者可能在 24 h 后的任何时间出现。为了有效管理这种情况，预防措施至关重要。这通常涉及使用一种或多种抗呕吐药物，如 5-HT3 受体拮抗剂、NK1 受体拮抗剂和糖皮质激素，这些药物可以在化疗前或化疗期间使用，以减少呕吐的发生。此外，医疗团队会密切监测患者的症状，并在呕吐发生时迅速采取措施。

2. 放疗相关呕吐　放疗相关呕吐通常与治疗的部位有关，尤其是当涉及腹部或盆腔区域时。为了减轻这些症状，医生会根据放疗的目标区域和剂量来调整抗呕吐药物的使用。在某些情况下，改变放疗的时间可能有助于控制症状。此外，根据患者对放疗的个体反应，医疗团队可能会调整治疗方案，包括药物选择和给药时间。

3. 术后呕吐　术后呕吐是一种常见的并发症，可能由麻醉、手术创伤或术后疼痛引起。为了管理这种状况，可能需要使用抗呕吐药物，如多巴胺受体拮抗剂，以及在术前和术后采取其他预防措施。密切监控患者术后恢复过程中的饮食进程和活动水平也是重要的，因为这些因素都可能影响恶心和呕吐的发生。

4. 晚期肿瘤与恶心呕吐管理　在晚期肿瘤患者中，恶心和呕吐可能由多种因素引起，包括疾病本身、治疗不良反应、药物或其他症状（如便秘和疼痛）。管理这些症状需要一个多学科的方法，包括优化药物治疗、使用替代疗法、提供营养支持和心理社会支持。在这个阶段，提高患者生活质量成为主要目标，治疗计划应根据患者的症状、偏好和生活质量目标进行个性化调整。

（四）恶心与呕吐管理中的患者教育

教育肿瘤患者及其家属如何在家中管理恶心和呕吐，是提高治疗效果和生活质量的重要方法之一。以下是患者教育中的关键点。

1. 自我管理的策略　患者教育的首要任务是提供有效的自我管理策略。这包括知道触发恶心和呕吐的因素，如特定的食物、气味或活动，并学习如何避开这些触发点。患者应被教导如何适当调整饮食习惯，如少食多餐，并选择容易消化的食物。教育患者识别身体信号，以及如何利用放松技巧（如深呼吸和冥想），来减轻症状也很重要。用症状日记记录追踪恶心和呕吐的模式，并了解如何使用处方中的抗呕吐药物，都是患者应该掌握的技能。

2. 何时寻求专业帮助　患者教育还必须包括指导患者何时和如何寻求医疗帮助。教育患者认识哪些症状是需要医疗干预的，如持续呕吐、无法摄入或保持足够的液体以及当药物无法控制症状时。患者应该了解在这些情况下，及时联系医疗团队是至关重要的，以防止脱水和其他并发症的发生。

3. 家庭照顾者的角色　家庭照顾者在管理恶心和呕吐方面扮演着关键角色。他们不仅提供日常护理和情感支持，还负责监测患者的症状和鼓励患者遵循治疗计划。教育家庭护理者如何协助患者实施自我管理，如准备适当的饮食、帮助写症状日记以及确保患者按时服用药物。此外，他们需要知道如何识别紧急情况，并了解如何与医疗团队沟通，以便在需要时提供必要的信息。

患者教育的目的是给患者和家庭护理者提供必要的知识和工具，以便他们能够有效地应对恶心和呕吐，这对于提高治疗的容忍度和整体生活质量至关重要。通过这种教育，患者和家庭护理者可以更自信地管理日常生活，并在必要时寻求专业帮助。

四、案例分析与讨论

在深入探讨了恶心与呕吐的居家管理策略后，理解具体案例对于实践有重要意义。每个病例都是独特的教训和经验的集合，可以给医疗专业人员和患者家庭带来宝贵的经验。接下来，我们将通过两个具体的病例来揭示居家管理中的成功经验和所面临的挑战。通过这些生动的案例，我们不仅能够展示理论在现实中的应用，还能够洞察在处理复杂症状时，个性化治疗和全面支持的力量。这些案例分析将进一步强调跨学科团队合作的重要性，以及在未来发展方向中继续优化患者护理的必要性。

病例分析1：居家管理中的成功案例

【案例背景】

患者是一位65岁的女性，名叫玛丽，被诊断患有结直肠癌并接受化疗。在治疗初期，玛丽经历了严重的恶心和呕吐，这对她的营养摄入和生活质量产生了负面影响。在医生、营养师和护士的共同努力下，为玛丽定制了一套居家管理方案。

【案例分享】

玛丽的居家管理方案包括多模式的干预措施。首先，通过营养师的指导，她调整了饮食习惯，采取少量多餐，优先选择容易消化的食物，并尽量不食用有强烈气味的食物。其次，玛丽学习了一系列的放松和冥想技巧，帮助她在感到恶心时能够自我调节。此外，她的家庭护理者(女儿)参与了护理培训，学会了如何在家中为玛丽准备适宜的饮食，监测症状变化，并确保按时给予抗呕吐药物。

【案例分析】

玛丽案例的成功在于多方面的合作和个性化的管理。居家管理方案注重患者教育和家庭参与，确保了玛丽在化疗期间的恶心和呕吐得到了有效控制。通过日常监测和自我调节的方法，玛丽的症状明显减轻，这不仅提高了她的生活质量，也增强了她完成治疗的信心。这一案例表明，即便在面对肿瘤治疗的挑战时，通过综合管理和家庭支持，患者在家中仍可有效控制症状。

 ## 病例分析2：居家管理中的挑战案例

【案例背景】

患者是一位58岁的男性，名叫迈克尔，被诊断为晚期胃癌并接受放疗。迈克尔居住在偏远的农村地区，无法随时享受医疗服务。尽管医生为他提供了详细的居家护理指导，但由于地理位置不佳和资源有限，迈克尔在居家管理中遇到了一系列挑战。

【案例分享】

迈克尔的居家护理计划包括使用口服抗呕吐药物，并尝试采用非药物治疗方法，如冥想和适当的饮食调整。然而，由于居住地的限制，迈克尔难以获得所需的所有药物，有时还会因为交通问题错过服用药物。此外，他经常感到孤独和焦虑，这些心理因素也加重了他的症状。迈克尔的家人由于工作忙碌，无法持续提供他所需要的支持和陪伴。

【案例分析】

迈克尔的案例突出了居家管理中的若干挑战，特别是对于居住在资源有限地区的患者。这种情况要求医疗团队更加深入地了解患者的生活环境，并寻找创新的解决方案。例如，可以利用远程医疗服务提供咨询和心理支持，或者协调当地社区资源，为患者提供药物递送服务。迈克尔的例子也强调了心理社会支持在肿瘤护理中的重要性。此外，家庭和社区的支持网络在患者护理中也起着至关重要的作用。通过了解和应对这些挑战，可以为迈克尔和类似情况下的患者提供更有效的支持，从而提高他们的治疗适应性和生活质量。

五、总结与展望

在对肿瘤患者恶心与呕吐的管理实践进行了深入探讨后，我们可以总结目前的成就，并展望未来的发展方向。

随着对肿瘤治疗不良反应的深入理解，以及个体化医疗的发展，管理恶心与呕吐的未来方向正在向更加精准和个性化的治疗策略转变。未来的管理方案将更加注重根据患者的基因特征、生活习惯和个人偏好来定制治疗计划。例如，基因分型技术可帮助预测患者对特定抗呕吐药物的反应，从而优化药物选择和剂量。此外，随着可穿戴设备和移动健康应用的发展，患者的自我管理能力将得到增强。这些技术可以实时监测患者的症状和药物不良反应，提供及时的反馈和干预。

在非药物治疗方面，预计将有更多的替代疗法和补充疗法被证实有效，并纳入标准的治疗准则。同时，心理社会支持和生活质量的改善也将成为恶心与呕吐管理的重要组成部分。研究将继续探索不同干预措施对患者生活质量的具体影响，并致力于发展全面的治疗方法，以满足患者身心的全方位需求。

▶ 第六节　呕血与便血

一、概述

肿瘤患者在居家缓和医疗中常常面临多种症状的管理，其中呕血与便血是两种较为紧急且常见的症状。在编写面向患者的关于呕血与便血管理的书稿时，首先需要以易于理解的方式介绍这两种症状的基础医学知识，包括它们的定义、发生的生理过程及可能与肿瘤相关的原因。紧接着，识别这些症状的能力对于患者及其照顾者至关重要，这包括了解血的性质与量的评估以及伴随症状与相关体征。

紧急处理方面，本章节将介绍在居家环境下遇到呕血或便血时的初步应对措施，以及何时应该寻求专业的紧急医疗帮助。同时，为了减少呕血与便血的发生，日常生活中的预防策略同样重要，这涉及饮食管理、活动量与体位调整以及药物的预防与管理。

此外，本章节还将讨论在何种情况下需要将患者转介给专业医疗机构，并对肿瘤患者在治疗过程中可能出现的呕血与便血问题进行特殊考量，如肿瘤治疗引起的并发症、慢性并发症的管理以及晚期照护中的心理支持和临终关怀。通过这些内容，旨在为医务人员、患者及其照顾者提供一个全面的参考框架，以优化居家缓和医疗中的症状管理。

二、呕血与便血的基础知识

呕血与便血是两种常见于肿瘤患者中的症状，它们各自反映了患者消化系统中不同部位的病理变化。了解这些症状的基础知识对于医疗专业人员和照顾者来说至关重要，因为这关系到能否及时、准确地诊断和处理这些症状，从而对患者的健康状况做出正确的评估和干预。

呕血，是指从口腔排出含有血液的呕吐物。根据血液的颜色和呕吐物的性状，可以对出血的位置和原因做出初步判断。便血，或称为血便，是指粪便中含有血液，其出现可能指向从小肠到大肠任何部位的出血问题。

掌握关于呕血与便血的基础知识有助于在日常照护中识别和处理这些症状，降低它们对肿瘤患者生活质量的影响，并及时防止可能的急性并发症。因此，对于肿瘤患者及其照顾者而言，建立对这些症状的基础认知，是提供有效护理的基石。

(一)呕血的定义与基本概念

1.呕血的医学定义

呕血(hematemesis)，是指从口腔排出含有血液的呕吐物。这种症状通常是上消化道出血的直接表现，如食管、胃或十二指肠的出血。根据呕吐物中血液的颜色和质地，可以对出血的来源和性质进行初步判断。

2.呕血的病理生理机制

呕血的病理生理机制复杂，涉及多个系统和器官。呕吐是一种强烈的反射动作，常常是上消化道的血管受到破坏，导致血液进入胃内，这个过程涉及胃部、食管和膈肌的肌肉收缩，这种肌肉收缩推动胃内容物随着呕吐反射经过食管和口腔一同被排出体外。上消化道出血可能由多种原因引起，如消化性溃疡、胃食管反流病、食管静脉曲张、消化道肿瘤等。

3.与肿瘤相关的呕血机制

在肿瘤患者中，呕血可能是由于肿瘤直接侵犯消化道血管，或者是抗癌治疗(如化疗、放疗)导致黏膜损伤和血管脆弱，以及肿瘤相关并发症如凝血功能障碍所引起的。某些情况下，肿瘤的生长可能会压迫血管，导致血管破裂出血。肿瘤患者的呕血管理需要特别注意，因为它可能是严重并发症的标志，需要进行及时的评估和处理。

(二)便血的定义与基本概念

1.便血的医学定义

便血(hematochezia)，医学上也称为血便，是指从肛门排出含有血液的粪便。便血可以是鲜红色的，表明出血可能来自下消化道，如结肠或直肠；也可以是暗红色或黑色的，这通常表示出血发生在上消化道或小肠。便血是消化道出血的一个重要症状，需要及时诊断和治疗。

2.便血的病理生理机制

便血的病理生理机制涉及消化道的血管异常或损伤，导致血液进入下消化道，并随粪便排出体外。这种情况可能是由消化道黏膜的炎症、溃疡、痔疮、肠道肿瘤或肠道感染等多种情况引起的。出血的位置和程度会影响便血的外观和颜色，便血的量、颜色以及其与粪便的混合程度都是诊断的重要线索。

3.与肿瘤相关的便血机制

在肿瘤患者中，便血可能与消化道肿瘤的存在直接相关，如结直肠癌。肿瘤可以侵蚀血管并引起慢性或急性出血。此外，某些类型的化疗和放疗也可能损伤肠道黏膜，导致出血。肿瘤患者的便血还可能与血液凝固机制受损有关，这在某些肿瘤类型中可能导致广泛的微血管损伤和出血。因此，便血在肿瘤患者中可能是一个复杂的多发性问题，需要进行综合全面的管理和治疗。

三、呕血与便血的症状识别

在肿瘤患者的治疗和护理过程中，呕血与便血是两种可能出现的严重症状，它们不仅影响患者的舒适度和生活质量，还可能预示着疾病的进展或是治疗相关并发症的存在。因此，及时识别这些症状并采取相应的措施至关重要。

呕血通常表明上消化道出现出血，这可能是食管、胃或十二指肠的损伤造成的。呕吐物中的血量、颜色和质地都是评估病情的重要因素。便血可能暗示下消化道的出血，其表现形式从鲜红色的血液到暗色的粪便都有可能，每种类型的便血都有其独特的原因和临床意义。

对于患者和照顾者来说，了解呕血与便血的各种迹象，并能够分辨它们与其他类似症状的区别，是有效管理这些症状的第一步。这不仅有助于避免不必要的恐慌，还能在必要时迅速采取行动，向专业医疗团队寻求帮助，从而减少并发症的风险，保障患者的安全与健康。

（一）识别呕血的症状

1.血的性质与量的评估　评估呕血时，居家护理人员应详细询问和观察血的颜色、质地以及其与食物混合的程度。鲜红色血液通常意味着是近期的出血，而暗红色或咖啡色呕吐物可能表明血液在胃中停留了一段时间。量的评估则根据呕吐物中血液的多少来判断，这对确定出血速度和病情严重性至关重要。

2.伴随症状与相关体征　除了直接的呕血，患者可能还会有其他症状和体征，如腹痛、头晕、心悸、疲劳等。医务人员需要评估这些症状以判断可能的出血位置和原因。例如，胃溃疡可能会导致剧烈腹痛，而食管静脉曲张可能会有腹部胀满的感觉。

3.辨别呕血与其他症状　辨别呕血与其他症状，尤其是胃反流，对于正确诊断至关重要。胃反流可能仅仅表现为食物和胃酸的反流，而不伴有血液；然而，如果反流液中含有血液，这可能是上消化道出血的迹象。医务人员需要通过详细的病史询问和可能的内窥镜检查来区分这些症状。

（二）识别便血的症状

1.便血的类型和特点

便血的类型通常根据血液的颜色和粪便中的血液量来区分。鲜红色的便血通常指示下消化道出血，如直肠或肛管附近出血。暗红色或黑色的柏油样粪便（医学上称为黑便）则可能是上消化道出血的迹象，如小肠或右侧结肠出血。此外，血液如果仅涂抹在卫生纸上，可能是肛裂或痔疮引起的。表4-6是关于便血类型及其特点的内容。

表4-6　便血类型及其特点

类型	可能指示的出血部位或原因	特点
鲜红色便血	下消化道，如直肠或肛管	通常与肛门附近出血相关，可能伴随有直肠刺痛或紧迫感
暗红色/黑色便血	上消化道，如小肠或右侧结肠	表明血液在消化道中停留较长时间，可能伴随有恶心或呕吐
血涂抹在卫生纸上	局部问题，如肛裂或痔疮	通常与排便过程中的轻微出血相关，疼痛可能较为明显

2.伴随症状与相关体征　便血可能伴随有腹痛、腹部不适、便秘或腹泻等症状。在某些情况下，便血还会伴随有全身症状，如乏力、贫血、体重减轻等。医务人员需要综合考虑这些症状和体征，以及患者可能的其他医疗状况，如已知的消化道疾病或是肿瘤治疗史等。

3.辨别便血与其他肠道症状　便血需要与其他肠道症状区分开来，如仅有血丝的黏液排出可能是炎症性肠病的迹象，而非真正的便血。此外，某些食物如红色水果(如草莓、樱桃、西瓜)，可能使粪便呈现红色或粉红色；大量摄入绿叶蔬菜(如菠菜、羽衣甘蓝)其含有的叶绿素可能使粪便呈现绿色或深绿色；摄入大量黑色食物，如黑巧克力、黑芝麻、黑糖等，可能使粪便呈现较深的颜色。药物(如某些抗生素或铁剂)也可能导致粪便颜色变化，与便血相混淆。医务人员应通过详细的病史询问、粪便测试和必要的内窥镜检查来确定真正的便血并进行诊断。

四、呕血与便血的紧急处理

紧急处理呕血和便血的情况是医疗护理中的一项关键任务，特别是在肿瘤患者的照护中，这些症状往往预示着可能的生命危险。呕血和便血不仅要求照顾者具备快速反应的能力，还需要对症状进行正确评估，以便采取合适的急救措施。

紧急处理的第一步是评估情况的严重性，如血量的多少、呕血或便血的频率以及患者是否有休克的征兆(如皮肤湿冷、呼吸急促、意识模糊等)。此时，应保持患者的稳定，立即停止进食和饮水，并让患者处于最舒适的体位，通常是半坐位，这可以减少呕吐的风险。紧接着，家属或照顾者需要迅速联系紧急医疗服务，并提供患者的基本信息及描述当前的症状。在等待专业医疗人员到来的同时，家属应保持冷静，为可能的医疗干预做好准备，并且监控患者的生命体征，如心率和呼吸频率。

在肿瘤患者中，呕血和便血的紧急处理更加复杂，因为这可能涉及肿瘤治疗的并发症，如化疗引发的黏膜炎症或放疗导致的组织损伤。在这种情况下，与患者的医疗团队保持密切沟通，对于提供适宜的紧急护理至关重要。紧急处理不仅涉及对当前症状的反应，还包括对患者长期健康状况的考虑。

(一)居家处理呕血的初级措施

1.紧急情况下的自我评估

当居家的肿瘤患者出现呕血时，能够进行有效的自我评估是至关重要的。首先，照顾者及患者自身可以先评估呕血的量、颜色及是否伴随有血块，这些信息对医生的诊断有重要帮助。患者还需要注意是否有头晕、心跳加速等休克的迹象。在任何情况下，患者都应该避免进食和饮水，以防加重呕吐。

2.照顾者如何进行初步处理

照顾者在处理呕血的情况时，首要的是保持冷静，帮助患者取半坐位或侧卧位，以防止呕吐物误吸。同时，保持患者的头部侧向一边，以利于呕吐物的排出，并防止呼吸道堵塞。家属应该及时记录下呕血事件的详细信息，包括呕血的时间、持续时间、频率及伴随症状。

3.何时寻求紧急医疗帮助

患者或照顾者应当知晓何时需寻求紧急医疗帮助。如果呕血量大、呕血不止或患者出现昏迷、气促、呼吸困难等症状，必须立即拨打急救电话或前往医院。此外，如果患者有严重的腹痛、疼痛不减轻，或者是呕血与其他严重病症如胸痛同时出现，也应及时就医。对于肿瘤患者而言，即使呕血量不大，也推荐及早与其肿瘤治疗团队联系，因为呕血可能是肿瘤进展或并发症的一个信号。

(二)居家处理便血的初级措施

1. 紧急情况下的自我评估 便血可能是肿瘤患者面临的一个严重问题，患者在家时首先需要学会如何进行自我评估。这包括观察便血的颜色、量、频率，以及是否伴随有黏液或血块。便血的颜色变化可为医生提供出血部位的线索。同时，患者应监测是否伴随有腹痛、发热、晕厥或其他任何不寻常的症状，这些都可能是需要紧急医疗干预的迹象。

2. 照顾者如何进行初步处理 照顾者在处理便血时应保持镇定，并协助患者进行正确的评估和记录。家属应确保患者得到充足的休息，避免过度活动，因为活动可能会加重出血，此外应立即为患者准备前往医疗机构的必需品，如健康保险信息、当前的药物清单及医生的联系信息。同时，照顾者应观察患者的整体状况，注意任何可能的休克迹象，如皮肤苍白、出冷汗、脉搏微弱或加快。

3. 何时寻求紧急医疗帮助 便血可能需要紧急医疗干预，尤其是当伴随有以下症状时：持续大量出血、严重腹痛、意识模糊、呼吸困难或任何休克的迹象。如果患者的便血是突然发生的，特别是如果他们已知有消化道肿瘤，这可能表明肿瘤发展或出现并发症，应立即联系医疗服务。此外，如果便血持续出现而无法通过简单的家庭措施控制，或者有其他任何引起担忧的症状(如贫血症状)，也应该立即寻求专业医疗帮助。对于肿瘤患者而言，及时的医疗干预对于预防可能的并发症和提高生活质量至关重要。

五、居家照护中的呕血与便血管理

在居家照护环境中，对于肿瘤患者的呕血与便血管理是一个细致且复杂的过程。它要求照顾者不仅要有应对突发症状的能力，还需要有预防这些症状发生的策略和知识。呕血与便血不但会给患者带来身体上的痛苦，还可能引发情绪和心理上的压力。因此，居家照护的目标是通过综合管理，降低这些症状发生的频率和严重性，同时提高患者的生活质量。

居家照护中对呕血与便血的管理，涵盖了从日常生活习惯的调整到药物治疗的应用。例如，在饮食上，需要避免食用可能引发或加剧呕血与便血的食物，选择易于消化且对消化道温和的食物；在生活方式上，适当的体位调整和避免剧烈活动可以减少呕血的风险；至于药物管理，应定期评估药物效果和不良反应，确保药物治疗能够有效且安全地进行。

这一切都需要照顾者具备一定的医学知识，以及对患者情况进行细心观察和评估。通过与医疗团队紧密合作，居家照护可以针对性地缓解呕血与便血症状，使患者在面对肿瘤挑战的同时，仍能享有尊严和舒适的生活。

(一)日常生活中预防呕血的策略

1. 饮食管理

在日常生活中，饮食管理对于预防呕血尤为重要。患者应避免食用可能刺激消化道的食物，如辛辣、油腻和过硬食物。推荐食用容易消化、低脂肪、高纤维素的饮食，如粥类、嫩豆腐、蔬菜水果等，以减少胃肠道的负担。此外，建议患者少食多餐，避免过量饮食，减少胃部压力。饮酒和吸烟也应严格限制，因为它们都可能加剧胃黏膜的损伤，从而增加呕血的风险。

2. 活动量与体位调整

适当的体育活动可以促进消化，但患者在活动后应避免立即躺下，特别是餐后，以减少胃食管反流的可能性。晚餐后至少保持 2 h 的直立姿势，这有助于食物更好地在胃中消化。对于那些需要长时间卧床的患者，适当的体位调整，如抬高床头，可以减少胃内容物对食管下端的压力，从而降低呕血的风险。

3. 药物预防与管理

药物在预防和管理呕血中扮演着重要角色。对于那些有胃食管反流或其他消化道疾病的患者，医生可能会开具质子泵抑制剂或 H2 受体拮抗剂等药物如奥美拉唑、乙酰酸铵等来减少胃酸分泌，保护胃黏膜。在使用某些可能会损害胃黏膜的药物时，如非甾体抗炎药（NSAIDs），医生可能会预防性地使用胃黏膜保护剂。对于肿瘤患者，还应定期监测并调整药物，预防治疗引起的潜在呕血风险。

（二）日常生活中预防便血的策略

1. 饮食管理

饮食对于维持肠道健康和预防便血至关重要。肿瘤患者应选择富含纤维的食物，如全谷物、果蔬和豆类，以促进肠道蠕动和软化粪便，减少排便时的压力和潜在的出血风险。同时，应限制刺激性食物，如过量的咖啡因和乙醇，以及可能导致肠道炎症的辛辣食品。充足的水分摄入也是防止便秘和减少肠道刺激的关键。

2. 活动量与体位调整

适度的体力活动可以帮助促进肠道健康，预防便血。建议患者根据自身状况进行定期的温和运动，如散步或瑜伽，以增强肠道血液循环。对于长时间需要卧床的患者，适当的体位调整，如定期翻身和抬高下肢，可以减少静脉压力，预防由于长时间卧床引起的下肢静脉曲张和肠道血液循环障碍。

3. 药物预防与管理

在药物管理方面，患者应在医师的指导下使用可能影响肠道功能的药物，特别是对于那些可能引起或加剧便血的药物。例如，非甾体抗炎药（NSAIDs）应谨慎使用，因为它们可能损害肠道黏膜，增加出血的风险。如果需要使用此类药物，可能需要同时使用胃黏膜保护剂。此外，对于有便秘倾向的患者，可以考虑使用温和的缓泻剂，以减少排便时的压力。需要注意的是，任何药物的使用都应该和医生讨论，以确保它们不会与患者的其他治疗方案发生冲突。

表 4-7 是关于预防和管理便血常见药物的表格，涵盖了药物类别、作用机制、常见药物及注意事项。

表 4-7　预防和管理便血常见药物

药物类别	作用机制	常见药物	注意事项
非甾体抗炎药	预防或减轻由 NSAIDs 引起的肠道黏膜损伤	奥美拉唑、米索前列醇	与 NSAIDs 联合使用时，监测胃肠道反应
缓泻剂	软化粪便，减少排便时对肠道的压力	大黄、麻仁、乳果糖	长期使用可能导致依赖，应遵医嘱
止血药	帮助减少肠道出血	曲安奈德、肠溶激素制剂	长期使用应监测血液动态和肝功能
肠道抗炎药	减轻肠道炎症，帮助治疗炎症性肠病	硫唑嘌呤、美沙拉嗪	应监测肾功能和血液学指标并定期复查

六、呕血与便血的进阶医疗支持

当肿瘤患者在居家照护中出现呕血或便血等症状时，往往需要更为专业的医疗支持。这种进阶医疗支持的核心在于提供更精细、更具针对性的治疗措施，确保患者能够获得及时和适宜的医疗干预。随着病情的发展，对患者的照护可能会超出家庭照护的能力范围，此时，将患者的照护计划提升到更高级别的医疗服务是至关重要的。

进阶医疗支持可能涉及多学科团队的协作，包括专业的肿瘤医生、外科医生、消化科医生、营养师和心理咨询师等。这些专家不仅能够提供高级别的临床治疗，如内窥镜下的止血手术、输血服务及可能的手术干预，还能够为患者提供关于营养、心理等方面的综合照护，以确保患者的健康。

此外，进阶医疗支持还包括对于症状的精确评估和监测，以及对治疗效果的定期回顾，这有助于及时调整治疗策略，减少患者的痛苦和提升治疗效果。对于肿瘤患者而言，这样的医疗支持是他们治疗过程中不可或缺的一部分，它在改善症状、提升生活品质以及可能延长生存期方面发挥着重要作用。

(一) 何时与如何转介专业医疗服务

1. 评估病情的严重性　在居家照护环境中，评估病情的严重性是确定是否需要转介至专业医疗服务的关键步骤。这项评估包括监测症状的变化、判断病情是否在恶化及检测身体功能的下降。对于肿瘤患者，出现新症状或现有症状加剧，如不受控的疼痛、进行性体重减轻、持续呕吐或呕血等，都可能是病情恶化的迹象。在这种情况下，居家照护可能需要转为专业医疗服务，以提供更加综合的治疗和支持。

2. 专业医疗服务的选择　转介到专业医疗服务时，患者和家属应考虑多个因素，包括病情需要、专业医疗服务的可用性、地理位置及患者的个人偏好。例如，对于需要高度专业化治疗的患者，如肿瘤放疗或化疗，应选择具有相关专业技能和设备的医疗机构。同时，还应考虑患者的保险覆盖情况和经济能力，以及专业医疗服务是否能够满足患者的文化和语言需求。

3. 与医疗团队的沟通 有效沟通是患者与专业医疗服务之间顺利转介的关键。患者及家属应该保持与主治医师及医疗团队的开放沟通，明确传达患者的需求、期望及担忧。此外，家属应积极参与到决策过程中来，确保所有相关信息被充分理解和考虑。在转介过程中，详尽的医疗记录和资料的转移也同样重要，这包括病历摘要、治疗响应历史、药物记录等，以确保连续性的照护和信息的无缝对接。最终，与医疗团队的有效沟通可以帮助确保患者得到最合适的照护，同时减少潜在的医疗错误和遗漏。

(二) 肿瘤患者中呕血与便血的特殊考虑

1. 肿瘤治疗导致的呕血与便血 在肿瘤患者的治疗过程中，呕血与便血可能是治疗引起的不良反应。化疗和放疗有时会损伤消化道的黏膜，导致出血。此外，某些药物可能会增加出血风险或造成凝血功能障碍。在这种情况下，医疗团队需要密切监测患者的症状，并可能需要调整治疗计划，以减轻这些不良反应的严重性和降低频率。同时，对于那些因为手术或介入治疗而有出血风险的患者，应提前做好相应的预防措施。

2. 慢性并发症与晚期照护 长期的肿瘤病程可能伴随慢性并发症，包括持续呕血和便血。这些症状可能导致贫血、体力消耗和生活质量下降。在晚期照护中，缓解症状和提升生活质量成为主要目标。照护计划应包括定期评估、疼痛管理、营养支持，以及必要时的输血或其他支持疗法。照护团队应确保患者的症状得到适当控制，并且可得到家属的支持。

3. 心理支持与临终关怀 肿瘤患者可能因为呕血和便血而产生心理压力和焦虑。提供心理支持对于管理这些症状至关重要。心理支持可以包括心理咨询、支持小组、精神安慰。在临终关怀中，心理支持转向帮助患者和家属处理临终的情绪、精神和存在的问题。应尊重患者的意愿，提供符合他们价值观和信仰的照护，确保他们在生命的最后阶段得到尊严和安宁。

【案例分享】

案例一：李女士的居家缓和医疗经历

李女士，62岁，被诊断患有晚期胃癌。随着疾病的进展，她开始出现呕血和便血的症状，这严重影响了她的生活质量。在家人的支持下，李女士选择了居家缓和医疗服务，希望能在舒适的家庭环境中接受治疗。

在缓和医疗团队的协助下，李女士的症状得到了有效管理。团队为她定制了一份详细的照护计划，包括饮食管理、药物治疗和心理支持。她的饮食调整为易消化食物，少量多餐，并且避免食用任何可能刺激消化道的食品。药物治疗上，她在医生的指导下使用质子泵抑制剂来减少胃酸分泌，同时用止血药物控制出血。

呕血和便血的症状在这些措施下得到了控制，李女士的痛苦减轻了许多，她能够更多地享受与家人相聚的时光。在心理上，缓和医疗团队的社会工作者和心理顾问为她提供了情绪支持，帮助她从容应对疾病的恐惧和即将到来的临终焦虑。她参加了由缓和医疗服务组织的支持小组，与同样状况的患者分享经验，这让她感到不再孤单。

尽管李女士的病情仍在进展，但缓和医疗使她能够以更有尊严和平静的方式度过生命的最后时光。她和家人非常感激医疗团队提供的全面照护，这让她在生命的最后阶段也能高质量地生活。

案例二：张先生的居家缓和医疗经历

张先生，56岁，因直肠癌接受了手术治疗后，开始在家中接受居家缓和医疗服务。尽管手术部分很成功，但他开始出现便血的问题，这给他的康复带来了额外的挑战。

他在缓和医疗团队的帮助下，症状得到了细致的管理。医疗团队首先对他进行了全面评估，以确定便血的原因和程度。他们为他定制了一套包括药物管理、饮食调整和生活方式改变的综合方案。

药物治疗上，张先生在医生的监督下使用了肠道抗炎药和止血药，这些药物帮助他减轻了症状并防止了进一步的出血。在饮食上，他被建议增加纤维的摄入量，减少消化道的压力，同时确保摄入足够的水分，以预防便秘。

身为一个活跃的社区志愿者，张先生希望尽可能保持活动。缓和医疗团队提供了一系列适当的体力活动建议，使他能够在不影响恢复的情况下保持活力。心理顾问和社工也为张先生提供了支持，帮助他处理因病情带来的情绪压力和不确定性。

通过这些全方位的照护，张先生的症状得到了缓解，他的生活质量得到了显著提升。他感谢医疗团队对他个人需求的关注，使他得以在家中安心地继续他的康复之路，同时让他能与家人共享宝贵的时光。张先生的故事是居家缓和医疗如何帮助肿瘤患者在面对挑战时仍能保有尊严、积极生活的典范。

▶ 第七节　腹胀

一、概述

(一)定义

腹胀(abdominal distension)既是一个症状，又是一个体征，可以表现为一部分或全腹部胀满；主要是胃肠道内积聚过量的气体，导致腹部出现胀痛的感觉或为腹部饱胀感、压迫感，从而出现腹部膨隆。同时，既可为生理性的，又可为病理性的；可以是消化系统本身疾病，也可以是全身性疾病在胃肠道中的表现；轻者仅表现为腹部稍饱胀感，重者全腹膨胀，影响呼吸，甚至影响工作和生活。

(二)腹胀的病因

1.咽入胃内空气过多　咽入胃内空气过多见于吞气症。通常每吞咽一次有 2~3 mL 空气进入胃内，若唾液分泌过多、进食过快、嚼口香糖等，则咽下的空气会增加，使胃肠道积气而引起腹胀。吞气症多见于顽固的焦虑状态，或者口腔中有异物，因吞入大量的空气而发生腹胀,多以胃部胀气为主。

2.**胃肠道产气过多** 在消化不良时,肠道内的细菌作用于脂肪、蛋白质及糖类,因发酵而产生大量的气体,使胃肠道大量积气而腹胀,常见于短肠综合征。短肠综合征因肠系膜上动脉栓塞、小肠扭转及做小肠广泛切除术而使小肠变短,吸收面积减少,从而引起消化不良等一系列症状。

3.**肺排出 CO_2 障碍** 正常肠道内的二氧化碳分压(PCO_2)大于静脉血中的 PCO_2,故肠道内的 CO_2 可弥散到血液中而经肺排出。当呼吸衰竭时,若血中的 PCO_2 大于肠道中的 PCO_2,肠道的 CO_2 不能弥散到血中经肺排出体外,则血中的 CO_2 可弥散到肠道中而发生腹胀。

4.**肛门排气障碍** 肛门排气障碍见于急性胃扩张、顽固性便秘、幽门梗阻、败血症、肠梗阻、肠麻痹、先天性巨结肠症、毒血症、心力衰竭等,其使肠道排气不畅而积气,故而产生腹胀。

5.**腹腔积液** 腹腔为人体最大的浆膜腔,腹膜分为壁腹膜及脏腹膜,两者之间的空隙即腹腔。正常情况下,腹腔中有约 100 mL 浆液,由脏腹膜分泌,壁腹膜吸收,保持相对动态平衡,这些浆液起润滑作用可减少摩擦。若脏腹膜分泌的液体超过壁腹膜的吸收能力,则腹腔中的浆液含量会增多,当超过 200 mL 时称为腹水,腹水达 1000 mL 时可出现移动性浊音。肿瘤引起的腹水为恶性腹水,是恶性肿瘤的晚期表现。腹膜炎、腹水(包括腹腔积血),均因血浆胶渗压降低、静脉循环障碍、门静脉压增高、淋巴液回流受阻、毛细血管通透性增加、腹内脏器破裂或宫外孕破裂,使腹腔内大量积液,占据腹腔,压迫胃肠,牵拉腹膜及支持组织而致腹胀。

6.**腹腔积气** 腹腔积气指非机械性压迫引起的肠麻痹,是肠道蠕动功能减弱甚至消失的结果。一般继发于腹腔炎症如胃肠道穿孔,使胃或肠道气体进入腹腔,产生腹胀、电解质紊乱、药物不良反应等。

7.**腹部肿物** 因腹腔内巨大肿物压迫胃肠道引起胃肠道梗阻,使患者感到腹胀。腹部巨大肿块按发病机制分为先天性、肿瘤性、炎症性、梗阻性等等。先天性常见病因为先天性肝囊肿、多囊肾、胰腺囊肿、巨大膀胱、卵巢囊肿等;肿瘤性病因常见于胃癌、胰腺癌、肝癌、结肠癌、膀胱肿瘤、卵巢癌等;炎症性常见病因为阑尾脓肿、细菌性肝脓肿、胰腺脓肿、回盲部结核等;梗阻性病因常见于幽门梗阻、肠梗阻、胆囊癌、胆道梗阻、尿潴留等;外伤在少数情况下会引发腹部巨大肿块,多有血肿形成。

8.**肿瘤术后继发** 消化系统肿瘤切除术也是造成腹胀的常见原因之一,多为手术创伤引起的吻合口水肿、肠道炎性渗出粘连、术后饮食不合理造成肠道功能紊乱等,但一般多为短期内腹胀,并且症状不显著,少数可发展为肠梗阻,此时需要进行手术处理。

(三)分类

1.**按病因分类** 器质性腹胀和功能性腹胀。

2.**按腹胀的部位分类** 上腹部腹胀和下腹部腹胀。

3.**按腹胀的伴随症状分类** 如上腹疼痛、胃灼热、嗳气、反酸、恶心、呕吐等。

4.**按症状的发作时间及程度进行分类。**

(1)无症状。

(2)轻度:感觉不舒服,但可以忍受。

（3）中度：非常不舒服，但不影响日常活动。

（4）重度：极其不舒服，难以忍受，并影响日常活动。

（四）主要表现

1. 腹部膨胀感　患者会感到腹部充满气体或扩张的感觉，有时可能会感觉腹部明显膨胀起来。

2. 腹胀紧绷　腹部会感到紧绷、胀满或有压迫感，有时可能会让人感觉不舒服或疼痛。

3. 胃肠气体排出困难　腹胀可能伴随着气体在胃肠道中积聚，导致排气困难或频繁打嗝。

4. 腹痛或不适感　腹胀可能伴随轻度到中度的腹痛或不适感，可以是隐痛、胀痛或刺痛。

5. 腹部鸣叫或有胀气感　患者可能会感到腹部有鸣叫声或气体在腹部移动的感觉。

6. 腹部膨隆或肿胀　有时腹胀可能导致腹部看起来膨隆或肿胀，尤其在餐后或消化不良时更为明显。

7. 不稳定排便　腹胀可能伴随着排便不规律、便秘或腹泻。

（五）常见疾病

1. 肠易激综合征（irritable bowel syndrome，IBS）　肠易激综合征是一种功能性肠道疾病，其特征包括腹部膨胀、腹痛、排便不规律（便秘或腹泻）等症状。

2. 腹胀型胃食管反流病（Gastric Reflux with Abdominal Bloating，GERD）　胃食管反流病指胃酸逆流到食管中，引起腹胀、胃胀、胃灼热感和酸味回流等症状。

3. 肠道感染　细菌、病毒或寄生虫感染引起的胃肠道感染可能导致腹胀、腹泻、腹痛和恶心等症状。

4. 肠道梗阻　肠道内或外的阻塞会导致肠内容物无法正常通过，引起腹胀、腹痛、呕吐和便秘等症状。

5. 肠道炎症性疾病　如克罗恩病和溃疡性结肠炎等疾病可能导致腹胀、腹痛、腹泻和消化道出血等症状。

6. 肝硬化　肝硬化是肝脏慢性疾病，可能导致腹水积聚（腹水），引起腹胀和有腹部膨胀感。

7. 腹腔肿瘤　腹腔内的肿瘤，如卵巢肿瘤、结肠癌等，可能导致腹胀、腹痛和腹部肿块。

8. 食物不耐受　某些人对某些食物不耐受，如乳糖不耐受、麦芽糖酶缺乏症等，会导致腹胀和腹泻等症状。

二、诊断与治疗

（一）病史采集

注意起病的急缓，进展的快慢；腹胀开始出现的部位，有无恶心、呕吐、腹泻、便秘、盗汗、呼吸困难、心悸、发热、黄疸、体重下降、下肢浮肿及内分泌病史等。女性患者要注意询问月经史；要注意询问既往病史及生活史，是否到过血吸虫疫区，是否嗜酒等。

(二)体格检查

鉴别腹胀的原因很重要,应做全身检查,注意皮肤颜色,有无蜘蛛痣,心率快慢,心律整齐否,心脏有无杂音,颈静脉有无怒张;腹部膨隆系局部抑或全腹,腹壁静脉有无怒张,有无胃肠型及胃肠蠕动波。腹肌紧张后,有无压痛、反跳痛、肿物,肝、脾大小,有无振水音、波动感,腹部浊音界的分布,有无移动性浊音,肠鸣音是否改变,是否有血管杂音。

(三)实验室及辅助检查

1. 实验室检查　实验室检查包括:三大常规,血生化,肝、肾功能检查,血清肿瘤标志物测定,疑为碳水化合物吸收不良或小肠细菌过度生长时做氢呼气试验,疑脂肪吸收不良时进行大便脂肪定量或同位素 CO_2 呼气试验,以及腹水常规生化、病理及肿瘤标志物检查。

2. 辅助检查　疑为胃肠道动力紊乱时,应做食管、胃、直肠测压,胃固、液体排空或核素胃排空试验;疑为胃肠道内器质性病变时,可选择性应用电子胃镜、电子结肠镜、小肠镜及超声消化内镜、放大消化内镜、色素内镜、荧光内镜、胶囊内镜等进行检查;疑为腹腔肿物时,可选用腹腔镜检查;疑为胆道系统疾患时,可选用胆道镜及 ERCP 等检查;女性患者疑为子宫疾患时,可选用宫腔镜检查,但须掌握适应证及禁忌证。

3. X 线检查　腹部平片对于胃肠胀气、胃肠梗阻、穿孔等均可有特征性表现,对于大量腹水、卵巢巨大囊肿亦可帮助诊断;可做全消化道钡剂造影 X 线检查,以了解腹内病变及腹腔异物对肠道的挤压情况。

4. CT 检查或 MRI 检查　其可以了解腹内占位性病变位置、大小。CT 检查有助于确定腹水是否存在。

5. B 超检查　B 超检查主要对于腹水、腹腔实质器官占位性病变有诊断价值。

(四)治疗方法

1. 功能性腹胀　主要用药物治疗功能性腹胀。上腹胀时主要考虑胃消化动力不足,可服用甲氧氯普安、多潘立酮等药物增强胃动力。下腹胀时主要考虑肠道功能紊乱,可服用莫沙必利、乳果糖等调节肠道功能。但若是系统性疾病所致,则应积极控制原发病。

2. 器质性腹胀　①腹腔肿瘤:良性肿瘤可手术治疗;恶性肿瘤早期应尽可能进行手术治疗,辅以化疗或放疗,不能手术则可进行介入治疗,并辅以化疗或放疗;恶性肿瘤晚期,则应以支持治疗为主,以改善症状、提高生存质量。②腹腔积液:一般情况下应联合使用保钾利尿药和排钾利尿药,如螺内酯和呋塞米。利尿药的用量应根据不同疾病而定,并应从小剂量开始逐渐增大用量,但用药期间应定期监测电解质和尿素。对于腹腔内有较大肿瘤/腹腔转移或有大量腹水的患者,则应加强对原发癌的治疗;可进行腹腔灌注,抑制肿瘤,从源头控制腹水;可考虑采用贝伐珠单抗、卡妥索单抗等靶向药物,临床表明这些药物对控制腹水比较有效。对于大量腹水,则应行腹腔穿刺放液;每次抽取腹水量以 1000~3000 mL 为宜,反复大量放液有导致有效循环血量降低、低钠血症、肾功能障碍和低白蛋白血症等的风险;对于高危的患者可在放液的同时采用右旋糖酐或白蛋白静脉滴注进行扩容,以缓解症状;还可通过静脉补充白蛋白以提高血浆胶体渗透压,从而促进腹水消退。

3. 胃肠梗阻　胃肠梗阻患者应及时采取措施解除梗阻,如进行胃肠减压,吸出胃肠道内的气体与液体，减轻压力，同时纠正水电解质紊乱与酸碱失衡。

4. 全身性疾病　如糖尿病，应积极控制糖尿病，辅以调节胃肠动力的药物进行治疗。

5. 非手术治疗无效者　对于非手术治疗无效者，可采用手术治疗的方式，尽快解除梗阻。

6. 肠道寄生虫　有肠道寄生虫的，积极进行驱虫治疗。

7. 胃肠积气治疗

(1)调节饮食成分，限制奶类、豆类、水果等不能完全消化吸收的碳水化合物的摄入。

(2)减少吞气：缓慢进食，减少或停止嚼口香糖，戒烟，有焦虑症等精神疾病者应给予治疗。

(3)药物治疗：小肠细菌过度生长者，口服抗生素。

(4)促进排便，增强胃肠动力：食用高纤维食物，服缓泻剂；使用胃促动力药如甲氧氯普安、多潘立酮、西沙必利等。

三、腹胀的居家护理

(一)日常护理

1. 规律作息　人体若存在作息不规律、熬夜、过度劳累等不良生活习惯，极易加重胃部、肠道等消化道组织的负担，并加重腹胀、腹痛、恶心等症状。因此患者应养成早睡早起、规律作息的生活习惯。

2. 鼓励患者多活动　做一些舒缓的运动，比如散步、瑜伽、太极等，有利于改善血液循环，加快新陈代谢，以促进肠蠕动，缓解症状；休息时协助患者取半坐卧位，以缓解腹部压力。尝试每天进行散步、慢跑、瑜伽或其他有氧运动，以促进肠道运动。

3. 药物治疗　胃促动力药，如吗丁啉、莫沙必利，可促进胃肠蠕动，加快胃肠排空。助消化药，如多酶片，可促进消化，通便消食。肠道菌群药物，如乳酸菌素片，可调节正常肠道菌群。抗生素，多用于肠道感染所致的腹胀。缓泻药，应酌情使用，促进肠道气体随粪便排出。避免滥用抗生素和止痛药等药物，因为它们可能会破坏肠道菌群之间的平衡，导致腹胀。

4. 禁食及胃肠减压　严重腹胀时应禁食、放置胃管，并连接负压吸引器，把胃肠道内的气体和液体抽吸出来，进行间歇性胃肠减压以改善腹胀情况。注意观察胃肠减压效果，观察引流物性状，随时做好记录。

5. 注意保暖　平时要注意适当增添衣物，避免着凉，还可以将热毛巾或热水袋放置在腹部，有利于改善局部微循环，促进凉气排出，缓解腹胀的情况。

6. 压力管理　学会应对和管理压力，因为压力可能会加重腹胀症状。应用放松技巧，如深呼吸、冥想、温水浸泡或按摩等，有助于缓解压力和舒缓肠道。

(二)合理安排饮食

1. 饮食调整　避免吃高脂肪、辛辣、油炸或加工食品，以及碳酸饮料、咖啡、茶和乙醇等刺激性食物和饮料。减少或避免摄入可能产生气体的食物，如豆类、洋葱、大蒜等。适当摄入高纤维食物，如水果(苹果、梨等)、蔬菜(菠菜、胡萝卜等)和全谷类(燕麦、糙米等)，有助于促进消化和减少便秘。

2. 饮食习惯 缓慢进食和充分咀嚼食物，以减少吞下过多空气的机会。避免急于进食或大口吞咽，可以尝试将食物切成小块，细细品味。避免使用吸管，因为它会增加吞入空气的量。

3. 控制饮食量 避免过度饱餐，避免一次性摄入大量食物、狼吞虎咽，防止吞入大量空气以避免胃肠过度膨胀。尝试分几次进食，控制每餐的食物量。

4. 足够的水分摄入 每天饮用 2000 mL 左右白开水，促进代谢产物排出，防止水电解质失衡，摄入足够的水分，有助于保持肠道正常运作，减少便秘和腹胀的发生。

5. 低钾患者的饮食 低钾患者应适量多吃富含钾的食物，如鱼肉、瘦肉、禽肉、白菜、木耳、紫菜、冬菇、香蕉、橘子、草莓、山楂、樱桃、葡萄等。

6. 控制高纤维食物的摄入 荞麦、糙米、麦麸、全麦食品、马铃薯、红薯等高纤维食物会加重胃肠道积气，吃这些食物时应粗细搭配，不可过量。

7. 适量摄入酸奶、益生菌制剂 适量摄入酸奶、益生菌制剂，有利于调整肠道菌群，促进肠道功能恢复正常，帮助食物消化吸收。

(三) 减轻腹胀的方法

1. 减少肠腔内容物 采用肛管排气、应用灌肠或软便剂导泻，以减少肠腔内容物，从而缓解腹胀症状。

2. 腹水引流 注意腹水引流应在医院进行，当患者有大量腹水时可行腹腔穿刺放腹水。穿刺前了解注意事项，排空膀胱以免误伤；穿刺中及术后监测生命体征，观察有无不良反应；术后照顾者及患者应加强观察穿刺部位的局部情况，如有渗液要及时通知医生更换敷料，保持局部的清洁、干燥，必要时可加压包扎；记录腹水的量、性质和颜色，若置管引流要做好引流管的护理，保证引流的通畅，预防感染发生、管道脱落、堵塞，每天准确记录引流液的量、性质和颜色，每次放腹水不宜过多，应约 1000 mL/次；大量放腹水后患者应卧床休息 8~12 h。

3. 腹部精油按摩及腹部热敷 评估腹腔内有无肿瘤，有肿瘤者禁止按摩，以免造成肿瘤破裂，使患者有生命危险。实施腹部按摩能够通过改变腹腔内的压力，使胃肠道副交感神经兴奋性增强，并对肠道形成一种机械和反射性的影响，从而促进肠道内气体的排出；而且腹部按摩会加快肠蠕动，促进肠道的排空。腹部按摩时手掌或大小鱼际应紧贴体表，手法柔和，用力均匀，以患者可耐受为度，自右下腹部开始，两手一前一后顺时针沿升结肠、横结肠、降结肠和乙状结肠方向做单向旋转按摩，可以促使气体移向肛门部，利于气体排出。在用精油按摩 15 min 后再进行腹部热敷，腹部热敷可改善血液循环，升高皮肤及内脏温度，从而加快肠蠕动，促进排便、排气。热敷最多不超过 30 min，否则会造成相反后果。

4. 中医护理 用艾条灸脐部，上下左右移动，灸 10~15 min；指压足三里、天枢穴，或穴位注射新斯的明促进排气，减轻腹胀。

(四) 药物使用

1. 合理安排给药时间 腹胀患者常用药物为利尿剂和缓泻剂，应根据药物的起效时间选择给药时机，避免影响患者休息或增加其他安全风险，如跌倒、坠床等。

2. 观察药物不良反应 如使用利尿剂，应特别注意维持水电解质和酸碱平衡，以每天体重减轻不超过 0.5 kg 为宜；对有高血压、心脏病、糖尿病、肾功能不全合并便秘的终末期患者，应选用安全的缓泻剂，如聚乙二醇4000；肠梗阻患者禁忌使用胃肠动力药物。

居家护理方法可能对轻度腹胀有帮助，但如果腹胀症状持续严重、频繁发作或伴随其他严重症状，建议咨询医生进行评估和治疗。医生可以根据具体情况提供更加个性化和有效的治疗建议。

(五) 适时的心理支持

水肿患者可能因为症状的不适和疾病的影响而面临心理压力和负担。提供心理支持对于帮助患者应对水肿病情和提高生活质量非常重要。

1. 情绪表达和倾听　鼓励患者表达他们的情绪和担忧。给予他们充分的倾听和支持，尊重他们的感受和体验。有时候，只要有人愿意倾听就可以给患者带来很大的安慰和宽慰。

2. 应对技巧培训　帮助患者学习有效的应对技巧，如放松练习、正向思考、情绪调节。这些技巧可以帮助患者更好地应对水肿带来的不适和情绪困扰。

3. 积极的生活方式　鼓励患者维持积极的生活方式，如适度的运动、健康饮食、良好的睡眠和充实的社交活动。这些可以提升心理健康和提高生活质量。

4. 家庭和社会支持　家人和亲友的支持对于水肿患者的心理健康非常重要。鼓励患者与家人和亲友分享他们的感受和需求，并寻求他们的支持和理解。

5. 心理咨询和治疗　如果患者的心理压力和负担较大，可以考虑寻求专业的心理咨询和治疗。心理专家可以提供情绪支持、应对策略和心理调适技巧，帮助患者应对挑战并改善心理健康。

(六) 其他注意事项

对于腹胀患者，轻者应限制活动，重者绝对卧床休息，其间应增加患者的床上活动；长期卧床者应预防发生压力性损伤。失代偿期的重症患者大多身体虚弱，需长期卧床，加上腹水的生成或下肢水肿客观上限制了床上机体活动，患者大多易发生压力性损伤，以下是居家护理的注意事项。

(1) 增加床垫的柔软度，有条件者可使用调节压力褥垫，并在其上铺上柔软棉布织物。

(2) 保持皮肤清洁，防止汗液、尿液、消毒液等刺激皮肤。

(3) 协助翻身，按时、按序、按规范变更体位，改善局部受压，并检查局部皮肤。

(4) 对于皮肤瘙痒的患者，指导患者不要抓挠，嘱患者勤洗澡，穿棉制内衣，涂抹炉甘石洗剂等。

(七) 随访

定期去医院随访有助于医生及时了解患者目前的症状程度及治疗效果，患者应尽可能携带与水肿相关的所有资料和文件，如之前的检查报告、医嘱、药物清单等。这些资料可以帮助医生更好地了解患者的病史和治疗情况。在见到医生时，可描述水肿的症状和任何变化。提供详细的信息，如水肿的程度、部位、持续时间、可能的诱因等，有助于医生进行评估和诊断。告知医生正在接受的药物治疗情况，包括药物名称、剂量和用药频率。还应提供关于药物的疗效和可能的不良反应，以便医生可以对治疗方案进行调整。与医生讨论关于水肿的诊断和治疗方面的问题。了解医生对病情的评估和建议，以及可能的进一步的检查或治疗计划。如果医生没有主动提供饮食和生活方式的建议，可以主动向医生咨询。询问关于饮食调整、液体摄入控制、体重管理、适度的运动等方面的建议。如果水肿对患者的心理健康产生了影响，可以向医生提及，并寻求心理支持和教育。医生可以提供相应的建议和指导，或者转诊心理专家。

四、腹胀相关的健康科普

(一) 腹胀和胃胀的区别

首先，腹胀和胃胀的区别在于发生的位置和症状不同，通常胃胀指上腹部，少量进食即有饱腹感，而腹胀通常在肚脐周围，少量进食不一定会有饱腹感。从解剖学上来讲，人的腹部是骨盆和胸部之间的身体部分，包括上腹部、中腹部和下腹部；而胃则是指胸部下方、肚脐上方区域，即上腹部及中腹部区域。所以，广义上来讲，腹胀是包括胃胀的。腹胀还可以指脐周胀、小腹胀，属于下腹部区域，这是位置上的一种区别。

其次，腹胀和胃胀的临床症状也有所区别。胃胀通常表现为进食少量食物就出现饱腹感，存在嗳气的症状，会明显影响食量。腹胀患者与进食关系不大，常表现为下腹鼓胀，肠鸣音亢进，排气增多等，另外还可能合并排便次数、大便性状、排便习惯的改变。

(二) 容易产气引起腹胀的食物

1. 高淀粉类的食物　土豆、红薯、芋头、南瓜、板栗等，这些食物含丰富的淀粉、膳食纤维，如果大量食用，经肠道细菌充分发酵之后会产生大量的硫化氢、氨气，如一时排不出去，蓄积在肠道之中，便会引起胃肠道胀气。

2. 大豆类　整粒大豆中有数种抗营养因子，其中两种是与胃肠道有关的，一种是胰蛋白酶抑制素，是能抑制体内蛋白酶活性的一种物质，如摄入过多，会影响人体对蛋白质的消化，对胃肠道有刺激作用；另一种是肠胃胀气因子，它能使人体产生胃肠道胀气，以及出现腹泻、消化不良等现象。豆类最好与容易消化的米饭等食物搭配食用。

3. 十字花科蔬菜　如西蓝花、花椰菜、甘蓝和卷心菜中含有一种复合糖，称为蜜三糖，这种糖比其他种类的糖更难被人体吸收，当摄入过量，许多糖在肠道内很难被吸收，就会产生气体引起腹胀。

4. 乳糖不耐受　吃过奶酪或喝完牛奶感觉肚子胀气，可能是乳糖不耐受所致。可以饮用几乎不含乳糖的牛奶、酸牛奶或者吃一些能帮助分解乳糖的乳糖酶。

5. 吃太多盐　我国居民的饮食很多以高盐为主，如果过量摄入过咸食物，同样会引起腹胀。尤其是一些腌制食品、熏烤食品等，其中的含盐量是超标的，应该尽量少吃。在购买食品时，多注意阅读食物营养标签，同类食品中选择每份钠含量较少的为宜。同时在烹饪的时候也要注意控制食盐的用量。

6. 碳酸饮料　各种各样的碳酸饮料是很多人都非常喜欢喝的一种饮品，例如雪碧、可乐等，这些碳酸饮料中的气泡气体，进入消化道后就会出现腹部胀气等不适症状。

7. 富含膳食纤维的蔬菜　像牛蒡、芹菜、菠菜这些富含膳食纤维的蔬菜，对健康是很有裨益的，但这类蔬菜摄入过量也会导致腹胀。

8. 五谷杂粮　五谷杂粮富含膳食纤维。特别是过量食用由燕麦、全麦粉等制成的食物，如燕麦粥、全麦面包、荞麦面条等，比细粮中的白米、白面更易引起腹胀的不适。

(三) 腹胀时应该少吃或不吃的食物

1. 红薯或芋头　吃过多红薯或芋头会引起腹胀或加重腹胀。
2. 蚕豆　现代研究证实，蚕豆中含有两种糖类，其在肠道中不能被分解，到达结肠后，在结肠内经过细菌的发酵容易导致腹胀。
3. 菱角　不论生吃还是熟吃菱角，均会引起腹胀。
4. 栗子　栗子吃太多难消化。
5. 黄豆　炒黄豆或煮黄豆均应少吃。
6. 卷心菜、花菜、洋葱等蔬菜　它们都很容易在肠胃内部制造气体，从而导致腹胀的出现。

此外，韭菜、大蒜、辣椒、南瓜、龙眼、大枣这些食物，在腹胀的时候也要尽量少吃或不吃。除以上食物，因存在个体差异，每个人对食物的敏感程度不一样，有腹胀困扰的人，平时要注意留心哪些食物吃完后容易出现腹胀，并避免食用。关于糯米需要补充解释，糯米本身是容易被人体消化的，适量吃不会引起腹胀；但需要注意的是糯米糕，因其制作时会加入大量糖和动物油脂，相对难以消化，腹胀时不建议吃。

(四) 可以改善腹胀的穴位按摩

穴位按摩主要选取疏肝健脾、理气和中、消胀的穴位。

1. 膻中　膻中在胸部前正中线上，平第 4 肋间，两乳头连线的中点。在组方中的功效：梳理上焦之气以调达肝气。方法：揉按法、指压法、推法，可灸。
2. 中脘　中脘在上腹部，前正中线上，在脐中上 4 寸。在组方中的功效：梳理中焦之气，从而和胃健脾、理气除胀。方法：揉按法、指压法、推法，可灸。
3. 外关　外关位于前臂背侧，在前臂后区，在阳池与肘尖的连线上，腕背侧远端横纹上 2 寸，尺骨与桡骨间隙中点。在组方中的功效：梳理三焦之气以辅助调达肝气。方法：揉按法、指压法、推法，可灸。
4. 气海　仰卧位，气海在下腹部，前正中线上，在脐下 1.5 寸。在组方中的功效：梳理下焦之气以调达肝气。方法：揉按法、指压法、推法，可灸。
5. 太冲　太冲在足背侧，在第 1 跖骨间隙的后方凹陷处。在组方中的功效：疏通调理肝气，使肝气平和以调解郁阻之气机，以达到消胀之功。方法：揉按法、指压法、推法，可灸。
6. 足三里　足三里在小腿前外侧，犊鼻下 3 寸，距胫骨前缘 1 横指。在组方中的功效：在其余诸穴调理肝气的基础上健脾和胃，共奏理气消胀之功。方法：揉按法、指压法、推法，可灸。

(五) 须立即就医的情况

(1) 腹痛 (阵发性绞痛、胀痛或持续性痛并阵发性加重)，呕吐 (吐出大量胃液及胆汁或者呕吐物带有粪臭味，甚至呕吐物呈咖啡色或血色，则表明已有肠道内血液循环障碍)，腹胀和肛门停止排便排气，可能为肠梗阻，以上情况都应立即就医。

(2) 因长期进食量不足或钾盐补充不足，伴随严重呕吐，人体出现四肢肌肉软弱无力，腱反射减退或消失，甚至软瘫，并发生吞咽困难、腹胀，可能为低钾血症，应立即就医。

（3）吃油腻食物或饱餐后发病，表现为右上腹持续性疼痛，阵发性加重，常伴有右肩或右背部牵涉痛以及恶心、呕吐、发热；病重时有畏寒、高热，右上腹有压痛，右上腹腹肌紧张或出现境界不清的压痛性包块，甚至出现黄疸，可能为胆囊炎，应立即就医。

（4）腹部手术后、糖尿病、营养不良、尿毒症及暴饮暴食后，也可由情绪激动、剧烈疼痛、受寒、腹部外伤等刺激引起，除腹部胀满难忍外，还出现腹痛或呕吐、上腹部膨隆，但腹软，仅有轻压痛，可能为急性胃扩张，应立即就医。

（5）曾患有胃肠道疾病，如消化性溃疡，然后出现突然发作的剧烈腹痛并伴随腹胀，可能为胃穿孔，应立即就医。

▶ 第八节　水肿

一、概述

（一）相关定义

水肿（edema）：是指人体组织间隙有过多的液体积聚从而导致组织肿胀，出现原有皮肤皱纹变浅或消失，甚至有液体渗出的现象。当液体在体内组织间隙呈弥漫性分布时表现为全身性水肿，液体积聚在局部组织间隙时则表现为局部性水肿。发生于体腔内称积液，如胸腔积液、腹腔积液、心包积液。终末期患者所发生的水肿大致可分为淋巴水肿、非淋巴水肿及混合性水肿。

淋巴水肿（lymphedema）：是指富含蛋白质的体液积聚后引起的组织肿胀，这些体液通常通过身体的淋巴系统排出，最常累及手臂或腿部，但也可能发生在胸壁、腹部、颈部和生殖器。淋巴结是淋巴系统的重要组成部分。淋巴水肿可能是切除肿瘤或损伤淋巴结而引起的。严重的淋巴水肿会影响患肢的活动能力，增加发生皮肤感染和脓毒症的风险，并可能导致皮肤发生变化和破损。

非淋巴水肿（non-lymphatic edema）：是毛细血管壁通透性及血管与组织间静水压梯度等异常所导致的水肿，而非淋巴系统的问题引起的。

混合性水肿（mixed edema）：是指同时存在淋巴水肿和非淋巴水肿的一种情况。在混合性水肿中，液体在淋巴系统和循环系统中都发生了异常积聚，导致身体组织肿胀，是疾病晚期患者最常见的水肿。

（二）水肿的分类

（1）按发病原因可分为：①心源性水肿，是心力衰竭、心包积液、心包炎症所引起的；②肾源性水肿，常见于肾功能不全、尿毒症、肾病综合征；③肝源性水肿，常见于肝硬化、病毒性肝炎；④营养不良性水肿，常见于低白蛋白血症；⑤结缔组织病水肿，常见于硬皮病、皮肌炎、系统性红斑狼疮；⑥内分泌性水肿，常见于甲状腺功能减退，库欣综合征；⑦特发性浮肿。

（2）按水肿波及的范围可分为全身性水肿和局部性水肿。

（3）按发生水肿的器官组织可分为皮下水肿、脑水肿、肺水肿等。

（三）病因

1. 淋巴系统问题　淋巴水肿是淋巴液的流动受阻或淋巴系统功能障碍引起的。淋巴管道的阻塞、淋巴结肿大、淋巴管道发育异常等问题都可能导致淋巴水肿。

2. 循环系统问题　心脏疾病、肾脏疾病、肝脏疾病等循环系统问题可能导致非淋巴水肿。这些疾病会影响体液的循环和平衡，导致液体在身体组织中积聚。右心衰竭、缩窄性心包炎、心包积液或积血、心肌或心内膜纤维组织增生及心肌硬化等引起的心源性水肿。

3. 营养不良　肿瘤、慢性消耗性疾病的患者因长期的进食困难和食欲下降以及病情的消耗，故晚期患者多会有营养不良造成的血浆白蛋白低下。出现低蛋白血症，会使血浆胶体渗透压降低，液体渗出血管进入组织间隙，而引起严重的浮肿。这种浮肿最早出现在下肢，然后逐渐向上蔓延并遍及全身，水肿呈对称性及凹陷性，常伴有体重减轻，周身乏力，面色苍白。

4. 药物不良反应　某些药物，如水钠潴留类药物（非甾体抗炎药、皮质激素等）、血管扩张剂（硝苯地平等）、化疗药物（紫杉烷类等）、机制不明类药物（如加巴喷丁、普瑞巴宁等）、钙通道阻滞剂等，可能导致水肿的发生。

5. 肾脏问题　肾脏是调节体液平衡的重要器官，肾功能异常会导致体液潴留，引起水肿，如各型肾炎、肾病综合征、高血压肾病等引起的肾源性水肿。

6. 肝脏问题　肝脏是体内代谢和排毒的重要器官，肝脏疾病会导致血液循环和蛋白质合成的异常，进而引起水肿，如肝硬化、门静脉高压症、低蛋白血症、肝淋巴液回流障碍、继发醛固酮增多、肝癌等引起的肝源性水肿。

7. 高盐饮食　摄入过多的盐会导致体内的钠水平升高，引起水潴留和水肿。

8. 久坐或长时间站立不动　久坐或长时间站立不动可能会导致体液在下肢积聚，引起水肿。

9. 过敏反应　常见致敏原有致病微生物、异种血清、动植物毒素、某些食物及动物皮毛等。

10. 妊娠　妊娠期妇女由于激素变化和体液量增加，容易发生水肿。

11. 外伤或手术　创伤或手术后可能会引起局部水肿。

12. 血液回流障碍　静脉曲张、静脉血栓和血栓性静脉炎、上腔静脉阻塞综合征、下腔静脉阻塞综合征等引起的静脉回流障碍性水肿。

13. 其他疾病和病理状态　例如肿瘤、感染、过敏反应、甲状腺问题等，都可能导致水肿。

（四）主要表现

1. 水肿的一般表现　全身性水肿时体重增加，水肿时体重的变化较敏感，可较好地反映细胞外液的变化。因此，动态地测量体重的变化是观察和诊断水肿消长的最有价值的指标，它比临床上观察皮肤凹陷体征要敏感得多。水肿时还可出现受累部位活动受限，如手指关节水肿可能导致手指活动不便和穿鞋、穿衣感觉过紧等。

2. 水肿的特殊表现 心源性水肿时水肿首先出现在身体的低垂部位，如站立时下肢尤其是足踝部最早出现水肿且明显，而在卧位时以骶骨部和臀部最明显。其发生机制主要与重力作用有关，毛细血管静水压易受重力的影响，距心脏水平面向下垂直距离越远的部位，外周静脉压和毛细血管静水压越高，越利于组织间液积聚。肾源性水肿时水肿先出现在面部，眼部尤其明显。淋巴水肿第 1 阶段(早期)，可暂时简单地通过抬起肢体来减轻症状。不过，若没有经过恰当治疗，富含蛋白质的水肿液会导致患病组织逐渐硬化，这种症状被称为淋巴纤维化，这是第 2 阶段(中期)的淋巴水肿症状。其他并发症，比如真菌感染、组织硬化及很常见的肿胀肢体体积急剧增加，这些症状一般会出现在淋巴水肿的第 3 阶段(后期)。

3. 水肿时的皮肤 皮下水肿是全身或躯体局部水肿的重要特征。当皮下组织有过多的液体积聚时，皮肤会变得紧绷、发亮、发红或发白。可出现皮肤肿胀、皱纹变浅和弹性差等，这时用手指按压骨骼突出处时可留下凹陷，称为凹陷性水肿，又称为显性水肿。出现凹陷性水肿说明水肿已经比较严重。

4. 其他表现 如呼吸困难，在严重的水肿情况下，液体积聚在肺部或胸腔中可能导致呼吸困难，此外，水肿还可能伴随疼痛、酸痛或不适感，特别是当液体积聚在关节或压迫神经时。

(五)淋巴水肿的发展过程及分型

淋巴水肿的发展一般都会经历淋巴液的蓄积，脂肪组织的增生，皮下组织纤维化三个过程。一般来说，急性期淋巴水肿会在 24~72 h 时水肿达到高峰，若急性梗阻持续不能解除，就会出现淋巴管塌陷，毛细淋巴管内皮细胞变性、细胞膜损伤等。一周后出现纤维样变性，一周到一个月期间可见明显的组织纤维化，继而水肿组织和皮肤被纤维组织代替而变厚。其部分原因是蛋白的慢性瘀滞，易导致组织反复感染从而加重组织的纤维化，并有瘢痕形成。淋巴水肿主要是淋巴液潴留所致，其临床表现常与不同的病因有关，但也有共同之处。

淋巴水肿分为原发性和继发性两种，原发性淋巴水肿是淋巴系统的先天畸形所致，并且可能在患者出生时就伴随存在，或在出生以后发病，通常在青春期或妊娠期间发生。原发性淋巴水肿通常会影响到下肢，但也可能出现在上肢。继发性淋巴水肿更多的是由肿瘤手术或放疗所引起的，乳房切除术或肿块切除术等手术移除了淋巴结和(或)辅助淋巴结，这是继发性淋巴水肿的最常见原因。其他原因还包括外伤或淋巴系统感染。严重的静脉功能不全也可能导致淋巴水肿。

(六)不同类型水肿的鉴别

1. 心源性水肿 心源性水肿的水肿程度可从轻度的踝部水肿至严重的全身性水肿。水肿特点是首先出现于身体低垂部位(低垂部流体静水压较高)。能起床活动者，最早出现于踝内侧，行走活动后明显，休息后减轻或消失；经常卧床者以腰骶部较为明显。颜面一般不出现水肿。水肿为对称性、凹陷性。此外，通常有颈静脉怒张、肝肿大、静脉压升高，严重时还会出现胸腔积液、腹腔积液等右心衰竭的其他表现。

2. 肾源性水肿 肾源性水肿特点是疾病早期晨间起床时有眼睑与颜面水肿，之后很快发展为全身性水肿。

3. 肝源性水肿 肝源性水肿主要表现为腹腔积液，也可首先出现踝部水肿，逐渐向上蔓延，而头、面部及上肢常无水肿。

4.内分泌性水肿　该水肿主要特点为非凹陷性，水肿不受体位影响，水肿部位皮肤增厚、粗糙、苍白、温度减低，如黏液性水肿、经前期水肿(育龄妇女在月经来潮前7~14 d出现眼睑、下肢水肿)等。

5.营养不良性水肿　其特点是水肿发生前常有体重减轻表现。皮下脂肪减少致组织松弛，组织压降低，加重了水肿液的潴留。水肿常从足部开始逐渐蔓延至全身。

6.妊娠性水肿　大多数妇女在妊娠的后期会出现不同程度的水肿，其中多数属于生理性水肿，待分娩后水肿可自行消退，部分妊娠期妇女的水肿为病理性的。

7.特发性水肿　特发性水肿原因不明，可能与内分泌功能失调有关，绝大多数见于女性，水肿多发生在身体低垂部位。

8.功能性水肿　患者无引起水肿的器质性疾病，而是在环境、体质、体位等因素的影响下，使体液循环功能发生改变而产生的水肿，称为功能性水肿。功能性水肿包括高温环境引起的水肿、肥胖性水肿、老年性水肿、旅行者水肿、久坐椅者水肿。

9.淋巴水肿　淋巴水肿是身体某一部分的肿胀，多数发生于四肢，早期肿胀局限在远端，即脚与小腿部，很少超过膝关节；上肢发生在手腕与手背部，症状较明显。检查时在踝部、足背、手背有明显凹陷性压窝(脚、踝等下肢部位和手掌、腕部等上肢部位是水肿的好发部位)。它还可能发生在面部、躯干、腹部或外生殖器区域。淋巴水肿是体表组织内富含蛋白质的体液淤滞的结果。如果不对淋巴水肿进行治疗，将给患者带来严重的病理和临床后果，淋巴水肿一旦出现，这种慢性、渐变的症状将不会自行消失。乳腺癌、妇科恶性肿瘤术后的患者，极易发生淋巴水肿，是淋巴水肿的高风险人群。

对于肿瘤患者而言，淋巴水肿是较为常见的类型，许多患者由于接受手术发生了水肿，在肿瘤手术期间，医生可能会切除肿瘤附近的淋巴结，查看病灶是否已经扩散。当淋巴结被切除时，因为淋巴管流经淋巴结并被淋巴结所包裹，故携带液体从该区域到身体其他部位的淋巴管也会被切除。此外，放射治疗可通过瘢痕、损伤淋巴结和淋巴管从而影响淋巴液的流动，这增加了淋巴水肿的风险。感染区域也会阻碍淋巴液的流动，从而导致淋巴水肿。

二、诊断和治疗

医生根据病史及水肿的典型表现，一般不难确诊。必要时可结合辅助检查明确诊断。在诊断的过程中，须排查症状起因，是否为心源性水肿、肾源性水肿、肝源性水肿、内分泌性水肿、营养不良性水肿等。

(一)诊断

1.病史　除询问一般病史外，医生还会追问水肿患者如下情况，如水肿开始的时间，水肿最初出现的部位；水肿出现的缓急及演变情况；水肿的严重程度，是全身性水肿还是局限性水肿；水肿的性质；治疗经过；目前水肿的状况；水肿与体位和月经周期等的关系；有无心脏病、肾脏病、肝脏病、内分泌功能失调等病史。

2.伴随症状　①伴有呼吸困难的常为心源性水肿；②伴黄疸、腹水与肝脾肿大者提示为肝源性水肿，也可为心源性水肿；③有慢性腹泻、消耗性疾病或消化障碍者则须考虑水肿为营养不良性水肿；④伴畏寒、乏力、反应迟钝、少动懒言等症状的，则应考虑甲状腺功能减退症或垂体前叶功能减退症；⑤水肿于月经前 7~14 d 出现，伴兴奋性增高、头痛、烦躁、失眠等症状者，常为月经前期紧张综合征。

3.辅助检查　体格检查可以判断水肿的性质、严重程度等。必要时进行血常规检查、尿常规检查、肾功能试验、X 线检查、超声检查等来明确病因。

(二) 治疗

水肿的形成是一个慢性过程，目前尚无有效的治疗方法，治疗仅能使水肿的肢体尽可能地恢复正常状态，防止症状加重，在综合评估后由专业的淋巴水肿治疗师进行，切记不可盲目按摩。

1.治疗原则　对病因已明确的水肿，应针对原发疾病的性质和发病环节给予相应的治疗，有些水肿在原发疾病得到控制后，所引起的生理紊乱即被纠正，水肿症状随之缓解。

2.一般治疗

(1)休息：对于多数器官功能障碍引起的水肿患者，适当卧床休息可改善这些器官的血液供应，减轻其负荷，防止症状加重，有利于病情恢复。

(2)适当控制水、钠摄入：对水肿患者要了解其水和钠的摄入量，并且认识到限制水钠的摄入对防止水肿的进一步加重是十分有效的；但应注意到过度限钠可能造成低钠血症，尤其是使用利尿剂者。

(3)控制水肿消退速度：医生会根据引起水肿的不同病因及水肿患者机体内环境平衡状况，控制水肿液消退速度。因为过快地排出较多体液可能会引起不良后果，甚至产生危及患者生命的并发症。

(4)预后：若水肿病程较短或由营养障碍引起的水肿，经过及时治疗、合理调养，预后一般较好。若病程较长，反复发作，身体亏虚，则缠绵难愈。如果水肿发病比较急、程度比较重，并伴有心悸、口唇青紫、气急喘促不能平卧甚至尿闭，则病情较严重。如果长期存在水肿，提示有原发病的可能，如果未及时治疗，原发病有可能会进行性加重，威胁身体健康。同时水肿有比较强的占位效果，可能导致水肿部位的功能减低或者有不舒服的感觉。组织间隙过量的液体积聚可以使组织细胞与毛细血管之间的距离增加，氧与营养物质运输时间延长。同时水肿液的堆积还可压迫局部毛细血管，致使血流量减少，造成细胞营养障碍。因此，水肿部位易发生组织损伤、溃疡，不易愈合。

三、水肿的居家护理

(一) 预防措施

1.上肢淋巴水肿的预防　①避免用手术侧上肢提拎重物；②避免在患侧上肢做静脉注射及测量血压；③避免患侧上肢做过多重复性的动作；④避免穿着过紧的内衣、外衣，以及过紧的手表和首饰；⑤避免患侧上肢被蚊虫叮咬、刀割伤以及暴晒。

2.下肢淋巴水肿的预防　①抬高患肢可以预防下肢淋巴水肿；②坐飞机长途旅行、长时间行走和攀爬时建议穿着压力裤袜，应当避免在没有穿着压力裤袜或缠弹性绷带的情况下做剧烈运动或长时间的运动；③在坐位时双腿避免交叉，避免长久坐立，建议长时间处于坐位过程中应间断性站立行走，以免影响下肢血液及淋巴循环；④避免穿着过紧的鞋子或袜口过紧的袜子。

3. 定期测量双侧手臂的粗细　居家期间在照顾者的协助下测量双侧手腕、肘上 10 cm、肘下 10 cm 手臂一圈的长度，并做好记录。监测体重变化，有研究表明：对于术前体重指数（BMI）≥30 kg/m^2 及术后体重有大幅度波动的患者发生淋巴水肿的风险会更高。在保证营养的情况下，避免肥胖，将 BMI 控制在 18~24 kg/m^2 范围内；查看患侧手臂有无红、肿、热、痛，出现以上症状应及时咨询专业人士。

（二）体位管理

如果患者已经出现了水肿，适当的体位管理可以帮助减轻水肿症状和促进液体排出。

1. 抬高患肢　如果水肿局部存在于手脚或脚踝等区域，可以使用垫高的方法，将患肢抬高。这有助于减轻重力对液体的压力，促进液体回流和排出。举例来说，可以将脚踝抬高放置在枕头或垫子上。

2. 侧卧位　对于全身性水肿的患者，侧卧位可以帮助减轻水肿。尽量选择左侧卧位，因为左侧卧位有助于减轻对下腔静脉的压迫，促进体液回流。

3. 避免长时间站立或久坐　长时间站立或久坐不动会加重下肢水肿。如果需要长时间站立或久坐，可以尝试定期活动脚踝和腿部肌肉，或者进行小范围的运动活动，以促进血液循环和液体排出。

4. 身体活动　适度的身体活动可以促进血液循环和淋巴液流动，有助于减轻水肿。根据个人情况，可以选择适度的有氧运动、散步或者进行特定的运动训练。

5. 睡眠姿势　对于面部水肿的患者，可以尝试使用额外的枕头或调整睡眠姿势，以抬高头部，促进液体排出。

6. 避免过度用力　避免长时间暴露在高温环境中，避免过度用力或剧烈运动，以免加重水肿症状。

（三）皮肤护理

1. 保护皮肤　保持床褥清洁、柔软、平整、干燥，做好全身皮肤清洁及护理，预防压疮、水肿较重者应注意衣着柔软、宽松，必要时使用气垫床；对于卧床时间较长者，定时协助或指导患者变换体位。膝部及踝部、足跟处可垫软枕以减轻局部压力，预防压疮；必要时协助翻身或用软垫支撑受压部位。水肿部位皮肤菲薄，易发生破损，清洗时勿过分用力，避免损伤；使用便盆时动作轻巧，勿强行推、拉，防止擦伤皮肤。用热水袋保暖时，水温不宜太高，防止烫伤。低蛋白水肿时，身体皮肤弹性降低，营养供给不足，骶尾部皮肤较易发生压疮，应预防性使用减压敷料（如泡沫敷料、水胶体敷料等），保护局部皮肤。避免接触锐器；避免强光长时间照射；做好会阴部护理，减少大小便的刺激，保持会阴部皮肤清洁和舒适，及时处理破损皮肤，防止感染；避免医源性损伤，避免在水肿部位穿刺、注射和输液等以及避免在水肿肢体测血压、测体温等。避免蚊虫叮咬；勤剪指甲，避免指甲划伤患肢；远离宠物，避免被宠物挠伤、咬伤，同时防止接触动物后人畜交叉感染和皮肤过敏；在日常生活、工作中要注意不要伤到皮肤，避免因为小破损而导致严重感染；建议不要戴戒指、手表、手镯等，以免影响组织液的回流；为了防止皮肤干燥角化，建议经常涂抹保湿乳；尽量避免对皮肤的刺激，减少化妆品的使用。

2. 观察皮肤 观察皮肤有无颜色变化，有无红肿、破损和化脓等情况发生。水肿患者的皮肤弹性差，容易发生破损，护士指导照顾者定时协助患者变换体位，并且保持床褥的清洁、平整、干燥。同时指导照顾者要每2~3 h为患者受压、骨突处进行轻柔按摩，为骨突处(如骶尾部等部位)按摩后再贴薄型泡沫敷贴，以缓解局部的压力、剪切力和摩擦力，注意促进患者的局部血液循环，防止压力性损伤的发生。

(四)饮食调整

在预防和治疗淋巴水肿的过程中，要注意减少盐分的摄入。摄入过量的盐分会使血液中钠离子的浓度升高，增加血管壁压力，使血压升高，增加淋巴水肿的风险。日常饮食以清淡为主，避免食用辛辣刺激、油炸食品。油炸食品热量高、营养价值低，经常食用会导致肥胖。额外的脂肪沉积使淋巴系统承担更多的工作，压迫淋巴管，进一步影响淋巴回流，导致淋巴水肿症状恶化。对于淋巴水肿患者来说，在保持清淡营养的基础上可以选用一些利于消除水肿的食物。

1. 粗粮类 ①小米：养肾益气，利二便。②粳米：陈米性平，健脾胃，有利运化水湿；新米性稍热，但有凝痰之弊。③绿豆：解毒清热，利小便，消肿毒，但多食动腹中冷气，虚寒体质者忌吃。④赤豆：利水除湿，利血排脓，消肿解毒，多食助热。⑤扁豆：健脾和中，消暑化湿。

2. 肉类 ①鲤鱼、鲫鱼：能消除浮肿，但有痈疮和热病时忌鲤鱼。②牛肉：蛋白质含量高，而脂肪含量低，味道鲜美。

3. 蔬菜类 ①白菜：清肺热，利尿。②芹菜：健脾利尿，清热祛风。③土豆：含钾排钠，消水肿。④冬瓜：健脾止渴，利二便，消水肿，散热毒。⑤黄瓜及皮：黄瓜带皮吃可用来消除浮肿。⑥茄子：散血祛瘀，止痛，利尿消肿。

4. 水果类 ①西瓜：利尿去浮肿。②葡萄：补血益气，除湿利尿。③西柚：含钾排钠，减脂，利血管，消水肿。

(五)用药护理

1. 遵医嘱正确使用药物 遵医嘱在晨间或日间应用利尿药物，以避免夜间排尿过频影响患者休息。应用利尿剂期间，应定期复查患者血清电解质及酸碱平衡情况，观察有无低钾血症、低钠血症、低氯性碱中毒。低钾血症可表现为肌无力、腹胀、肠鸣音减弱、恶心、呕吐及心律失常；低钠血症可表现为无力、恶心、肌痛性痉挛、嗜睡及意识淡漠；低氯性碱中毒可表现为呼吸浅慢、手足抽搐、肌痉挛、烦躁和谵妄。利尿过快过猛可导致有效血容量不足，出现恶心、直立性低血压、口干、心悸等症状。口服排钾利尿药时应多补充含钾丰富的食物，如鲜橙汁、西红柿汁、柑橘、香蕉、枣、杏、无花果、马铃薯、深色蔬菜等，必要时可遵医嘱补充钾盐。在患者需要口服补钾时，宜在餐后进行，以减轻胃肠道不适。水肿患者的常用药物包括以下几种。①利尿剂：利尿剂是最常用的水肿治疗药物。通过增加尿液的产生和排出来减少体内的液体潴留。常见的利尿剂包括噻嗪类利尿剂(如氢氯噻嗪)、袢利尿剂(如袢米特)和保钾利尿剂(如螺内酯)。②抗高血压药物：某些抗高血压药物，如血管紧张素转化酶抑制剂(如依那普利)和血管紧张素受体拮抗剂(如氯沙坦)，也可以用于治疗水肿。它们通过降低血压和减少血管内压力来减轻水肿。③钙通道阻滞剂：钙通道阻滞剂(如氨氯地平)可以扩张血管，降低血压，并减轻水肿症状。④反应性氮系药物：例如非甾体抗炎药

（NSAIDs）如布洛芬和对乙酰氨基酚，可以减轻由炎症或刺激引起的水肿症状。

2. **注意观察药物疗效及不良反应**　噻嗪类利尿药物的不良反应有胃部不适、呕吐、腹泻、高血糖、高尿酸血症等。氨苯喋啶类药物不良反应有胃肠道反应、嗜睡、乏力、皮疹，长期用药可出现高钾血症，尤其是伴肾功能减退时，少尿或无尿者慎用。螺内酯类药物不良反应有嗜睡、运动失调、面部多毛等，肾功能不全及高钾血症者禁用。此外，呋塞米等强效利尿药具有耳毒性，可引起耳鸣、眩晕及听力丧失，应避免与链霉素等具有相同不良反应的氨基糖苷类抗生素同时使用，作为患者的照顾者应了解其所用药物的不良反应，便于观察病情，如发现不适症状及时就诊。不同的水肿病因和个体情况可能需要不同的药物治疗方案。此外，药物可能会有不良反应和相互作用，因此应该在医生的监督下使用，并遵循正确的用药剂量和频率。在使用药物的过程中，如有任何不适或疑问，应及时咨询医生。

（六）活动指导

1. **制订活动计划**　依据患者身体综合情况指导运动训练，鼓励患者在床上、地下进行适量运动（心力衰竭或肾衰竭症状急性加重期或怀疑心肌炎患者除外）。水肿患者居家可进行低强度的运动，且应循序渐进，以患者自身能耐受为限。可适当进行肿胀肢体的功能锻炼，以增加肌肉的收缩，从而促进潴留液体的回流或吸收。所制订的锻炼计划，应根据患者能力及全身状况随时调整。鼓励患者在卧床期间进行主动、被动肢体活动，避免剧烈活动，以免损伤浅表微细血管或皮肤。肢体锻炼时可配合打哈欠、伸懒腰和腹式呼吸，以改变胸腔内压力，有助于排空胸部和腹部内潴留液体。散步和其他的肢体运动有助于改善外周水肿情况。各种形式的关节运动可以维持患者关节功能。活动时，应借助适当的辅助设备或器械，如助行器、辅助穿戴设备等。对于严重水肿者每天至少应该进行 2 次的被动锻炼，不可让患者单独活动，一定要有人陪伴。

2. **运动原则**　功能锻炼是肿瘤患者水肿综合消肿治疗必不可少的环节。规律、有效的功能锻炼能加快淋巴循环，对缓解患肢水肿，改善肢体功能具有非常重要的作用。淋巴水肿患者的功能锻炼如此重要，却并无统一的运动程序，需要注意的是锻炼应遵守下列原则，方能达到功能锻炼的效果，防止运动误区。运动前评估，须确保无运动禁忌证，如无极度疲乏、重度贫血、感染活动期、病情恶化、共济失调等情况；评估身体状况、肢体关节活动度和肢体功能；评估患肢皮肤颜色、质地及水肿是否处于稳定期等；运动时间不要超过 0.5 h，最好在 20~30 min 之内，最好在白天进行运动。运动量适度，最好慢慢地、循序渐进地进行运动，不要过于急切，运动之后进行适当的放松。运动应穿宽松、舒适的运动衣物，不要穿紧身的衣服，因其容易加重淋巴水肿。应避免高强度活动，如水肿上肢打羽毛球，下肢水肿患者快跑等，防止加重淋巴水肿。

3. **功能锻炼的方法**　功能锻炼可以在日常生活和工作的间隙中开展，但是必须在穿戴压力手套或缠压力绷带的情况下锻炼，如果无任何防护措施，锻炼后患肢的水肿可能加重。下面介绍简便可行的上肢锻炼方法。①热身：活动大关节，20~30 次，中等速度。②活动肩部和肩胛部：增加肌肉活动以促进淋巴液向颈静脉回流。③消肿锻炼：患侧上肢和对侧下肢同时屈曲或伸展。④伸拉锻炼：上肢上举摸头部，以拉伸胸肌和斜方肌。⑤呼吸锻炼：做扩胸呼吸，健侧手掌贴胸骨以感受胸部运动。⑥唱歌是最好的呼吸锻炼。

下肢锻炼方法如下：①热身运动，深呼吸促进淋巴液向静脉的回流。②消肿锻炼，用不同速度原地踏步。③取站或坐姿，同时活动上下肢，重复 15~30 次。④站立或坐立时活动踝关节，足着地，膝关节弯曲，重复多次。⑤伸拉锻炼，弯曲小腿伸拉腓肠肌群，仰卧上抬大腿伸拉大腿肌肉，小腿屈伸拉股直肌。⑥爬楼梯、踩自行车、郊游。⑦深呼吸以增加静脉角的淋巴回流。

4. 其他运动 肢体活动可增加肌肉弹性，增加对淋巴管的压力，促进淋巴循环。肿瘤患者在家可以做的简单运动如下。

（1）腹式呼吸：腹式呼吸能改变胸廓内的压力，有助于增加氧气供应和放松身体，促进血液循环和淋巴液流动。

（2）上肢运动：可做握皮球动作、运球动作、梳头动作，伸懒腰，或让上肢做上举动作使肘关节高于肩关节，然后慢慢放下，重复几次。

（3）下肢运动：站立时左右摆动腿部；平卧时抬起小腿，将膝部尽量靠近胸部；双腿伸直，足部左右摆动及前后伸展。

（4）淋巴引流按摩：可排除过多的液体和蛋白质，促进淋巴循环，减轻局部淋巴水肿。以手掌或手指加压缓慢或旋转式地在皮肤上擦动；用两手的拇指、食指握住肢体，拧挤加压。应注意若患者处于急性感染期、重症心律不齐、心源性水肿、甲状腺功能亢进、按摩部位有皮肤炎症或破损、有皮肤转移癌及局部肿块则不宜进行按摩。

（5）使用弹力用品：弹力用品包括弹力套袖、弹力长裤及弹力绷带等。其可提供持续、稳定的压力以保证淋巴液的回流，主要用于经过治疗水肿状况得到改善的患者，通过弹力用品的使用对治疗效果起到维持作用。淋巴引流按摩后使用弹力用品可协同治疗。弹力套袖和弹力长裤的强度以穿着时很费力为选择原则，但也并非压力越大越好，以穿着后无疼痛感、肢体能自由活动、不会引起肢体末端苍白或淤血为宜。使用弹力绷带时在手指、脚趾及关节部位不要出现不均匀的勒痕，松紧度以贴紧皮肤，牵拉时能额外容纳一个食指为宜。

（6）散步：每天进行适度的散步可以促进全身的血液循环和淋巴液流动。选择平坦的地面，尽量避免长时间站立或走路。

（7）游泳：游泳是一种低冲击性的全身运动，可以提供轻松的肌肉运动和循环刺激。水的压力可以帮助促进液体的排出。

（8）自行车运动：骑自行车可以锻炼肌肉，促进血液循环。调整座椅高度，避免脚踝所受压力过多。

（9）慢跑：适度的慢跑可以提高心率和加快血液循环，但对关节和肌肉的冲击较大，因此应根据个人情况和医生建议进行。

（10）瑜伽或太极：这些低强度的身体运动可以帮助放松肌肉、改善姿势和呼吸，促进血液循环和淋巴液流动。

（11）脚踝和腿部运动：通过转动脚踝、伸展脚趾、抬高腿部等简单的运动，可以帮助促进血液循环和液体排出。这些运动可以在坐着或躺着时进行。

在选择和进行运动时，应根据个人的健康状况和医生的建议进行适度而安全的运动。如果水肿症状加重或引起不适，应立即停止运动并咨询医生。

（七）患肢感染的预防

（1）注意每日皮肤的护理，保持皮肤清洁干燥，避免发生破溃。每天要对患肢进行评估，检测患侧区域在大小、形状、质地、酸胀感、沉重、紧束及硬度方面有无变化。如果出现红肿、疼痛、皮温升高等症状，就要立即看医生。

（2）预防患肢出现伤口，如避免在患侧进行任何医疗操作、防止蚊虫叮咬、防晒，以及烹饪时不要被油或蒸汽烧伤、使用微波炉手套等等。

（3）预防患肢肌肉劳损，要避免提重物，所提重物尽量不要超过 5 kg；避免患肢过度使用，进行剧烈活动时要注意保护；可佩戴合适的弹力袖套；预防患肢受压，不能在患侧肢体测血压；避免内衣过紧。

（4）预防患肢过度受热、避免长时间暴露于高温环境，比如说热浴缸或者蒸桑拿，也要避免将患侧肢体浸泡于热水中（高于 38.8 ℃）。将患肢抬高于心脏水平，每次 45 min，2~3 次/d；建议抬高的同时做抓握拳的动作，15~25 次。还可以每天或者每周进行轻松的有氧锻炼，比如散步或游泳；保持适宜的体重；乘飞机时将患侧肢体抬高，或者佩戴合适的弹力袖套。

▶ 第九节　发热

一、概述

发热是大部分人日常生活常见的症状之一，是身体在应对感染、疾病或异常情况时的一种正常生理反应，它是机体免疫系统的一部分，旨在帮助身体抵抗病原体并恢复健康。对于轻度发热，通常可以通过休息、充足的饮水、服用适当的退烧药物和物理降温等方法来缓解症状；然而，高度发热、持续发热或伴有其他严重症状时，可能会对身体产生一些危害，如头痛、肌肉酸痛、脱水、心血管负担增加、营养不良等。对于肿瘤患者而言，几乎所有类型的肿瘤都会伴随发热的症状，而发热的原因可能是患者机体衰弱或接受放疗、化疗后机体免疫力下降，容易发生各种微生物感染，特别是细菌感染；除此之外，有些肿瘤本身也可引起发热。肿瘤患者的发热现象通常被称为肿瘤性发热。长期发热会消耗能量和体力，所以应该多加留意和给予控制。这一章节将从相关概念、肿瘤患者常见的致热因素、如何居家照护及注意事项等多方面入手，详细介绍发热的相关知识，旨在为患者及照顾者们提供更有针对性的居家症状护理方案。

（一）定义

发热（fever）是指机体在致热源或非致热源作用下，引起的体温调节中枢功能紊乱，致使产热增加，散热减少，体温超过正常范围。一般而言，当腋下温度超过 37 ℃，口腔温度超过 37.3 ℃，一昼夜体温波动超过 1 ℃，可称为发热。

肿瘤性发热（cancerous fever）是指肿瘤患者在排除感染、抗生素治疗无效的情况下出现的直接与肿瘤有关的非感染性发热和患者在肿瘤发展过程中因治疗而引起的发热。肿瘤患者发热是临床上常见的症状，而且有些发热病例经多方处理无效，体温持续多日不降，给患者带来很大痛苦，是临床上亟待解决的难题之一。一般情况下，发热的诊断和处理并不困难，但有时发热是肿瘤患者的首发或主要症状甚至是唯一表现，诊断上较为棘手。根据发热的程度可将发热分为 4 个等级，体温在 37.3~38.0 ℃ 为低热，体温在 38.1~39.0 ℃ 为中热，体温在 39.1~41.0 ℃为高热，体温在 41 ℃以上为超高热。

(二)发热的病因

1.感染性发热　感染性发热主要是由各种病原体，如病毒、细菌、支原体、立克次体、螺旋体、真菌、寄生虫等引起的急性或慢性、局部性或全身性的感染而出现的体温升高。

2.非感染性发热

(1)无菌性坏死物质吸收：包括机械性、物理性或化学性因素所致的组织损伤(如大面积烧伤、内出血或大手术)，血管栓塞或血栓形成所致的心、肺、脾等内脏梗死或肢体坏死，恶性肿瘤、溶血反应所致的组织坏死与细胞破坏等。

(2)抗原抗体反应：如血清病、药物热、结缔组织病等。

(3)内分泌与代谢障碍：如甲状腺功能亢进、严重脱水等。

(4)皮肤散热障碍：见于广泛性皮炎及慢性心力衰竭等，多为低热。

(5)体温调节中枢功能障碍：常见于脑出血、颅脑外伤、安眠药中毒等。其产生与体温调节中枢直接受损有关，以高热无汗为临床表现特点。

(三)发热的热型

热型可分为稽留热、弛张热、间歇热、回归热、波状热和不规则热，对于终末期患者，发热的热型常为不规则热和弛张热，少数呈稽留热。

(1)稽留热(continued fever)指体温明显升高且在 39 ℃以上，持续数天或数周，24 h 内体温波动相差不超过 1 ℃。

(2)弛张热(remittent fever)指体温在 39 ℃或以上，24 h 内体温波动相差超过 2 ℃，但最低点未达正常水平的体温曲线类型。

(3)间歇热(intermittent fever)指体温骤然升达高峰，持续数小时，又迅速降至正常水平，无热期可持续 1 d 至数天。

(4)回归热(recurrent fever)指高热持续数日后自行消退，但数日后又再出现的体温曲线类型。

(5)波状热(undulant fever)指体温逐渐上升至 39 ℃或以上，数天后又逐渐下降至正常水平，持续数天后又逐渐升高，如此反复多次。

(6)不规则热(irregular fever)指发热的体温曲线无一定规律。

(四)发热的临床分期

发热的临床过程包括体温上升期、高热期、体温下降期。患者处于不同的发热阶段，其对症处理也会有所不同，了解发热分期，有助于照顾者对患者进行分期性照护。

1.体温上升期　体温上升期常有疲乏无力、肌肉酸痛、皮肤苍白、畏寒或寒战等现象，该期产热大于散热使体温上升。此时注意保暖、及时调节室温，增加盖被，足部用热水袋等，可饮用温开水或糖盐水，及时补充水分与电解质，防止出现脱水或电解质紊乱等现象。

2.高热期　体温上升达高峰之后维持一段时间，持续时间的长短可因病因不同而有异，使产热与散热过程在较高水平保持相对平衡。高热期应严密监控体温及生命体征变化，高烧不退的患者会触发身体并发症，无法降温，应及时就医并进行治疗，切勿延误病情，错过最佳诊疗时间。

3. 体温下降期 病因的消除，使热原的作用逐渐减弱或消失，体温中枢的体温调定点逐渐降至正常水平，产热相对减少，散热大于产热，使体温降至正常水平。此期表现为出汗多，皮肤潮湿。此时应及时补充水分、电解质等，防止出现水电解质失衡。适当的保持体温，避免出汗过多，导致再次受凉。

根据分期我们可以分阶段进行护理，监控病情，提升患者舒适度。发热的治疗主要有对症治疗和对因治疗，对症治疗根据体温变化选择合适的治疗方案，如物理治疗或（和）药物治疗。对因治疗须查明病因，并根据病因选择合适的治疗方案。

二、肿瘤患者的发热

（一）肿瘤患者发热的原因和处理方法

肿瘤患者发热是常见的症状之一，以下是一些常见的肿瘤患者发热的原因和处理方法。

1. 肿瘤本身侵袭 肿瘤细胞在迅速增殖的过程中，会产生一种多糖体类致热源，且随着肿瘤体积不断增大，血液供应不足，瘤体中心挤压则会引起大量瘤细胞坏死、液化，机体吸收毒素，产生毒性反应进而使机体发热。一般表现为弛张热或持续发热，绝大多数患者的体温在 38 ℃左右，发热往往持续数周以上。对于这种情况，可以采用物理降温，例如用冰袋或冰毛巾冷敷，温水擦浴等。

2. 药物原因 化疗药物如有近 1/3 使用博来霉素、平阳霉素的患者出现了发热，严重者体温在 40 ℃以上，且患者体温与用药有明显相关性，用药后不久即可出现发热，停止用药后体温可以降至正常。患者血常规检查均未见异常，给予非甾体类解热镇痛药可降低体温至正常。天冬酰胺酶、阿糖胞苷、植物碱类抗肿瘤药物、柔红霉素、环磷酰胺、各种铂类化疗药均可引起药物热，使用该类药物出现发热的概率较低，表现为明显的药物相关性，停药后可恢复正常，仅有极个别现象在用药后 6~10 d 才出现发热，患者往往伴有全身不适，可出现药疹。药物热发生机制不详，可能与患者出现过敏反应（天冬酰胺酶、植物碱类多见）或者肿瘤坏死产生内生致热原有关。一般不用特殊处理，停药后 24 h 内热会自行消退。一般处理方法是多饮水，停掉可疑药物，也可以适当服用一些常规退热药。

3. 感染性发热 肿瘤是自体免疫缺陷性疾病，机体防御能力低下，化疗或放疗又常抑制骨髓使白细胞（尤其是粒细胞）减少，更易发生感染。最多见的是细菌（主要是革兰氏阴性菌）感染，其次是病毒、霉菌和寄生虫。感染性发热感染是肿瘤患者最常见的并发症和重要死因。Inagaki 早在 1974 年指出，感染在肿瘤患者死因中排第一位。如今仍有 60%~75% 的白血病患者或恶性淋巴瘤患者和 40%~50% 的实体瘤患者死于感染。肿瘤患者并发感染最多见的疾病是肺炎、败血症和腹膜炎、泌尿系统炎症、口腔溃疡，皮肤带状疱疹也不少见。一般处理方法是根据感染部位和病原体选择合适的抗生素治疗。

4. 放疗、化疗后的发热 放疗和化疗是治疗肿瘤的手段之一。放疗和化疗后发热的显著特点是均有近期治疗史，放疗、化疗后容易造成机体免疫力急剧下降，容易合并感染。放疗本身造成的组织损伤，尤其是肿瘤组织坏死吸收可引起低热；放疗毒副反应引起的血象下降、免疫功能减退，也易合并病毒或细菌感染而引起发烧。化疗药物则会引起骨髓与免疫抑制，身体免疫系统破坏从而使机体正常白细胞减少、免疫力下降、抵抗力降低，从而导致发热。

此外，放疗和化疗过程中，肿瘤细胞坏死、排出体外过程中可能会产生吸收热。一般处理方法是多饮水，且在给予物理降温、解热镇痛药后多可缓解，严重者可给予肾上腺皮质激素。

5. 输液与输血反应　临床上某些患者原来体温正常，在用药后却很快出现发热，并可伴有皮疹。患者虽有发热症状，但自我感觉尚好，无寒战、全身酸痛等症状。药物之所以会引起发热，是由于他们属于过敏体质。当某种药物进入体内，可促使有过敏体质的机体产生相应的药物过敏性抗体，当再使用同种药物时，即可产生药物过敏反应而引起药物热。其特点为：在输血、输液过程中或输后 2 h 以内出现发热，暂时停止输入或减慢输入同时给予抗过敏药物，可很快退热，发热不会持续很长时间；或者立即暂停或减慢速度，给予抗组胺药物如盐酸异丙嗪、解热药或皮质激素，可立即退热。

6. 中枢神经系统受累引起的发热　中枢神经系统受累引起的发热可伴有相对缓脉和颅高压症状，颅神经麻痹及其他中枢神经系统受损的定位体征。应根据病因采取相应的治疗措施。

7. 其他原因　各种创伤性检查如内窥镜检查、活检、穿刺等均可能带来损伤、出血和炎症反应。此外还有肿瘤坏死、肝功能不全、肺栓塞等，应根据病因采取相应的治疗措施。

（二）肿瘤性发热的特点

1. 温度相对较低　肿瘤性发热的表现通常为中低热，一般不会出现高热情况，38.5 ℃以下为常见温度。

2. 时间相对固定　时间相对固定是确认肿瘤热较为典型的特征之一，发热时通常在每天的固定时段，建议患者可提前做好退热的应对措施。

3. 可迅速缓解　肿瘤性发热通常可以迅速缓解，一般不会出现持续热性不退的情况，患者在医生指导下服用阿司匹林片、对乙酰氨基酚片、吲哚美辛胶囊等药物，就可以达到迅速缓解的目的，因此若患者发热后出现迅速缓解的情况，通常也可确认为其是肿瘤热的其中一个特点。

4. 一般不伴随其他症状　不同于感冒导致的发热，单纯的肿瘤性发热一般不会伴随咳嗽、乏力、咳痰等其他症状。肿瘤患者可以通过这些特点，与普通发热进行初步辨别。

（三）肿瘤热与普通发热的鉴别

1. 原因　普通发热通常是感染（如细菌或病毒感染）引起的免疫系统反应。肿瘤热则是体内的肿瘤引起的。

2. 持续时间　普通发热通常是短暂的，持续几天或几周，而肿瘤热可能是持续性的。

3. 体温变化　普通发热通常导致体温升高，但通常不会超过 38 ℃。肿瘤热可能导致持续或间歇性的低热，体温可能超过 38 ℃。

4. 相关症状　普通发热通常伴随着其他感染症状，如咳嗽、喉咙痛、流鼻涕、头痛、肌肉疼痛等。肿瘤热可能伴随着其他与肿瘤相关的症状，如体重下降、疲劳、食欲减退、夜间出汗等。

5. 检查结果　普通发热时，可能会出现一些炎症指标升高，如白细胞计数增加。在肿瘤热的情况下，可能会发现其他与肿瘤相关的异常指标，如肿瘤标志物升高或影像学检查显示肿瘤存在等。

三、发热的居家照护

(一)居家照护要点

对于肿瘤患者来说，发热是一种常见的症状，可能是肿瘤本身或与肿瘤治疗相关的并发症所引起的。在家中提供适当的照护可以帮助肿瘤患者管理发热并减轻不适。以下是肿瘤患者在家中处理发热的一些建议。

1. 监测体温　定期测量患者的体温，记录温度变化的时间和数值。这将有助于医生评估发热的严重程度和持续时间，并作出相应的治疗决策。对于患者和照顾者而言，掌握正确的体温测量方法是判断体温是否异常的必要基础。常用的体温测量方法主要有三种。①腋测法：须擦干腋下，将体温计的水银柱甩至 35 ℃以下，将水银端放置于腋窝深处，紧贴皮肤，屈肘贴在胸前，10 min 后读数。②口测法：将消毒后的体温计头端置于患者舌下，让其紧闭口唇，5 min 后读数。③肛测法：让患者取侧卧位，在肛门体温计头端涂上润滑剂后，徐徐插入肛门内直至体温计插入一半为止，5 min 后读数。目前，市面上大多使用电子体温计，如耳温枪、额温枪等，比起传统的水银体温计，它具有读数清晰准确、携带方便、测量时间较水银温度计短(一般 2~5 min)、不容易损坏的优点，因此推荐肿瘤患者家庭常备电子体温计。

2. 饮食与水分摄入　鼓励患者保持充足的水分摄入，以防止脱水。提供高热能、高蛋白质、富含维生素和无机盐以及口味清淡、易于消化的食物，避免食用辛辣刺激性食物和油腻食物。如果患者没有食欲，可尝试多次提供少量的餐食。根据病情可给予流质食物、半流质食物或软饭。流质食物每日进食 6~7 次，半流质食物每日进食 5~6 次，软饭每日进食 3~4 次，这样既可补充营养物质，还可减轻胃肠负担，有利于疾病康复。

3. 休息与睡眠　确保患者有足够的休息和睡眠时间。提供一个安静、舒适和有利于休息的环境。

4. 保持清洁　保持患者的个人卫生和环境清洁，定期更换床单、衣物和毛巾。这有助于预防感染并提供更舒适的照护环境。

5. 注意环境温度　确保患者居住环境的温度适宜。在炎热的天气中，使用空调或风扇来保持室内的舒适温度。避免患者暴露在过于寒冷或过于炎热的环境中。

6. 穿着舒适　让患者穿着宽松、透气和舒适的衣物，以帮助散热。避免穿着过于紧身或限制性的衣物。

7. 注意感染预防　肿瘤患者的免疫系统可能较弱，容易受到感染。确保患者和照顾者保持良好的手卫生，勤洗手，并避免与有传染性的人接触。定期清洁家居环境，保持通风。

8. 药物管理　根据医生的指示，按时给患者服用退烧药物。注意药物的剂量和频率，避免超量使用。如果患者正在接受其他治疗，如化疗或放疗，确保按医生的建议正确使用药物。药物热最有效的治疗方法是停用可疑药物，一般停药 1-2 d 后体温即可恢复正常。在未找到可疑致热药物前尽量避免使用如对乙酰氨基酚等非甾体抗炎药，因为这些药物本身也是引起药物热的常见药物之一。有研究发现萘普生对肿瘤热有更好且更快的效果，并且在鉴别肿瘤热和非肿瘤性发热时具有诊断价值。如果 3 d 以后无效则停止用药，有效则继续服用 2 周。在使用过程中，可能出现出汗较多的现象，主要原因为患者体质较差。在肿瘤热消退后即使减低萘普生的剂量，亦能达到较好的退热效果，但长期使用应遵循医生的嘱托。

9. 密切观察症状变化　注意观察患者的症状变化，包括体温的变化、其他不适的出现、食欲的改变等。及时向医生报告任何不寻常的症状。最重要的是，及时与医生保持沟通并遵循医生的建议。如果发热持续时间较长、体温过高或伴有其他严重症状，应及时咨询医生并寻求进一步的评估和治疗。医生可以根据患者的具体情况制定个性化的治疗计划，并提供更详细的居家照护指导。

(二)居家的物理降温方法

对于患者和照顾者来说，改善发热症状须掌握正确的降温方法，如果患者出现发热症状，首先应加强观察，如果患者体温高于 38.5 ℃ 则可以使用退烧药，低于 38.5 ℃ 则可以采用物理降温，例如用冰袋或冰毛巾冷敷，温水擦浴等。以下是居家简易可操作的物理降温方法。

1. 温水擦浴法　温水擦浴适用于绝大多数人，水温一般在 32~34 ℃。患者平躺在床上，身下垫大毛巾。用温水湿绸毛巾并拧至半干呈手套式缠绕在手上，离心式为患者擦拭。擦浴时，最好在患者头部放置冰袋以防表皮血管收缩、头部充血；足底放置热水袋，使患者感觉舒适，也可减轻头部充血。发热后人体虚弱，最好不选择淋浴。擦浴顺序：双上肢→背部→双下肢。上肢：先擦拭侧颈、肩、上臂外侧、前臂外侧、手背，再擦拭侧胸、腋窝、上臂内侧、肘窝、前臂内侧、手心；同法擦拭对侧上肢。背部：擦拭颈下肩部、背部、臀部。下肢：先擦拭髋部、下肢外侧、足背，再擦拭腹股沟、下肢内侧、内踝，最后擦拭臀下沟、下肢后侧、腘窝(膝后区的菱形凹陷)、足跟，同法擦拭对侧下肢。

注意事项：腋窝、肘窝、手心、腹股沟、腘窝等大血管丰富处稍用力擦拭，并延长擦拭时间，以促进散热。每侧肢体擦拭 3 min，擦浴全程不要超过 20 min，避免患者着凉。擦浴后，注意观察患者皮肤表面有无发红、苍白、出血点、感觉异常。禁止擦拭胸前区、腹部、耳后、足底。

2. 乙醇擦浴法　乙醇擦浴法多用于 40 ℃ 以上的高热患者。在 75% 的医用乙醇(即药店所售乙醇)中加入 32~34 ℃ 的温水，得到浓度为 25%~30% 的乙醇水。然后，将纱布或柔软的小毛巾浸入乙醇水并拧至半干用于擦拭患者身体。同时，将冰袋或冰水浸过的毛巾置于额头，以防擦浴时全身血管收缩，脑部充血引起头痛，足部放热水袋增加舒适感。首先在患者的头部放置凉毛巾降温，可防止乙醇擦浴时，表皮血管的收缩，使得血液集中到头部而引起脑组织充血。擦浴时，首先将蘸有乙醇的棉球或纱布拧至半干，自患者一侧颈部开始，沿上臂外侧至手背，再从腋窝沿上臂内侧至手掌，擦完后，用干毛巾拭干皮肤上的乙醇。同法擦浴另一侧后，让患者侧卧，擦浴背部。背部擦完后开始沿大腿外侧擦至足背，再从腹股沟沿大腿内侧擦至足部。为了达到更好的效果，乙醇擦浴应重点擦拭大动脉或血管丰富的地方，如腋窝、肘窝、手心、腹股沟、腘窝等血管丰富处应稍用力并延长擦拭时间，促进散热。擦完用干毛巾擦干皮肤，最后穿好衣裤，0.5 h 后测量体温。

注意事项：儿童和乙醇过敏者禁用乙醇擦浴。因为儿童的皮肤薄嫩，角质层发育不完善，血液循环较为旺盛。处于高温状态时，儿童全身毛孔张开，能快速吸收涂在皮肤表面的乙醇。乙醇经皮肤大量吸收入血后，容易使儿童尤其是肝脏功能发育不健全的婴幼儿发生烦躁不安、恶心呕吐、呼吸困难等乙醇中毒症状。若乙醇浓度过高还可能造成脑及脑膜充血、水肿，严重者可因呼吸麻痹、重度缺氧而死亡。乙醇过敏的儿童会发生皮疹、红斑、瘙痒等全身不良反应，个别病例可出现反射性心率减慢，甚至心室纤颤及传导阻滞而导致心跳骤停。对于适合乙醇擦浴的患者而言，正确的擦浴部位为腋窝、肘窝、腘窝、腹股沟、手心。如发现患者出现寒战、面色苍白、脉搏或呼吸异常时，应立即停止操作，及时就医。与温水擦浴相同，身体大血管丰富处可稍用力擦拭并延长擦拭时间。禁止擦拭胸前区、腹部、后颈部、耳后、足底。

3. 冰袋和冰囊降温法　冰袋和冰囊降温适用于体温 39 ℃ 以上的高热患者，使用部位为腋窝、腹股沟及腘窝等血管丰富处，每次 10～30 min 或遵循医生的建议，以免局部冻伤或产生继发效应。长时间使用者，应休息 60 min 后再使用，给予局部组织复原时间。冰袋临床常用的是化学冰袋和密封袋冰袋，需要用冰箱保存。家庭自制的话，建议往矿泉水瓶中注入三分之二的水，放入冰箱冷冻成冰块，用毛巾包裹后再使用。冰囊首次使用时，将袋内注水口封口处打开，根据水位线注入清水，排出袋内空气，闭合封口。待冰袋内材料和清水融合反应成啫喱状后，将其放入冰箱冷冻，可反复冷冻使用。

注意事项：随时观察，保证冰袋、冰囊完整，无漏水；冰融化后应立即更换，如有局部皮肤发紫、麻木及冻伤发生，停止使用；冰袋和冰囊不宜过大，以免影响血液循环；腋下降温 30 min 后复测体温；禁止用于胸前区、腹部、耳后、足底。

（三）退烧药物的选择

对于肿瘤患者，选择适当的退烧药物需要谨慎考虑，最好在医生的指导下进行。以下是一些常见的退烧药物，可以在医生的建议下给肿瘤患者使用。

1. 对乙酰氨基酚（paracetamol，也称为扑热息痛）　这是一种广泛使用的非处方退烧药，被认为对肿瘤患者是相对安全的选择，然而，仍需遵循医生的指示，按照正确的剂量和频率使用。

2. 非甾体抗炎药（nonsteroidal anti-inflammatory drugs，NSAIDs）　如布洛芬（ibuprofen）和阿司匹林（aspirin）等，具有退烧和镇痛的作用。但是，NSAIDs 可能会增加胃肠道出血和肾脏问题的风险，因此其在肿瘤患者中的使用需要特别小心，并在医生的指导下进行。

3. 阿司匹林（aspirin）　阿司匹林除了具有退烧作用外，还可以抗血小板聚集，预防血栓形成。然而，由于其可能增加出血风险，肿瘤患者在使用阿司匹林时应遵循医生的建议。

需要强调的是，肿瘤患者使用退烧药物时应遵循以下几点注意事项：①在使用任何药物之前，肿瘤患者应咨询医生的建议，特别是针对当前的肿瘤治疗计划和患者个体情况。②严格按照医生或药剂师的建议使用药物，并按正确的剂量和频率使用。③避免同时使用多种含有相同活性成分的药物，以防止过量服用。④注意药物的不良反应和可能的相互作用。⑤如果患者有其他慢性疾病或正在接受其他治疗，应告知医生，并遵循医生的建议。

四、发热的常见误区

在处理发热时，人们可能存在一些常见的误区。以下是一些常见的发热误区。

误区 1：所有发热都需要药物治疗。发热本身并不总是需要药物治疗。发热是身体对疾病或感染的正常反应，可以帮助身体抵抗病原体。在某些情况下，如轻度发热且没有其他严重症状时，医生可能建议采取观察和休息的方法，而不是立即使用退烧药。

误区 2：高烧就意味着严重疾病。尽管高烧可能是某些严重疾病的症状之一，但并不是所有高烧都表示有严重问题。许多常见的感染和疾病也会引起高烧，而且大多数情况下都是可治疗的。

误区3：降温就是治疗。降温只是缓解发热症状，并不能直接治愈疾病本身。退烧药物可以帮助降低体温，但并不是根治疾病的方法。在处理发热时，需要综合考虑患者的病情和其他症状，并采取适当的治疗措施。

误区4：所有退烧药物都是安全的。退烧药物是常见的非处方药，但并不意味着它们完全没有风险。不同的药物可能对不同的人产生不同的影响，可能会引起不良反应或与其他药物发生相互作用。特别是对于特定人群，如妊娠期妇女、儿童和长期患病者，应该在医生的指导下使用退烧药物。

误区5：发热一定需要立即就医。虽然高烧或持续发热可能需要进一步的医疗评估和治疗，但并非所有发热都需要立即就医。在处理发热时，可以先采取家庭照护措施，如休息、补充水分、观察症状变化。如果发热持续时间较长，伴随其他严重症状，或者有明显的恶化迹象，那么就需要寻求医疗帮助。

误区6：捂汗能退烧。很多人习惯用"捂"的方法来"治疗"发烧，认为出一身汗，发烧就能好。确实，在临床上，凡是高烧的患者常常是不出汗的，只要一出汗，烧就会退下来。这是因为在体温上升期，人体会出现毛孔收缩，肌肉收缩，使得散热减少，导致体温升高，当体温达到调定点后，就会出现毛孔舒张，肌肉不再收缩，人体的皮肤就会出汗，汗液带出了大量的热量，使得人体的体温开始下降，而达到退热的作用。但盖上被子捂只会阻止热量的释放，让体温更高，而不能促进体温的降低。建议可以用温水擦浴，通过降低体表温度的方法，来促进热量的释放。

误区7：大量摄入水分。发热时，人们需要适当多喝水，加快代谢，补充水分，防止虚脱，但饮水过量，将导致稀释性低钠血症，即水中毒，因此，饮水切忌过量。当水的摄入量远远超过排出量时，过多的水分会滞留体内，导致血浆稀释，使血浆中的钠离子浓度降低。这种现象就是稀释性低钠血症，症状可能表现为头痛、嗜睡、视力模糊、四肢抽搐，严重时甚至可能致命。建议每天摄入水的总量控制在 3000 mL 以下，分次饮用，也可根据个人情况，调整为蜂蜜水、淡盐水、椰子水、柠檬水等。肾功能不全，慢性心力衰竭等特殊人群，请遵医嘱酌情减量。

误区8：用完退热药立马复测体温。退热药并非一吃下去就会立即退热，起效一般需要至少 0.5 h。退热药起效后，一般体温可以下降 1~1.5 ℃，而非直接降至正常，一般来说，退热药持续作用时间为 4~8 h，缓释片为 12 h，药效过了，体温还有可能继续上升，服用退烧药的目的主要是缓解发热带来的不适，并不能根除疾病。正确做法应服用退热药后至少观察 30 min 再复测体温。

误区9：发热需严格忌口。有人说发热了就不能吃鸡蛋、牛肉、海鲜，事实上，食物都有一定的"热效应"，即吃完饭后体温会上升，但这只是暂时的，并不是疾病。除非是食物中毒，否则绝大多数病理性发热的原因是感染。此时，吃不吃，吃什么，吃多少，都可能发热。在发热期间，虽然可能胃口不好，但患者更要保证优质蛋白的摄入，让免疫系统有充足的营养，更好地恢复机体健康。

误区10：体温越高病情越重。发热本身不是一种疾病，而是一种症状。目前没有证据证明单纯发热会损伤大脑。真正会损害大脑的是发热的原因，也就是感染的各种病原体（如细菌和病毒）。它们会引起脑膜炎、脑炎、蛛网膜炎等脑部疾病。请记住，发热时间和体温高低，都不能直接代表病情的严重程度；而体温的发展变化趋势，才有临床意义。不过，当体温超过 40 ℃时，可能引起全身明显不适，增加机体代谢率、氧消耗以及提升二氧化碳产生水平，此时需要及时治疗。

▶ 第十节　厌食、恶病质

一、概述

(一)相关定义

厌食(anorexia)是指因食欲下降或消失，导致进食量下降和体重降低。这可能是由于肿瘤本身的影响，如肿瘤消耗宿主的营养，或者抗肿瘤治疗所造成的进食障碍或厌食。此外，心理因素也可能与习得性厌食有关。

恶病质(cachexia)是一种多因素作用的综合征，表现为进行性发展的骨骼肌量减少(伴或不伴脂肪量减少)，常规营养支持治疗无法完全逆转，并出现进行性功能障碍。可见于多种疾病，包括肿瘤、获得性免疫缺陷综合征(AIDS)、严重创伤、术后、吸收不良及严重的败血症等，其中以肿瘤伴发的恶病质最为常见，称为肿瘤恶病质。大约50%的晚期肿瘤患者存在恶病质，并与食物摄入减少、异常高代谢导致的负氮平衡及负能量平衡有关。

(二)两者之间的关系

肿瘤引起的厌食和恶病质是一个涉及多因素的复杂问题。临床上厌食和恶病质常同时出现，厌食是恶病质的主要表现之一。厌食会引起营养不良和恶液质，进而影响患者的生活质量和预后。研究显示，厌食是肿瘤患者生存率的独立影响因素之一。它可以是身体或心理因素的结果，如疾病、药物不良反应、消化系统问题、心理健康问题等。厌食本身也可能导致体重下降和营养不良，但它并不一定涉及全身代谢的异常。

除了厌食的表现，肿瘤恶病质患者常见症状还有癌因性疲乏和肿瘤相关抑郁状态等，这些症状严重影响终末期肿瘤患者的生活质量和抗肿瘤治疗效果，增加了肿瘤患者发病率和病死率，对患者的治疗、生活质量和医疗费用均产生负面影响，其中，肌萎缩是肿瘤恶病质最重要的表现特征，可以引起器官功能障碍包括乏力、呼吸系统并发症。

尽管厌食和恶病质之间有一些共同点，如体重下降和摄食减少，但恶病质更多地涉及全身性的代谢异常，而厌食仅仅是指食欲的丧失或减退。恶病质是一种严重的病理状态，它会对身体健康和生存产生负面影响，而厌食可以是一种临时的或相对较轻的症状。需要注意的是，恶病质在临床上通常与肿瘤相关，但也可以与其他慢性疾病有关。

(三)发病机制

1. 厌食的发病机制

(1)神经调节：食欲和进食行为受到多个神经途径的调节，包括下丘脑、垂体和食欲调节激素(如胃饥饿素、胃泌素、胰岛素等)。异常的神经调节可能导致食欲减退、厌食或进食障碍。

（2）营养物质代谢异常：某些疾病或药物不良反应可能干扰身体对营养物质的正常代谢，导致食欲减退。例如，甲状腺功能减退、糖尿病、慢性肾脏病等疾病可能与厌食相关。

（3）炎症反应：某些疾病或疾病状态（如感染、慢性炎症、肿瘤等）可以引起全身性炎症反应，影响食欲和代谢。炎症因子如细胞因子（如肿瘤坏死因子-α、白细胞介素等）可能干扰食欲调节和代谢过程。

（4）心理因素：心理健康问题如抑郁、焦虑、压力等可以干扰食欲和正常进食行为。个体可能失去对食物的兴趣，或者有身体形象问题，导致食欲减退。压力和精神创伤也可能导致食欲下降。

（5）药物和治疗：某些药物和治疗方法（如放疗、化疗）的不良反应可能包括食欲减退和厌食。

（6）慢性疾病和病理状态：某些慢性疾病如肿瘤、慢性心力衰竭、慢性肾衰等可能导致恶病质和厌食。

2. 恶病质的发病机制

恶病质的发病机制较为复杂，涉及多个生理和病理过程。一般认为是由肿瘤因素、机体因素及疾病与机体的作用等多因素共同作用的结果。目前认为与以下因素有关。

（1）全身炎症反应：慢性疾病如肿瘤、慢性心力衰竭、慢性肾衰等会引起持续性的全身性炎症反应。这些疾病状态会导致炎症介质（如细胞因子）的释放增加，如肿瘤坏死因子-α、白细胞介素（IL）等，这些炎症介质会干扰食欲调节、促进蛋白质分解，导致体重下降和肌萎缩。

（2）代谢紊乱：恶病质患者的代谢状态发生异常改变。代谢率增加，包括蛋白质分解增加、脂肪分解增加及糖代谢紊乱。这导致身体无法有效利用营养物质，这进一步加剧了体重下降和组织消耗。

（3）营养不良：恶病质患者食欲减退、进食障碍或代谢紊乱，导致营养摄入减少。这会导致能量和营养素不足，进一步加剧体重下降和恶病质的进展。

（4）肿瘤相关因素：在肿瘤患者中，肿瘤本身和肿瘤相关因素也可能参与恶病质的发病机制。某些肿瘤分泌激素或细胞因子，如肿瘤相关蛋白（例如肿瘤坏死因子、干扰素等），会直接或间接地干扰食欲和代谢。

（5）神经调节紊乱：恶病质可能涉及中枢神经系统的异常，包括下丘脑-垂体-肾上腺轴和交感神经系统的紊乱。这可能导致代谢异常、神经内分泌调节的紊乱和食欲调节的改变。

（6）肌肉蛋白质分解增加：在恶病质状态下，肌肉蛋白质分解增加，而合成减少，导致肌萎缩和无力。这可能与多种因素有关，包括炎症反应、神经内分泌紊乱和代谢异常。

3. 癌性厌食的发病机制

癌性厌食的发病机制较为复杂，总体而言大致由原发和继发两大因素引起。

（1）原发机制主要涉及肿瘤本身或肿瘤刺激机体释放的活性物质与中枢之间的相互作用，肿瘤生长侵犯肠道造成的压迫、梗阻等解剖上的改变也可能导致胃肠动力下降及腹痛，进而造成厌食。

（2）继发机制主要由抗肿瘤治疗引起，手术造成的消化系统结构功能改变，如口腔、咽喉部手术会长期影响患者术后的咀嚼与吞咽功能，而食管切除会伴随饥饿感缺失、早饱等厌食表现。此外还有化疗、放疗、免疫治疗等所产生的不良反应均可导致厌食；肿瘤患者的心理因素也不容忽视。另外，来自家庭的情绪困扰，以及医护人员有时为延缓疾病进程而劝患者进食，也可能会加重患者心理负担，使患者产生复杂的抵触心理，因此，临床上应当给予肿瘤患者更多的理解和帮助。

(四)恶病质的分期及分级

1.恶病质的分期　恶病质在临床上分为连续的三期：恶病质前期、恶病质期和难治性恶病质期。

(1)体重下降≤5%，伴有厌食症、代谢改变者表示进入恶病质前期。

(2)6个月内体重下降>5%，或 BMI<20 kg/m^2 者出现体重下降>2%，或四肢骨骼肌指数与少肌症相符者(男性 BMI<7.26 kg/m^2，女性 BMI<5.45 kg/m^2)出现体重下降>2%，表示开始进入恶病质期，常有摄食减少或系统性炎症。

(3)疾病持续进展，对治疗无反应，分解代谢活跃，体重持续丢失无法纠正，低体能状态评分，预计生存期<3个月。

2.恶病质的分级　恶病质的分级即恶病质的严重性。患者明确诊断为恶病质后，还须进一步评估以下3个方面。

(1)体重丢失及蛋白质消耗的速率，对于同样的 BMI 和体重丢失程度，存在肌肉减少的患者预后更差。对于此类患者，早期发现、早期干预是延缓恶病质进程的最主要的手段。

(2)能量储备量及摄入量：监测患者摄入量能够预测能量及营养素摄入不足时的营养状况及恶病质发展的情况，也能够直接反映恶病质的严重情况，另外可以作为疗效指标进行评估。

(3)炎症情况：若营养干预有效，则可能改变患者的炎症状态、厌食症状，提高患者生存质量。

二、厌食与恶病质的影响

(一)对患者生活质量的影响

1.营养和体力状况下降　由于厌食和恶病质，患者可能无法摄入足够的营养，因此体力状况下降。这可能导致日常活动受限，如无法进行简单的家务活动或户外活动。

2.社交和心理障碍　肿瘤患者可能因为食欲不振和恶病质而避免社交活动，如参加聚会或旅行。这可能导致孤独和心理压力，从而进一步影响生活质量。

3.疼痛和不适　肿瘤引起的疼痛和不适可能是导致厌食和恶病质的重要因素之一。疼痛可能影响患者的食欲和睡眠，导致生活质量下降。

4.情绪和心理健康问题　肿瘤患者可能有焦虑、抑郁和恐惧等情绪问题。这些情绪问题可能导致厌食和恶病质症状加重，进一步影响生活质量。

5.家庭和社会角色变化　肿瘤患者可能因为身体状况的变化而无法履行家庭和社会责任，如工作、照顾家人等。这可能影响患者的自我价值感和自尊心。

(二)对患者社交及心理的影响

1.社交隔离　由于食欲不振和恶病质，患者可能无法参加社交活动，与朋友和家人疏远。这可能导致孤独感和社交隔离，进一步加重心理压力。

2.情绪波动　肿瘤引起的疼痛和不适可能导致情绪波动，如焦虑、抑郁和恐惧等。这些情绪问题可能导致患者对治疗和康复失去信心，影响生活质量。

3. 心理压力 肿瘤是一种严重的疾病，患者可能面临生死抉择、治疗不良反应、经济压力等多重心理压力。这些压力可能导致患者产生负面情绪，如无助、绝望和孤独等，这进一步加重了厌食和恶病质症状。

4. 自我形象紊乱 食欲不振和恶病质，使患者的外貌和形象可能发生变化，这导致患者自我价值感和自尊心下降，导致患者产生自卑感和消极情绪，从而影响生活质量。

5. 社会支持不足 肿瘤患者可能需要更多的社会支持，如家人、朋友和医疗专业人士的关心和支持；然而，由于种种原因，如文化背景、社会资源不足等，一些患者可能无法获得足够的支持，因此心理压力和孤独感加重。

三、厌食、恶病质的治疗

(一) 药物治疗

目前针对肿瘤患者的此类症状，治疗药物主要有孕激素类药物、糖皮质激素、促动力药物、5-HT3 受体拮抗剂等。具体的治疗方案需要根据患者的具体情况进行制订。因此，如果有人出现这种情况，建议及时就医，寻求专业医生的帮助。以下是常用的药物治疗方案。

1. 醋酸甲地孕酮 醋酸甲地孕酮是一种合成的孕激素，其主要作用机制是直接作用于下丘脑，抑制细胞因子的释放，增加食欲。适宜剂量是 480~800 mg/d，由于剂量 <480 mg 无明显作用，且存在显著剂量依赖性的不良反应，如高血压、高血糖及肾上腺抑制等，建议初始剂量为 160 mg/d，然后根据患者耐受性增加剂量。

2. 皮质激素 皮质激素通常应用于恶性肿瘤晚期患者，主要作用机制是通过抑制肿瘤坏死因子及肿瘤本身代谢产物的释放，也可通过止吐和镇痛作用间接改善食欲。推荐剂量为：地塞米松 4~8 mg/d，泼尼松 20~40 mg/d。该药物作为食欲刺激剂对终末期患者有一定疗效，但其效果缺乏持久性，考虑到此类药物的毒性(易发生口腔念珠菌病、水肿、库欣综合征、消化不良等)，故其仅限用于寿命较短(通常少于 6 周)的患者。

3. 甲氧氯普胺 甲氧氯普胺可增加食管下端括约肌压力和加快胃排空的速度，缓解消化不良引起的症状，如腹胀、嗳气、恶心等。临床用法：三餐前+睡前服用，每次 10 mg。

4. 氧甲氢龙 氧甲氢龙是促蛋白合成激素，可增加体重，在数项研究中被证明可增加肌肉含量，同时可改善功能状态。

5. 非甾体抗炎药 布洛芬、阿司匹林是最常见的该类药物，可抑制前列腺素所致的炎症反应。

6. 褪黑素 褪黑素可降低肿瘤坏死因子(tumor necrosis factor, TNF)的浓度，抑制细胞因子活性，数项研究表明每晚按 20 mg 的剂量给药，可减轻患者的恶病质和乏力。

7. 沙利度胺 沙利度胺是一种 TNF-α 抑制剂，具备免疫调节作用及抗炎症因子的作用，可抑制促炎因子及肿瘤血管新生。

8. 口服营养剂 锌是维持和修复味蕾的重要元素。锌影响味觉蛋白的合成，可增加唾液中的钙浓度。生姜中含有 6-姜辣素、姜酚等有效化学成分，故其在减少因化疗引起的恶心、妊娠剧吐和术后恶心等方面有疗效。鱼油中所含的多种不饱和脂肪酸能够干扰炎性细胞因子合成，因此对肿瘤患者的厌食有治疗作用。

(二)非药物治疗

1. 评估可治疗的病因　口腔是否存在口腔炎、溃疡或可能严重妨碍食物摄入的病损，如果有感染，给予表面抗生素、麻醉剂、口腔护理等。对慢性恶心或胃肠道症状的患者进行积极治疗。

2. 改变饮食习惯　对于食欲不佳的患者，应少食多餐，增加膳食吸引力，允许患者任何时间想吃就吃，取消饮食限制，但同时应避免强烈的气味及辛辣刺激的调味料，避免热食。

(三)肠内营养

对口咽、食管的梗阻性病变或慢性神经系统疾病导致吞咽困难的患者，可在胃肠道插管以提供营养支持，分为经鼻饲管营养支持和非经口肠内营养支持(经皮内镜下造口管)。根据患者的营养评估结果按 25~30 kcal/(kg·d)给予能量，1.2~1.5 g/kg 蛋白质，氮热比 120：1 补充营养。因有大量医学证据表明胃肠道置管伴随着多种并发症及有显著病死率，因此应以安全有效的方式给予患者需要的营养量，保证患者的尊严和生活质量。

(四)全肠外营养

目前没有证据表明全肠外营养对终末期患者有益，却与显著的病死率有关。其主要并发症为感染和过度输液。最近研究表明，仅有恶性肠梗阻患者接受全肠外营养有一定程度的好处，因此除了极少数，全肠外营养不适合用于终末期患者。选择患者的标准是预期生存期大于 2 个月，功能状态卡氏(KPS)评分 >50 分，无严重器官功能障碍者。

(五)运动干预

运动干预指根据患者的体力状态和乏力状况给予抗阻训练和有氧锻炼，可选择散步、床上肢体活动等，每次 20 min，每天 2~3 次，但避免剧烈运动。

(六)心理干预

由于患者处于疾病的终末期，终末期患者常常会对治疗失去信心，面对死亡时处于焦虑、恐惧、抑郁的精神心理状态，应以全人-全程-全家-全队-全社区的"五全"理念为患者进行心理疏导、提供社会支持，这可改善患者的心理状态，使其更加积极地面对疾病、面对治疗、面对家人、面对自己，从而提高就医依从性。

四、厌食、恶病质的居家护理

(一)对患者的日常照料

1. 维持良好、舒适的体位　建立巡视翻身卡，定时翻身，避免局部长期受压，采取措施促进血液循环，防止压疮发生。

2. 保证有充足的睡眠　睡眠对于身体的恢复和免疫系统的功能都非常重要。照顾者应该为患者提供安静、舒适的睡眠环境，并督促患者按时睡觉和起床。如果需要，可以使用放松技巧如深呼吸、冥想等来帮助患者入睡。

3. 保暖 患者四肢冰冷不适时，应加强保暖，必要时给予热水袋，水温应低于 50 ℃，防止烫伤。

4. 保持适当的运动 适当的运动可以增强身体的免疫力和减轻压力。告知恶病质患者运动对改善血液循环和预防压疮的重要性，并和患者、家属共同制订关于恶病质患者的运动方案。有氧训练为每周 2 次。抗阻训练为：第 1 周床上过头推举、卧推、双下肢抬腿训练，3 次/d，10~15 min/次，3 d/周；第 2 周及以后进行床上或床下锻炼如双上肢和双下肢抗阻训练（单臂和双臂间断弯举 1 kg 重物），20 min/次，3 次/d，3 d/周。对于极度消瘦、水肿、疲乏、肌力减退甚至丧失的患者，应注意防止压疮的发生。可使用气垫床分散身体与支撑面之间的压力作用，增加患者的舒适感。侧卧位时背部放一软枕或 45°斜坡物品，起到支撑固定作用。建立翻身巡视卡，掌握好翻身时间，一般不得超过 2 h；翻身后按摩受压部位，两腿之间以棉垫或毛巾被隔开，以防两膝相互压破皮肤；对出汗多、尿失禁拒绝留置导尿管的患者，及时以温水擦洗被汗液、尿液浸湿的皮肤，及时更换床单、尿垫、尿裤、内衣等，保持床铺、衣物干燥舒适；对腹泻、大便失禁的患者，以温盐水擦洗局部，待干后，喷赛肤润以保护肛周、会阴部皮肤黏膜。此外，照顾者还可以鼓励患者进行一些适合他们的运动，如散步、瑜伽等；但是需要注意的是，如果患者的身体状况较差，应该避免过度运动。

5. 关注患者的心理健康 肿瘤患者的心理健康状况也是非常重要的。首先和患者沟通交流时应有足够的耐心，运用通俗易懂的语言和亲切的态度和其交流，以获得患者的信任。及时解答患者提出的相关问题，从而满足患者心理需求。多花时间陪伴患者，让患者无痛苦、无遗憾、有尊严地度过每一天。积极和患者沟通交流，耐心聆听患者诉求，为患者提供科学合理的正念指导。照顾者应尊重患者的隐私和权利，尊重患者的宗教信仰，鼓励患者说出心理愿望，并和其家属有效配合，促使其达成愿望，同时辅以音乐疗法、放松疗法等以转移患者的注意力，消除不良心理因素的困扰，保持情绪稳定，最大限度让患者心理处于舒适状态。照顾者应该关注患者的情绪变化和心理需求，并给予他们足够的支持和安慰。如果需要，如果患者因为肿瘤而感到恐惧、不安或焦虑，接受心理辅导可能会有所帮助。心理辅导可以帮助患者面对现实、处理情绪和建立积极的生活态度。

6. 参加社交活动 社交活动可以提供情感上的支持和安慰，同时也可以促进食欲和营养摄入。照顾者可以鼓励患者参加一些社交活动，如探访亲友、参加聚会等。让患者多与家人和朋友保持联系，参与社交活动，可以提供情感上的支持和安慰，有助于缓解焦虑和抑郁情绪，提高食欲和减轻恶病质症状。

7. 预防感染 由于肿瘤患者的免疫系统功能下降，他们容易感染病菌。照顾者应该采取措施预防感染，如保持病房清洁、督促患者勤洗手等。加强皮肤护理，对于大小便失禁患者，注意会阴、肛门周围的皮肤清洁，应让其保持干燥；大量出汗时，应及时擦洗干净，勤换衣裤，并保持床单位清洁、干燥、平整无渣屑。

8. 关注患者的营养状况 肿瘤患者的营养状况对于身体的恢复和免疫系统的功能都非常重要。照顾者应该为患者提供营养丰富的食物，并鼓励他们尽可能地进食。如果需要，可以为患者提供肠内或肠外营养支持。

9. 关注口腔卫生 在晨起、餐后和睡前协助患者漱口，以保持口腔清洁卫生；口唇干裂者可涂液状石蜡；有溃疡或真菌感染者酌情涂药；口唇干燥者可适量喂水，也可用湿棉签湿润口唇或用湿纱布覆盖口唇。对口腔卫生状况较差又感觉明显疼痛的患者，可用稀释的利多卡因和氯己定含漱剂清洗口腔。保持良好的口腔卫生可以帮助患者更好地享受食物。因此，定期刷牙、使用牙线等是非常重要的。

(二) 饮食指导

西方医学之父希波克拉底曾说："食物是最好的医药。"这句话对肿瘤患者尤其重要。因为接受外科手术、化疗或放疗或者靶向治疗，身体需消耗大量热量迎战癌细胞、修复重建受伤组织，且比生病前需要更多的营养。研究表明，80%的中晚期肿瘤患者都存在一定程度厌食情况。不想吃、吃得少，使得身体所需的蛋白质、维生素等营养成分缺乏，免疫力低下，早中期肿瘤患者可能造成病情复发，中晚期患者可能导致病情恶化。厌食、营养不足、恶病质，是肿瘤患者最常见、也是最头疼的问题。患者痛苦，家属着急。下面是关于患者的一些饮食建议。

1. 增加营养摄入　厌食和恶病质会导致肿瘤患者食欲不振，营养摄入不足。因此，照顾者应该为患者提供营养丰富的食物，并鼓励他们尽可能地进食。患者可以尝试少食多餐、增加进餐次数，以增加营养摄入。同时在安静、舒适的环境中进食，可以减轻患者的压力和焦虑，有助于提高食欲。

2. 选择健康食品　选择健康食品对于肿瘤患者的饮食非常重要。例如，新鲜水果、蔬菜、全谷类食品、富含蛋白质的食品(如鱼、肉、豆类等)都是不错的选择。同时，避免食用高脂肪、高糖分、高盐分的食物。用餐前可食用少量开胃食物，如酸梅汤、鲜橙汁等。饮食原则以恢复营养状况为主，这个时候的居家营养支持要多吃高能量、高蛋白食物。高能量食物主要指三大能量物质。第一就是碳水化合物，如米饭、馒头。第二类就是油脂，包括肉及菜里面所含的油脂，以及炒菜用的油。第三类就是纯蛋白质类，包括肉里面的蛋白质。这三大能量物质都可以提供能量，但这里面能量最高的是油脂。蛋白质的主要来源是肉、鸡蛋、乳制品、豆制品、坚果。对于肿瘤患者，较为推荐鱼肉和鸡鸭肉，因为鱼肉和鸡鸭肉更好消化和吸收。除了肉类，建议鸡蛋可以适当多吃。乳制品除了传统的牛奶，也可以喝酸奶，或在食物中添加奶酪。其他的，如豆制品也可以适当吃一点。

3. 保持水分摄入　保持足够的水分摄入对于肿瘤患者的健康非常重要。照顾者应该鼓励患者多喝水，以保持身体水分平衡。此外，患者还可以尝试一些健康的饮品，如绿茶、红茶等。

4. 避免过度刺激　肿瘤患者可能会出现口腔和胃肠道的刺激症状，如口腔溃疡、恶心、呕吐等。因此，照顾者应该避免给患者食用过度刺激的食品和饮料，如辛辣食品、咖啡、酒等。

5. 补充益生菌　益生菌可以帮助维持肠道健康，促进营养吸收和提升免疫功能。一些研究表明，补充益生菌可以改善肿瘤患者的食欲和恶病质症状。

6. 改变烹饪方式　尝试不同的烹饪方式，使食物更具吸引力。例如，使用烤肉、蒸菜等健康的烹饪方法。尝试改变食物的质地、味道和口感，以满足患者的口味和营养需求。例如，添加香料、调味料，或者改变食物的形状和外观，以刺激患者的食欲。

7. 遵循医生的建议　患者可能因为食欲下降而无法摄入足够的营养。在这种情况下，医生可能会建议提供营养补充剂，如高蛋白质饮料或营养丸等。如果患者需要特殊的饮食或营养支持，照顾者应该遵循医生的建议，为患者提供适合的食物。同时，如果医生建议进行营养评估和饮食计划调整，照顾者应该及时与患者沟通和协商。

(三) 中医调理

近年来中医药在诊治癌性厌食方面取得了一定进展。如中药穴位贴敷、穴位注射、针刺、艾灸等也被证实可以改善肿瘤患者食欲及其他不良症状。相比西医，中医能解决西医治疗的一些局限性和不良反应，如针刺治疗与甲地孕酮治疗相比，可以改善食欲的疗效相当，但针刺治疗更加迅速，还能显著改善恶心和便秘的症状。中医认为，肿瘤患者食欲减退与纳差病极为相似，属于脾胃病。所谓脾胃为后天之本、气血生化之源，脾胃失常就会出现腹胀、食欲不振、便溏、倦怠消瘦等症状。另外，肿瘤患者的异常情志活动也与食欲减退有着密切关系。《医述·卷七》说："思则气结，结于心而伤于脾也。"对肿瘤患者而言，其被确诊的那一刻开始，压力就油然而生，后续治疗或自身变化带来的感受都会使其思虑、惆怅，最后导致脾的升降气机的功能失调，进而让人体之气郁结，脘腹胀闷，不思饮食。中医治疗肿瘤引起的食欲减退，以疏肝健脾为法，通过理气、健脾、扶正等进行辨证论治，保证人体所需营养充足、免疫系统正常运转。从肿瘤患者临床疗效来看，具有整体调节、不良反应小等独特优势。

1. 药膳食疗　药膳发源于我国传统的饮食和中医食疗文化，讲究因时因人而异，选取理气健脾扶正药物，结合食物性味，纠正人体的阴阳盛衰之偏，综合调理身体，提高身体免疫力。同时辨证施食，结合患者当前病情给予相应的饮食，如是红细胞减少，则加入补血养血等中药材。

(1)饴糖姜枣汤：食材包括饴糖、生姜、红枣。制作时只需将洗净的红枣、姜片放入锅中加水煮沸，然后加入饴糖，等到饴糖融化即可。但如果患者有腹胀、呕吐，或同时合并糖尿病，则不宜食用。

(2)蜂蜜鸡蛋羹：食材包括蜂蜜、鸡蛋、食用油、盐。蜂蜜性平，有养脾除烦之效。制作时将鸡蛋打散后加入蜂蜜、食用油、盐搅拌调匀，然后蒸熟即可。如果存在泄泻的症状则不可食用。

(3)黄芪内金粥：食材包括黄芪、薏米、赤小豆、焦山楂、鸡内金粉、金橘饼、糯米。诸食材合用可补气健脾、行气消食。制作时将黄芪加水煮熟，之后取汁加入薏米等食材熬煮成粥，再加入鸡内金粉即可。

此外还可选取少量中药饮片，以热水充分浸泡或煮沸少顷后饮用。该方法简便快捷有效，既少了中药汤剂的不佳气味，又可以达到改善食欲的目的。如存在排便费力、腹泻情况的患者也可选择用此方法进行治疗。如果患者可以接受中药汤剂，也可在化疗间期对症服用。中药汤剂的治疗范围相对更广，能够扶正健脾，改善患者身体虚弱无力、食欲减退等情况，且可使化疗耐受度更佳，治疗效果更好。

2. 贴敷疗法　贴敷疗法主要通过贴敷药物和穴位刺激2个方面实现治疗调理作用。药物可经患者皮肤孔窍吸收，通过经络达脏腑而起作用，是以中医外治为理论基础的一种给药方式，能够改善患者食欲减退、腹胀、便秘等症状。

3. 耳穴疗法　耳朵就像一个倒置的婴儿，具有人体器官的对应反射点。使用药豆对耳穴进行慢刺激，通过经络不断作用于全身，不仅可以疏通经络、调和气血、健脾开胃，还能改善食欲、睡眠、排便等问题。

4.埋针疗法　用特制的小型针具贴置于穴位上,通过持续、稳定地刺激人体穴位,促进经络气血运行,达到健脾开胃、提高免疫力的功效。该疗法对癌性疼痛等均有治疗作用。

5.艾灸疗法　艾叶性温,味辛,具有补气养血的功效,能够激发人体正气,提高免疫力,温胃健脾,梳理气机,改善食欲,减轻痛苦。中脘穴为胃之募穴,又位于脾胃附近,艾灸中脘穴可以和胃健脾,疏通中焦脾胃升降气机,可治疗肿瘤患者化疗后的食欲不振。如伴痰涎者应增加关元穴,补肾以治疗痰之根。

▶ 第十一节　口干

一、概述

正常人每天可分泌 1.0~1.5 L 的唾液,正常情况下,口腔中唾液的分泌和消耗要达到平衡,即口腔中需剩余一定量的唾液,以润滑、保护口腔中的黏膜、牙体和牙周组织。唾液的分泌能保持口腔舒适不干燥,对口腔黏膜起持续性润滑作用,还能帮助品尝、咀嚼、吞咽和消化食物,以及调节机体体液平衡等,在口腔中起着重要作用,同时还有助于保持口腔中微生物的平衡,对维持口腔有一个稳定、相对中性的 pH 环境至关重要,唾液能维持牙齿的磷酸钙和周围液相之间的平衡,从而预防龋齿等疾病的发生。当唾液分泌异常时,则会引发口腔不适,以口干为主要症状。

(一)相关定义

口干(dry mouth)是生活中常见的一种主观感受,通常持续时间较为短暂并可通过自我调节改善。当口腔中唾液分泌量减少或消耗量增加时,口腔中就会出现唾液分泌和消耗的负平衡,发生口干。

口干燥症(xerostomia)是指主观感觉上的口干及客观程度上的唾液分泌减少,也可认为是因唾液分泌减少引起的口腔干燥状态或感觉,包括唾液流量减少和唾液中各成分的变化。常表现为唾液黏稠、口唇干裂、味觉异常、黏膜烧灼感并影响患者吞咽、咀嚼、语言等口腔功能,口腔黏膜干燥、萎缩、屏障的破坏易引起外伤、味觉异常,以及读写、吞咽和构音障碍。产生口干感觉的阈值因人而异,口干燥症不是一种独立性疾病,而是一种自觉躯体症状。口干燥症不仅会使患者出现味觉改变、吞咽困难、发音困难等躯体症状,还会因沟通受损、社会孤立而进一步加重抑郁、焦虑等负性情绪,严重影响生活质量。

放射性口干燥症(radiation-induced oral mucositis)是指患者的唾液腺因射线照射后受到损伤,使唾液分泌的数量、性质和成分改变,导致口腔内唾液腺功能丧失,进而引起的口干、口腔烧灼感、唇舌痛、龋齿、口腔黏膜炎、味觉丧失等一系列症状。放射治疗是治疗头颈部肿瘤的有效方法和主要手段,但头颈部的放射治疗会产生多种并发症,尤以对射线敏感的口腔组织最为多见。其中放射性口干燥症是头颈部肿瘤放射治疗术后常见的并发症,80%接受放射治疗的患者会受放射性口干燥症影响,从而引起机体不适。

口干燥症影响世界上数百万人,而且随着年龄的增长及药物使用的增加而增加。它的发生率取决于监测人群,成人口干燥症的发生率可高达 30%,老年患者因器官功能减退,又受到疾病、药物、抵抗力下降等因素的影响，易导致口腔微环境和正常生理功能被破坏，更容易导致口干燥症的发生，进而引起一系列口腔健康问题。据报道，>75% 的晚期肿瘤患者唾液生成量减少，出现口干，常常影响味觉、咀嚼、吞咽、发音、言语、义齿佩戴、口腔舒适感和生活质量。Epstein 发现头颈部肿瘤患者在放疗后有高达 90% 的患者会长期遭受口干燥症的困扰。口干燥症的程度与放射治疗的照射范围及照射剂量有关，放射治疗时适当保留部分唾液腺可明显减轻口干症状。

(二) 口干燥症的主要表现

口干时，患者会感觉到舌、颊及咽部灼热，口腔发黏，味觉失常等。重者言语及吞咽均感困难。不能吞咽干性食物，需在汤水的帮助下才能下咽。还可出现口腔黏膜的溃疡和皲裂，唇部干燥脱屑。舌干燥并出现沟纹，舌乳头萎缩，舌表面光滑，同时患者龋齿的患病率也会增加。口干燥症的主要表现为以下几点。

(1)部分患者的嘴唇、嘴角可出现干裂、出血。口腔内部和周围干燥，有片状皮肤、发白的唾液。

(2)部分患者因为唾液分泌不足，唾液对局部的保护性作用下降，导致念珠菌感染、溃疡性口角炎以及急性伪膜性白色念珠菌感染的发生。

(3)口腔黏膜出现明显的干燥和萎缩，并且伴有红斑及舌苔增厚。

(4)唾液很黏稠，张开嘴时还会粘在嘴唇上。

(5)吞咽食物或浓稠的液体时有困难。

(6)始终用嘴呼吸(用嘴呼吸很容易使口腔和咽喉干燥)。

(7)舌头有燃烧的感觉。

(8)牙齿、舌头和牙龈上有食物残渣等。

(9)舌头表面裂开。

(三) 口干程度分级

1. 轻度口干　轻度口干指患者感觉口干舌燥，口干咽干，夜间睡眠或醒来时会有轻微口干，但无明显不适或疼痛感，不影响进食及讲话。

2. 中度口干　中度口干指患者有口干舌燥，口唇干裂，唾液分泌量减少，口腔黏膜发炎等症状，患者进食或讲话时需饮水，但进干食无吞咽困难或不适。

3. 重度口干　重度口干指患者口腔内有烧灼感，咀嚼、吞咽困难，反复发生口腔黏膜病变，需随身携带水壶，严重影响患者生活质量。

(四) 口干燥症的分类

根据唾液量可分为有唾液量减少的真性口干和无唾液量改变的假性口干。前者是唾液腺功能减退或分泌受阻所致的唾液量显著减少和口腔干燥感，如涉及唾液腺(涎腺)的头颈部肿瘤、头颈部放射治疗、上呼吸道疾病、干燥综合征等；后者可能是唾液成分改变所引起的口腔干燥感，但唾液分泌量无明显改变。

根据身体状况可分为生理性口干和病理性口干。前者是由年龄增长和人体衰老，唾液腺结构发生改变，唾液腺腺细胞逐渐萎缩，腺导管变性，腺体功能衰退，导致唾液分泌量减少及唾液成分改变所致。后者是某些疾病导致的唾液腺腺体受损所致，如唾液腺腺体外伤、唾液腺炎症、口腔疾病、头颈部肿瘤放化疗后、呼吸系统疾病、内分泌疾病和自身免疫性疾病等。

（五）口干燥症的病因

当口腔中的涎腺分泌的唾液不足以保持口腔湿润时，就会引起口干。口干燥症的病因多种多样，以下是一些常见的病因。

1. **药物不良反应**　许多药物，包括抗抑郁药、抗组胺药、降压药、抗癫痫药、利尿剂等，都可能引起口干燥症。这些药物可能通过影响唾液腺的分泌功能或减少唾液的产生而导致口干燥症。有很多改变口腔微生物菌群的药物有口干的不良反应，如抗胆碱能类药物，肿瘤患者在治疗期间使用抗胆碱能类药物时，此类药物会跟乙酰胆碱竞争受体，且其跟胆碱受体有高度亲和力，不过没有内在活性，故会抑制唾液腺分泌，从而引起口干。抗组胺药、吩噻嗪类药物、抗抑郁药、阿片类药物、β 受体阻滞剂、利尿剂、抗癫痫药物、镇静催眠药等都可引起口干。

2. **放疗引起的口干**　头颈部肿瘤患者在放疗时，大部分腺体如涎腺组织一般在放射野中，受照射范围取决于肿瘤原发灶的部位和大小。在放疗的第一周，唾液量减少 50%~60%。头颈部肿瘤的放疗通常会引起口干，因放疗的位置在头、面、颈部，很容易损伤唾液腺。腺体被损伤后，唾液分泌量减少，并且成分发生改变，浆液成分减少，黏液成分增加，唾液因此减少且变得黏稠，接受放疗的患者此时口腔内壁中的健康细胞会受到影响，口腔内健康细菌的平衡也容易被改变。在正常情况下，唾液在口腔中可以起到缓冲和润滑的作用，口腔中的三对唾液腺对于保持口腔局部的微环境也有着重要的作用。包括唾液腺在内的口腔区域在经过放射治疗以后，容易导致唾液腺萎缩，继而唾液分泌量减少，其功能自然也就发生了改变。唾液腺对放射线比较敏感，其中以腮腺的敏感性最高，颌下腺次之，舌下腺敏感性最低。小剂量照射后，其分泌功能即受到抑制因而患者会感到口干。

3. **化疗及细胞毒性药物**　口腔失去湿润的口腔环境，患者会出现不同程度的口干症状，因而饮水效果不佳，影响进食；同时口腔舒适度差，患者夜间因口干而易醒，如化疗后患者出现食欲不振、恶心、呕吐、腹泻等导致脱水，且严重程度与化疗周期、化疗药物的毒性累积关系密切，化疗次数越多的患者，口干症状的发生率越高且越严重，严重者会出现吞咽困难、口腔真菌感染、味觉丧失、睡眠障碍等症状，严重影响患者的生存质量。

4. **可能会导致口腔干燥的肿瘤**　可能会导致口腔干燥的肿瘤包括发生于口腔唾液腺的恶性肿瘤，以及除唾液腺以外的口腔恶性肿瘤，如舌癌、颊黏膜癌等。

5. **年龄因素**　随着年龄的增长，唾液腺功能可能逐渐减退，导致老年人更容易出现口干燥症。

6. **神经性因素**　某些神经性疾病，如帕金森病、脑卒中、多发性硬化症等，可能会干扰唾液腺的神经功能，导致口干燥症。

7. **自身免疫性疾病**　某些自身免疫性疾病，如干燥综合征、类风湿性关节炎等，因免疫细胞破坏了体内细胞，唾液腺和泪腺中的细胞受损，故唾液和眼泪的量减少。

8. **口腔疾病**　某些口腔疾病，如干燥综合征、口腔黏膜炎症、牙龈炎等，可能会导致唾液分泌减少，引发口干燥症。

9. 饮食和饮水习惯　水分摄入不足,以及大量摄入刺激性饮料(如咖啡、茶、乙醇等)也可能导致暂时性的口干燥症。

10. 精神心理因素　情绪变化、心理不平衡、心理紊乱,尤其是抑郁症等均可引起口干。

11. 治疗因素　影响口腔黏膜内层的治疗因素,如氧疗、机械通气、肠内营养、液体受限、手术等。

12. 佩戴义齿的患者　义齿固定不良或难以固定也可引起口干。

二、口干燥症的评估

口干燥症与许多症状和体征有关,口干感觉的阈值的个体差异性显著,患者的主观感受和客观表现不一样,很难以统一的标准来评估口干程度。为更好地评估口干燥症的严重程度和治疗效果,需要全面综合地回顾患者的病史、既往史、目前用药、伴随情况等资料,以便正确识别导致口干的原因,准确评估口干情况和严重程度。

(一)主观症状评估

口干燥症是一种自觉症状,口干程度主要根据患者自我描述来确定。目前对于主观症状的评估有多种方法。

(1)视觉模拟评分法(visual analogue scale, VAS)最早广泛用于疼痛的测量。用 VAS 评估口干程度的具体方法:在纸上画一条 10 cm 的横线,横线的始端为 0 代表无口干,终端为 10 代表最严重的口干,中间部分表示不同程度的口干。与疼痛测量相似患者根据自我感觉在横线上画一记号,表示口干的程度。

(2)口腔干燥量表(xerostomia inventory, XI)由 Thomson 等开发,量表包括 5 个条目,即"我觉得口腔干燥""我觉得吞咽特定食物有困难""我进食干的食物有困难""我进食的时候感觉口干""我感觉嘴唇干燥"五个方面。口腔干燥症清单中的每个条目的评分范围为 1 ~ 3 分,分别对应于"从不""偶尔"和"经常"。总分为 5 ~ 25 分,≤5 分为正常,6 ~ 25 分为口干,分值越高代表口干越严重。XI 应用广泛,是唯一可用于确定口干燥症的经过验证的工具。

(二)客观症状评估

唾液化学成分的变化是唾液腺分泌功能改变的另一项重要指标。用客观的口腔检查来评估口干燥症通常涉及以下步骤。

1. 病史采集　医生会询问患者口干燥症的具体症状、持续时间及可能的诱因,可能会询问患者是否正在服用某些药物,以及是否有其他与口干燥症有关的健康问题。

2. 体格检查　医生可能会检查患者的口腔和唾液腺,以评估唾液分泌量和口腔黏膜的状况。他们可能会检查患者是否有唾液腺的肿胀、疼痛或其他异常迹象。

3. 唾液分析　医生可以使用特殊的测试方法来评估患者的唾液分泌量和质量。这可能包括测量唾液的产量、黏度和 pH 等。

4. 实验室检查　医生可能会建议进行血液或尿液检查,以排除潜在的系统性疾病或药物引起的口干燥症。

5. 唾液刺激试验　医生可能会进行一些唾液刺激试验,例如使用柠檬酸或葡萄糖溶液来刺激唾液分泌,并评估患者的反应。

三、口干燥症的治疗

口干燥症的治疗方法可以根据病因和症状的严重程度而有所不同。以下是一些常见的口干燥症治疗方法:

1. 口腔刺激剂　口腔刺激剂可以帮助刺激唾液分泌,缓解口干症状。这些刺激剂可以是口腔喷雾、口腔溶液或口腔片剂等。它们一般包含一些成分,如柠檬酸、葡萄糖、牛磺酸等,因其可以刺激唾液分泌。

2. 人工唾液替代物　人工唾液是一种模拟自然唾液的液体,可以用来补充缺乏的唾液。它们通常是喷雾、凝胶或口服液的形式。人工唾液替代物可以帮助润湿口腔黏膜,减轻口干症状。

3. 饮食调整　保持充足的水分摄入对缓解口干症状很重要。患者可以试着多喝水、吃含水量较高的食物,如西瓜、黄瓜等。同时,避免食用刺激性食物和饮料,如咖啡、茶、乙醇和辣食,因为它们可能进一步加重口干症状。

4. 口腔保健　保持良好的口腔卫生非常重要。刷牙 2 次,每次 2 min,使用含氟牙膏。使用无乙醇含氟漱口水可以帮助保护口腔健康。定期到口腔医生那里进行检查和清洁,以预防口腔感染。

5. 常用药物　促进唾液分泌的药物包括西维美林或毛果芸香碱,两者都是胆碱能拮抗剂。西维美林(30 mg,口服,3 次/d)与毛果芸香碱相比,M_2 受体的活性较低,但半衰期更长,其主要的不良反应是恶心。使用毛果芸香碱时注意排除眼科、心血管和呼吸系统的禁忌证(5 mg,口服,3 次/d),不良反应包括出汗、脸潮红和多尿。

6. 预防性措施　如果患者正在接受放疗或化疗,医生可能会采取预防性措施来减少唾液腺受损的风险。这可能包括使用保护性设备,如口罩或保护器,以减少放射线对唾液腺的影响。

四、口干的居家护理

(一)饮食护理

口干对肿瘤患者有极大影响,因为随之而来的不适会导致患者饮食习惯的改变,在接受治疗时,合理的营养摄入对于患者来说是保持体力和抵御治疗副反应的重要一环。改善患者饮食,以帮助进食更多的食物,获取更多营养,从而减少患者营养不良的发生。当放疗部位在头颈部时,有可能破坏唾液腺,多次放疗后患者的口腔、咽喉黏膜多出现烧灼感,并伴有口腔干燥的症状。由此引起的进食障碍将直接导致患者进食量和可选择的食物类别减少,进食困难也会直接影响到患者食欲,从而导致患者供能不足和营养缺乏。

(1)治疗前要保证有充足的营养,尤其是抗氧化物质的摄入,比如维生素 C、维生素 E。某些植物化学物如花青素等有助于减少放化疗对腮腺的损伤,减轻口干症状。

(2)食物形态选择:患者放疗后出现口腔干燥时,应首先选择进食流食或半流食,避免粗硬或膳食纤维过多的食物以防对口腔黏膜造成刺激。比如稀蜂蜜水、鲜榨果汁等,这一类食物中具有抗氧化作用的维生素 C 且胡萝卜素含量丰富,这有助于黏膜上皮细胞的修复。吞咽困难的患者可以食用果冻，果冻添加了琼脂等植物胶，可以保证水分缓慢摄入，有利于缓解口腔干燥。患者还可选择清淡、易消化、刺激性小而且细碎易煮、易于咀嚼和吞咽的食物，如瘦肉粥、土豆泥、蒸蛋、馄饨、酸奶等，固体的食物可以切成小块或捣烂，小口缓慢食用。

（3）避免食用辛辣、刺激、粗糙的食物。辣椒、葱、姜、蒜等辛辣刺激的食物不利于口腔黏膜的修复和炎症的控制。还应尽量避免烟熏、油炸、火烤、腊制、腌制食品的摄入，以免进一步刺激胃肠道黏膜，加重胃肠负担。建议患者选择清淡饮食，并保证饮用水的摄入。

（4）合理补充水分：已经发生口干时，少量多次饮水，随身携带水杯，可以规律地小口喝水，水不一定要吞下去，可以漱口后吐出；或饮用无糖液体来保持良好的口腔湿润；每日饮水量应在 2000 mL 左右，这能及时补充缺失唾液的部分功能，帮助湿润口腔黏膜，可在水中加入菊花、柠檬、西洋参等。另外要增加居住房间的空气湿度，一般湿度应在 60%~65%。

（5）合适的烹饪方法：食物的烹饪方法要以蒸、煮、炖为主，这样食物可在烹饪过程中吸收了更多水分，更有助于食物的咀嚼和吞咽。

（6）在食物中加入酱汁、肉汤，使其湿润爽滑，或用牛奶、酸奶浸软再吃；胃肠功能好的患者，可以少量食用清凉冷饮、奶油冰激凌等。

（7）刺激消化液分泌：猕猴桃、柠檬、橙子、柚子、山楂、葡萄、苹果等酸甜的食物可以刺激味蕾、促进消化液分泌、诱发食欲，从而有助于刺激唾液分泌，改善口干症状。蜂蜜中富含超氧化歧化酶和果糖，具有清除自由基、吸附空气中的潮气、缓解口腔干燥的作用。还可多吃一些富含维生素的食物和水果，如蔬菜、梨、西瓜、草莓等；食用一些生津爽口的水果，比如葡萄、梨、橘子、桃子、猕猴桃等。

（8）w-3 多不饱和脂肪酸丰富的食物，可以抗癌和缓解炎症。这类食物有亚麻籽油、紫苏油、鱼油等，但是这烹调油不建议高温加热，以避免 w-3 多不饱和脂肪酸氧化。

（9）少食多餐：患者可以根据病情选择少食多餐，每次少量进食、在三餐之间可以加餐。建议多补充一些优质蛋白、维生素、矿物质丰富的食物，以利于口腔黏膜的修复，缓解口腔干燥的情况。还可以口含草珊瑚含片、薄荷片等缓解口干、咽痛带来的不适感。

（10）尽量不要吃饼干、硬面包等粗糙、不易咀嚼的食物，以及过酸、过咸、辛辣等刺激性食物，此类食物吃的时候需要大量的唾液将其润滑成食团才能方便吞咽。

（11）避免乙醇、碳酸饮料和烟草：烟草、乙醇会促进体内水分的排出，使口干症状恶化。特别是烟草更加有害，会使口腔内唾液腺萎缩或诱发炎症。唾液腺炎症长期存在时，患口腔癌的概率会增加。过度饮酒会诱发全身脱水，且可能会使口干燥症进一步恶化。

患者要始终心系饮食和营养，出现不良反应时，第一时间判断自身营养摄入量是否充足，并养成定期监测体重的习惯，如有因为口干引起进食减少、体重下降等营养不良问题，及时通过口服营养补充品来补充营养。

（二）生活习惯

（1）外出时要随身携带水杯，方便口干时随时饮用。

（2）保持鼻道通畅，以避免张口呼吸；睡觉时戴一次性医用口罩可明显减轻口干，提高睡眠质量。

（3）利用小喷壶喷雾时，气雾分布均匀，易于控制量，温开水经过喷壶喷出来的气雾具有颗粒小、分布均匀的特点，可形成一层水雾膜，由于喷雾的作用面积大，在充分湿润口腔黏膜的同时,不会引发患者的恶心及呛咳。柠檬水喷雾有效缓解患者口腔干燥症状的效果优于维生素 C 喷雾、温开水喷雾。根据口腔干燥程度增加喷雾的次数以及增加患者的口腔护理次数,及时、准确观察患者口干症状的改善情况及口腔湿润效果。

(4)避免待在湿度较低的环境中,如开空调的商店、中央供暖的室内环境等。天气干燥时可使用空气加湿器,尤其是晚上入睡时,最好保持室内相对湿度在 70%左右。

(5)由于唾液分泌减少,口腔自洁能力下降,容易发生龋齿及口腔感染。因此,患者应养成良好的口腔卫生习惯,用餐前后用温和的、不含乙醇的漱口水漱口,同时可以用软毛牙刷轻刷舌头,以清除食物残渣,防止细菌繁殖,预防感染,保持口腔的清洁。口腔黏膜炎愈合前患者尽量少戴假牙。软毛牙刷使用前,先用温水浸泡 5 min,且应每 3 个月更换 1 次牙刷。患有口腔溃疡时,可使用海绵棉棒,避免使用牙刷。

正确漱口方法:每次漱口持续 3~5 min。将漱口水含在口内,闭口,鼓动两颊部及唇部,使漱口水在口腔内上下左右不停翻动,利用翻动的水反复冲洗口腔内各个部位,及时清除藏在牙齿之间、牙齿与口腔黏膜之间的食物残渣和牙垢。

睡前漱口,晚上可使用加湿器来保持室内空气湿度。刷牙频率每日 2 次,同时使用牙线清理牙齿缝隙,并定期去口腔诊所进行口腔检查。

预防口腔并发症:最常见的是龋齿和白假丝酵母菌感染。进餐后刷牙,每天至少用牙线清洁牙齿一次。限制含糖饮食,限制饮用酸性饮料。根据龋齿的发生情况和唾液腺损伤程度,选择局部用氟的类型、方法和频率。局部使用含高浓度钙和磷的制剂。虚弱易感人群可用苏打水含漱以预防白色念珠菌感染。

(三)对现有唾液流量的刺激

(1)细胞保护剂,有研究报道,阿米福汀(氨磷汀)对腺泡细胞有一定的保护作用,但须在医生的指导下使用。

(2)药物刺激,可以尝试用多种味觉性的、触觉性的或有药理性的物质来刺激残余唾液腺组织的唾液流量,比如毛果芸香碱、茴三硫、环戊硫酮等,但需要在医生的指导下使用。

(3)非药物刺激,如用酸的或苦的物质带来的味觉,对唾液流量的刺激是最有效的;甜味物质、保湿口腔喷雾也可湿润口腔,促进唾液分泌,如无糖硬糖,可以刺激唾液流量,但程度相对较小;此外,咀嚼无糖口香糖可以刺激唾液流量的同时可提供味觉和触觉刺激,在不停地咀嚼过程中,能使得口腔肌肉得到康复;也可以吃酸性食物,如酸枣或柑橘类水果等能刺激唾液分泌,但需要控制量,而且要注意口腔清洁;常口含话梅、橄榄、青梅、无花果、罗汉果等,也可刺激唾液分泌,减轻干燥症状。

(4)如果服用的药物中有可引起口干症状的,比如降压药、抗抑郁药、利尿剂、镇咳药等,可以替换成没有这类不良反应的药物。

(5)若口干情形严重,应在医生指导下使用口腔药膏。患者漱口后口腔喷涂表皮生长因子、维生素 B_{12}、双料喉风散等药物,以促进口腔黏膜生长,用药后 30 min 内不进食不饮水。

(四)唾液替代品与黏膜润滑剂

1.对于经局部唾液流量刺激或饮水后收效甚微症状缓解不理想的患者,或者水摄入过多会引起夜尿频繁的患者,可以尝试使用人工唾液。其特点是黏度比水高,有类似于天然唾液的黏度，可提供组织保护，促进说话或进食，并消除口干燥症的症状，如龋齿、牙齿再矿化或黏膜炎症。

目前有多种人工唾液制剂，其黏性、润滑作用强于水，剂型有喷雾剂、漱口液和凝胶。人工唾液性质类似于天然唾液，故可具有良好的生物相容性，其组成成分为源于天然来源的物质、唾液大分子，如黏蛋白、溶菌酶、乳铁蛋白等化合物。每种人工唾液制剂中通常包含多种成分，其主要成分是羧甲基纤维素、动物黏蛋白、聚甲基丙烯酸甘油酯、氧化酶、聚乙二醇、山梨醇及电解质等。含羧甲基纤维素或黏蛋白的人工唾液，能缓解口干症状，保护口腔黏膜及牙龈，明显改善患者的口干、吞咽及构音症状，还能滋润黏膜，缓解口腔不适，并提高患者的生活质量，但需要保证在全天有较高的使用频率，改善程度随患者和产品而异。人工唾液应用于唇内侧、颊黏膜、舌和硬腭，患者应视其日间和夜间计划混合搭配使用这类产品，例如可在讲话之前使用口腔喷雾，在进食之前使用口腔溶液以帮助吞咽，以及在睡前使用口腔凝胶。

（2）酌情使用唾液替代品可润滑口腔黏膜、缓解患者的口咽干燥、吞咽困难、言语不利等主要症状。常见的药物有人工唾液、凝胶类药物等。此外，经特制后富含洗涤、渗透作用的牙膏、漱口水等，如葡萄糖酸氯己定含嗽液联合深蓝脂质体能够改善鼻咽癌放疗后患者的口腔干燥症状。

（3）拟胆碱药物：常见的拟胆碱药物有毛果芸香碱、西维美林、环戊硫酮等。西维美林与匹鲁卡品两药均可促进机体口腔黏膜分泌唾液，缓解口干燥症，且匹鲁卡品作为漱口水可给正常人群使用，它能有效促进口腔唾液的分泌，预防口干燥症。但在实施药物干预的过程中，要严密监测药物的不良反应，保证患者口腔干燥的症状能够得到安全、科学、有效的管理。

（五）中药及针灸等方式用作补充治疗

中医学认为由肿瘤自身及治疗手段导致口窍失于滋润、濡养而生，肿瘤患者素体阴虚，疾病本身也容易损耗患者机体气阴，当患者气阴不足时，患者体内阳热易灼伤津液，是故而口干。放射性口干燥症属于中医燥证范畴，辨证多为阴虚火旺，其主要症状表现为口干烦躁，口中无津液，咽部疼痛不适，鼻息气热，失眠多梦，身疲乏力，口渴喜饮，舌红质干少津，无苔或少苔等临床症状，因此中医辨证施治应以养阴清热生津为主。

1. 中药饮片 合理服用中药饮片可以改善口干的症状，比如菊花、麦冬、胖大海、生地黄、西洋参片等中药泡水饮用。

（1）麦冬是临床常用的一味中药，可养阴生津，可以促进唾液的分泌，使口腔湿润。麦冬泡水方法简单，患者易学，易于实施。

（2）具有酸味的乌梅在一定程度上可引起患者产生条件反射，刺激唾液分泌，可以改善患者的主观口干感。

（3）枸杞能滋肝肾之阴，生津且能安神，睡前嚼服枸杞，既可缓解夜间口干，还可帮助睡眠。

2. 人工唾液和中药联合 含漱人工唾液，能去除口腔内黏稠的分泌物，缓解口干、口腔烧灼等不适感，能暂时纠正口腔内的酸性环境，且含钙离子、氟离子，对牙齿具有一定的再矿化和防龋作用。柴芍地黄汤具有滋阴补肾、益气生津、疏肝解郁作用，能较好地调节脏腑机能，促进津液生成，减轻口干，改善胃纳和睡眠。人工唾液和中药联合使用能有效地防治放射性口干，取得中西结合、标本兼治、提高疗效的效果，且提高了患者的生活质量。

3. 针刺治疗　针灸属于一种中医治疗方法，通过针刺穴位的方式，刺激穴位，促进体内的血液循环，起到疏通经络、调和阴阳、扶正祛邪等功效，针刺治疗可在一定程度上缓解口腔干燥，但须注意所有的中医中药或针灸治疗，都应该在正规医院进行。

4. 穴位按摩　中医认为鱼际穴、尺泽穴能化肺经水湿，散发脾土之热，可清宣肺气，清热利咽，可明显缓解咳嗽、口干舌燥症状。按摩鱼际穴和尺泽穴可以使唾液分泌增加，湿润口腔，缓解口干，还具有清洁和保护口腔的作用。

（1）鱼际穴：位于手外侧，第 1 掌骨桡侧中点赤白肉际处。屈曲大拇指时，肌肉隆起如鱼腹，际即边际，而鱼际穴在鱼腹边际，第一掌骨中点处。

（2）尺泽穴：患者采用正坐、仰掌并微曲肘的取穴姿势。此时，尺泽穴位于人体的手臂肘部，患者先将手臂上举，微屈肘，在手臂内侧中央处有粗腱，腱的外侧手掌向上，在肘横纹上，肱二头肌肌腱桡侧缘处取穴。

患者每天可用大拇指或中指按压两侧尺泽穴、鱼际穴各一次，每次每个穴位按压 3 ~ 5 min，每分钟按压 15~20 次，使局部有明显的酸胀、发热的感觉即可。

肿瘤患者罹患疾病易导致口干燥症的发生，因此医务人员和照顾者应对患者口腔干燥症状进行科学有效的管理，确保患者获得舒适、有尊严的医疗服务；然而，口干燥症不仅会有主观感觉上的不适，还会伴随有器质性病变，难以早期发现、诊治，故要及时对接受治疗的肿瘤患者的口腔状况进行全面的评估及筛查，为患者提供及时、有效的护理服务及健康宣教，指导患者进行自我护理，为患者的健康保驾护航。

▶ 第十二节　失眠

一、概述

（一）定义

失眠（insomnia）是指尽管有合适的睡眠机会和睡眠环境依然对睡眠时间和（或）质量感到不满足，并且影响日间社会功能的一种主观体验。

肿瘤相关性失眠（cancer-related insomnia，CRI）又称为肿瘤相关性睡眠障碍、癌因性失眠，是与肿瘤和肿瘤治疗相关的一个高发生率结果事件。其作为肿瘤症状群中的一种，失眠在肿瘤患者中比较常见。CRI 发病率为 19%~63%。相关肿瘤症状的研究表明，睡眠障碍的发病率仅低于疲乏，排在发病率的第二位。CRI 是一种严重的临床症状，可导致患者白天疲乏，有认知的负面作用（例如注意力和记忆力的减退），严重影响患者的健康和生活质量。尽管如此，肿瘤相关性睡眠障碍并没有得到像其他肿瘤相关性症状的关注

（二）主要表现

失眠的主要症状表现为入睡困难（入睡潜伏期超过 30 min）、睡眠维持障碍（整夜觉醒次

数>2次)、早醒、睡眠质量下降和总睡眠时间减少(通常少于6.5h),同时伴有日间功能障碍。失眠引起的日间功能障碍主要包括疲劳、情绪低落或激惹、躯体不适、认知障碍等。

(三)病程分期

失眠根据病程分为:短期失眠(病程<3个月)和慢性失眠(病程>3个月)。有些患者失眠症状反复出现,应按照每次出现失眠持续的时间来判定是否属于慢性失眠。失眠是一种主观体验,不应单纯依靠睡眠时间来判断是否存在失眠。部分人群虽然睡眠时间较短(如短睡眠者),但没有主观睡眠质量下降,也不存在日间功能损害,因此不能视为失眠。失眠常伴随其他健康问题,有时很难确定两者之间的因果关系,无论属于原发性还是继发",均需要针对失眠本身进行独立的临床干预,防止症状迁延或反复。

2021年,世界卫生组织国际癌症研究机构(International Agency for Research on Cancer,IARC)发布的全球肿瘤负担数据显示,世界范围内肿瘤发病率与死亡率逐年上升,肿瘤负担逐年加重。肿瘤患者被多种症状困扰,这给患者带来了巨大的身心痛苦。失眠是肿瘤患者最常见的睡眠障碍,发生率高达60%。常由癌痛、药物不良反应、环境刺激、精神心理等因素引起,多见于晚期肺癌、乳腺癌、头颈部肿瘤患者,可表现为睡中觉醒、入睡困难和/或晨醒过早。其中又以睡中觉醒最常见,此外患者亦可出现白日疲乏、萎靡,夜间难以入睡、易醒等一系列神经精神症状。

(四)失眠的原理

多导睡眠描记术是收集客观睡眠数据的金标准。其记录的多导睡眠图可将人类睡眠分为NREM和REM 2个阶段。其中NREM由N1、N2和N3[又称为慢波睡眠(slow wave sleep,SWS)]阶段构成,占总睡眠时间的75%~80%。当人类从觉醒进入N1、N2、N3循环1周后,进入REM。在睡眠的过程中,NREM和REM在整个晚上交替出现,每90~110 min发生1次,之后的周期持续时间会逐渐延长。NREM和REM在每个周期的比例在夜间是不同的。

具体来说,NREM主要出现在晚上的前1/3阶段,REM主要出现在晚上的后1/3阶段。早期周期以NREM为主,而REM主导后1/3个周期。REM第1次出现可能只持续几分钟,而随后REM出现在睡眠期间的持续时间逐渐延长。用多导睡眠图获得的参数可反映睡眠结构的相关指标。睡眠结构包括总睡眠时间、REM和NREM的持续时间,NREM和REM的周期及转换次数,以及24h内睡眠的分布,即单相睡眠(1次睡眠发作),或多相睡眠(多次睡眠发作),δ波及θ波的频率及振幅的微观结构和宏观结构。在压力、衰老、疾病等因素的影响下,睡眠结构常常发生改变且较难逆转,由此引发了失眠。此外,睡眠结构参与人体全身生理功能的调节与控制,异常的睡眠结构在一定程度上增加了其他疾病的患病风险及死亡风险。

(五)失眠的机制

睡眠是由昼夜节律和稳态相互作用调节控制的。具体来说,睡眠的昼夜节律是由视交叉上核通过视网膜节细胞接受光信号并作用于转录激活因子 *BMAL1* 和 *CLOCK*,进而调控E-box增强子元件异二聚化并驱动周期基因 *Per*1 和 *Per*2 的表达,以及隐花色素基因 *Cry*1 和 *Cry*2 的表达。之后 *Per* 和 *Cry* 蛋白相互作用并转移到细胞核,在那里它们抑制 *BMAL*1 与

CLOCK 结合从而调控昼夜节律。睡眠-觉醒环路和神经递质对睡眠觉醒的作用是由大脑主要的唤醒系统包括自下而上的网状激活系统、边缘网络和自上而下的认知系统和睡眠促进区域腹侧视前区和视前正中区相互调控促清醒神经递质和促睡眠神经递质来实现的。其中促清醒神经递质包括促食欲素（orexin）、去甲肾上腺素（norepinephrine，NA）、组胺（histamine，His）等，而促睡眠神经递质包括 γ-氨基丁酸（γ-aminobutyric acid，GABA）腺苷（adenosine，AD）等。

此外，下丘脑-垂体-肾上腺轴（hypothalamic-pituitary-adrenal axis，HPA）与睡眠的作用是相互的，即 HPA 轴的过度活跃可以导致失眠，而失眠又可以导致 HPA 轴过度活跃，如此形成恶性循环。近年来，随着研究的深入，发现神经胶质细胞通过三磷酸腺苷-细胞因子-AD机制驱动局部网络状态变化，改变其内在膜特性和对神经递质及神经调节剂（如 AD、谷氨酸和 GABA）的敏感性，从而调控睡眠。细胞因子 IL-1β、IL-6 和 TNF-α 可通过影响 AD、一氧化氮、核因子转录因子、前列腺素 D2、GABA、谷氨酸和 NA，以及生长激素释放激素和促肾上腺皮质激素等激素来调节位于下丘脑、基底前脑和脑干的觉醒调节中心来参与睡眠-觉醒的调控。因此，失眠主要与昼夜节律失常、睡眠-觉醒神经环路异常、神经递质稳态失衡、HPA 轴过度活跃、神经胶质细胞异常及一些与睡眠、觉醒相关的细胞因子异常等有关。

睡眠调控的双过程模型指出，调节睡眠的两个生理过程分别是稳态睡眠驱动和昼夜节律驱动。稳态睡眠驱动是指随着清醒时间增加而增加的睡眠倾向。昼夜节律调节以内源性生物钟为基础，促使生物体在每天的近似时间自然入睡和苏醒，进而形成睡眠-觉醒的昼夜节律。当睡眠的驱动力增加到某个阈值而时机又恰在合适的昼夜节律阶段时，睡眠将随之发生。失眠症通常以与睡眠有关的不良行为为特征，例如，为克服失眠提早上床或延后起床、白天小睡时间过长、作息和睡眠时间不规律等，这些行为会干扰或抑制正常的稳态睡眠和昼夜节律。此外，多数慢性失眠患者曾有困意十足时进入卧室却立即清醒的体验，这是由于失眠与卧室之间形成了条件反射，即条件性觉醒。

（六）肿瘤患者失眠的发生机制

1. 褪黑素分泌失衡　褪黑素又称松果体素，在肿瘤患者睡眠障碍相关的神经内分泌因素中发挥主要作用，能够显著提升大脑内 γ-氨基丁酸的含量，而 γ-氨基丁酸可以同步昼夜节律调节睡眠觉醒周期，起到镇静催眠、延长睡眠持续时间和改善睡眠质量的作用。肿瘤患者由于日常活动能力下降，活动范围缩小，暴露于室外自然日光的时间减少，引起褪黑素分泌节律失衡，分泌量降低，引发晚期肿瘤患者睡眠节律与睡眠型态紊乱等问题，从而导致睡眠觉醒的昼夜节律改变。

2. 肿瘤相关炎性细胞因子作用　睡眠与免疫系统功能密切相关，肿瘤相关炎性细胞因子包括促炎细胞因子与抗感染细胞因子两种。肿瘤相关促炎细胞因子对非快速眼动睡眠（non-rapid eye movement sleep，NREM sleep）往往会产生抑制作用，使患者易觉醒，产生负性情绪；相反，抗感染细胞因子则可促进 NREM 睡眠。恶性肿瘤的浸润性生长，使晚期肿瘤患者机体免疫功能低下，IL-1 和肿瘤坏死因子等促炎细胞因子增多，从而导致患者睡眠剥夺后生理性NREM 睡眠量减少或强度减弱。反之，若降低这些细胞因子的活性或利用率则能够促进NREM，有利于肿瘤患者消除疲劳，改善睡眠质量。

3. 自主神经系统功能紊乱　一方面，当晚期肿瘤患者在意识到预期生存时间有限时，可能无法接受即将面临死亡的事实，出现担忧、恐惧等负性情绪与身心反应。这些不良情绪的刺激会使得患者出现自主神经功能紊乱，导致与睡眠相关的大脑觉醒系统失衡，进而造成入睡困难。另一方面，疼痛是肿瘤患者的主要症状，长期、持续的癌痛刺激引起的慢性应激反应促使网状内皮系统活动增加，交感神经兴奋，引起血压升高、心率加快、心肌耗氧量增加等一系列生理反应，使患者出现情绪激动、烦躁等心理困扰，从而导致失眠。

4. 失眠的评估　失眠的临床评估包括病史采集、睡眠日记、量表评估和客观评估等手段。对于每一例患者都应仔细进行病史采集，患者也可通过写睡眠日记来了解自己的睡眠状态，医务人员在鉴别诊断和疗效评估时也可以纳入量表和其他客观评估方法。下面的内容将详细介绍关于失眠症状评估的主客观方法。

（1）病史采集。

临床医师需要仔细询问病史，包括具体的睡眠情况、用药史、可能存在的物质依赖情况、其他躯体疾病史，以及妊娠、月经、哺乳和围绝经期等躯体状态，并进行体格检查和精神心理状态评估，以获取睡眠状况的具体内容，如失眠的表现形式、作息时间、与睡眠相关的症状以及失眠对日间功能的影响等。可以通过自评量表、症状筛查表、精神筛查测试、家庭睡眠记录（如睡眠日记）及家庭成员陈述等多种手段收集病史资料。

（2）睡眠日记。

由患者本人或家人协助完成为期 2 周的睡眠日记，其内容包括记录每日上床时间，估计睡眠潜伏期，记录夜间觉醒次数及每次觉醒的时间，记录从上床开始到起床之间的总卧床时间，根据早晨觉醒时间估计实际睡眠时间，计算睡眠效率[（实际睡眠时间/卧床时间）×100%]记录夜间异常症状（是常呼吸、行头和运动等），记录日间精力与社会功能受影响程度的自我体验，记录午休情况、日间用药和饮料品种。

（3）量表测评。

辅助失眠诊断与鉴别诊断的自评与他评量表包括：匹兹堡睡眠质量指数（Pittsburgh sleep quality index，PSQI）；失眠严重程度指数（insomnia severity index，ISI）；广泛焦虑量表（generalized anxiety disorder，GAD-7）；状态-特质焦虑问卷（state-trait anxiety inventory，STAI）；艾普沃斯嗜睡量表（epworth sleepiness scale，ESS）；疲劳严重程度量表（fatigue severity scale，FSS）；健康调查表 36（short form 36，SF-36）；睡眠障碍的信念和态度量表（dysfunctional beliefs and attitudes about sleep，DBAS）；清晨型-夜晚型（morningness eveningness questionnaire，MEQ）。量表需根据患者具体情况选用。

（4）主观评估。

通过系统回顾明确躯体疾病，了解躯体状态（妊娠或哺乳等）。通过问诊明确患者是否存在心境障碍、焦虑障碍、记忆障碍及其他精神障碍。回顾药物或物质应用史，特别是抗抑郁药、中枢兴奋性药物、镇痛药、镇静药、茶碱类药、类固醇及乙醇等精神活性物质滥用史。回顾过去 2~4 周内总体睡眠状况，包括入睡潜伏期（上床开始睡觉到入睡的时间）、觉醒次数、持续时间和总睡眠时间。需要注意在询问上述参数时应取用平均估计值，不宜将单夜的睡眠状况和体验作为诊断依据。可借助 PSQI 等工具对患者进行睡眠质量评估，同时通过问诊或借助于量表工具对日间功能进行评估，排除其他损害日间功能的疾病。针对日间嗜睡患者进行 ESS 评估，结合问诊筛查睡眠呼吸紊乱及其他睡眠障碍。如有可能，在首次系统评估前最好做好记录。

（5）客观评估。

多导睡眠图（polysomnogram，PSG）监测主要用于失眠的鉴别诊断和疗效评估。PSG 多次睡眠潜伏期试验（multiple sleep latency test，MSLT）用于鉴别发作性睡病和日间睡眠增多等疾病。体动记录仪（actigraphy）用于鉴别昼夜节律性睡眠-觉醒障碍（circadian rhythm sleep-wake disorder，CRSWD），也可以在无 PSG 条件时作为替代手段评估患者夜间总睡眠时间和睡眠模式。神经功能影像学为失眠诊断和鉴别诊断开拓了新的领域，但目前仍处于临床研究阶段，尚无成熟经验与标准。失眠患者由于神经心理或认知行为方面的改变，对睡眠状况的自我评估容易出现偏差，这可能低估或高估实际睡眠时间，此时应选择客观评估方法进行甄别。

二、失眠的居家照护要点

许多成人都会经历短期（急性）失眠，这种情况一般会持续几天或几周。这通常是压力或创伤性事件导致的。但有些人会出现长期（慢性）失眠，这种情况一般会持续一个月或更久。失眠可能是原发性问题，或者和其他身体状况或药物有关。正常睡眠时间的标准因人而异，但大多数成人每晚需要睡 7~8 h。失眠不但会影响人的能量水平和情绪，还会影响人的健康、工作表现和生活质量。接下来将介绍一些关于改善失眠的方法，失眠患者并不需要忍受失眠的煎熬，改变几个简单的日常习惯通常就可以改善失眠。

（一）个体化治疗

失眠干预应做到个体化治疗，因为每个人的情况都不同。建议患者在专业医生的指导下，制定适合自己的失眠治疗方案。

（二）调整作息时间

建议患者制定睡眠计划，日间尽量不要睡，或将日间睡眠时间控制在 1 h 左右，日间睡眠时间不可过长否则会影响夜间睡眠。建议患者在晚上睡觉前避免饮用含咖啡因的饮料，如咖啡、茶、可乐等。对于乳糖耐受的患者，让其睡前喝一杯热牛奶，此外，建议患者在晚上睡觉前避免剧烈运动，以免影响睡眠。用温水泡脚，可放松身心，缩短入睡时间。保持规律性睡眠。

（三）改善居住环境

建议患者居住在自己熟悉的比较安静、温暖、舒适的环境中，保持房间通风良好，室温调至适宜，减少噪声和光线刺激。此外，患者的房间空气湿度应适宜。

（四）心理和行为治疗

建议患者在专业医生的指导下，进行心理和行为治疗。心理和行为治疗可以帮助患者缓解焦虑和压力，从而改善睡眠。医护人员应该对患者进行心理疏导，经常表达支持、安慰和关心，与患者多交流沟通，帮助患者建立积极心态。家人和朋友为患者提供的情感支持也是减轻患者心理负担、改善其悲观情绪的重要途径，护理人员要鼓励患者家属多关心和陪伴患者，减轻患者的恐惧感。让患者家属多关注患者的情绪变化，并尽量帮助患者实现未完成的愿望，护理人员与患者家属共同帮助患者树立生死观，让患者坦然地面对生死，减轻对死亡的恐惧感，也减轻患者家属的精神压力和负担。

（五）体育活动

对于睡眠障碍，建议首先使用非药物治疗，应鼓励患者进行日常体育活动及抗阻运动，体育活动可以改善肿瘤生存者的睡眠。建议每周 2 次瑜伽活动，对于睡眠质量、日间功能与睡眠效率方面都有更大改善。

（六）调整饮食

养成晚饭早吃的习惯，一般来说，患者常因疾病影响，较易出现疲乏，大多数肿瘤患者睡觉的时间较早，九十点就要睡觉了，如果七八点才吃晚饭，身体没有足够的时间来彻底消化食物，极易出现腹胀、便秘等消化不良的情况，还可能影响睡眠质量。照顾者应尽量安排患者 7 点之前吃完晚饭。晚餐宜以素食为主，不可过饥、过饱，禁用刺激性和高脂性餐，也避免喝茶、酒、咖啡等兴奋类饮品，以免影响入睡。平时也要注意规律饮食，早餐吃好，中餐吃饱，晚餐吃少，避免睡前过饱或过饿，多吃富含色氨酸、维生素 B、维生素 E、钙、镁等有助于睡眠的食物，如奶制品、谷类、鱼类、蛋类、坚果、水果、蔬菜等。同时可根据患者的体质和口味，选择合适的食物，不要盲目服用补品或者人参类食物，以免引起内火或者兴奋。饮食要以助眠为主，睡前可以喝一杯温牛奶或酸奶，或者吃一些含有褪黑素的食物，如香蕉、樱桃、核桃等，有利于放松神经，促进睡眠。

（七）催眠药物治疗

建议患者在专业医生的指导下，进行催眠药物治疗。催眠药物可以帮助患者入睡，但需要注意药物的不良反应。在非药物治疗无效后，可使用药物治疗，抗失眠药物、抗焦虑药物、镇痛药等可根据患者病因酌情使用，但失眠的药物治疗方法因个体差异而异，以下是一些常用药物的不良反应。

1. 苯二氮䓬类　如地西泮、氯氮卓等，具有抗焦虑、镇静、催眠的作用，在存在睡眠障碍的肿瘤患者中广泛使用，在使用时需要加强观察，防止跌倒、窒息等意外事件的发生。

2. 非苯二氮䓬类　如唑吡坦、佐匹克隆等，具有镇静、催眠的作用，非苯二氮䓬类在人体内清除速度较快，不良反应较少，其安全性较苯二氮䓬类更高，对肿瘤患者而言可能更为适用。

3. 褪黑素受体激动剂　如雷美尔通、阿戈美拉汀等，可稳定睡眠-觉醒节律，缩短睡眠潜伏期，但缺乏对卒中相关失眠患者的治疗研究，疗效尚不明确。给予褪黑素能够增加睡眠的驱动力及改变生物钟的相移。其对睡眠结构的影响主要表现为 REM 的增加和睡眠潜伏期的缩短。与其他药物相比，褪黑素及其受体激动剂的不良反应较少，没有耐受、依赖，不会对警觉性及情绪产生影响，但仍然有头痛、头晕、恶心、嗜睡等较小的不良反应。

4. 部分组胺 H_1 受体拮抗剂　如苯海拉明、异丙嗪等，可以减轻过敏反应症状。服用抗组胺药可引发抗胆碱能作用，包括发热、脓毒症、视力模糊、口干、便秘、尿潴留、心动过速、肌张力障碍和精神错乱等不良反应。

5. 部分具有镇静作用的抗抑郁药　如曲唑酮、米氮平、奥氮平、喹硫平等，可以缓解抑郁症状，但需要注意可能出现口干、便秘等不良反应。

6.中医中药治疗　建议患者在专业医生的指导下，进行中医中药治疗。中医中药汤剂可以帮助患者缓解失眠症状，配合中药沐足、药枕、中药熏蒸、针刺、艾灸、按摩、穴位贴压等外治疗法多管齐下可以取得更满意的疗效。中指指腹刺络放血在全息理论中对疏通头脑经络、改善头部血液循环有帮助，不论实证、虚证失眠均可使用。颈后部穴位风池、完骨、天柱的刮痧；手腕部手少阴心包经所属穴位大陵、劳宫、内关、神门及足踝部足少阴肾经、足太阳膀胱经所属穴位照海、申脉、涌泉等穴位点穴拨经，操作简便。人体足部是足三阳经的终止点、足三阴经的起始点，五脏六腑通过经络在足部均有投影，中药沐足可使足部皮肤毛细血管扩张，血液循环加快，中药药物刺激穴位有助宁心安神。吴茱萸贴敷涌泉具有滋阴降火、开窍宁神的作用，可显著改善中晚期肿瘤患者的失眠症状。

(八)转移注意力

建议患者在睡觉前进行一些放松活动，如听轻音乐、读书等，以帮助转移注意力，从而改善睡眠。以下是一些转移注意力的方法，或许对改善患者的失眠症状有一定帮助。

1.深呼吸和冥想　闭上眼睛，慢慢地深呼吸几次，将注意力集中在吸气和呼气的感觉上，这有助于减轻身体紧张和焦虑感。

2.听音乐　听一些舒缓的轻音乐，可以帮助转移注意力，将注意力从负面思维中转移出来，放松身心，改善睡眠。

3.观看电影或电视节目　选择一些轻松愉快的节目，可帮助放松心情，转移注意力。

4.散步或运动　进行适量的运动，如散步或慢跑，可促进血液循环，有助于缓解失眠。

5.尝试放松技巧　例如渐进性肌肉松弛法、瑜伽等，可帮助放松身体，缓解失眠。

6.与家人和朋友交流　与家人和朋友交流，分享自己的感受和困惑，可以帮助转移注意力，减轻心理压力，同时获得情感支持。

7.寻找支持　可以寻找专业的心理医生或心理咨询师进行咨询和治疗，帮助解决失眠问题。

8.冥想和正念　通过冥想和正念练习来培养对当前时刻的关注和觉察。这可以帮助患者观察思维的流动而不被其困扰，从而转移注意力并培养内心的平静。

9.情感支持　家人和朋友为患者提供的情感支持也是减轻患者心理负担、改善患者悲观情绪的重要途径，鼓励家人多关心和陪伴患者，减轻患者的恐惧感。让患者家属多关注患者情绪变化，并尽量帮助患者实现未完成的愿望，护理人员与患者家属共同帮助患者树立生死观，让患者坦然地面对生死，减轻对死亡的恐惧感，也减轻患者家属的精神压力和负担。

三、总结与展望

肿瘤患者失眠的居家照护需要从环境与氛围、规律作息与放松训练、心理疏导与支持、合理饮食与营养支持等方面入手，全面改善患者的生活质量。同时要密切观察患者的睡眠状况，及时发现并处理可能影响患者睡眠的因素，必要时及时就医。通过专业护理人员的指导和治疗建议的落实，可以有效地改善肿瘤患者的失眠状况，提高其生活质量。

【案例分享】

患者李女士，45岁，因乳腺癌接受了手术和化疗。经过一段时间的治疗后，她回到家中休养。然而，在治疗期间，她经历了严重的失眠问题，导致她精神状态不佳，影响了生活质量。

为了解决这个问题，医生和护士对李女士进行了全面评估，发现她的失眠主要与治疗过程中的身体不适、药物不良反应和情绪压力有关。为了帮助李女士缓解失眠问题，医护人员建议她和家人采取以下措施：保持房间安静、温暖、通风良好，调节适宜室温，减少噪声和光线刺激，使用舒适的床垫和枕头，必要时可在床头放置一些舒缓的香薰，以帮助放松身心，提供舒适的睡眠环境；帮助李女士制定固定的睡觉时间和起床时间，避免午睡过长，建议在晚上避免使用电子设备，如手机和电视等，以免干扰睡眠；鼓励家人多与李女士交流，倾听她的感受和需求，给予她足够的关注和支持，帮助她缓解焦虑和抑郁情绪；对于严重的失眠症状，可遵医嘱根据病情合理使用药物进行治疗，但需要注意药物的不良反应和依赖性问题；加强营养调理，注意饮食健康，避免在睡前过饱或饥饿。在晚餐后避免饮用含咖啡因或糖的饮料，如咖啡和可乐等。

通过以上照护措施的实施，李女士的失眠问题得到了明显改善，她的睡眠质量逐渐提高，身体状况也得到了改善。这个案例表明，针对肿瘤患者的失眠问题，我们需要进行全面评估，区别不同原因的失眠问题，并针对性地采取多种措施进行综合照护，有利于改善肿瘤患者的失眠问题，提高生活质量。

第十三节　谵妄

一、概述

(一)谵妄的定义

根据世界卫生组织发布的国际疾病分类第十一次修订本(ICD-11)，谵妄(delirium)是指急性或亚急性起病的注意障碍(即指向、聚焦、维持和转移注意的能力减弱)和意识障碍(即对环境的定向力减弱)，在1 d内症状常出现波动，并伴其他认知障碍(如记忆、语言、视觉空间功能或感知觉障碍等)，可影响睡眠-觉醒周期。通俗地说，谵妄是一种急性发作的脑功能下降、伴认知功能改变和意识障碍，又称为急性意识混乱，表现为意识水平下降、错觉、幻觉，行为无章，注意力无法集中，定向和记忆障碍，日夜颠倒，伴有紧张、恐惧等；通常急性发作，多在晚间加重，持续数小时到数日不等。

(二)肿瘤相关性谵妄

肿瘤相关性谵妄是指因肿瘤本身或治疗相关因素对中枢神经系统直接或间接损害引起的谵妄。肿瘤终末期患者处于病情持续恶化、多器官功能衰竭的状态，是发生谵妄的高危人群，其谵妄的发生率为56.8%~90%。谵妄的发生可导致一系列负性结局，如增加跌倒、坠床、意外拔管的风险；延长住院周期、增加医疗费用，加重患者的经济负担；加速病情恶化，增加患者生理、心理上的痛苦，降低其生活质量；缩短患者预期生存时间，加速死亡。

肿瘤终末期患者的谵妄具有发生率高、易漏诊、危险性高等特点。国外研究显示，在接受姑息治疗的患者中，谵妄的发生率高达58%；在临终患者中，谵妄的发生率高达88%，甚至达到93%，最后几周到几天发生率呈指数级增长。谵妄可分为躁动型、安静型和混合型，有71.7%的终末期患者为安静型谵妄，表现为嗜睡、淡漠、认知受损，需要与痴呆、抑郁症和疲乏症相鉴别。谵妄在生命终末期常为难治性谵妄，起病急、发展迅速、病程起伏不定，可加速死亡进程，增加意外风险。

（三）谵妄的危险因素

谵妄是多种因素导致的神经精神综合征，高龄、认知障碍、衰弱、视听障碍是谵妄常见的易患因素，而脑部疾病、其他系统性疾病、环境因素及药物因素均可诱发谵妄。通过对肿瘤患者可能存在的谵妄发生的风险因素进行评估，是后期采取预防措施的关键一步。可将谵妄发生的原因和危险因素分为三类：一是易患因素，即患者因既往健康状况而存在的因素，通常不能干预或干预后短期内无法减缓其影响，如高龄、认知障碍、高血压、酗酒等；二是疾病相关因素，一般与原发疾病相关，如严重感染、休克、创伤等；三是促发因素，即在原发疾病因素基础上，存在促进谵妄发生的因素，如缺氧、疼痛、焦虑、抑郁、药物等。

（四）谵妄的临床表现

谵妄具有起病急、症状波动大、昼轻夜重的特点，症状持续时间短，一般为数小时至数日，有时表现为呆板、迟钝、活动减少，有时表现为吵闹不止、躁动不安，有时又表现为意识清醒，几种状态可交替出现，且表现为昼轻夜重，白天如同常人，夜间则出现谵妄状态，当意识恢复后，患者对谵妄经历部分或全部遗忘。

1. 注意力下降　这是谵妄的主要特点，各种原因导致患者接受新事物的能力及近期记忆力下降，同时，患者的注意力缺乏明确的指向性，因此他们无法对环境中的刺激做出有选择的回应。由于存在意识障碍和知觉紊乱等情况，谵妄患者往往表现出兴奋、躁动、胡言乱语等症状。

2. 定向力障碍　几乎所有的患者均存在时间定向力障碍。部分患者会出现即刻回忆和近记忆受损，但远记忆相对较好，只是时间定向力障碍，而严重的患者还可能出现人物定向力障碍。部分患者也可能表现出地点定向力障碍。

3. 睡眠障碍　在谵妄患者中较常见，主要表现为睡眠周期紊乱。主要为失眠，严重者完全无法入睡或睡眠-觉醒周期颠倒，导致白天困倦，夜间症状加重，出现噩梦或梦魇。

4. 错觉与幻觉　是谵妄的常见症状之一，其中视幻觉最为常见，以恐怖性视幻觉为主，内容多为生动而鲜明的形象性情境，如昆虫、猛兽等，以及片段的妄想。因为患者无法识别真假，所以他们往往极度焦虑、紧张、恐惧，情绪反应强烈，出现兴奋不安、尖叫、外跑、冲动行为等，这些行为缺乏明确的目的性和指向性，呈现出不协调的精神运动性兴奋。同时，患者的思维活动可能零乱，言语不连贯，或者喃喃自语，还可出现继发于幻觉和错觉基础上的妄想观念，被害妄想也较为常见。

5. 情感障碍　情感障碍在谵妄患者中很常见，往往情绪波动很大。一些患者可能安静地坐着不动，而另一些患者则可能出现易激惹的情况。例如，患者可能会出现外逃、尖叫、大喊、谩骂、呻吟、坐立不安或不活动、攻击他人、乱扔东西等行为。

(五)谵妄的评估

谵妄识别是诊断的前提,早期发现谵妄能改善谵妄持续时间,因此患者家属应掌握如何判断谵妄的简单方法。意识模糊评估法(confusion assessment method,CAM)是一种广泛应用的评估工具,该量表简单易操作,见表4-8。

表4-8　意识模糊评估法

条目	症状
1	精神状态的急性改变或波动:同患者基线状况相比是否存在急性认知改变的证据?异常行为是否在一天中波动,包括出现和消失或程度增减?
2	注意障碍:患者是否集中注意力有困难,容易走神或难以跟随话题
3	思维混乱:患者的思维是否缺乏组织和连贯性,谈话是否散漫,不切题或者涌现无逻辑关系的概念或突然转换话题?
4	意识水平改变:患者的精神状态是否非觉醒,例如过度警觉、嗜睡、昏睡或昏迷

注:CAM量表诊断谵妄必须符合1和2,且3或4至少符合其中一条,即可诊断为谵妄。

(六)谵妄的预防

谵妄的管理重点在于早期、及时发现危险因素。正确识别谵妄的危险因素,是筛选危险人群并采取及时有效的预防措施的前提。因此,照顾者应参与谵妄的动态监测,如询问患者对时间及人物的定向识别情况,观察是否出现烦躁、攻击性行为、有无错觉或幻觉等。针对可逆因素导致的谵妄应积极采取干预措施,对于不可逆因素诱发的谵妄,要积极采取措施改善患者的症状,加强对患者的舒适照护,提高患者的生活质量。

1.性别　性别是终末期肿瘤患者谵妄的危险因素,男性患者在生命末期较女性更易出现谵妄,可能与男性体内雄性激素水平高于女性有关。由于性别属于不可改变的因素,对于男性终末期肿瘤患者,需要特别关注、早期识别谵妄的表现,尽早给予必要性的干预,减轻患者的症状。

2.必要的定向刺激　有助于患者提高定向和感知能力。如为患者介绍环境,减少患者孤独感;提供清楚的钟表或日历,便于患者了解时间;鼓励亲朋好友定期探视患者,加强和患者的沟通和互动;家属在照护过程中通过交流引导患者回忆和表达,同时传达清晰的信息。每天与患者进行关于时间、地点和人物的定向问答,以确保他们能清楚地辨认出自己所在的环境和身份。通过指导患者阅读报纸、与他们一起回忆过去及讨论时事等方式,防止或减缓他们认知功能的衰退。在条件允许的情况下,可鼓励患者进行下棋、拼图等益智活动。

3.预防感染　发生感染的终末期患者发生谵妄的风险是未发生感染患者的3.72倍。肿瘤患者进入终末期后抵抗力低下易并发感染,炎性细胞因子的急性释放可导致患者血脑屏障受损而出现脑水肿,最终引发谵妄。家属应当观察患者是否出现幻觉或定向力障碍,积极进行预防;同时要注意患者是否发热,定期去医院复查患者的炎性指标并及时干预,加强营养,对降低患者谵妄的发生有一定的效果。

4. 早期干预睡眠障碍　有研究发现存在睡眠障碍的终末期患者发生谵妄的风险是没有睡眠障碍患者的 4.07 倍。睡眠质量越差，其睡眠-觉醒周期紊乱的风险越大，使得患者易发生记忆力衰退等行为改变。家属应注重终末期患者睡眠质量的早期动态评估，对存在潜在睡眠障碍的患者可采取措施改善睡眠质量。常见的睡眠干预措施包括：保持患者床单干净整洁；调节光线和改善噪声，构建舒适的睡眠环境；建立白天和黑夜的光照节律，借助眼罩、耳塞等辅助工具，促进患者建立睡眠-觉醒周期；白天根据患者病情适当增加活动，有助于提高患者睡眠质量。必要条件下可咨询医生使用药物干预增强睡眠。

5. 早期康复训练　患病后患者的活动能力和范围减小，导致卧床时间长、机体代谢减慢、疾病恢复能力下降等，加之疾病因素和心理影响，容易发生谵妄。而尽早开展康复训练，不仅有助于患者病情的好转，还能降低谵妄的发生率并缩短持续时间。早期康复训练可从下面几个方面开展：调整卧位，增加床上活动；逐渐过渡到下床活动，如散步、功能锻炼和自理能力的训练，增强患者的自信心和主动或被动活动的能力。对于肢体功能良好的患者，尽量减少他们的卧床时间，鼓励他们尽早下床活动，并每日陪同他们散步和进行锻炼。对于肢体功能障碍患者或卧床患者，可由专业的康复医生或物理治疗师根据患者的病情和活动能力进行每日指导和功能锻炼。

6. 疼痛管理　当疼痛得不到有效的控制和管理时，患者机体易出现应激反应，同时增加谵妄发生的可能性。而且疼痛是多种疾病共同存在的症状，尤其是肿瘤患者，因此为降低谵妄的发生率，对肿瘤患者进行疼痛管理十分有必要。对肿瘤患者的疼痛管理包括：密切关注患者病情；为患者提供干净舒适的环境，协助患者调整舒服的卧位；定期对患者进行疼痛的评估和干预；优先选择非药物干预方法，如听音乐、陪伴、按摩、呼吸训练等，降低疼痛。必要时可遵医嘱使用镇痛药物。

7. 慎重考虑阿片类药物的用法　使用阿片类药物的终末期肿瘤患者发生谵妄的风险是不使用阿片类药物患者的 1.78 倍。应通过避免用大剂量的阿片类药物对疼痛进行控制。对于需要大剂量阿片类药物的患者，可考虑两种药物组合交替轮换、侵入性疼痛干预、催眠和放松疗法等替代治疗，使用过程中应逐渐增加药物剂量，避免多药联合使用，及时监测用药的不良反应。在患者用药期间，家属需注意不良反应的监测，如患者在初次使用吗啡或短期迅速增加剂量时应密切观察患者的意识状态、是否出现躁动、撕脱衣物等异常行为。

（七）谵妄的非药物治疗

非药物治疗是谵妄尤其是活动抑制型谵妄的首选治疗方法，具体内容见表 4-9。

表 4-9　谵妄的非药物治疗

临床因素	目标	方法举例
认知功能和定向	适宜的环境	环境明亮，标识清晰，提供大号数字的时钟和挂历
	定向提醒	介绍环境和工作人员，床旁放置家人或纪念照片
	认知刺激	鼓励患者进行益智活动如音乐游戏
	家人参与	鼓励患者的亲属和朋友探访

续表4-9

临床因素	目标	方法举例
脱水和便秘	关注体液平衡	鼓励患者多饮水,记出入量,保持出入量平衡,必要时考虑静脉输液
	定期排便	鼓励进食高纤维食物,定时排便
低氧	优化氧合	及时发现低氧血症,吸氧、雾化治疗,保持血氧饱和度90%以上
活动受限	尽早活动	鼓励尽早下床活动
	使用行走辅助设施	不能行走的患者鼓励进行被动运动,尽早进行康复训练
侵入性及固定装置	尽早移除	若病情允许,尽早移除静脉置管、尿管、肢体束缚及其他固定装置
药物回顾	规范合用药物	评估所有治疗药物,减少用药种类,避免使用引起谵妄加重的药物
营养	保证足够的营养摄入	佩戴合适的假牙;饮食均衡,保证足够营养摄入,避免误吸
视听障碍	改善视听障碍	解决可逆的视觉和听觉障碍;鼓励患者使用助听器或眼镜
生物节律	恢复生物节律	避免夜间睡眠时进行医疗活动或用药;睡眠时减少外界噪声;改善睡眠觉醒周期

二、谵妄的居家照护措施

(一)去除危险因素

保持安静环境,避免刺激。尽可能提供单独的房间,降低说话的声音,降低照明,应用夜视灯,使用日历和熟悉的物品,较少地改变房间摆设,以免引起不必要的注意力转移。减少身体约束用具的使用,尽可能采用非药物治疗方法。

(二)症状护理

1. 感知障碍 对于出现幻觉的患者,尤其当他们看到恐怖的场景导致其情绪不稳定或易怒时,我们不应该与他们争论这些场景是否真实存在。相反,我们应该试着体验他们的感受,安抚患者,对患者的诉说表示反应,并尽量讲述一些让他们感到愉快的事情。有针对性地处理他们在情感上的需求,而不是试图让他们承认自己存在幻觉。同时,应避免使用说悄悄话等肢体行为,这可能会引发患者的幻觉,导致情绪激动和冲动的行为。当患者情绪稳定时,用亲切的语言耐心地解释,否定他们的幻听和幻视,并反复强调目前的真实情况,阻止幻觉的进一步发展。呼唤患者的名字,并告知他们所处的环境及现在是什么时间等信息,以帮助他们恢复定向力。同时,可以提供必要的支持和安慰,同时避免任何可能加剧他们幻觉的行为。

2. 行为紊乱 当患者情绪激动时,可能会采取自伤或毁坏物品等危险行为。对于那些在躁动严重时可能会伤害自己或他人的患者,应该采取保护性隔离并由专门的医护人员护理。在必要时,应咨询医生考虑使用药物来干预。对于谵妄患者的居家照护,一般不采用保护性约束,以避免加重患者的焦虑而导致损伤。对于那些有摸索行为、步态不稳的患者,可以使用腰带式保护带将他们固定在座位上,让他们手上抱着枕头,以减少因摸索行为而发生的跌倒。当患者出现脱衣露体的行为时，要保护他们的隐私和尊严，协助他们及时穿上衣服。可以将上衣前后反穿，拉链或扣子扣在背后，以减少患者自行脱衣的成功率。

3. 药物反应 在使用抗精神药物来控制谵妄时，需要密切观察患者的精神症状是否得到了改善。同时，也要注意观察患者是否出现流涎、动作迟缓、静坐不能等表现，以及是否有口干、便秘等胃肠道反应。另外，还需要注意观察与其他药物联合用药后，是否会加重药物反应。使用抗精神药物时，可以采取以下措施来减轻胃肠道反应。

（1）餐后服用：餐后服药可以在一定程度上减轻药物的胃肠道不良反应，可以减少药物与胃黏膜的直接接触，从而减少刺激。

（2）低剂量开始：对于一些容易产生胃肠道不良反应的药物，可以从较低的剂量开始使用，慢慢增加剂量，以避免一开始就使用过高的剂量。如果需要增加剂量，可以逐渐增加，而不是突然增加到最高剂量，以避免对胃肠道造成过大的刺激。

（3）优先低刺激性药物：选用对胃肠道刺激小的药物，如奥氮平等。

（4）联合用药：合并使用保护胃黏膜的药物，如兰索拉唑等。

（5）饮食调整：患者在服药期间应该保持良好的饮食习惯，避免食用刺激性食物和饮料，如辛辣、油腻食物、咖啡因等。建议多吃一些软食或半流质食物，以减轻胃肠道负担。

（三）安全防范

谵妄患者可能会表现出不寻常的行为，如跌倒、走失或自我伤害等。因此，对于谵妄患者，我们应做好安全防范，并定期评估患者的状况和安全需要，根据情况调整居家安全措施。

首先，应确保家中环境安全，没有危险的物品或设备，避免使用不稳定的家具或电器，确保电器设备的安全性。对于卧床患者，应降低床铺的高度，以便患者更容易上下床，也可以避免他们在床上跌倒。此外，应将床栏拉起，以防止患者发生坠床或其他意外。其次，注意窗户的安全防护。谵妄患者可能会在幻觉的驱使下试图打开窗户或跳窗，因此我们应该安装安全防护装置，如窗户锁或安全网等。在谵妄状态下，患者可能会失去方向感或自我控制能力，因此应该关好家门以避免患者走失。对于有吞咽困难或意识障碍的患者，不要强行给他们进食，以免引发呛噎或误吸等危险情况。

（四）家庭照护

鉴于患者在面对熟悉的人或事物时能较好地唤起记忆，家属的陪伴在帮助患者恢复记忆和思维能力方面具有显著作用。鼓励患者家属进行全天候的陪护，以提供强大的心理支持，同时做好患者的思想工作，以促进患者康复。家属应掌握判断意识障碍的简单方法及相关的护理技巧，鼓励患者表达自己的想法和需求。在此过程中，家属需密切观察和了解患者的病情变化。若患者出现幻觉、妄想、抑郁、焦虑等情况，家属应及时寻求专业医疗人员的帮助。

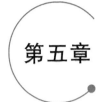

第五章

常用居家照护技能指导

▶ 第一节 肠内营养

一、概述

(一)定义

肠内营养(enteral nutrition,EN)是针对消化功能障碍且不能耐受正常膳食的患者,通过口服或管饲经胃肠道提供代谢需要的多种营养物质的一种营养支持方式。调查发现40%~80%的肿瘤患者存在不同程度的营养不良,有20%的肿瘤患者死于营养不良及并发症,而非肿瘤本身,这表明肿瘤患者的疾病预后及生活质量与营养状况密切相关。肠内营养是肿瘤患者满足机体需要首选也是最经济、安全的治疗方法,它通过正常饮食途径来吸收和利用营养素。且肠内营养能更好地改善肿瘤患者的营养状况,为提高抗肿瘤治疗疗效、延缓疾病进展、提高肿瘤治愈率打下坚实基础。

(二)肠内营养的优点

肠内营养是肿瘤患者重要的营养支持方式,能为机体提供所需营养素,维持正常新陈代谢,对加快患者康复,降低疾病并发症有重要意义,还可改善患者的临床结局。

1.提供人体必需营养素,维持正常新陈代谢 肠内营养含有人体必需的多种营养素,包括蛋白质、脂肪、碳水化合物、膳食纤维、维生素和矿物质等,满足机体代谢所需的营养支持,还可以维持细胞的正常代谢功能,起到保护组织器官的作用,改善各项生理机能。

2.刺激消化液的分泌,改善肠道功能 肠内营养可直接为肠黏膜提供营养物质,刺激肠道激素和消化液的分泌,有利于营养物质在体内更好地吸收,有助于维持肠黏膜结构和屏障功能的完整性。

3.操作简单方便,家庭可行性强 当患者出院后,院内肠内营养转变成为家庭肠内营养(home enteral nutrition,HEN)支持,它操作起来简单方便、专业性要求相对不高、家庭可行性强、易操控。HEN 能改善患者的营养状况，减少患者住院医疗成本，提高患者健康生活质量，降低病死率，同时能满足患者身体上的舒适度和心理上的归属感。

（三）肠内营养的供给方式

肠内营养的供给方式可分为口服营养补充和管饲饮食。

1. 口服营养补充　口服营养补充是指当正常膳食提供的能量、蛋白质等营养素不能完全满足机体需要时，口服由极易吸收的中小分子营养素配制的营养液或特殊医学用途配方食品的营养支持方法。适用于患者有食欲且有一定胃肠功能，应鼓励其经口进食。

2. 管饲饮食　管饲饮食是指上消化道通过障碍者，经鼻胃管、鼻十二指肠管、鼻空肠管或胃造瘘管、空肠造瘘管，输注肠内营养制剂的营养支持方法。适用于经口进食不足（困难）或消化道吸收障碍（上消化道梗阻、吞咽困难）的患者。

（四）肠内营养的输注方式

肠内营养的输注方式有三种，分别为一次性推注、间歇性重力滴注和连续性经泵输入。具体输注方式的选择取决于营养液的性质、营养管道的类型与大小、管端的位置及营养物质需要量，小肠喂养的患者应使用连续滴注。

1. 一次性推注　用注射器将配制好的营养液缓慢推注入鼻饲管中，推注速度不宜过快，量不宜过多。

2. 间歇性重力滴注　将肠内营养液倒入肠内营养袋中，通过重力作用将营养液经鼻饲管缓慢注入胃内。

3. 连续性经泵输入　将肠内营养液倒入密封袋中，或将瓶装的肠内营养液用专用肠内营养液输注管道经输液泵连续输入胃内。此种输注方式可持续输注 16~24 h，根据量的多少来调节速度。

（五）营养制剂的分类

对于营养不良的患者，首选膳食营养，只要患者能经口进食且具备正常咀嚼功能，都应选择正常饮食，其次才是营养制剂。常见的肠内营养制剂按形态可分为粉剂、混悬液和乳剂。粉剂可用于口服和管饲，而混悬液和乳剂一般用于管饲。

1. 肠内营养粉剂　本品为复方制剂，其营养素主要为蛋白质、脂肪、碳水化合物、维生素、矿物质，规格为 400 g，如安素。本品可用于口服和管饲。

（1）口服：在杯中加入 200 mL 凉水，边搅拌边加入安素粉剂（55.8 g），搅拌至溶解，溶解后得到的服用量为 250 mL。400 g 的安素粉剂可制备 7 份 250 mL 的服用量。

（2）管饲：遵医嘱服用，根据患者的病情和耐受程度、肠内营养液的种类来调整输注速度和稀释量。

2. 肠内营养混悬液　本品为复方制剂，其主要成分为水、麦芽糊精、乳清蛋白水解物、植物油、维生素、矿物质和微量元素等人体必需的营养素。本品常用于管饲。如瓶盖为金属盖，则先去除金属盖，换上专用胶塞，插上输液导管；如瓶盖为输液瓶盖，则直接插上输液导管。

3. 肠内营养乳剂　本品为复方制剂，辅料为水。可提供人体必需的营养物质和能量，满足患者对必需氨基酸、必需脂肪酸、维生素、矿物质和微量元素的需要。本品常用于管饲。

输注时，应严格控制滴速，循序渐进，输入过快或严重超出患者耐受量时，可能会出现恶心、呕吐或腹泻等胃肠道反应。肠内营养制剂分三大类：整蛋白型肠内营养制剂（非要素型），氨基酸型、短肽型肠内营养制剂（要素型），组件型肠内营养制剂。

（1）整蛋白型肠内营养制剂（非要素型）：以整蛋白或蛋白游离物为氮源，有口感好、使用方便、患者易耐受等优点，包括匀浆制剂（将食物和水混合打碎而成）、混合奶。

（2）氨基酸型、短肽型肠内营养制剂（要素型）：是一种营养素齐全、不需要消化或稍加消化即可吸收的少渣营养剂。一般以氨基酸为氮源，以葡萄糖、蔗糖或糊精为碳水化合物，以植物油、中链甘油三酯为脂肪来源，并含有多种维生素和矿物质。如氨基酸类（爱伦多）、短肽类（百普素）。

（3）组件型肠内营养制剂：也称不完全营养制剂，是以某种或某类营养素为主的肠内营养制剂。它可对完全制剂进行补充或强化，以弥补完全制剂在适应个体差异方面欠缺灵活的不足；亦可采用两种或两种以上的组件制剂构成组件配方，以满足患者的特殊需要。常用的有蛋白质组件、碳水化合物组件、脂肪组件、维生素组件和矿物质组件等。

（六）肠内营养的适应证

不能经口进食、摄入不足或有摄食禁忌者；经口进食困难，如吞咽和咀嚼困难；经口摄入不足，如食欲不振、恶心呕吐；完全无法经口进食；炎性肠道疾病（如溃疡性结肠炎、克罗恩病），胃肠道瘘，短肠综合征，不完全性肠梗阻和胃排空障碍，急性胰腺炎的恢复期与胰瘘，结肠手术与诊断准备，神经性厌食的患者，有吸收不良综合征的患者，术前、术后的营养支持，肿瘤患者化疗和放疗的辅助支持治疗，多发性创伤与骨折及重度烧伤患者，慢性消耗性疾病造成的营养不良，心血管疾病，肝肾功能衰竭，先天性氨基酸代谢缺陷，小儿吸收不良，低体重早产儿。

（七）肠内营养的禁忌证

1. 肠内营养的绝对禁忌证　重症胰腺炎急性期，严重应激状态，麻痹性肠梗阻，上消化道出血，顽固性呕吐，严重腹泻或腹膜炎，小肠广泛切除4~6周内，年龄小于3个月的婴儿，完全性肠梗阻及胃肠蠕动严重减慢的患者，胃大部切除后易产生倾倒综合征的患者。

2. 慎用肠内营养支持　严重吸收不良综合征及长期少食衰弱的患者，小肠缺乏足够吸收面积的空肠瘘患者，休克、昏迷的患者，症状明显的糖尿病、糖耐量异常的患者，接受大剂量类固醇药物治疗的患者。

二、居家肠内营养的实施

HEN 是住院营养支持的延续，应在医生或专业团队的指导下实施，具体的操作和管理因人而异。在开始 HEN 前，必须先由专业营养医师对患者进行营养评价，以决定营养支持的方式、方法及营养需要量。营养评价应在住院时开始，动态连续进行。患者回家后，可以通过家访、电话随访继续进行营养状态评价。体力的恢复、器官功能的改善，是最为重要的营养状态改善的指标。经过合理的 HEN 治疗，可以达到改善体重、功能状态或生活质量的目标。对于照顾者来说，进行 HEN 需要掌握一定的专业知识和技能。以下是一些指导，可更好地帮助照顾者正确进行 HEN。

(一)教育和培训

作为照顾者，首先要接受相关的教育和培训，了解肠内营养的原理、操作技巧和安全注意事项，包括与医务人员合作，学习如何正确连接、清洗和维护肠内营养管等。患者及其家属在出院前应接受相关培训，主要包括肠内喂养管的护理和维护、肠内营养的输注方法、并发症的监测及发现、建立与营养支持小组成员的联系，以及肠内营养制剂的供应渠道等。

(二)遵循医嘱和营养方案

严格按照医嘱和营养方案的要求进行操作，包括正确计量和配制肠内营养液，按照规定的时间和速度给药。需要 HEN 支持的患者的能量需要量估算方法同住院患者，可以在出院前采用间接测热法实际测定作为参考，也可以通过 Harris-Benedict 公式计算。大多数情况下，成人患者能量需要量为 $20\sim30$ kcal/$(kg \cdot d)$，蛋白质需要量为 $1.0\sim1.5$ g/$(kg \cdot d)$。对于已存在营养不良的患者，营养需要量可能更高。成人每天的液体需要量为 35 mL/$(kg \cdot d)$，大多数标准肠内营养配方为 1 kcal/mL 能量密度，其中含80%的水，即若患者接受 1500 kcal 能量，约获 1200 mL 的水。发热、腹泻、呕吐所引起的额外水量丢失，则需要额外补充。多数情况下，每天肠内营养提供 1000 kcal 能量时，肠内营养配方已含有足够的维生素、矿物质，仅在很少情况下需额外补充矿物质和其他特殊的营养素。

(三)卫生和消毒

在进行 HEN 之前，要确保双手和工作区域的卫生。使用洗手液和清洁剂进行适当的手部消毒和表面消毒，以减少感染的风险。

(四)管路管理

定期检查肠内营养管的位置和通畅性，观察有无渗漏、堵塞或其他异常情况。如果发现问题，及时与医疗团队联系，不要自行处理。

(五)监测和记录

定期监测患者的体重、粪便情况、皮肤状况和一般健康状况等，记录这些信息，以便医疗团队评估患者的营养状态和反应。

(六)注意观察并及时报告

注意患者的症状和反应，如腹痛、腹胀、呕吐、腹泻或其他不适。如果发现异常情况，及时向医疗团队报告，以便他们进行评估和处理。

(七)心理支持

提供患者情绪上的支持和关怀，鼓励和帮助他们应对 HEN 的过程。理解和尊重患者的感受，提供积极的交流和互动。

三、肠内营养的并发症与预防

肠内营养已经在肿瘤患者中广泛应用，它虽然有着诸多优点，但在应用过程中也可能出现一系列并发症,不但影响到疾病的治疗效果,同时还增加了患者的身心痛苦和经济负担。因此,做好肠内营养的护理工作对并发症的预防有着重要作用。

(一)胃肠道并发症与预防

胃肠道并发症主要有以下几种。

1. **腹泻** 腹泻是大部分患者因无法耐受而导致肠内营养支持被迫停止的主要原因。引起腹泻的原因有许多种,如营养制剂选择不当、营养液温度过低、输注营养液速度过快、量过多、浓度过高;当患者出现低蛋白血症、严重营养不良、肠道菌群失调等也会造成腹泻。

2. **胃潴留和反流** 胃潴留是肠内营养较常见的消化道并发症之一,胃潴留是指以胃排空障碍为主要征象的胃动力紊乱综合征,多为胃张力减退、蠕动消失所致,表现为上腹饱胀、返酸嗳气、呕吐胆汁及食物等。胃潴留后易引起返流、误吸致吸入性肺炎而加重病情。

3. **恶心、呕吐** 接受肠内营养支持的患者恶心、呕吐的发生率为10%~20%,其发生主要原因可能与营养液高渗透压导致胃潴留,患者不耐受乳糖、胃排空延迟有关。

胃肠道并发症预防措施:

(1)正确使用和保存营养液。配制的营养液的量不宜过多,24 h使用完毕。将配制好的营养液放置在2~8 ℃的冰箱冷藏,需要使用时从冰箱取出一次的量,常温下的营养液应在8 h内用完,避免滋生细菌。

(2)合理调整营养液的温度、浓度和速度。输注营养液时应注意持续匀速输注,营养液的总量可根据患者耐受程度循序增加。此外,可利用输液加温器加温营养液,使营养液进入患者体内时温度维持在38~40 ℃,从而减轻对肠道的刺激。输注前后需用50 mL温开水对管道进行冲洗,避免营养液残留。若患者发生腹泻,详细记录大便次数、性状及颜色,如果腹泻症状持续或加重,应及时告知医务人员。

(3)滴注营养液前,将患者头部抬高至30°~45°,可避免胃食管反流发生。严密监测胃残留量,每隔4 h可用注射器抽吸一次残留量。若患者胃潴留量≤200 mL,速度可维持不变;若胃潴留量≤100 mL,则可加快滴注速度;若患者胃潴留量≥200 mL,应减慢滴注速度或暂停滴注。

(4)采用接近正常体液浓度的溶液,预防患者发生肠道菌群失调;对营养配方进行合理调整,采用现配现用原则。

(二)代谢并发症与预防

代谢并发症主要有水电解质紊乱、高血糖、低血糖及营养不良等。大量鼻饲高渗营养液会造成血糖升高,引起高血糖,这是因为高渗营养液中葡萄糖浓度过高。高血糖可直接影响疾病预后,严重者可危及生命。大量鼻饲高渗营养液还可引起腹泻,造成电解质紊乱。

代谢并发症预防措施:

(1)选择合适的肠内营养液,避免浓度过高、输注过快。

(2)对患者血糖进行监测,定期去医院检查血电解质。长期肠内营养不能突然停止,应逐量减少,避免低血糖的出现。

(3)监测患者的体重、营养指标和营养摄入量。如果患者出现营养不良的迹象,如体重下降、肌力不足等,应及时与医疗团队讨论并调整营养方案。

(三)感染并发症与预防

营养液的反流或误吸所造成的吸入性肺炎、营养液被污染、滴注容器或鼻饲管道被污染、造瘘口切口消毒不当等都可引起感染。其中反流和误吸是肠内营养应用中最危险的并发症，其发生率较高。由于体位不当，或鼻饲管的位置过浅，营养液输注过快、量过大等都会引起反流和误吸。如果患者出现明显的气促，明显的心率加快、呕吐症状，血氧饱和度突然下降，从患者的气道中可抽出胃内容物，应立即寻求医务人员的帮助。

预防措施：

(1)密切监测患者体温，每天可在同一时间段内测量体温，如有发烧，及时告知医生，积极查找原因。

(2)自制营养液时，应注意食品卫生，现配现用，避免存放时间过长。

(3)鼻饲时，抬高患者床头至30°~45°，鼻饲中及鼻饲后的 1 h 内要保持患者体位相对稳定，避免翻身、吸痰、拍背等操作，减少反流及误吸的发生。

(4)鼻饲前，一定要确认鼻饲管道是否在胃内，方法有三种：①用注射器连接鼻饲管进行抽吸，能抽出胃内容物或胃液，则证明在鼻饲管在胃内；②将鼻饲管的末端放置在水中，观察有无气泡溢出，如无气泡，表明在胃内；③用注射器向鼻饲管内快速注入 10 mL 左右的空气，将听诊器放在患者的胃部，如听到气过水声，则表示在胃内。

(5)造瘘管腹壁外端敷料每隔2~3 d 更换 1 次。观察造瘘口周围有无红肿及胃内容物渗漏，保持周围皮肤清洁，防止感染。

(6)一旦发生误吸、出现呼吸困难等情况，应立即停止营养液的输注，协助患者取右侧卧位，吸出气道内吸入物及胃内容物，避免发生进一步的反流，并立即拨打 120 寻求专业医务人员的帮助。

(四)机械性并发症

机械性并发症常见的是脱出和管道阻塞。管道阻塞是肠内营养过程中最常见的情况，主要与管道的材质、内径口细、置管时间较长、营养液浓度高、滴速慢及未及时冲洗管道相关。管道的脱出主要与患者意识障碍或躁动、管道未固定稳妥、护理不当(翻身时不小心将其带出)等因素有关。

预防措施：

(1)做好管道维护，妥善固定鼻饲管或造瘘管，清洁患者鼻腔并更换、固定胶布，翻身时要注意管道的位置，避免牵拉、扭曲和脱出。

(2)每次注入前后都要用 20 mL 左右的温开水冲洗管道，注意药物与营养液、药物与药物是否存在配伍禁忌，如有禁忌，则需充分碾碎后分开注入；给予黏性较大的营养液时，可经稀释后再注入，输注速度不可太慢；管饲完毕后，将食物和药物残渣冲洗干净，防止残留，预防管道阻塞。

(五)精神心理并发症

当肠内营养出现腹泻、恶心、呕吐、腹痛腹胀等不良反应造成身体不适时，患者可能会产生焦虑。长期的管饲使患者失去对食物的咀嚼和吞咽的体验及对味觉的体验，部分患者对进食的欲望下降,从而对肠内营养支持的耐受性随之下降。管道的存在,使患者对自身形象有一定的顾虑,也会使患者发生心理变化,产生心理负担。

预防措施:

(1)鼓励患者进行适当的咀嚼运动和活动,满足患者的感觉体验和心理需求。

(2)家属要给予患者足够的情感关怀,帮助其走出负面情绪,以积极的心态接受营养支持治疗。

请记住,如果在进行肠内营养护理时遇到任何问题或困扰,应及时与医疗团队联系,以便获得专业建议和指导。

第二节 肠外营养

一、概述

肠外营养,作为一种重要的医学营养治疗方式,对于那些无法通过正常饮食或肠道吸收足够营养的患者来说,它不仅是维持基本生命活动的手段,更是恢复健康的桥梁。无论是在重症监护、慢性消化系统疾病还是在恶性肿瘤等病理状态中,肠外营养的适用性与重要性日益凸显。在现代医疗体系中,掌握肠外营养的基础知识,了解其组成、操作流程及管理方法,对医务人员和照顾者都是一项必备的技能。本节内容将深入浅出地介绍肠外营养的相关概念、营养组成和临床应用,以便读者能够全面理解其科学原理和实施要点,为患者提供一个安全、有效的营养支持方案,确保营养治疗能够顺利进行,同时最大限度地提升患者的生活质量。

(一)相关概念与适应证

1.肠外营养 肠外营养(parenteral nutrition,PN)是一种绕过消化道直接将营养液通过静脉输送到体内的营养支持方式,适用于无法通过口服或胃肠道摄取足够营养的患者,以维持或改善其营养状态。肠外营养液通常包含所有生命活动所需的营养素,包括氨基酸、脂肪乳剂、糖类、维生素、矿物质和微量元素等。

2.家庭肠外营养 家庭肠外营养(home parenteral nutrition,HPN)是指在专业营养支持小组的指导下,让某些病情相对平稳,需要长期或较长期依赖肠外营养的特殊患者在家中实施肠外营养。合理的HPN能满足患者对能量和营养素的需求,维持和改善患者的营养状况和器官功能,降低并发症发生率,增强体力及活动能力,提高生活质量,同时可减少医疗费用并节省医疗资源。

3.肠外营养的适应证

(1)肠功能障碍:包括短肠综合征、严重的肠炎、肠梗阻等,患者无法进行正常的消化吸收功能。

(2)严重的消化道疾病:如克罗恩病、溃疡性结肠炎等,当消化道需要休息或者病情不允许经口或经肠营养时。

(3)高代谢状态:重症监护患者、大面积烧伤患者、肿瘤患者、术后患者等,这些患者的代谢率增高，需要更多的营养支持。

（4）营养吸收不良：某些疾病或病理状态导致胃肠道吸收功能障碍，无法通过常规方式获取足够营养。

（5）手术前后的营养准备与恢复：对于那些即将进行大手术或者手术后恢复期的患者，肠外营养可以提供更有效的营养支持。

（二）肠外营养的组成

1. 营养素的种类和作用

（1）氨基酸：提供必需和非必需氨基酸，是蛋白质合成的基础，对维持氮平衡、组织修复、免疫功能等方面至关重要。

（2）脂肪乳剂：提供必需脂肪酸，作为能量来源的同时，参与细胞膜的构建和生物活性物质的合成。

（3）糖类：通常以葡萄糖的形式存在，是快速的能量来源，支持患者的能量需求，维持正常的血糖水平。

（4）维生素：包括水溶性和脂溶性维生素，参与机体的代谢过程，保持正常的生理功能。

（5）矿物质和微量元素：如钾、钠、钙、镁、磷、铁等，维持电解质平衡，参与酶系活动和细胞功能。

2. 肠外营养液的配置

配置肠外营养液需要根据患者的具体情况，包括疾病状态、营养状态、代谢需求等因素。营养液的配制通常在严格无菌的条件下进行，以避免污染和感染。营养液的浓度、流速和使用时间等都需要个体化调整，以确保患者能够安全地接受营养，同时避免营养过剩或不足。对于长期需要肠外营养支持的患者，还需要考虑如何转换到家庭肠外营养，包括患者和家属的教育培训、家庭营养管理等。

（三）肠外营养的输注方式

1. 中心静脉营养　中心静脉营养（central parenteral nutrition，CPN）是通过中心静脉，通常是颈内静脉或锁骨下静脉，将营养液输送到患者体内。适用于长期营养支持，以及需要大量营养液或营养液渗透压较高的患者。需要在无菌条件下操作，以降低感染风险，并且需由有经验的医务人员进行导管的放置和维护。

2. 外周静脉营养　外周静脉营养（peripheral parenteral nutrition，PPN）是通过外周静脉，比如手臂的静脉，来输送营养液。适用于短期营养支持，或在等待中心静脉通道建立的过程中。需注意营养液的渗透压应控制在较低水平，以防止静脉炎等并发症的发生。

二、居家肠外营养的实施

肠外营养的实施是一项精细而复杂的过程，它要求医疗团队不仅要有深厚的医学知识，还要有精确的操作技能和细致的监护能力。这个过程从对患者进行细致的评估筛查开始，到制定个体化的营养方案、营养液的输注，再到最后的监测与管理，每一步都需要精心安排和严格执行。对于照顾者而言，掌握如何在居家环境中对患者进行肠外营养的计划和管理是十分必要的。在接下来的内容中，我们将主要探讨居家肠外营养实施的关键步骤，确保照顾者能够为患者尽可能提供全面的营养照护。

1.医疗团队　与医疗团队密切合作非常重要。这包括医生、营养师、护士和药剂师等。医疗团队需要掌握各种输注技术，如 CPN 和 PPN，并根据患者的具体情况做出最合适的选择。同时，对于肠外营养液的配制与管理，也需要遵循最高的质量标准和操作规程。在此基础上，持续的监测和评估将确保营养支持方案的实时调整和优化，从而为患者提供最佳的治疗效果。

2.培训和教育　患者及其照顾者需要接受有关肠外营养的培训和教育，包括如何正确使用和维护静脉导管、药物管理、感染预防和处理紧急情况等方面的知识。家庭照护肠外营养患者需要家庭成员或照顾者掌握一定的医学知识和技能，包括理解肠外营养的原理、掌握无菌操作技术，以及识别和处理可能的并发症。

3.静脉接入　居家肠外营养通常通过中心静脉导管输注。确保导管的清洁和稳固，遵守导管维护的最佳实践，以降低感染和其他并发症的风险。同时需注意保持家庭环境的清洁，准备适宜的存储设备以保证营养液的质量。此外，照顾者需要定期与医疗团队沟通，以便及时调整营养方案和处理医疗问题。

4.营养配方和输注　根据医疗团队的建议，选择适当的营养配方，并按照规定的剂量和输注速度进行输注。注意检查营养配方的过期日期和透明度，确保无菌操作并遵守正确的输注技巧。照顾者需要按照医生或营养师的指导准备和管理肠外营养液，包括正确配置、存储和输注营养液。需要监测患者的营养状况，包括食欲，体重，以及相关的生化指标，并根据这些数据调整营养液的成分。良好的营养管理还应包括对患者摄入足够水分的监控，以及对患者可能出现的食欲不振、恶心、呕吐等症状的观察和处理。

5.监测和评估　定期监测患者的体重、血液指标、电解质水平和肝功能等，以确保肠外营养的有效性和安全性。及时报告任何异常情况给医疗团队。

6.配套护理　提供良好的皮肤护理，避免导管感染和其他并发症。定时翻身，定期更换透明敷料，并注意观察导管周围是否有红肿、渗液或其他异常。

7.紧急情况处理　在居家环境中，照顾者需要了解处理紧急情况的步骤，这可能包括感染、导管脱出或堵塞、输注泵故障等。如果出现紧急情况，及时与医疗团队联系，并按照其指导采取适当的措施。

8.心理支持　长期依赖肠外营养的患者可能面临心理和情绪压力。提供心理支持和鼓励，帮助患者及其亲属应对困难和挑战，处理与疾病相关的焦虑和抑郁，从而提高生活质量。除了家庭支持，患者可能还需要专业的心理咨询服务。可以鼓励患者参与社交活动和支持团体，以促进社会适应，减轻孤独感和社会隔离感。

9.日常活动与营养支持的协调　肠外营养患者需要在日常活动和营养支持之间找到平衡。医务人员和照顾者应鼓励患者在医生指导下进行适当的身体活动，这对维持肌肉力量和促进心理健康非常有益。照顾者可以与医疗团队合作，制定个性化的日程计划，以便患者的生活和肠外营养治疗能够协调一致，同时尽可能地保持患者的生活自主性和生活质量。

三、肠外营养的监测与管理

肠外营养的监测与管理是确保营养治疗效果和患者安全的关键环节。在整个肠外营养过程中，细致的监测能够及时发现并预防可能出现的并发症，而科学的管理则是调整治疗方案、保证营养供给平衡的基石。监测内容包括但不限于患者的生命体征、血液生化指标、营养状况等，而管理措施涉及肠外营养液的配置、输注速率的调整及对患者状况的持续评估。

(一)肠外营养的常规监测

1. 生命体征的监测　生命体征的监测是肠外营养治疗中最基础也是最重要的监测部分，包括患者的心率、血压、体温和呼吸频率。这些指标可以反映患者的基本生理状态，并为潜在问题的早期发现提供线索。对于接受肠外营养的患者，尤其要注意监测输注过程中的任何生命体征异常，如心率的突然变化可能提示输注速率过快或液体过载，而血压的变化可能是电解质失衡的标志。

2. 实验室指标的监测　实验室指标是评估肠外营养效果和调整营养方案的重要依据。常规的检测指标包括血常规、肝肾功能、电解质(包括钠、钾、氯、钙、镁、磷)及血糖监测。在特定情况下，可能还需要监测凝血功能、血脂水平、微量元素(如铁、锌、铜)和维生素的浓度。通过对这些指标的定期监测，医务人员可以评估患者对肠外营养的适应性，及时发现代谢异常或营养不良，并相应调整治疗方案。

(二)特殊情况下的肠外营养

1. 儿童肠外营养的管理策略　儿童时期是人生的快速生长发育阶段，因此儿童的肠外营养需求不仅要满足基本的代谢需求，还要支持其正常的生长发育。儿童的能量、蛋白质、维生素和矿物质需求量相对于体重比成人高，特别是在婴儿期及青春期生长高峰期。儿童肠外营养的管理需要多学科团队的合作，包括儿科医师、营养师、药师和护理人员。管理策略要注重个性化，考虑到儿童患者的心理和生理特点，以及他们不断变化的营养需求。管理过程中需要密切监测儿童的生长指标、发育里程碑及营养相关的生化指标，此外，由于儿童的肝脏和肾脏功能尚未成熟，肠外营养的配方和浓度需要特别设计，以适应他们的代谢能力。

2. 老年肠外营养的管理策略　老年患者由于身体机能逐渐下降，他们的营养状况评估应更为细致，不仅要考虑慢性疾病的影响，还要考虑老年人常见的吞咽困难、消化吸收减弱等问题。老年患者的肠外营养支持策略需要注重平衡，以预防营养供给过量或不足。由于老年人代谢速率下降，热量需求减少，因此在能量供给上要相对谨慎。同时，老年患者更容易发生电解质失衡，对水溶性和脂溶性维生素的需求可能与年轻人不同。因此，需要根据定期的生化指标检测来调整营养方案，确保老年患者得到适当的营养支持。

四、肠外营养的并发症

长期 HPN 可导致一系列并发症，影响 HPN 的维持，严重者甚至可危及生命。与住院患者肠外营养相同，HPN 具有静脉导管相关并发症、代谢性并发症及脏器功能损害等并发症。在接下来的内容中，我们将介绍肠外营养在临床实践中常见的并发症，包括如何有效预防和处理感染并发症、代谢并发症等。

1. 感染　由于肠外营养需要通过中心静脉导管输注，导管感染是一种常见的并发症。导管感染是 HPN 较常见且较严重的并发症之一，几乎每例长期实施 HPN 的患者都会发生。一旦发生导管感染，有时不得不拔除导管，这就会迫使 HPN 中断，后果严重。严格的无菌操作及认真的导管护理在预防导管感染中起重要作用。此外，中心静脉置管的方式、部位及导管的质量也是影响导管感染的重要因素。照顾者应密切观察导管插入点周围是否有红肿、渗液、疼痛或发热等症状。保持导管周围干燥和清洁，注意正确的手卫生和导管维护。正确的手卫生包括：照顾者在接触任何与肠外营养相关的操作之前和之后，务必充分洗手，使用温水和肥皂彻底洗手，至少洗手 20 s，包括手背、手指间、指尖等；如果没有肥皂和水，可以使用含乙醇的手消毒剂，将手消毒剂涂抹在手上，搓搓手指、手背、指尖等，直到干燥；避免触摸非洁净表面，如垃圾桶、地面等；避免戴手表、戒指等物品，以减少细菌滋生的机会。

2. 血栓形成　长期使用中心静脉导管可能增加血栓形成的风险。血栓形成可能导致血栓栓塞，引发严重的并发症。除定期检查血栓标志物和血凝指标之外，患者可以适当多进行活动，每隔一段时间起身走动，避免长时间处于同一姿势。如果需要长时间卧床休息，可以使用枕头或垫子将双腿抬高，有助于改善下肢血液循环。此外，紧身衣物可能限制血液流动，应尽量避免长时间穿着过紧的衣物。

3. 肝功能异常　长期肠外营养可能对肝脏产生负担，导致肝功能异常，如脂肪肝、胆汁淤积、肝功能衰竭和其他严重的肝脏问题等。监测患者肝功能指标，定期进行肝脏影像学检查，并遵循医疗团队的建议来管理和预防肝功能异常。

4. 营养不良和电解质紊乱　不正确的肠外营养配方或输注速度可能导致营养不良和电解质紊乱，营养不良的表现有体重下降、免疫力下降和肌萎缩等，电解质紊乱如高钠血症、低钾血症、高磷血症等。定期测量患者的体重，观察患者体重的变化情况和血电解质水平，根据需要进行补充或调整肠外营养配方。

5. 胰腺炎　肠外营养与胰腺炎的发生有关，尤其是高脂肪配方的使用。注意观察患者是否出现腹痛、恶心、呕吐等胰腺炎的症状。在出现症状时，及时与医疗团队联系，可能需要调整配方或采取其他措施。

6. 过敏反应　有些患者可能对肠外营养的成分或添加剂产生过敏反应。注意观察患者是否出现过敏症状，如皮肤瘙痒、荨麻疹、呼吸困难等。如果出现过敏反应，请立即与医疗团队联系。

7. 肠功能恢复困难　长期依赖肠外营养可能导致肠道功能减退，使患者难以恢复正常的肠道功能。定期评估患者肠道功能，并在适当时尝试逐渐减少肠外营养的依赖，以促进肠道功能的恢复。

需要注意的是，以上并发症并不是所有患者都会发生，具体情况会因个体差异和治疗方案而有所不同。这就要求照顾者与医疗团队保持密切联系，及时报告任何异常症状，并遵循他们的建议和指导以最大程度地减少并发症，确保患者的安全。

第三节　体温管理

一、概述

机体体温是相对恒定的、衡量基础生命体征的指标之一，由多种生理过程共同调控。机体体温包括体表温度和体核温度，体表温度易受外界影响且低于体核温度，而体核温度相对稳定，是细胞功能正常进行的前提，特别对酶促反应和代谢活动至关重要。酶是生命活动中不可或缺的催化剂，它们对温度变化极为敏感，体温的细微变化都可能影响整个代谢过程的效率。

二、正常体温

体核温度不易测量，通常以腋温、口温、耳温、肛温等体表温度来代表正常体温，在日常生活中腋温的测量更为常见，以上各部位正常温度范围见表5-1。

体温会受到诸多因素的影响出现生理性的波动，其波动范围不超过1℃，影响因素包括但不限于年龄、性别、身体部位、时间（季节）、活动强度等。

表5-1　各部位正常温度范围

部位	正常范围
口温	36.3~37.2℃
腋温	36.0~37.3℃
耳温	35.7~37.5℃
肛温	36.5~37.7℃

1.年龄　体温受年龄的影响。成人体温通常在36.0~37.3℃，老年人基础代谢率低，其体温常稍低于青壮年；儿童基础代谢率高，其体温常稍高于一般成年人；新生儿及婴幼儿体温调节功能尚未发育完善，体温变化大，易受环境温度影响。

2.性别　女性的体温略高于男性，约高0.3℃，可能与以下三个原因有关：①通常女性皮下脂肪比男性皮下脂肪厚，不易散热；②女性皮肤里的"传感器"比男性皮肤里的灵敏，女性有繁殖后代的使命，为维持子宫腔内温度的恒定，女性的躯干需要得到更加周密的保护，因此女性皮肤里的"传感器"必须更加敏感；③女性体温受激素影响，同月经周期规律性的波动，排卵前体温低，排卵后黄体形成并分泌孕激素，体温调节中枢对孕激素极为敏感，促使体温上升，此外妊娠早期女性体温轻度升高。

3.身体部位　躯干温度比四肢温度高，四肢近心端温度比远心端温度高，血液循环较丰富的头、面及掌跖处皮温也较高，耳郭、鼻尖及指端温度最低。

4.时间（季节）　通常体温在一天中周期性波动，清晨2-6时体温最低，午后14-17时体温最高，这种昼夜节律性波动是由内在的生物节律决定的。夏季体温略高于冬季体温。

5.活动强度　机体静息状态下体温低于活动时体温。剧烈活动时肌肉紧张并剧烈收缩，产生热量使体温升高。

6.药物　使用镇静催眠药易使机体代谢降低，产热减少，体温降低；挥发性麻醉药影响位于下丘脑后部的体温调节中枢，并由于其血管扩张作用而导致热量丧失增加。

7.其他　进食、环境温度、情绪状态等都会对体温产生影响。

三、异常体温

（一）体温过高

1.定义　体温过高是指机体温度超过正常范围最高值。体温过高包括发热和过热。发热是指机体在各种致热原作用下，使下丘脑体温调节中枢的调定点上移，从而导致体温升高。发热主要包括感染性发热和非感染性发热，其中感染性发热最常见，由病原体侵入机体所致。过热是指在下丘脑体温调节中枢的调定点并未移动的情况下，机体体温调节功能下降、产热异常及散热受阻等，无法将体温控制于相适应的调定点水平上，机体被动体温升高。

2.临床分级　以腋温为例,发热程度可分为:

(1)低热:37.3~38.0 ℃。

(2)中等热:38.1~39.0 ℃。

(3)高热:39.1~40 ℃。

(4)超高热:≥41 ℃。

3.发热过程及表现特点

(1)体温上升期:此期产热增加,散热减少,体温开始高于正常范围。体温上升过程可分为骤升和渐升。患者通常表现为畏寒、皮肤苍白、疲乏无力、食欲下降、寒战等。

(2)持续发热期:此期产热与散热大致平衡,体温始终高于正常范围。患者通常表现为皮肤发红发烫、口唇干燥、脉搏加快、软弱无力、肌肉酸痛、嗜睡、食欲下降等。

(3)退热期:此期散热增加,产热减少,体温恢复到正常范围。体温下降过程可分为骤降和渐降。患者通常表现为出汗、皮肤潮湿、精神状态好转等。

(二)体温过低

1.定义　体温过低是指体温低于正常范围最低值。总的来说,体温过低的原因有两大类,即产热减少和散热增加,包括:暴露于寒冷环境或淹溺于冷水之中等环境因素;乙醇中毒、严重烧伤、肿瘤化疗、中枢神经系统损伤、重度营养不良等疾病因素;乙醇、麻醉、抗抑郁药等药物因素;极度衰弱、穿衣太少等个体因素。

2.临床分级

(1)轻度:32.0~35.0 ℃。

(2)中度:30.0~32.0 ℃。

(3)重度:<30 ℃。

(4)致死温度:23-25 ℃。

3.临床表现　患者通常表现为皮肤苍白,发抖,呼吸、脉搏减慢,嗜睡、意识障碍,甚至昏迷。

四、缓和医疗中体温管理的意义

1.生理意义　正常体温是体内代谢平衡与生理稳态的体现。生物化学反应,尤其是酶催化的代谢过程,对体温异常敏感,体温的轻微波动都可能对酶活性和代谢速率产生显著影响。由于酶的催化效率在特定温度下最高,因此保持理想的体温范围至关重要。

2.增进舒适　根据患者的需求,调控环境温度,提高患者的舒适度。如睡觉时,根据季节、患者的体感调控温度,帮助患者进入睡眠状态,提高睡眠质量。

3.降低风险　体温是人体四大生命体征之一,能灵敏地反映疾病的变化情况。受多种因素影响,肿瘤患者免疫力下降,易发生感染,密切监测患者体温可降低疾病快速恶化或出现相关并发症的风险。

4.促进沟通　照顾者密切监测患者体温,能更全面地了解患者病情变化,使患者感觉自己处于被关心的状态,促进患者与照顾者的沟通交流,增进感情。

5.合理利用医疗资源　照顾者通过密切监测患者体温,及早发现患者病情变化,及时处理,既有利于阻止患者病情继续发展,又能避免过度占用医疗资源,促进医疗资源的合理分配。

五、体温管理

(一)测量工具及方法

1.测量工具及方法

(1)水银体温计:是体温计中最常用的一种,由玻璃外壳、玻璃泡、水银、缩口、刻度等组成。体温计的刻度通常是35~42 ℃,每度又分为10个小刻度,每个小刻度是0.1 ℃。当温度升高时,玻璃泡内的水银体积膨胀,水银柱的长度发生明显变化。玻璃泡下端为极细的细管即缩口,确保体温计离开测量部位时,被挤到直管的水银柱不会回缩。通常使用水银体温计测量腋温、口温及肛温。

水银体温计使用方法:①检查水银体温计有无破损,使用乙醇清洁体温计;②摇晃水银体温计,使水银柱降到35 ℃以下;③握住水银体温计42 ℃刻度一端,将缩口处放入要测量部位,确保与周围皮肤紧密接触;④保持测量姿势,等待水银上升至周围环境温度;⑤将水银体温计水平放置,读取水银所至刻度的数字,即为该次测量的体温;⑥使用后,用乙醇清洁水银体温计,置于阴凉、干燥、安全的地方,避免水银体温计破碎,导致汞泄漏。

(2)接触式电子体温计:由温度传感器、液晶显示器、纽扣电池、专用集成电路及其他电子元器件组成,其测温范围为32~43 ℃,能快速测量人体体温,读数方便,安全性高,特别适合居家使用。

电子体温计使用方法:①检查电子体温计是否有电,用乙醇清洁电子体温计头部;②按压开关,将电子体温计置于所测部位,保持时间以产品说明书为准,③测量完毕后,记录测量温度,并再次用乙醇清洁电子体温计,放置于阴凉、干燥处。

(3)额温枪:又称红外线测温仪,不需要接触人体皮肤,通过传感器接收红外线,得出所感应温度数据。使用简单方便,快速测温,不接触人体皮肤,能有效避免交叉感染,广泛应用于公共综合性场所,也适合居家使用。

额温枪使用方法:将额温枪放于距鼻梁之上,两眼中间5~6 cm处,按压测量按钮,可在1 s左右获得温度数据。测量时应保证前额皮肤干燥,无头发覆盖

(4)耳温计:属于非接触温度测量仪,它检测鼓膜(相当于下丘脑)所发出的红外线光谱来得出温度数据,并快速显示。下丘脑与鼓膜相邻,有共同的血液循环,研究显示,鼓膜温度最接近体核温度,且鼓膜温度更能迅速、灵敏地反映体核温度的波动。

耳温计使用方法:按压电源键,一手轻轻拉一下外耳廓,拉直耳道,不同年龄的人(婴儿与成人)拉直的方法不一样,另一手持耳温计将探头轻轻插入耳道,使耳温计尽量对准耳道底部鼓膜部位。按动测量键,当电子蜂鸣器发出蜂鸣音1 s后,即可退出耳道,读取显示屏所显示的耳温值。

以上测量工具各具特色及优缺点,额温枪使用简单方便、能快速获取温度数据,但其精准度略逊于水银体温计、接触式电子体温计及耳温计。水银体温计是最常用的测量工具,价格低廉,稳定性好,但由于破损后,汞泄漏的危害较大,逐渐被接触式电子体温计所取代。耳温计的测量结果可能更接近体核温度,但其价格稍贵。因此可根据自身条件、疾病情况选择合适的测量工具和测量方法。

2.注意事项

(1)测量体温前应尽量避免剧烈运动、暴晒、暴露于寒冷环境中、进食、洗浴、冷热疗法等可能影响体温测量结果的因素。

(2)意识不清、婴幼儿、口腔肿瘤、口鼻手术、张口呼吸者严禁测量口温;腋下创伤、手术、炎症者,极度消瘦无法夹紧温度计者,严禁测量腋温;直肠或肛门手术、炎症及腹泻者严禁测量肛温。

(3)测量腋温前应将腋窝汗液擦干,使腋窝清洁干燥;测量时将体温计放于腋窝正中,曲肘置于胸前,将体温计夹紧,保持5~10 min;测量口温前应避免进食、饮冷热饮,将温度计置于舌下热窝,保持5 min,且注意勿咬碎玻璃;测量肛温前,应使用润滑剂,润滑缩口端,避免损伤肠道黏膜,插入长度为3~4 cm,并协助患者取侧卧位或俯卧位。

(4)使用额温枪时必须保证处于测量环境30 min以上,要瞄准测量部位,不可透过玻璃等物品测量,不可在充满蒸汽、尘土、烟雾的环境中测量,测量前详细阅读产品说明书。

(5)使用耳温计时,必须使用探头盖,枪头越深入越好,但不要给被测者造成不舒服;可多次测量取最高值,每一次测量完成后,须将耳温计放置于外部环境1 min以上,才能进行下一次测量。测量前详细阅读产品说明书。

(二)体温的记录

无论使用那种体温测量工具及方法,照顾者都应记录每次所测得的温度数据,并且记录应详细准确,包括日期、测量时间、测量部位、温度值。若出现异常体温可用红笔(蓝笔)记录,以区分正常体温与异常体温,直观地了解患者体温的变化,既有助于照顾者了解患者病情,就诊时也能为医护人员提供更多准确的资料,有助于治疗、护理方案的制定。

(三)体温的管理

体温异常是家庭照护中常见的健康问题,及时识别与恰当的处理对维护患者的健康至关重要。不同程度的体温变化都可能是潜在健康问题的早期警示。因此,照顾者必须具备识别异常体温及其潜在原因的能力,并能够采取适当的措施来处理这些状况。从物理治疗到药物治疗,每一步都需要谨慎考虑,确保安全有效地处理异常体温,提高患者舒适度,维护患者健康。

1.日常管理

(1)定时监测体温:在每日固定的时间测量体温并记录。可选择每日睡醒后测量,注意不应起床、进食、说话、运动等,此时所测体温为基础体温,又称静息体温。也可选择午后测量,此时体温处于一天中最高的状态。

(2)注意穿衣:灵活加减衣服,以不觉寒冷、过热为宜,若出汗较多应避免吹风,因此时毛孔扩张,风能加速水分的蒸发,水分迅速的蒸发会吸收体表相当的温度,容易受凉感冒。

(3)环境适宜:避免暴晒或处于寒冷的环境,极端天气时不宜出门。维持室内合适的温、湿度,夏季炎热时,将空调温度调至26 ℃,既能保持凉爽又避免过冷;冬季寒冷时,可根据自身耐受情况调至合适温度,避免受凉。一切调整以增加患者舒适度为原则。

(4)合理饮食:肿瘤患者可能因疾病本身及相关治疗导致营养不良、机体抵抗力下降、机体对温度变化较为敏感,易受感染。其营养摄入原则为降低碳水化合物在总能量中的功能比例，提高蛋白质、脂肪的功能比例，按每天 1.5~2.0 g/kg(公斤体重)计算蛋白质需要量，选择优质脂肪如芝麻、葵花籽、核桃及富含脂肪的鱼类(三文鱼、沙丁鱼等)。

(5)适当运动：在保证安全及耐受的情况下适当运动可加速血液循环，使皮肤血管舒张，调节体温。

2.体温过高的管理

详见第四章第九节发热。

3.体温过低的管理

若体温过低，应及时前往医院诊治。

(1)调整环境温度，维持室温在 22~24 ℃。

(2)协助患者加衣、添加毛毯或厚被子，使用电热毯、热水袋等。

(3)密切监测患者的体温、脉搏、血压、呼吸情况，持续监测体温情况。

4.特殊人群体温管理

特殊人群的体温管理是一个细致且复杂的照护任务，需要照顾者对不同生理需求和健康状态有着深刻的理解。婴幼儿、老年人、慢性疾病患者及孕妇都有着各自独特的体温调节特点和挑战。婴幼儿的调温系统未完全发育，老年人的调温反应可能减弱，慢性疾病和特定药物可能改变体温反应，孕妇的体温管理则直接关系到两代的健康。因此，对这些特殊群体进行有效的体温监控和管理，不仅能够预防和识别健康问题，还可以及时进行必要的干预，保障其安全和舒适。在接下来的内容中，我们将详细探讨这些特殊群体的体温管理策略，从而为照顾者提供一套全面的指导方针。

(1)婴幼儿与儿童的体温管理。

婴幼儿与儿童的体温管理对照顾者来说是一个挑战，因为他们的调温系统尚未完全发育。婴幼儿尤其容易受到环境温度变化的影响，因此需要经常监测他们的体温，确保他们既不过热也不过冷。婴幼儿发热时往往更易出现快速的体温升高，这可能导致惊厥。因此，家长和照顾者需要学习如何正确测量体温，以及在何种情况下应寻求医疗帮助。

(2)老年人体温管理的特点与挑战。

老年人的体温管理同样具有其特点和挑战。随着年龄的增长，人体的新陈代谢率减慢，汗腺活性下降，这可能会影响老年人的热感应和调温能力。老年人可能不会像年轻人那样明显地表现出发热症状，这增加了疾病被忽视的风险。因此，监测老年人的体温显得尤为重要，而且在体温管理时应采取温和的降温方法，避免药物治疗可能带来的不良反应。

(3)慢性疾病患者的体温监控。

慢性疾病患者的体温监控是他们日常健康管理的一个重要方面。一些慢性疾病，如糖尿病和心血管疾病，可能影响个体的体温调节。此外，慢性疾病患者正在服用的药物也可能影响体温。因此，对这些患者进行体温监控时，照顾者需要对药物的不良反应和慢性疾病的影响有深入了解。

(4)孕妇体温管理的注意事项。

孕妇体温管理的注意事项也是非常关键的，因为孕期女性的代谢率提高，可能会出现体温略高于正常范围的情况。此外，孕妇发热可能对胎儿造成影响，因此在孕期对发热的处理必须非常谨慎。在使用任何退热药物前，孕妇应咨询医疗专业人员，避免任何可能对胎儿造成不良影响的药物。

【拓展】

随着科技的飞速发展，技术创新极大地提升了温度监测的精确性和用户体验，而且为照顾者提供了前所未有的便捷性，智能监测设备、移动应用程序，以及远程医疗服务的兴起，都预示着我们正在迈向一个更加互联、高效和个性化的健康照护未来。

(一) 智能体温监测设备的使用

智能体温监测设备如可穿戴式传感器和连续监测贴片，使得长时间的体温监控变得更加无侵入性和用户友好。这些设备可以实时跟踪体温变化，并通过无线技术将数据传输至智能手机或医疗中心，允许照顾者和医疗专业人员即时访问体温数据。此外，许多智能设备还具备警报系统，能在体温达到设定的阈值时立即通知用户。

(二) 移动健康应用 (App) 在体温管理中的作用

移动健康应用已经成为日常健康管理的一个重要工具。这些应用不仅可以帮助用户记录和跟踪体温数据，还能提供数据分析，甚至提醒用户在体温异常时采取行动。部分应用还提供与医疗服务提供者的直接连接功能，使得在家庭照护环境中的体温管理更加高效和个性化。

(三) 远程医疗在体温监测中的应用前景

随着远程医疗的发展，体温监测的远程应用前景十分广阔。通过远程医疗，患者的体温数据可以实时共享给医疗服务提供者，无论他们身处何地。这样的系统不仅能够为患者提供更及时的医疗反馈，还能够优化资源配置，特别是在疫情暴发期间，可避免亲自到访医疗机构。

 【案例分享】

案例名称：智能监测促进儿童发热早期干预

背景：艾米是一位三岁的女孩，最近经历了一次严重的中耳炎。她的父母担心她可能会再次发热，并寻求一种方法能够及时监测她的体温，特别是在夜间。

行动：艾米的医生建议使用一款可穿戴的智能体温监测设备，这款设备可以持续监测体温，并通过家庭的无线网络将数据实时发送到父母的智能手机上。该设备设置了特定的温度阈值，一旦检测到体温超过这一阈值，父母的手机便会收到警报。

结果：在接下来的几周里，艾米的父母每晚能够安心入睡，因为他们知道会在女儿的体温出现异常时立即被通知。有一晚，该设备检测到艾米的体温悄然升高到38.5℃，设备发出警报，艾米的父母被及时唤醒，迅速对她进行了评估，并给予了物理降温措施。同时，他们联系了艾米的医生，并根据医生的建议采取了进一步的措施。

这个案例不仅展示了现代技术在家庭照护中的应用，还突出了及时反应和有效沟通在处理潜在健康问题中的重要性。通过智能监测设备的使用，艾米的父母能够及时发现和应对艾米的体温异常,避免了可能的健康风险。

随着信息技术的发展,许多医疗健康机构和教育平台提供了关于体温管理的在线课程和资源。这些在线资源为照顾者提供了灵活的学习方式,可以根据个人时间安排学习。在线课程通常包括教学视频、互动问答及评估测试,不仅能帮助照顾者掌握理论知识,还能通过模拟情境训练提升实际操作能力。

▶ 第四节　静脉导管维护

一、概述

随着老年患者的增多、肿瘤发病率的增加,静脉治疗新理念、新技术、新工具的推广,静脉血管通路装置在临床上发挥着越来越重要的作用。规范导管维护对减少导管相关并发症、延长导管使用寿命起着重要作用。本节主要介绍各静脉血管通路装置居家注意事项、维护方法及并发症处理措施等。

二、外周静脉导管的维护

(一)外周静脉导管的概述

外周静脉导管俗称留置针(图5-1),由头皮钢针演变而来,由不锈钢引导针芯、可以留置在血管内的柔软导管及塑料针座组成。使用时,将导管和金属针芯一起穿刺入血管内,当导管全部进入血管后,回撤出金属针芯,仅将柔软的导管短期留置在患者血管内,以保障药液、血液及营养物质等的及时输注。与头皮钢针相比,留置针操作简便,不仅可以减少头皮钢针反复穿刺带给患者的痛苦,提高患者满意度,也可以大大提升置管及护理操作的效率,减轻护士的工作量,广泛应用于临床。

留置针一般可以分为开放式和密闭式两大类;最早的留置针是开放式的,顾名思义,导管针座的末端是开放的。因此在穿刺结束,撤出金属针芯时,容易造成血液外漏。暴露的创口不仅容易造成患者感染,同时还会增加医务人员感染血源性传播疾病的风险。而后来出现的密闭式留置针解决了这个问题。密闭式留置针是在导管末端增加了延长管和密闭式输液接头,使血管与留置针外部的环境隔绝开,可有效避免创口暴露及血液流出,减少医务人员被血源性感染的风险。密闭式输液接头有不同种类,如肝素帽、正压接头等。

密闭式留置针根据能否防针刺可分为

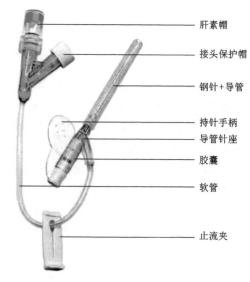

肝素帽

接头保护帽

钢针+导管

持针手柄

导管针座

胶囊

软管

止流夹

图5-1　留置针

普通型和安全型（防针刺型）；又可根据接头形状分为直型（又称笔管型）和Y型；还可根据持针方式分为直型和带翼型。此外，密闭式留置针还可以分为正压留置针与普通留置针等。但无论哪种类型，留置针最核心的功能都是用金属针芯刺穿浅表静脉将软管送入血管，并在金属针芯撤出后将软管保留在血管内进行输液。

（二）外周静脉导管的日常注意事项

（1）留置针延长管应固定稳妥，穿刺部位应保持清洁、干燥，防止污染。

（2）穿刺侧肢体在不输液时可正常活动，可进行轻体力劳动和活动，例如：写字、吃饭、喝水等。但应避免剧烈活动或重体力劳动，尽量避免血液回流，如：提重物、打球、拧拖把、抱小孩等。

（3）沐浴时用防水套或保鲜膜包裹好，避免进水、穿刺点感染和导管脱出。

（4）更换衣服时，先穿留有留置针的一侧肢体，再穿另一侧；脱衣服时，先脱没有留置针的一侧肢体。穿脱衣物时要小心，防止衣物钩住留置针，将导管意外带出。

（5）不要随意拨弄留置针接头和小夹子，防止松脱导致血液渗出或堵管。

（6）避免压迫有留置针的肢体。

（7）留置期间有任何不适，如穿刺部位红、肿、热、痛、瘙痒、贴膜卷边、导管脱出等，应及时去附近医院找护士处理。

（8）拔除留置针后请按压穿刺点 5～10 min 至无出血。

（三）外周静脉导管的维护

1. 评估　评估留置针的穿刺部位及周围部位是否发红、压痛、肿胀、渗出，询问患者是否感觉疼痛、异常麻木、有麻刺感。

2. 消毒　推荐使用 2% 葡萄糖酸氯己定乙醇棉片或 75% 乙醇棉片，多方位　用力摩擦消毒注射接口 15 s，待干。

3. 冲封管　在输液前后及不同药物之间，应用 5 mL 的生理盐水进行脉冲式冲管，以避免留置针堵管及药物配伍禁忌的发生。在输液结束后应用 2 mL 的生理盐水进行正压封管，对于暂时不需使用的外周静脉留置针，应每隔 24 h 进行一次冲封管。

4. 穿刺部位贴膜的更换　当穿刺部位的贴膜出现潮湿、渗液、渗血或者怀疑穿刺部位有感染或炎症时，应及时予以消毒及更换，换膜时应注意防止针管脱出。

5. 固定　固定导管延长管时应采用 U 形固定，将留置针接头端迂回，使其位置超过针尖部位，在封管结束时立即夹闭 U 形管顶端，可有效减少导管堵塞。另外，还可以使用可防止导管座移动的导管固定装置固定导管，以减少导管在血管内的移动，降低导管移动的风险。对于神志不清的成年患者及小儿，应使用留置针护罩，有效减少非计划拔管的发生。

三、中心静脉导管

（一）中心静脉导管的概述

中心静脉导管是经锁骨下静脉、颈内静脉、股静脉置管，尖端位于上腔静脉或下腔静脉的导管。中心静脉导管为急诊、危重症及手术患者提供了血管通路，被广泛应用于静脉治疗、补液、血流动力学监测、肠外营养治疗等目的。根据穿刺点不同，中心静脉导管术分为锁骨下静脉颈内静脉穿刺的上腔静脉置管和股静脉穿刺的下腔静脉置管术。在锁骨下方，导管可固定于胸前，不影响肢体活动，且血流量充足，感染发生率较低，适合短期静脉化疗患者及外周静脉血管太细不宜使用经外周静脉置入中心静脉导管的患者。

(二) 中心静脉导管的日常注意事项

(1) 保持穿刺处皮肤清洁干燥，注意观察穿刺点出血情况。

(2) 根据置管位置采取合理体位，咳嗽、呕吐、坐起和躺下，以及蹲马桶用力时，都要用手按住置管部位。

(3) 不要做剧烈动作，穿脱衣服、变换体位时应注意导管牵拉、脱出。

(4) 洗澡洗头分开进行，不要将敷料打湿，经股静脉置管者禁止沐浴。

(5) 穿刺点出现疼痛、发痒等不适及其他问题时，勿自行处理，应及时与医护人员联系。

(6) 观察敷料、贴膜有潮湿、卷边、脱落、松动时，应及时通知护士予以更换。

(7) 应用中心静脉导管进行静脉输液时，防止输注液体滴空。

(8) 拔管后局部按压不少于 10 min，拔管后 24 h 内用无菌纱布覆盖伤口以免发生感染，如有头痛、头晕等不适需及时告知医护人员。

(三) 中心静脉导管的维护流程

1. 评估　评估穿刺部位及周围皮肤有无渗出、红肿、热痛等，触摸周围皮肤有无硬结形成，询问患者是否有不适感觉。

2. 更换接头　去除旧接头，然后使用 2% 葡萄糖酸氯己定乙醇棉片或 75% 乙醇棉片，多方位、用力摩擦消毒注射接口 15 s，再将已排气的新接头连接并旋转紧密。

3. 冲封管　①在输液或输血前后，及时进行有效地冲管、封管。冲管前回抽回血，判断导管的通畅性。②在输注高渗药、中成药制剂、化疗药物、血管活性药以及抗生素等血管刺激性药物后，宜进行冲管。③冲管时机：至少每隔 8 h 对中心静脉导管进行一次冲管，对血液高凝状态的患者，可缩短冲管间隔，增加冲管频率，每 4~6 h 冲管一次。④冲管时应使用 10 mL 以上注射器抽取 10 mL 生理盐水进行脉冲式冲管，然后用 3~5 mL 生理盐水或 10 U/mL 肝素盐水进行正压封管后再夹闭导管。

4. 更换贴膜　①换膜时机：置管后 24 h 均需进行第一次更换，常规膜类敷料每周更换 1~2 次，透气性好的纱布类敷料 48 h 更换，有污染、松脱、破损、出汗、渗血渗液多时随时更换。②换膜步骤：180° 顺导管方向或 0° 撕除贴膜，由远心端向近心端去除旧敷料，撕除时注意绷紧；再次评估穿刺点有无异常，测量外露长度；洗手，打开中心静脉导管换药包及透明贴膜，戴无菌手套；消毒，以中心静脉导管穿刺点为中心向外用乙醇顺时针—逆时针—顺时针消毒皮肤三遍，直径>15 cm，再取洗必泰棉球以穿刺点为中心按同样方法消毒皮肤、导管三遍，自然待干；调整导管位置，导管出皮肤处盘绕 L、S 或 U 形弯；取出透明敷料，贴膜中央对准穿刺点，拇指沿导管走向捏穿刺点塑形，中间向两边抚平透明敷料，边撕边框除边由里向外按压敷料边缘(调—贴—塑—抚—去)；将免缝胶带打两折或用胶布蝶形交叉固定于透明敷料；将免缝胶带固定在蝶形交叉的下缘，标记置管时间、换膜时间。

四、经外周置入中心静脉导管

(一)经外周置入中心静脉导管的概述

经外周置入中心静脉导管是指经贵要静脉、肘正中静脉、头静脉、肱静脉、颈外静脉等(新生儿还可通过下肢大隐静脉、头部颞静脉、耳后静脉等)穿刺置管,尖端位于上腔静脉或下腔静脉(图5-2)。输注的药物可以直接流入比较粗的血管中,一方面可以避免化疗药物或高浓度的营养液与手臂比较细的静脉直接接触,另一方面由于大静脉的血流速度很快,可以迅速冲稀药物,防止药物对血管的刺激。经外周置入中心静脉导管能够有效保护外周静脉,减少静脉炎的发生,减轻疼痛,提高生命质量。

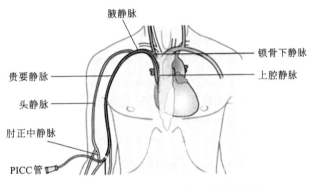

图 5-2 经外周置入中心静脉导管置入图

经外周置入中心静脉导管按导管功能可分为耐高压注射型、非耐高压注射型,按导管结构可分为前端开口式、三向瓣膜式,也可按管腔分为单腔、双腔、多腔导管。与传统的中心静脉置管技术相比,经外周置入中心静脉导管操作方法简便、安全,成功率高、并发症少,不受时间地点限制,可减少因反复静脉穿刺给患者带来的痛苦。另外,经外周置入中心静脉导管材料由特殊聚氨酯制成,有良好的组织相容性,导管非常柔软,不易折断,在体内可留置6个月~1年。

(二)经外周置入中心静脉导管的日常注意事项

1. **保持卫生** 注意保持穿刺处皮肤清洁干燥,保持贴膜处的干燥、卫生,勿自行撕下敷料,平时若发现固定导管的贴膜有污染、可疑污染、松脱的情况,应及时到医院更换。

2. **注意观察** 每日观察穿刺点周围皮肤有无红、肿、疼痛、渗血、渗液,有无脓性分泌物及肢体肿胀等异常情况,若有以上情况,应及时到医院更换。

3. **避免剧烈运动** 放置导管一侧手臂尽量不要提重物(不超过5 kg)、抱小孩、做引体向上、托举哑铃等持重锻炼,避免游泳、打球等,禁止大范围手臂的用力旋转活动。此外,起床勿用置管侧肢体撑起身体,睡觉避免压迫置管侧肢体,以免导致导管脱落、移位等。

4. **避免浸湿** 洗澡应使用淋浴,禁盆浴、泡浴和游泳,淋浴时使用防水膜在导管穿刺周围缠绕保护,尽量避免导管被浸湿,若敷料潮湿、松动,应及时到医院更换。

5.**避免医疗操作** 禁止使用置管侧手臂测血压,这样会导致导管位置偏移及血压测量不准确。另外,尽量避免经导管采血化验,可能会增加感染机会。

6.**保护输液接头** 注意保护外露的输液接头,防止导管损伤或将导管拉出体外。在更换衣服时,先穿置管侧肢体,再穿另一侧;脱衣服时,先脱没有置管的肢体。当外露导管长度有变化或发现异常,及时就诊。

7.**适当锻炼** 置管后适当活动该侧肢体,每日做抓握攥拳动作或进行握力球训练,握紧弹力球停顿 1~2 s、放松弹力球,每次 15~20 个,每日至少 3 次。

(三)经外周置入中心静脉导管的维护流程

1.**评估** 评估静脉导管置入长度、外露长度,肘横纹上 10 cm 处测量臂围;评估穿刺点有无红、肿、痛、分泌物、渗液(血)等;评估贴膜有无潮湿、脱落、污染,是否到期。

2.**更换输液接头** 新的输液接头用无菌生理盐水预充并排气。轻柔移除固定输液接头的胶布,如有胶痕给予清除,用乙醇棉签清洁输液接头下皮肤。卸下旧输液接头,余步骤同前中心静脉导管接头更换。除每 7 d 更换敷料时更换输液接头外,遇以下情况也需及时更换输液接头:①完整性受损或任何原因取下输液接头后;②输液接头内有血液残留或有残留物;③每次经输液接头取血或输血后;④在血管通路装置血液培养取样之前。

3.**冲封管** 该步骤同前中心静脉导管冲封管。

4.**更换敷料** ①换膜时机:置管后 24 h 均需进行第一次更换,常规膜类敷料每周更换 1 次,透气性好的纱布类敷料 48 h 更换,有污染、松脱、破损、出汗、渗血渗液多时随时更换。②换膜步骤:自下而上 0°或 180°揭除原有敷料并丢弃。敷贴粘贴过牢时,在敷料外层用手加压穿刺点,防止牵动导管(若导管不小心被带出体外一小部分,严禁将导管再送进血管内,避免感染);脱手套,手消毒液七步洗手法洗手,戴无菌手套,评估穿刺点及导管状态,仔细观察导管穿刺点及周围的皮肤(勿用手触碰敷料覆盖区域内的皮肤及血管),观察穿刺点有无发红、肿胀、渗血及渗液,导管有无移动,是否部分脱出或进入体内;先取出导管上的移动导管夹,用乙醇擦拭消毒;消毒,方法同前消毒方法;以穿刺点为中心用 10 cm×12 cm 透明敷料无张力性粘贴,导管塑形(方法同前中心静脉导管"调—贴—塑—抚—去"法);胶布横向固定及蝶形交叉固定贴膜下缘;贴上标有导管名称、置入长度、维护时间和操作者的记录胶带。

五、输液港

(一)输液港的概述

输液港是一种植入皮下长期留置的中心静脉输液装置,包括尖端位于腔静脉的导管及埋置于皮下的注射座,可用于输注各种药物、补液、营养支持治疗、输血等。因全部装置埋置于人体内,适用于中长期静脉治疗,起到类似港口的作用而得名"输液港",一般可留置 3~6 个月及以上,甚至终生。输液港按注射座埋置位置分为胸

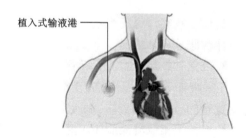

植入式输液港

图 5-3 胸壁输液港置入图

壁输液港(图 5-3)和上臂输液港，也有埋置在下肢的输液港。相比于其他静脉导管，输液港具有感染风险低、方便患者、维护简单、使用时限长等特点。

注射座由穿刺隔、侧壁和基底、储液槽及缝合孔构成。需要输注液体时，医护人员将持无损伤针经皮肤垂直扎入注射座(港座)中，无损伤针延长管连接输液接头后即可进行静脉输液。任何种类的输液港穿刺都应使用无损伤针。穿刺隔为厚 2 cm 以上的硅胶隔，当使用无损伤针穿刺，可耐受 22G 的无损伤穿刺 2000 次，耐受 20G 的无损伤穿刺 1000 次。

(二)输液港的日常注意事项

(1)保持局部皮肤干净卫生，如果出现港体部位出现发红、肿胀、烧灼感、疼痛，不明原因发热(体温超过 38 ℃)、发冷、发抖、低血压等，肩部、颈部及置管侧上肢出现肿胀或疼痛等不适，需立即联系医务人员、就医诊治。

(2)置港侧手臂避免提、举过重物品(不超过 5 kg)、抱小孩、做引体向上、托举哑铃、打球和游泳等动作幅度过大的体育锻炼，以防港体发生翻转、导管扭转等，可从事一般日常工作、家务劳动、轻松运动，如散步、打太极等。

(3)避免撞击、挤压、过度摩擦置港部位皮肤(注意女性胸衣肩带、背包带、汽车安全带)。

(4)避免在置港同侧上肢测血压。

(三)输液港的维护流程

1. 评估　检查输液港位置、轮廓，有无注射座翻转，检查局部皮肤完整性，有无红、肿、热、痛、渗血、渗液等症状，同侧胸部、颈部静脉及四肢有无肿胀。

2. 体位　患者取卧位，头偏向穿刺点对侧，暴露输液港位置，确认注射座的位置。

3. 用物准备　手消毒，拆开换药包，10 mL 及以上注射器、无损伤针放至无菌区域，打开生理盐水瓶盖。

4. 消毒　以镊子夹持乙醇棉球或用大棉签，以注射座为中心，螺旋状消毒，直径 12 cm，消毒三次，然后同法以碘伏消毒三次，自然待干。若使用洗必泰则反复擦拭注射座周围直径 12 cm 区域。

5. 无损伤针排气　手消毒，戴无菌手套。用注射器抽吸生理盐水，连接无损伤针，进行冲洗，排除空气后夹闭延长管，待用。

6. 穿刺　选择满足治疗方案的最小规格无损伤针。由非主力手拇指、示指、中指固定输液座，针尖斜面背对导管锁接口从注射座中心垂直刺入，有落空感后继续进针，无损伤针穿过皮肤和输液座隔膜，到储液槽底部。回抽见回血，证实位置无误、导管通畅。用注射器进行脉冲式冲管，正压封管，立即夹闭延长管，接肝素帽或接正压接头进行后续治疗。

7. 冲封管　冲封管时机与手法同经外周置入中心静脉导管，但治疗间歇期每 4 周须冲管一次。封管液推荐使用 100 U/mL 肝素盐水。

8. 固定　根据无损伤针外留长度，在固定翼下方垫裁剪后的纱布块，以穿刺点为中心，使用无菌透明敷料覆盖无损伤针，用胶布固定延长管，贴膜注明插针时间。无损伤针及无菌透明敷料应 7 d 更换一次。

9. 拔针　治疗结束后及时拔除专用针。手消毒，戴无菌手套，小心去除敷料及其他敷贴，非主力手拇指和示指固定住输液座，右手拔针，用纱布按压止血，用碘伏棉签消毒拔针部位,针眼处贴无菌敷料覆盖穿刺点 24~72 h。

六、外周静脉导管相关并发症的评估

(一)导管堵塞

导管堵塞分为完全性导管堵塞和不完全性导管堵塞。不完全性导管堵塞表现为抽不到回血,但能冲洗导管;或可以抽到回血,但冲洗导管有阻力,液体滴入不畅,滴速减慢。完全性导管堵塞表现为既抽不到回血,也无法冲洗导管,液体滴入完全受阻。随着留置时间的延长,不完全性导管堵塞可发展为完全性导管堵塞。

导管堵塞的原因主要分为机械性因素、药物性因素和血栓性因素,且血栓性因素最为常见。导管堵塞的机械性因素包括夹闭及固定不当、导管扭结等压迫导管及静脉痉挛等。导管堵塞的药物性因素主要包括药物沉淀、矿物质沉淀、药物结晶等。导管堵塞的三大原因中,血栓性堵塞是最常见的。导管血栓性堵塞是由血管损伤、血流瘀滞、高凝血液状态等导致导管管腔内纤维蛋白鞘及血栓形成,从而引起不完全性或完全性堵塞。

(二)药物外渗

药物外渗是指静脉治疗过程中,腐蚀性药液进入静脉管腔以外的周围组织。药物外渗的临床表现包括局部出现肿胀、颜色改变、疼痛、皮肤发凉、水疱、溃疡甚至坏死,严重者可深及肌腱和关节,从而导致该部位的功能障碍。不同药物发生外渗的临床表现有所不同,常见的腐蚀性药物包括化疗药物和血管活性药物。

美国静脉护理学会根据药物外渗的临床表现,将药物外渗分为 0~4 级,见表 5-2。

表 5-2 药物外渗分级

等级	临床表现
0 级	无症状,没有液体渗出
1 级	皮肤发白且变凉,伴有或不伴有轻微疼痛,而且出现小范围水肿,水肿的最大范围不超过 2.5 cm
2 级	皮肤发白且变凉,会伴有轻微的疼痛感,水肿的范围为 2.5~15 cm
3 级	皮肤发白且变凉,周围会出现半透明状水泡,患者可感受到疼痛,水肿处的最大直径大于 15 cm
4 级	皮肤发白且出现肿胀,周边出现半透明状水泡,皮肤凹凸不平且颜色出现变化,患者会出现中度或重度疼痛感,水肿处的最小直径也会超过 15 cm,严重时患者循环会出现障碍

(三)静脉炎

当患者穿刺部位及留置导管沿静脉走行出现疼痛/触痛、发红、发热、肿胀、硬结、脓性渗液或者可触及条索状静脉,应考虑为静脉炎。一旦确认发生静脉炎,应根据患者情况及静脉炎评估等级,分析其发生原因,以采取合适的干预措施。静脉炎评估量表见表 5-3。

表 5-3 静脉炎评估量表

等级	临床表现
0级	无症状
1级	穿刺部位发红，伴有或不伴有疼痛
2级	穿刺部位疼痛，伴有发红和(或)水肿
3级	穿刺部位疼痛，伴有发红、条索状物形成，可触摸到条索状静脉
4级	穿刺部位疼痛，伴有发红、疼痛、条索状物形成，可触摸到条索状静脉，其长度>2.54 cm，有脓液流出

(四)导管相关性血栓

导管相关性血栓是指穿刺或导管机械性损伤血管内膜和患者的自身状态等原因，使导管所在的血管或导管外壁形成血栓凝块。目前，导管相关性血栓分为深静脉血栓、血栓性浅静脉炎、无症状血栓、血栓性导管失功四类。通常表现为置管侧肢体、颈部、肩部、胸部、颜面部有水肿症状或体征，超声提示深静脉血栓形成，伴或不伴浅静脉、头臂静脉(也称无名静脉)、上/下腔静脉血栓形成，伴或不伴受累部位疼痛、皮温升高、浅表静脉显露、颈部或肢体运动障碍、肢体红斑或麻木感等表现。

(五)导管相关性血流感染

导管相关性血流感染是指带管患者或者拔除血管内导管48 h内的患者出现菌血症或真菌血症，并伴有发热(体温>38 ℃)、寒颤或低血压等感染表现，除血管导管外没有其他明确的感染源。实验室微生物学检查结果显示：外周静脉血培养细菌或真菌阳性；或者从导管段和外周血培养出相同种类、相同药敏结果的致病菌，可确认发生了导管相关性血流感染。

七、外周静脉导管的并发症处理措施

(一)导管堵塞

静脉导管堵塞时，应分析堵塞原因，不应强行推注生理盐水。确认导管堵塞时，应立即拔除外周静脉导管。如果患者治疗仍然需要该导管通路，可在抗凝治疗下继续保留导管，并正常用于临床治疗。

1.机械性堵塞处理

(1)首先检查有无机械性因素，如导管是否脱出、扭曲、打折等。

(2)可变换体位判断是否存在体位性相关性堵塞，指导患者上举置管侧手臂或肩关节内旋、外旋，深呼吸。

(3)在无菌操作下，移除输液接头等所有附加装置，直接连接注射器抽吸和冲洗导管。

(4)使用适宜的冲洗技术去处导管异味或纠正导管移位，更换堵塞的输液接头。

(5)按需更换敷料并确保导管无扭曲、无打折。

(6)拍摄胸片确认是否发生夹闭综合征，如发生，可考虑拔除导管。

2. 药物性堵塞处理

用 50 mg/mL L-半胱氨酸或 0.1 mmol/L 盐酸处理酸性药物沉淀(pH 1~5);使用 8.4% 碳酸氢钠或 0.1 mmol/L 氢氧化钠处理碱性药物沉淀(pH 9~12);有报告使用 0.1 mmol/L 氢氧化钠(首次尝试)或 50 mg/mL L-半胱氨酸盐酸处理磷酸钙沉淀;0.1 mmol/L 氢氧化钠和 70% 乙醇已被用于治疗脂质残留;如果需要,重复滴注导管清除剂一次。

3. 血栓性堵塞处理

(1)溶栓剂负压再通:用于血栓性堵塞再通的溶栓剂包括尿激酶、瑞替普酶、替奈普酶和蛇毒纤溶酶,其中 5000 U/mL 尿激酶最常用,对于完全性的血栓性堵管,采用负压技术可降低导管损坏的风险,并使溶栓剂更好地接触阻塞物质。

(2)尿激酶等量置换再通:导管尾端接三通接头,一端接 10 mL 注射器,一端接 2 mL 注射器(内含 5000 U/mL 尿激酶溶液),反复回抽导管内混合血栓的液体至 10 mL 注射器内,利用等量置换物理学原理,2 mL 注射器内的尿激酶溶液即被等量置换入管腔内,反复回抽注射器 4~5 次,夹闭导管 15~30 min,若导管未再通可重复此操作。注意注射器活塞端垂直朝上,避免气体进入导管腔。

(二)药物外渗

1. 药物外渗　应立即停止在原部位输液,抬高患肢,及时通知医师,给予对症处理。观察渗出或外渗区域的皮肤颜色、温度、感觉等变化及置管侧关节活动和远端血运情况并记录。

2. 局部封闭　采取以外渗部位为中心,以利多卡因 0.1 g+地塞米松 5 mg+生理盐水 2 mL 为一个单位在其周围行多点注射,具体用量视病变范围而定,封闭范围一般超过外渗范围 0.5~1 cm。

3. 局部解毒　原静脉通路注射或外渗部位皮下多点注射能对抗化疗药物损伤、加速药物代谢或灭活的解毒剂,可有效减轻化疗药物外渗对正常组织的损伤。常用的解毒剂有透明质酸酶、二甲基亚砜、硫代硫酸钠、右雷佐生、碳酸氢钠等。

4. 局部冷/热敷　根据渗出药物及局部反应状况选择冷敷或热敷。刺激性较强的如蒽环类药物一般宜选择冷敷,可收缩血管,减少化疗药物的吸收,抑制炎症发生,并可缓解疼痛。可选择间断性冷敷,3 次/d,每次持续 20 min。植物碱类药物如依托泊苷、长春新碱外渗宜选择局部热敷,可以加速药物的吸收及代谢,减轻局部疼痛和炎症,禁止选用冷敷。如肿胀严重可使用 50% 硫酸镁局部外敷,利用其高渗作用促进组织水肿消退以实现止痛作用。

5. 止痛药物　根据需要使用止痛药,对于局部疼痛可以采用皮肤外用止痛药,如非甾体抗炎药双氯芬酸二乙胺凝胶,通过抑制前列腺素的合成而发挥强效局部消炎镇痛作用。喜疗妥、氢化可的松软膏等均能有效吸收渗液、缓解局部肿胀及疼痛情况。疼痛剧烈者可按癌痛三阶梯镇痛原则选用强效止痛药物。

6. 外科处理　对于广泛的组织坏死情况可选择手术治疗,如清创、皮瓣移植、植皮等。

(三)静脉炎

(1)发生静脉炎时,应观察局部及全身情况变化并记录,分析确定静脉炎发生的原因,及时通知医师,针对不同原因采取适合的干预措施。

（2）结合患者实际情况，根据导管类型确定是否需要拔除导管。留置针应拔除，PICC可暂时保留，根据实际情况予以相应的处理或拔除导管。

（3）应给予患肢抬高，避免受压，应停止在患肢静脉输液，必要时遵医嘱止痛或采取其他干预措施，以减轻静脉炎相关不适。

（4）局部使用喜疗妥、中药制剂、各种类型的湿性敷料如水胶体敷料，可提高静脉炎的治愈率。

（四）导管相关性血栓

（1）可疑导管相关性血栓形成时，应抬高患肢并制动，不应热敷、按摩、压迫，立即通知医师对症处理并记录。

（2）应观察置管侧肢体、肩部、颈部及胸部肿胀、疼痛、皮肤温度及颜色、出血倾向及功能活动情况。

（3）溶栓治疗。溶栓治疗需要慎重选择，以下情况发生时可适当考虑：发生14 d之内的急性期导管相关性血栓，经评估出血风险低，基础原发疾病远期预后好，患肢严重影响患者生活及工作。溶栓治疗通常使用低分子肝素、华法林或维生素K拮抗剂等。对于无抗凝禁忌证的导管相关性血栓患者，继续保留导管，建议保留导管期间持续抗凝；对于移除导管的患者，抗凝治疗一般建议移除导管后3个月进行。

（4）导管移除。导管的存在是血栓发生的一个诱因，当明确有血栓形成时应考虑适时移除。不再需要导管、存在抗凝禁忌、局部感染、导管功能障碍和血栓症状持续进展等情况下可考虑移除导管。拔管前建议行血管超声检查，明确血栓的范围和程度，尤其须注意是否有管周漂浮血栓。拔管时须注意空气栓塞风险。一旦发生拔管困难，应放弃即刻拔除导管的计划，积极寻找原因，并行针对性处理。

（五）导管相关性血流感染

（1）可疑导管相关性血流感染时，应立即停止输液，根据导管类型、感染微生物及重新建立血管通路的条件，确定是否拔除导管或保留导管。留置针予以拔除，暂时保留中心静脉导管、经外周静脉置入中心静脉导管、留置针，遵医嘱给予抽取血培养等处理并记录。

（2）药物治疗：对于不能被拔除而保留的导管，应遵医嘱给予抗菌药物治疗，严密观察局部与全身改善情况并记录。

对长期留置中心导管、多次导管相关性血流感染史、感染高风险及采取预防措施仍不能控制感染发生的患者，宜在医生指导下使用抗菌封管液。若怀疑导管相关性血流感染，应尽早开始抗菌治疗，尤其是与脓毒症或脓毒性休克有关的感染患者，可疑导管相关性血流感染患者推荐使用万古霉素经验性治疗。明确致病菌后应遵医嘱予全身性和局部的、有针对性的抗生素治疗，保守治疗后若菌血症仍存在，则考虑拔除导管。

八、如何选择输液工具

外周静脉留置针宜用于短期静脉输液治疗，不宜持续静脉输注具有刺激性或腐蚀性的药物，如化疗药物。

中心静脉导管可用于任何性质的药物输注、血流动力学监测，不应应用于高压注射泵注射造影剂(耐高压导管除外),通常用于在院患者的治疗。

经外周静脉置入中心静脉导管可用于任何性质的药物输注,不应用于高压注射泵注射造影剂和血流动力学监测(耐高压导管除外),留置时间比中心静脉导管长,宜用于中长期静脉治疗,且治疗间歇期可带管回家,但是需每周维护一次。

输液港可用于任何性质的药物输注,与高压注射装置配合使用时,应选用耐高压注射的输液港和无损伤针。腋窝淋巴结清扫术侧不宜植入上臂输液港;锁骨下淋巴结肿大或有肿块侧、安装起搏器侧不宜在同侧植入输液港;有血栓史或血管手术史的静脉不宜植入输液港。输液留置时间长于经外周静脉置入中心静脉导管,带管患者治疗间歇期洗澡不受限制,维护间隔时间为 1~3 个月,日常生活更加方便、省事,但是价格更贵,且置管操作更加复杂。

选择输液装置应综合考虑患者治疗周期、疾病影响、经济情况等,具体可详细咨询医务工作人员。

▶ 第五节　留置导管维护

一、概述

肿瘤患者出院后常因病情仍需携带各种留置导管,因此做好带管出院患者的居家护理尤为重要,患者及其家属需掌握病情观察技巧及基础护理技能,以确保管路的正常使用,巩固治疗效果。

二、留置胃管患者的居家照护

对于吞咽障碍、无法经口进食的肿瘤患者,为了保证其营养的摄入和能量的供给,需留置胃管给予鼻饲。胃管是一根由鼻孔插入,经咽喉,通过食管到达胃部的导管(图5-4)。部分患者在急性期治疗结束,出院后仍需携带胃管。对于此类患者来说,带管出院存在返流误吸、营养不良的风险,因此照顾者掌握鼻饲管的操作和护理尤为重要。

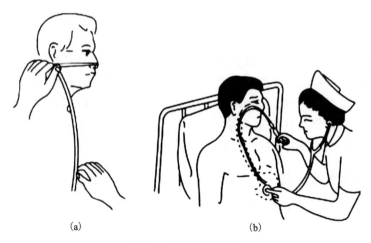

(a)　　　　　　　　　　　　(b)

图 5-4　胃管置入部位

(一)鼻饲食物的选择

(1)鼻饲食物应为营养丰富的匀浆膳,以高蛋白、高维生素、高热量、易消化的食物为宜。宜用食物:米饭、稀粥、面条、馒头、鸡蛋、鱼、虾、鸡肉、瘦肉、猪肝、白菜、花菜、胡萝卜、适量牛乳、豆浆等食物。

(2)先将食物煮熟,鱼、鸡、排骨等食物需去骨去刺,将各种食物使用搅拌机或捣碎机研磨,加水调至糊状即可。

(3)参考食谱如图 5-5 所示。

早餐	鸡蛋 50 g,馒头 50 g,牛乳 250 mL,白糖 50 g,豆油 5 mL,盐 2 g	
中餐	大米 50 g,猪瘦肉 75 g,牛乳 250 mL,内酯豆腐 125 g,胡萝卜 100 g,青菜 100 g,白糖 50 g,豆油 5 mL,盐 2 g	
晚餐	馒头 75 g,鸡肉 75 g,牛乳 250 mL,内酯豆腐 125 g,胡萝卜 100 g,青菜 100 g,白糖 50 g,豆油 5 mL,盐 2 g	
能量 2349 kcal	蛋白质 82.8 g	脂肪 92.2 g
碳水化合物 297 g	氮:能量 1:177.9	P/S 比值 0.79

图 5-5　鼻饲食物参考食谱

(二)鼻饲的操作步骤

(1)清洗双手。

(2)环境准备、鼻饲食物准备。

(3)协助患者翻身,整理衣物,抬高床头 30°~45°,使患者头偏向一侧,可自理患者取坐位或半坐卧位。

(4)将卫生纸置于患者的衣领下,保持清洁。

(5)有咳嗽咳痰或者气管套管的患者,需先吸净痰液。

(6)检查胃管固定胶布有无松脱,查看胃管刻度,确保胃管处于胃内并未脱出。常用的三种检查方式如下:

①用注射器连接胃管末端抽吸胃液,有胃液被抽出。

②使用听诊器置于患者胃部,用空的注射器快速向胃管内注入空气 10~20 mL,可听到气过水声。

③将胃管末端置于盛水的容器内,患者呼气时,未见气泡逸出。

第①、③种方法简单易操作,更适合非专业的居家照顾者采用。

(7)鼻饲前后予 20~30 mL 温开水冲洗管路,保持管腔通畅和清洁,减少管路残余食物,避免滋生细菌,避免发生消化道感染。

(8)以 25 mL/min 的速度推入鼻饲液,同时注意观察患者的面色、呼吸,有无呛咳、紫绀,一旦出现不适,应立即停止鼻饲。

(9)每次抽取鼻饲液,注射器脱离胃管末端前,要将胃管末端反折,防止空气进入胃内引起腹胀,并用纱布包好后用橡皮圈系紧,用别针固定于适当位置,防止胃管滑脱。

(10)注食结束后患者应保持坐位或半卧位至少30 min后方可平卧,避免因体位过低食物反流引起误吸。

(三)鼻饲的注意事项

(1)鼻饲前需确保胃管尖端在胃内。

(2)根据回抽的胃内容物,灵活调整鼻饲量,避免鼻饲过多或过少。

①如果回抽有阻力或只有少量胃液,证明消化良好,可以继续进食。

②如果回抽胃内容物大于100 mL,可减少鼻饲量。

③如果回抽胃内容物大于150 mL,可延长30~60 min再喂食。

④超过200 mL,可延长至下一餐,若长期出现此类情况,必要时前往医院就诊,查明胃潴留原因,给予对症治疗。

⑤若回抽出咖啡色液体,表明可能存在消化道出血,应停止喂食,及时送医处理。

(3)少量多次,每次量少于200 mL,间隔时间为3~4 h,每日4~5次,防止消化不良。

(4)鼻饲液温度38~42 ℃,避免过冷或过热。新鲜果汁与奶液应分别注入,防止产生凝块。

(5)若需鼻饲营养液,应现配现用,粉剂应搅拌均匀,配置后的营养液需放至冰箱冷藏,24 h内用完。药片或药丸经研碎、溶解后注入。

(6)缓慢匀速推注鼻饲液,防止在注射食物时速度过快,否则易引起患者不适。

(7)需长期鼻饲的患者可每日清洁鼻腔,用油膏涂拭鼻腔黏膜,轻轻转动鼻胃管,避免长期压迫鼻腔局部。定时观察鼻腔情况,如局部红肿、疼痛较明显时应立即送医。

(8)注射食物前后用30 mL温水冲洗鼻饲管,防止食物堵塞胃管。

(四)胃管日常保养

(1)采用弹力胶布固定,每3 d更换一次,若潮湿、黏性降低随时更换。

(2)活动时避免牵拉胃管,防止脱落。

(3)咳嗽、打喷嚏时,用手扶住胃管,以免脱出。

(4)胃管一旦脱出,不能自行插入,应及时就医,避免造成患者呛咳,鼻、咽、食管黏膜损伤,甚至误入气管引发窒息或胃出血等并发症。

(5)按时就医更换胃管,普通胃管一周更换一次,硅胶胃管一个月更换一次。

(6)若患者出现恶心、呕吐、腹痛、腹胀、便秘或者管道堵塞、脱出等情况,应及时就医。

三、留置导尿管患者的居家照护

留置导尿管术是指在严格无菌操作下,用无菌导尿管经尿道插入膀胱,引流出尿液的方法。留置导尿管可以解除尿潴留患者和排尿障碍患者的痛苦,提高患者的生活质量。根据患者的病情,有些患者出院后仍需留置尿管,留置尿管期间如果护理不当容易导致尿路感染、尿道损伤、尿管脱出、漏尿等并发症。因此,患者及家属要掌握留置尿管的居家护理要点,预防相关并发症。

（一）留置导尿管的固定

（1）应使用亲肤性较好的粘贴材料，二次固定于大腿内侧，可使用3M弹力胶粘贴等固定贴，防止尿管滑脱、牵拉、打折等损伤尿道。

（2）起床活动时：可将导尿管越过裤腰前侧，将尿袋固定于裤腿侧面，不可高过腰部，防止尿路逆行感染。

（3）卧床休息时：可将导尿管越过大腿上方，用别针等固定于床旁，尿袋的位置需低于膀胱水平，避免尿袋的放尿口接触地面（离地面3~5 cm），防止感染。翻身时应靠近尿管，以免牵拉尿管损伤尿道。

（4）搬运患者时：夹闭引流管防止尿液逆流，搬运后应及时打开引流管，保持引流通畅。

（二）留置导尿管的护理要点

1. 集尿袋的更换

建议普通尿袋每周更换2次，抗反流尿袋每周更换1次。注意观察并及时排空集尿袋内尿液，并记录尿量。正常尿液为淡黄色液体，若尿液性状、颜色异常，尿袋破损、渗漏、堵塞，应及时更换，更换前后应注意手卫生。更换尿袋步骤如下：

（1）洗净双手，戴手套。

（2）铺护理垫，以免弄脏床铺。

（3）反折或夹闭尿管，防止尿液流出。

（4）拔除旧尿袋。

（5）准备3~4根碘伏棉签，由内向外消毒管口及外周。

（6）消毒完毕后再插入新的引流袋，拧紧。

2. 及时排空尿液

集尿袋内尿液过满而未及时倾倒可能导致细菌滋生、尿液逆流等，因此当尿液至尿袋三分之二时应及时倾倒尿液。倒尿时，切记放尿口不要碰触收集容器，倾倒后应将尿袋开关及时关闭。一天至少排放3次，避免尿液回流至膀胱，夜间应注意不要将尿袋整晚开放。第一次放尿一般不超过1000 mL，避免腹内压快速下降，膀胱出血。

3. 留置尿管的更换

定期更换导尿管，尿管的更换频率通常根据导尿管的材质决定，一般为1~4周更换1次。对于乳胶材质的导尿管留置时间不宜超过7 d，硅胶类导尿管留置时间不宜超过30 d。一旦发生尿管堵塞、尿液引流不畅等情况，需要及时更换导尿管。

4. 观察引流，保持通畅　注意保持导尿管引流通畅，避免导尿管折压、扭曲、拉拽等造成堵塞，防止泌尿系统感染。

5. 饮食指导　留置导尿管患者少食含钙高或草酸盐含量高的食物，如菠菜、茶、竹笋、巧克力、豆腐、动物内脏等，多食用高蛋白、高维生素、清淡无刺激的食物，以避免产生尿路结石。

（三）留置导尿管患者的日常清洁

（1）保持尿道口清洁，早晚使用温水清洗会阴部及尿道口，需擦拭靠近尿道口的部分导尿管,由尿道口处开始向外部擦拭,每日1~2次。排便后及时清洗肛门及会阴部皮肤。

(2)留置尿管患者可进行淋浴,严禁盆浴、泡澡,避免将导尿管浸泡在水中。

(3)留置尿管患者每天饮水量不应少于2000 mL(除肾功能下降患者),多饮多排可自然冲洗尿道,有效预防感染及堵塞。

四、留置腹腔引流管患者的居家照护

腹水是多数恶性肿瘤患者常见并发症之一,可以通过腹腔穿刺抽放腹水,操作简便,痛苦小,可有效减轻腹胀,提高患者生存质量。顽固性腹水患者需要长期留置腹腔引流管。

(一)腹腔引流管的固定

引流管一旦脱出,容易诱发感染,延缓伤口愈合,增加患者痛苦,因此需妥善固定引流管。

(1)妥善固定引流管所接引流袋或负压吸引器,长短适中,防止体位变动时引流管脱出或折断滑入腹腔。腹腔引流管外露导管可利用弹力胶带将引流管二次固定于皮肤上,防止直接牵拉引流管而脱出。推荐使用高举平台法,高举平台法是将导管紧密固定在胶布上,导管未直接接触皮肤,且固定在皮肤上的胶布面积大,平面黏贴,固定牢固,不易脱落。剪取高举平台贴方法:①先剪一块约5 cm×5 cm的弹力胶带;②将弹力胶带对折,用剪刀在距离右侧边缘的地方剪一条长1 cm的线;③同样的方法在左边也剪一条长1 cm的线;④将弹力胶带展开,沿着折痕上下各剪1 cm;⑤贴的时候注意先塑形,使其中间高高抬起,再分别贴左右两边。

(2)带有多根引流管的患者,应用管路标识注明引流管名称并贴于引流管上以便区分。

(3)引流瓶(袋)的位置应低于腹壁引流口平面,防止引流物逆流而造成腹腔感染。

(二)腹腔引流管的护理要点

1.保持腹腔引流管通畅

(1)定时挤捏引流管,保持管路通畅,保证有效的引流,防止引流液逆流引起感染。避免腹腔引流管受压、折叠、扭曲(特别在应用腹带时更需注意)。

(2)若引流管堵塞,可由上至下挤压引流管,或用生理盐水冲洗。挤压手法:①双手衔接挤压法,两手前后相接,靠近腹壁的手用力捏住引流管。使其闭塞并保持固定,另一只手的大拇指、示指、中指用力向远端滑行15~20 cm,挤出引流管里的液体和气体,使引流管内充满负压,先松上手,再松下手。②双手交替挤压法,双手握住距引流管口处10~15 cm的引流管部分,用拇指和示指挤压引流管并用中指反折,两手交替,自上而下挤压引流管15~20 cm,使其充满负压。

2.注意观察

(1)观察引流液的性质、量、颜色、是否有气体逸出,并准确记录。腹腔引流液为黄色或淡血性液为正常。若出现以下情况应及时就诊:①发现引流量突然减少,患者感到腹胀伴发热,应检查引流管腔有无阻塞或引流管是否脱落;②如引流液流速快或多(>50 mL/h,持续3 h),呈深红色血性液体、颜色混浊。

(2)观察穿刺口周围皮肤有无红肿、损伤等情况。若伤口覆盖敷料,需观察敷料覆盖情况，注意有无皮肤瘙痒或敷料脱落。若腹腔引流管穿刺口周围敷料出现严重渗液或渗血，当渗血范围直径不超过 2 cm，颜色较淡，尽量卧床休息；当渗血范围直径超过 5 cm 且颜色较深或患者不适，应及时就诊。

（3）观察患者引流口处有无疼痛，家属可协助患者取半卧位减轻疼痛或分散患者注意力，如发生爆发痛应及时就诊，遵医嘱用药。

（4）观察患者全身情况，如体温、体重、意识等。

3. 更换引流袋

（1）普通引流袋（负压吸引器）每日更换，抗返流型引流袋可每周更换 1~2 次，确保准确观察引流液颜色、性状和量，防止连接处血块等堵塞。注意引流袋不可高于引流口，以免引流液倒流腹腔引起感染。平卧时，引流袋的远端不可高于腋中线。

（2）更换引流袋时严格遵守无菌操作原则，先消毒引流管口再连接引流袋，以免引起感染。

（3）每日倾倒引流液并记录。可用量杯测量引流液，读数时，注意量杯放置在水平面上，视线与液面相平。

(三) 日常生活指导

（1）穿宽松柔软的衣物，以防引流管受压。

（2）尽量选择擦浴，保持个人卫生，并用塑料保鲜膜覆盖引流管口处，以免打湿敷料，增加感染风险。

（3）活动：①起床或翻身时，先将引流管妥善固定，动作缓慢、轻柔，避免拖拽，以防脱管，翻身时尽量往带管侧翻身，有利于引流液流出；②站立或行走时，引流袋不可高于引流管口平面，以防逆行感染；③日常活动时，应避免搬运提拉重物或过度活动。

（4）饮食指导：鼓励患者进食高蛋白、高热量、高维生素食物，如虾、鱼、鸡、新鲜蔬菜水果等，少食多餐。必要时可遵医嘱补充医用营养制剂，增强患者机体的抵抗力。禁烟戒酒，合理膳食。

五、胸腔引流管患者的居家照护

多数肺癌患者手术后，胸腔内会有积液、积血或积气，放置胸腔引流管可将胸腔里面的一些液体、气体引流出来，重建和保持胸腔内的负压，预防纵隔移位，进而维持正常的心肺功能，促进患侧肺复张，预防肺部感染。对于出院后居家携带胸腔引流管的患者来说，引流管的护理影响着患者的康复，照顾者需要学会正确护理引流管。

(一) 胸腔引流管的固定

（1）胸腔引流管（图 5-6）通常连接水封瓶，需将水封瓶直立放置，并固定于床下，注意避免碰倒、踢翻。注意胸腔引流管固定贴有无松动，妥善固定。

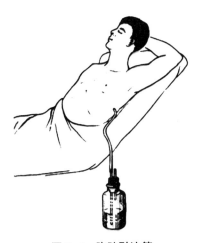

图 5-6　胸腔引流管

（2）在床上翻身、坐起时要注意保护胸腔引流管，避免活动时幅度过大，防止胸管打折、受压、滑脱、扭曲。下床活动时要注意引流瓶不得高于插管处，避免反流，并保持引流袋开关处于关闭状态，注意摆动幅度不要过大，勿将引流袋垂直拖放，由于重力作用导管会有滑出的风险，可用别针与橡皮筋固定在腰侧。

（二）胸腔引流管的居家护理要点

1. 保持管道的密闭性

（1）胸壁引流管周围有油纱布或敷贴严密包盖，可以在引流管周围皮肤上涂一层氧化锌软膏，防止伤口皮肤感染。当发现胸壁引流管周围有渗出时，要及时就诊换药。

（2）一旦发现胸腔引流管接口松脱，立即反折脱落处上方的导管，防止空气进入，如果引流管不慎从胸腔滑脱，应立即捏闭伤口处皮肤，并立即联系医护人员。若胸腔引流管已经脱出，切忌将已脱落的引流管再插入胸腔内，避免感染。

2. 保持管道的无菌性

引流瓶低于胸壁引流口平面 60~100 cm，依靠重力引流，以防瓶内液体逆流入胸膜腔。休息时以半卧位（床头抬高 45°）为宜，引流瓶应妥善放在床底，防止被意外踢倒。患者下床活动时，需要有家属的陪伴，引流瓶应保持在患者膝盖水平以下，避免引流逆行感染。

3. 观察引流，保持通畅

保持引流管的通畅，不可擅自随意夹管。由于每个患者病情不同，引流液的颜色、性状、量也都会有很大的差别。正常的胸腔引流液呈黄色。气胸患者引流出气体和（或）少量胸液，引流瓶内无肉眼可见明显变化。乳糜胸患者引流液呈白色混浊状，也可呈浅黄色或粉红色，无异味。肺部手术后或者胸腔积液患者引流液呈红色或暗红色。当引流液>80 mL/h，伴（不伴）呼吸频率、心率加快，提示可能有活动性出血，或引流管内液体堵塞不流动，应及时就诊。一般引流瓶剩余 100 mL 或伤口敷料渗湿时不可自行更换，应去门诊换药室更换，正常情况下 3~5 d 更换一次。

4. 疼痛护理

由于导管的刺激，留置胸腔闭式引流管的患者大多自觉些许疼痛，患者可通过深呼吸、听音乐来转移注意力。此外，情绪稳定、心境良好、精神放松可以增强对疼痛的耐受性。疼痛剧烈时可遵医嘱服用止痛药物。但照顾者应警惕意外事件发生，及时询问患者有无胸痛、呼吸困难等不适，若有不适，应密切监测生命体征（体温、血压、脉搏、血氧饱和度）并及时送医。

（三）日常生活指导

（1）上厕所时，引流袋要低于胸腔出口平面，避免引流液返流。保持大便通畅，预防便秘。大便时可轻轻扶住引流管，勿用力屏气。如厕完毕起身时需注意勿牵拉引流管。

（2）加强营养，可适当增加蛋白质食物的摄入，如蛋、肉类、鱼类等。

（3）洗浴擦身时应避开伤口纱布，以免弄湿纱布，如有潮湿及时就医更换。

（4）鼓励病人每两小时进行一次深呼吸，咳嗽训练和吹气球练习，以促进受压萎陷的肺扩张，加速胸腔内气体排出，促进肺尽早复张。腹式呼吸训练时，取平卧位或半卧位，两手分别放于前胸部和上腹部。用鼻缓慢吸气时，膈肌最大程度下降，腹部松弛，腹部突出，手感到腹部向上抬起；呼气时，经口呼出，腹肌收缩，膈肌松弛，膈肌随腹腔内压增加而上抬，推动肺部气体排出，手感到腹部下降。

（5）照顾者可学习叩背排痰技术协助患者排痰。患者取坐位或侧卧位，照顾者手呈背隆掌空状（图5-7），即手背隆起，手掌中空，手指弯曲，拇指紧靠示指，有节奏的从肺底自下而上，由外向内轻轻叩打，边叩边鼓励患者咳嗽，注意避开患者脊柱、肩胛骨等骨突处。

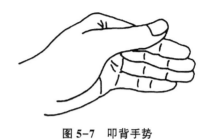

图5-7　叩背手势

六、胆道引流管患者的居家照护

为改善肝门胆管癌、胆管下端癌、胰腺癌患者的黄疸，行经皮肝穿刺胆道置管引流术，需在胆管内留置一根T形橡皮管，引流胆汁，促进胆总管压力降低，减轻炎症反应，以防术后患者发生胆道相关并发症，如梗阻、感染、狭窄等。携带胆道引流管患者出院后仍需注意居家维护。

（一）胆道引流管的固定

1.妥善固定

将引流管固定于腹壁，采用高举平台法进行二次固定，防止产生导管压力性损伤，切忌牵拉，防止引流管脱出。站立活动时引流袋应低于敷料切口，平卧时引流袋应低于腋中线，防止胆汁逆流造成感染。

2.防止脱管

建议将胆道引流管出口端取合适的弧度后，使用医用胶布将其以"工"字贴合于皮肤表面。可在家中备3M胶布以便胶布松动及时更换，注意不可反折、拉拽，避免引流不畅。

（二）胆道引流管的居家护理要点

1.密切观察

（1）正常成人每日分泌胆汁800~1200 mL，呈黄绿色、清亮、无杂质，有一定黏性。照顾者应严密观察引流液的颜色、量和性状，每日定时排空引流袋。若T管无胆汁引出，应检查胆道引流管有无脱出或扭曲。若引流液骤减、剧增、无引流或引流液颜色出现明显改变，如呈白色、草绿色、血红色，须及时就诊。

（2）观察胆道引流管穿刺口周围的纱布情况，若出现纱布潮湿、松脱、渗血渗液等情况，应及时就诊。

（3）观察生命体征及腹部体征的变化，若出现体温升高、血压下降、呕吐、腹痛、皮肤发黄等情况，应警惕出血，感染、胆道梗阻等并发症，及时就诊。

2.更换引流袋

居家期间建议使用抗返流引流袋，每周更换一次，更换时夹闭胆道引流管，使用75%乙醇分别消毒引流管内径口、横截面和外径口后，连接新的引流袋，打开胆道引流管并挤压观察有无胆汁引出，引流袋位置要低于引流口30 cm以上，不可高出伤口平面，以防止胆汁反流。

3.预防感染

(1)保持引流管穿刺部位皮肤及敷料干燥、清洁,注意有无皮肤红肿、脓性分泌物和胆汁溢出。若穿刺口周围皮肤有胆汁渗液,应及时就医处理。

(2)建议擦浴,切忌洗浴时污染引流口。若淋浴,可以穿刺点为中心用保鲜膜在腹部缠绕2~3圈,上下边缘用胶布紧贴皮肤,淋浴后擦干保鲜膜上的水渍并检查伤口处是否潮湿。严禁泡澡,以免造成胆道引流管伤口潮湿,敷料松脱,导致伤口感染。

(3)须定期更换引流袋,严格无菌操作,建议每周前往医院进行引流袋更换。

4.胆道引流管的开放与夹闭

胆道引流管夹管是循序渐进的过程,夹管训练的目的为使胆汁流向十二指肠,拔除胆道引流管。

(1)开始夹管时间:术后两周,逐步间断夹管,若夹管期间有腹痛、发热、寒战、呕吐等不适,应及时开放胆道引流管,立即就医。

(2)试夹管方法:①每日三餐前1 h夹管、餐后1 h放开。②每日早晨起床后夹闭胆道引流管,睡觉前放开。③早起后夹闭胆道引流管,不再放开,如无不适,可于术后6~8周来院行胆道镜检查。

(3)夹管过程中出现腹痛、腹胀、发热等不适则停止夹管,若无不适,3~5 d后可进入下一步。每周打开2 h左右观察胆汁性质,如果清亮可继续全天夹管,如果引流管中液体有较多沉渣,建议及时就医复诊。

5.脱管与堵管的处理

胆道引流管脱出时,切不可回纳:①若管道完全脱出,应当使用无菌纱布覆盖,用手按压皮肤开口处并及时就诊。②若管道部分脱出,应用手按压固定管道并及时就诊。若引流管堵塞,要及时使用生理盐水给予冲洗。

(三)日常生活指导

(1)注意休息,适当户外活动,增强体质,避免劳累和受凉,预防感冒。

(2)携带胆道引流管患者需着宽松、柔软的衣物,可系绑腹带,避免穿脱衣物时牵拉、拖拽管道。

(3)避免提举重物或过度活动,避免牵拉胆道引流管导致管道脱出。可适当活动,促进胆汁引流,有助于减轻腹胀。

(4)合理搭配膳食,多食高碳水化合物、高蛋白、高维生素、易消化的饮食,可选用禽类、鱼虾类食品,以清蒸、炖汤为宜,可食用香蕉、橙子等含钾丰富的食品,忌高脂、油腻食物,忌饱餐,多饮水。戒烟禁酒。引流管未完全夹闭前,适当高盐饮食;如完全夹闭,须低盐饮食。

(5)保持良好的心态,积极乐观面对疾病。

第六节　造口维护

一、概述

据报道，我国造口患者数超过百万，其中消化道肿瘤及泌尿道肿瘤患者占多数。为了治疗，患者不得不与造口长期相处，适应造口术后的生活对于大部分人来说是一个挑战，尤其对于肿瘤患者，无论是从生理还是心理来说。患者及其照顾者常会因为不能正确维护造口而选择放弃社会生活，变得疏离他人及社会，导致产生自卑、病耻感、焦虑、抑郁等不良心理。因此本节将详细介绍造口相关知识及维护技能，以期提高患者及其照顾者的造口管理水平，改善生活质量，增强自信，尽早走向社会。

二、造口相关概念

(一)造口的定义

造口是指消化道疾病或泌尿道疾病引起的，需要通过外科手术对肠管或输尿管进行分离，将肠管或输尿管的一端引出到体表(肛门或尿道移至腹壁表面)，形成一个开口，即人体空腔脏器在体表非自然性的开口，达到肠道减压、减轻梗阻、保护远端肠管目的的吻合或损伤，促进肠道、泌尿道疾病的痊愈，甚至挽救患者的生命。最常见的造口为肠造口，一般见于切除结直肠肿瘤患者。

(二)造口的分类

1. 根据时间分类　可分为暂时性造口和永久性造口。暂时性造口多见于非低位性肠肿瘤(肿瘤距肛缘>5 cm)术后患者，是指暂时通过造口将肠内容物排出体外，使远端肠管得以休息，并保护肠吻合术后的远端肠管免受刺激损伤，从而达到促进其恢复的目的，经过一段时间后，根据手术的方式及患者的恢复情况再将暂时性造口回纳；永久性造口通常不能回纳，多见于低位性肠肿瘤(肿瘤距肛缘<5 cm)、膀胱癌术后患者，造口用于替代肛门或膀胱，永久性地改变自然排便、排尿通道。

2. 根据部位分类　可分为结肠造口、回肠造口和尿路造口。结肠造口、回肠造口多见于结肠肿瘤、直肠肿瘤患者，将患者的结肠/回肠从腹腔拖出，固定于腹壁之上，粪便由此排出体外，结肠造口排出物较为成形，排便较有规律，回肠造口排出物量多且稀，对皮肤刺激性较强；尿路造口多见于膀胱肿瘤、肾脏肿瘤患者，最常见的造口术是回肠代膀胱术，是指切除膀胱后，取一段回肠，将两侧输尿管连在回肠上，通过回肠在腹壁上做一开口排尿。

3. 根据造口方式分类　可分为单腔造口和袢式造口。单腔造口是腹壁仅一个开口，即切除病变肠段，游离近端肠段，通过切口拉出腹壁，黏膜外翻并与腹壁缝合，远端肠管多移除或固定于腹腔内；袢式造口是指将一段肠道经切口，拉到腹壁表面，用支撑棒或支撑架支持防止缩回腹腔，支架通常放置5~10 d，纵向切开肠壁，黏膜外翻形成两个开口，分层缝合固定于腹壁。近端为功能袢，远端为非功能袢。

4.根据造口功能分类　可分为排放式造口和输入式造口。排放式造口包括肠造口、尿路造口等，用于排便、排尿；输入式造口包括胃和空肠造口，适用于无法通过口腔进食或食道梗阻的患者。

(三)造口对患者影响

1. 生理影响

(1)排泄路径改变：造口术后，患者的大便和尿液暂时性/永久性地不再经过正常生理排泄通道排出，如回肠造口患者，其大便未经过结肠和直肠，直接从回肠造口处排出；结肠造口患者，其大便未经过直肠和肛管，直接从结肠造口处排出；尿路造口患者，尿液未经过尿道，直接从造口处排出。

(2)排泄物性状改变：回肠造口患者其排出物尚未成型，量多且稀，对皮肤刺激性较强；结肠造口患者其排出物较为成形，排便较为有规律；尿路造口患者其膀胱用回肠代替，尿液中常混合肠分泌黏液。

2. 心理影响　大便及尿液不受控制地不断流出，给患者带来许多烦恼，且随着排泄物的增多，会产生难闻的气味，常常使患者自卑，无法重新融入社会。当排泄物达一定量时，需要立即更换造口袋，避免排泄物刺激造口周围皮肤，增加患者的负担，造口患者往往会产生焦虑、抑郁等负性情绪。

三、造口维护

随着加速康复外科理念的应用，待患者病情稳定后即可出院，然而住院期间患者造口的维护通常由护士执行，患者及其照顾者亲自动手的机会少，且社区医疗机构造口管理水平有限，因此患者出院回家后常常无法护理好造口。本节将详细介绍造口维护相关知识及操作技能，以期提高患者自我管理能力及照顾者的照护水平，改善患者的生活质量，帮助患者融入社会生活。

(一)密切观察

1. 观察造口　观察造口的活力、高度、形状与大小。正常造口颜色呈红色或粉红色，表面润滑有光泽，若出现颜色改变，如发白、发紫、发黑等，应立即前往医院造口门诊进行治疗；造口一般高于腹壁表面皮肤 1~2 cm，利于排泄物进入造口袋；造口一般呈椭圆形或圆形，少数造口形状可能不规则，结肠造口直径通常比回肠造口大；造口的大小可能随时间变化，尤其是在术后初期，可能需要更换不同规格的造口袋。

2. 观察皮肤　观察造口周围皮肤是否有发红、水肿、溃疡、皮疹、水疱等。

3. 观察造口袋内容物　应注意造口袋内排泄物的性状、颜色及量，若排泄物减少甚至没有排泄物并伴腹痛或出血，应及时前往医院进行诊治。

4. 观察患者全身情况　可每日定时测量患者的体温、血压及脉搏，观察患者是否有腹痛、腹胀等症状。

(二)造口袋的使用

1. 选择造口袋　造口袋品种、规格多样，患者可根据手术时间、造口类型、个人喜好选择造口袋。肿瘤患者造口术出院后属于康复期，选择造口袋的原则应为：能有效保护造口周围皮肤、有效控制异味外溢、封闭性良好、不影响患者的日常活动、最大程度地减少外漏及疼痛。造口袋通常分为一件式造口袋和两件式造口袋，一件式造口袋即底盘与便袋合一，简单易操作且价格较低，但清洗不方便；两件式造口袋即底盘与便袋分离，操作步骤多，价格稍高于一件式造口袋，但便于清洗和调整造口袋开口方向。

（1）一件式造口袋：①一件式开口袋，底盘与便袋为一体式，直接粘贴，没有卡环，便袋下方有排放口，可随时排放排泄物，这种造口袋适合造口周围皮肤发生破损、需要每天换药的患者，也适合腹部隆起的肥胖患者使用。②一件式闭口袋，底盘与便袋为一体式，直接粘贴，没有卡环。便袋为一次性的，用后即抛，小巧便捷。这种造口袋适合排便规律，有穿紧身衣需求的患者。患者使用这种造口袋可以穿泳装游泳。③一件式微凸造口袋，底盘与便袋为一体式，底盘中心微凸，需要配合腰带使用，便袋下方有排放口，可随时排放排泄物。这种造口袋适合周围皮肤有皱褶的患者，也适合大多数患者日常常规使用。

（2）两件式造口袋：①两件式平面底盘开口袋，底盘与便袋通过卡环连接，便袋可以拆卸、调整方向，便袋下方有排放口，可随时排放排泄物。日常使用首选两件式平面底盘开口袋，方便观察造口情况。②两件式平面底盘闭口袋，底盘与便袋通过卡环连接，便袋可以拆卸、调整方向。便袋为一次性的，用后即抛，小巧便捷。这种造口袋适合排便规律，有外出游玩、游泳需求的患者使用。③两件式微凸底盘开口袋、闭口袋，底盘与便袋通过卡环连接，便袋可以拆卸、调整方向，底盘中心微凸，需要配合腰带使用，适合周围皮肤有皱褶的患者使用。

2. 佩戴造口袋　一件式造口袋底盘与便袋合一，可直接将底盘粘贴于造口周围皮肤；两件式造口袋底盘与便袋分离，应先将底盘粘贴于造口周围皮肤，再将便袋安装在底盘上。

3. 更换造口袋　当便袋内容物达 1/3 时，应及时倾倒，并将便袋清洗干净，避免过重拉扯影响底盘的粘贴，同时防止排泄物过多刺激造口周围皮肤。一件式造口袋 1~3 d 更换，两件式造口袋底盘是独立的，3~5 d 更换，如出现漏液漏气应及时更换，可选择空腹或餐后 2~3 h 更换。更换步骤如下：①取下造口袋，应注意动作轻柔，避免拉扯损伤皮肤；②使用温水或生理盐水清洁造口及周围皮肤，清洁后用干净的、柔软的毛巾或纸巾擦干，并观察造口及周围皮肤的状况；③用造口测量尺测量造口的大小，根据所测结果，剪裁底盘至合适大小，底盘开口直径比造口直径大 1~2 mm 为最佳，剪裁后，用手指将剪裁边缘磨圆，以避免刺激皮肤；⑤必要时使用造口附件产品，首先喷洒造口皮肤保护粉，用干棉签涂匀并扫去多余的浮粉，然后喷涂皮肤保护喷剂，喷涂范围为造口底盘覆盖的皮肤，注意要避开造口黏膜，如果需要，可以加用可塑贴环，对于皮肤凹陷处可以适当加厚，以防止底盘渗漏；⑥撕下底盘粘贴保护纸，将底盘正对造口，使造口平整的粘贴在造口周围皮肤上，并用手按压底盘及周边，使其粘贴紧密，若为两件式造口袋，则再将便袋安装于底盘上，最后扣好造口袋尾部袋夹。

4. 储存造口袋　造口袋应存放于干燥、阴凉的地方，最好集中放置，方便取用。造口袋放置地方应避免阳光直射或靠近热源，防止造口袋受热后影响粘贴效果。

5. 注意事项

（1）一件式造口袋 1~3 d 更换，两件式造口袋底盘是独立的，3~5 d 更换，更换造口袋时应动作轻柔，避免拉扯损伤皮肤，换下的造口袋不能再次使用，用清洁袋包好扔入垃圾桶，不能冲入厕所以免堵塞下水道。

（2）便袋内容物达 1/3 时应及时倾倒，防止重力拉扯影响粘贴效果，同时也避免排泄物过多刺激皮肤。

（3）清洗造口周围皮肤时严禁用肥皂、乙醇、消毒液等，清洗顺序应为从外向内。

（4）粘贴底盘时，应使躯干直立或平躺，保持造口周围皮肤平整。粘贴后应按压数分钟，使底盘粘贴紧密。

（三）日常生活管理

1. **衣着**　建议穿宽松、柔软、舒适的衣服，选择个人喜欢的颜色或款式，可增加患者的自信，腰带不宜过紧，应避开造口的位置，避免紧身衣物压迫、摩擦造口，导致排泄不畅。

2. **饮食**　肿瘤造口患者不仅需要摄入高热量、高蛋白、高维生素，还需要进食少渣饮食，减少膳食纤维的摄入，进食过多会导致粪便干结、排便困难，甚至出现肠梗。萝卜、豆类、大蒜、洋葱等容易引起胀气及产生刺激性气味的食物不宜过多食用，避免进食刺激性食物和碳酸饮料，每餐适量饮食，不过饱、不挨饿，细嚼慢咽，饮食干净，避免腹泻；尿路造口患者无须特殊忌口，应多饮水，稀释尿液，避免肠分泌黏液过多，导致尿路堵塞。

3. **运动**　根据患者伤口及身体恢复情况适当的运动，避免剧烈运动及接触性运动如摔跤、打篮球以免造口意外受伤，可以散步、慢跑、太极拳和游泳。游泳前使用防水胶带或纸胶带粘住造口底盘边缘作为保护屏障，下水前排空造口袋内容物，游泳时间避免过长，造成劳累。

4. **沐浴**　手术切口已愈合，可以进行淋浴，淋浴的时候可以佩戴或取下造口用品。佩戴造口用品洗澡的时候，可用防水塑料薄膜覆盖在造口处，淋浴后用柔软的毛巾或纸巾擦干造口袋外层水珠。取下造口用品淋浴时，水压不宜过大，水温不宜过高，避免直接喷在造口处，避免烫伤造口肠黏膜。清洗造口周围皮肤时，使用清水即可，使用肥皂或沐浴液时要清洗干净，切勿使用油性或润肤乳涂抹在造口周围皮肤处。

5. **社会生活**　造口患者病情稳定、体力恢复后可正常参加工作、活动、旅游等。应避免重体力劳动，避免腹压增加导致造口脱出，避免经常提举重物，以免发生造口旁疝。工作时建议备一套造口用品及替换衣物以备不时之需。若外出旅游，可多备几套造口用品及换洗衣物。

6. **睡觉**　尿路造口患者夜间睡眠时，造口袋需接一个引流袋，将其悬挂于床铺旁低于膀胱的位置，使排出的尿液引流到引流袋内，保证夜间睡眠不受影响。

7. **心理护理**　照顾者应给予患者充分的尊重与理解，主动与患者沟通，鼓励患者乐观积极的面对生活，倾听患者的想法，尽量满足患者的需求。必要时可寻求心理治疗师的帮助，帮助患者应对焦虑、抑郁和其他心理问题。

（四）并发症的识别与处理

1. **造口出血**　可能是造口黏膜处的毛细血管渗血或造口处的黏膜受到外力损伤，或是衣物的摩擦，导致出现伤口。若出血量少可用纱布或棉球压迫，若出血量大或流血不止应立即前往医院止血。

2. **造口狭窄**　造口周围瘢痕挛缩可引起造口狭窄。患者可出现腹痛、腹胀、恶心、呕吐、停止排便、排气等症状，应立即前往医院进行探查，若存在造口狭窄应定期扩肛，即戴手套用手指蘸润滑剂后轻轻进入造口停留 5~10 min，每天 1~2 次，需要长期进行，注意手指插入不应做旋转以免黏膜出血。

3. 造口缺血坏死　多因造口处血运不良，张力过大。造口颜色呈暗红色、紫色、黑色，提示肠黏膜缺血、坏死，应立即前往医院诊治，解除可能对造口产生压迫的因素，必要时需进行二次手术。

4. 皮肤损伤　底盘剪裁过大，或造口位置不佳难以将底盘紧贴造口周围皮肤，导致排泄物长时间刺激皮肤，回肠造口患者最多见。处理步骤为：在更换造口袋时，用温水或生理盐水清洁造口及周围皮肤，使用造口护肤粉喷洒于造口周围皮肤，将干棉球置于造口处吸收粪水，使用3M液体敷料喷洒于造口周围皮肤，使用防漏可塑贴环，使用两件式微凸底盘和腰带固定。若未见好转应前往医院处理。

5. 造口旁疝　术后腹压增高、营养不良、肥胖和局部感染等均可导致造口旁疝，此外，造口部位的选择、造口技术与造口旁疝的发生也有关。早期无明显症状或仅在造口旁出现向外突出的皮下肿块，在长时间站立行走或腹内压增加时压(如搬重物、咳嗽、用力排便、排尿)时出现，休息或平卧时减小或消失，肿块会渐增大。因疝囊扩张牵扯腹壁和造口，部分病人可出现局部钝痛、坠胀感、饱胀感、消化不良、便秘等不适。应前往医院检查，根据症状严重程度选择治疗方案。

6. 造口脱垂　由腹壁开口过大、腹内压增高(如下蹲、负重、穿紧身衣裤等)、肠段保留过长等因素导致。轻度脱垂无须处理，中度及以上应前往医院手法复位并用腹带加压包扎，必要时须手术处理。

7. 造口回缩　主要由于肠系膜牵拉、腹腔内存在炎症或肿瘤浸润、患者体重上升。应前往医院根据不同的原因进行处理。

8. 皮肤黏膜分离　肠造口边缘与周围皮肤的分离，主要表现为从表浅至深部组织分离的全皮层裂开。常因缝线脱落、造口坏死等因素导致。应前往医院造口门诊进行处理。

【拓展】

胆囊造口是指通过手术的方法向胆囊内插入引流管，常见于发生胆道梗阻的患者，如胰腺癌患者、胆管癌患者等。其主要维护措施为：①妥善固定造瘘管，防止引流管脱落；②密切观察引流液情况，如颜色、性状、量等，观察造瘘口周围皮肤状况，观察患者生命体征及腹部体征的变化；③定期更换引流袋，预防感染；④适当运动，促使胃肠功能恢复；⑤清淡饮食，忌高脂饮食，如肥肉、炸鸡等；⑥若出现不适、脱管等紧急情况，应立即前往医院及时就诊。

胃造口通常是指经皮内镜下胃造口术，属于输入式造口。无法经口进食且长期需要肠内营养的患者，欧洲肠外肠内营养学会推荐选择经皮内镜下胃造口术作为肠内营养支持途径。其维护要求可见本书第五章第五节留置导管维护。有研究显示，通过家庭肠内营养治疗后第30、60和90 d，患者的体质量、上臂肌围、体质指数、血红蛋白、血清白蛋白等指标均明显高于治疗前。家庭肠内营养是指在规范的营养支持小组监控指导下，对病情相对平稳的患者且要求在家中接受继续肠内营养治疗的方法。此研究充分利用现代通信技术，重视出院前家庭肠内营养培训与医患互动，能够有效改善患者营养不良的问题。

肾造口是一种高位尿流改道的方法，可分为暂时性肾造口和永久性肾造口。暂时性肾造口常在肾脏、肾盂手术后完成，以改善肾脏引流，提高手术成功率，亦可用以矫正肾盂积水或感染，以改善肾功能及病人全身情况。对于体质差，不能耐受复杂手术者，这一过渡性治疗可为确定性治疗创造条件。永久性肾造口是一种姑息性手术，如输尿管因肿瘤阻塞而肿瘤无法切除、放射性损伤致输尿管广泛狭窄等输尿管严重病变、丧失其功能者，需做永久性肾造口术。

▶ 第七节　代步辅助工具使用

一、概述

当我们开始探讨代步辅助工具时，我们首先要了解这些工具的多样性和它们如何帮助患者移动。代步辅助工具的设计和选择应该基于患者的具体需求，如身体能力、环境挑战和个人生活方式。代步工具的使用不仅提高了患者的独立性、增强其自信心，还改善了生活质量。在本节中，我们将详细分类和讨论各种常见的代步辅助工具，包括拐杖、轮椅和行走器，每一类都有其独特的设计、功能和适用场景。

二、代步辅助工具的基础知识

(一)行走障碍简述

行走障碍是指个体在行走时遇到的困难或障碍，这可能是由肌肉、骨骼、神经或其他健康问题引起的。行走障碍可能表现为行走速度减慢、步态不稳、无法保持直线行走，甚至完全无法行走。这些障碍可能是由先天性条件、疾病、受伤或老化等因素引起的。

1.行走障碍的评级

行走障碍的评级通常基于患者行走能力的减退程度和对日常活动影响的大小，评级标准不一，但常见的评估等级如下：

轻度：轻微的行走困难，可能需要辅助工具如拐杖进行辅助，但不影响日常活动。

中度：明显的行走困难，可能需要使用助行器或轮椅进行日常活动。

重度：严重的行走障碍，可能完全依赖轮椅或其他移动设备进行移动。

2.代步工具的重要作用

代步工具对行走障碍患者至关重要，它们可以提高患者的自主性，提高患者的生活质量，并帮助他们在一定程度上回归正常生活。常见的代步工具包括：

拐杖：适用于轻度行走障碍患者，帮助增加平衡和支持。

助行器：为中度行走障碍患者提供额外的稳定性和支持。

轮椅：适用于严重行走障碍患者，可以是手动或电动的，让患者在完全无法行走的情况下也能自由移动。

电动代步车：适用于有一定自我控制能力但行走困难的患者，可以提供较远距离的移动能力。

代步工具不仅帮助患者提高移动性，还有助于预防由于长时间不动而可能出现的并发症，如肌萎缩和关节僵硬。选择合适的代步工具需要医生、理疗师等专业人士的评估和建议，以确保满足患者的具体需求。

（二）代步辅助工具的分类

1. 拐杖

拐杖是常见的代步辅助工具之一，它通过提供额外的支持点来增加患者的稳定性和平衡，适合那些需要轻度到中度行走支持的患者。从简单的标准拐杖到为提供额外稳定性而设计的四点拐杖，不同类型的拐杖适合不同的需求和环境。

（1）标准拐杖。

定义与设计：标准拐杖由单一长杆构成，顶端有一个横向的手柄，底部装有防滑垫。它的设计简单，易于使用，适合需要轻度行走支持的患者。

使用场景：标准拐杖通常用于那些可以独立站立但在行走时需要额外稳定性的患者。

优点与缺点：标准拐杖轻便、经济，但它需要患者有足够的上肢力量来支撑体重。

（2）四点拐杖。

定义与设计：四点拐杖在底部有四个支点，提供比标准拐杖更好的稳定性和支持。它通常用于重度平衡障碍的患者。

使用场景：对于那些需要在行走时获得最大稳定性的患者，四点拐杖是理想的选择。

优点与缺点：它提供的稳定性更大，但其质量重，不如标准拐杖便携。

（3）助行器。

定义与设计：助行器又称下肢矫形器，是一种步行撑扶工具。

使用场景：助行器适合需要大范围稳定性支持的患者，尤其是那些在行走时需要连续稳定性的人。

优点与缺点：助行器提供了最大的稳定性，但在狭小空间中不太灵活。

2. 轮椅

顾名思义，轮椅是指通过轮子转动而移动的座椅，用于帮助行动不便的患者进行移动。轮椅由座椅、轮子、扶手和脚踏板等部件组成，可调节高度和折叠。轮椅的种类多样，从手动到电动，再到具有特殊功能的轮椅，患者应根据自身的需求及家庭条件选择合适的轮椅。

（1）手动轮椅。

定义与设计：手动轮椅通常由金属或复合材料制成，患者可以通过手推动轮子来移动。

使用场景：手动轮椅适合上肢功能良好，能够自行推动轮椅的患者。

优点与缺点：它允许患者自主移动，但在长距离或不平坦地面上使用时可能会很费力。

（2）电动轮椅。

定义与设计：电动轮椅由电动机驱动，患者通过操纵杆控制方向和速度。

使用场景：适合那些上肢力量有限或无法使用手动轮椅的患者。

优点与缺点：电动轮椅大大减少了物理劳动，但质量更重，需要定期充电。

（3）特殊功能轮椅。

定义与设计：特殊功能轮椅包括可调节靠背、座椅高度和支撑系统，为患者提供额外的舒适性和支持。

使用场景：这种轮椅适用于有特殊医疗需求的患者，如需要改变坐姿以预防压疮的患者。

优点与缺点：它们提供了增强的支持和舒适性，但质量更重，价格更昂贵。

3. 行走器

行走器用于提供稳定性和支持，尤其是对那些能够行走但需要额外帮助以保持平衡的患者。行走器的不同类型提供了不同级别的支持和便利功能，以适应患者的特定需求。

（1）标准行走器。

定义与设计：标准行走器通常由金属制成，没有轮子，患者需要抬起行走器来前进。

使用场景：对于需要最大稳定性支持的患者来说，标准行走器是理想的选择。

优点与缺点：它提供了很高的稳定性，但在使用过程中需要更多的支撑。

（2）带轮行走器。

定义与设计：带轮行走器在前面有轮子，用户可以推动它前进，而不必每次都抬起。

使用场景：适合那些需要稳定性但又希望行走器更易于操作的患者。

优点与缺点：虽然使用起来更加容易，但在某些地面上可能难以控制。

（3）折叠行走器。

定义与设计：折叠行走器可以折叠起来，便于存储和携带。

使用场景：对于经常旅行或空间有限的患者，折叠行走器是一个方便的选择。

优点与缺点：它们的便携性使得患者可以在不同环境下使用，但可能要牺牲一些稳定性。

（三）选择合适的代步工具

代步工具的选择不仅要基于患者的身体条件，还要考虑到他们的生活环境。合适的工具帮助患者的独立移动，减少受伤的风险，提高整体生活质量。

1. 评估患者的身体条件

选择合适的代步辅助工具之前，必须对患者的身体条件进行全面评估，包括年龄、身体力量、平衡能力及日常活动的需求。

（1）年龄。

考虑因素：年龄会影响患者的身体机能，如灵活性、力量和耐力。

评估方法：通过测试来评估患者的活动能力和独立性水平。

工具选择：年轻患者肌肉含量更高，代步工具的可选择范围更大，而老年患者肌肉含量下降，需要选择稳定性高、便于操作的代步工具。

（2）身体力量。

考虑因素：评估患者的上肢和下肢力量对选择合适的代步工具至关重要。

评估方法：运用肌力测试评估特定肌肉群的力量。

工具选择：上肢力量较好的患者既可以选择电动轮椅，也可以选择手动轮椅，而上肢力量较弱的患者则可能需要电动轮椅或带轮行走器。

（3）平衡能力。

考虑因素：平衡能力影响患者在使用代步工具时的稳定性和安全性。

评估方法：利用特定的平衡评估工具和测试。

工具选择：平衡能力差的患者可能需要更稳固的助行器或四点拐杖。

2. 考虑患者的生活环境

患者的生活环境也影响代步辅助工具的选择和使用。环境评估包括室内空间、地面条件和存储空间等。

（1）室内空间。

考虑因素：家中的空间大小和布局决定了可使用代步工具的类型。

评估方法：测量通道宽度、门框尺寸及房间之间的转移空间。

工具选择：在空间较小的家中，折叠行走器或紧凑型轮椅可能更合适。

（2）地面条件。

考虑因素：地面的平整度、材质和坡度都会影响代步工具的选择。

评估方法：检查家中的地毯、地板材质和任何潜在的滑倒风险。

工具选择：对于有地毯或不平的地面，带大轮子的轮椅或行走器可能更安全易用。

（3）存储空间。

考虑因素：代步工具需要适当的存储空间，以防止损坏并保持可用性。

评估方法：确定存储代步工具的区域，考虑到其尺寸和可折叠性。

工具选择：如果存储空间有限，可选择折叠型轮椅或行走器。

在选择合适的代步辅助工具时，专业的评估和个性化的考量是至关重要的。合适的工具选择可以最大限度地提高患者的生活质量，并确保在提供必要支持的同时，还能保持患者的活动自由度（表5-4）。

表 5-4 选择合适的代步工具

考虑因素	年龄	身体力量	平衡能力
评估内容	患者的活动能力和独立性水平	上肢和下肢力量	保持稳定性的能力
工具选择	年轻患者可能适用力量操作工具，老年患者需要稳定性工具	力量好的患者适合手动轮椅，力量弱的患者适合电动轮椅或带轮行走器	平衡能力差的患者需要助行器或四点拐杖，平衡能力好的患者可能适用标准拐杖
适应建议	选择易于操作且稳定性好的工具	工具需提供适当的支撑力以减轻肌肉负担	工具应有足够的支撑面和适当的抓握设计

三、代步辅助工具的使用技巧

在掌握了代步辅助工具的基础知识后，学习如何熟练使用这些工具就显得尤为重要。正确的使用技巧不仅可以帮助患者安全、有效地使用代步辅助工具，还能确保他们能够充分利用工具提供的支持，以达到最佳的康复效果和生活质量。本节将详细探讨代步辅助工具的使用技巧，包括拐杖和助行器的正确握持、步态调整，以及如何预防在使用过程中可能出现的滑倒和跌落。这些技巧将有助于患者在日常生活中更自信、更独立地移动，无论是在家中、上班还是社交场合。通过这些指导，我们期望患者能够以安全和恰当的方式使用这些代步辅助工具，提高他们的自我效能感，并最大限度地提高他们的生活质量。

(一)拐杖和助行器的正确使用方法

1. 拐杖的握持与步态

使用拐杖时,正确的握持方法和步态是至关重要的。拐杖应该调整到合适的高度,通常是当拐杖的顶端与患者的臀部大约同高时,手肘略微弯曲12°~20°。在握持拐杖时,手柄应该紧握在手中,保持手腕处于自然状态。在走路时,患者应将拐杖与相反的腿同步移动,以保持身体的平衡和稳定(图5-8)。例如,如果是左腿受伤,患者应右手持拐杖,同步移动拐杖和左腿。这种步态有助于分散体重,减轻受伤腿的负担。

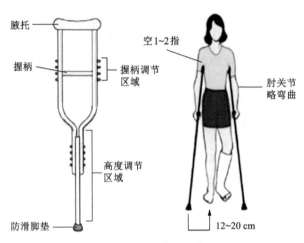

图 5-8　拐杖使用示意图

2. 助行器的调整与步行

助行器的使用则更多地注重稳定性。在调整助行器的高度时,同样应确保患者站立时手肘弯曲约15°。使用助行器步行时,患者应先将助行器向前移动一小步,然后迈步进入助行器的框架内,保持身体的垂直状态。助行器不应离身体太远,以免造成过度伸展和不稳定。对于带轮的助行器,患者需要学会控制其速度和方向,避免过快移动导致失衡。

3. 预防滑倒和跌落

预防滑倒和跌落是使用任何代步辅助工具的基本原则。患者应该在使用前检查拐杖或助行器的底部,确保橡胶垫或其他抓地装置完好无损,以提供足够的摩擦力。在湿滑或不平的表面上使用时,更应谨慎,适时减慢速度并采取小步行走。在行走过程中,保持身体重心低和步幅短可以增加稳定性。此外,定期练习使用代步辅助工具的技巧可以帮助患者适应其使用,减少跌倒风险。

总而言之,无论是拐杖还是助行器,掌握正确的使用方法不仅能提高患者的行走能力,还能显著降低在日常生活中滑倒和跌倒的风险。通过练习,患者可以更好地与代步辅助工具配合,使其成为增强移动性和独立性的有力支持。

(二)轮椅的操作技巧

在代步辅助工具的使用中,轮椅和行走器是两种关键的设备,它们的正确操作对确保患者的安全和提高其生活自立程度至关重要，掌握操作技巧可以使患者更加自信地进行日常活动，同时保持舒适和安全。

1. 手动轮椅的推动与刹车

使用手动轮椅的患者必须学会如何高效地推动轮椅，这通常涉及手腕、手臂和肩膀的协调运动。正确的方法是手掌和手指紧握轮椅的推动轮边缘，进行一系列连贯的推动动作，从而推动轮椅前进。此外，为了减速或完全停止，患者需要了解轮椅上刹车系统的工作方式。大多数手动轮椅都配有可锁定的刹车，通过向下压或者向上提刹车杆来操作。

2. 电动轮椅的操作与控制

电动轮椅通过一个易于操作的控制杆来驾驶，患者需要熟悉控制杆的反应和轮椅的驾驶特性。操作前，应当检查电池电量，确保轮椅有充足的电力支持。在使用电动轮椅时，应当平稳地移动控制杆，并避免突然转向或加速，以免失去控制。

3. 轮椅的转移技巧

无论是进入还是离开轮椅，安全的转移技巧都是必不可少的。这通常涉及身体重心的转移，以及可能需要的上肢力量。患者应该学习如何安全地从轮椅转移到床、椅子或汽车座椅，同时保持轮椅稳定并使用适当的抓握点以支持移动。

(三) 行走器的使用指导

1. 行走器的调整与稳定性

与拐杖相似，行走器的高度调整对保持正确的身体姿势和支持是非常重要的。行走器的高度应调整至患者站立时，手臂自然下垂，手肘略微弯曲的位置。稳定性是行走器使用的关键，患者应该确保行走器在移动前是固定的，并在每一步行走时都处于平衡状态。

2. 行走器的步行技巧

使用行走器时，患者应先将行走器轻轻推出一小步，然后迈步至行走器内。重要的是要保持行走器与身体之间的适当距离，以防过度前倾或后仰。步行时，应保持背部直立，两脚分开与肩同宽，以保持稳定。

3. 特殊地面的应对策略

在不平坦或滑的地面上，行走器的使用需要格外注意。在这些地面上，患者应该减慢速度，确保每次都将行走器牢固地放置在地面上。对于带有轮子的行走器，确保轮子的锁定装置在需要时能够固定住行走器。当遇到障碍物如门槛时，应使用行走器的抬起功能，以避免行走器卡住或患者跌倒。

通过这些技巧的练习和应用，患者将能够更加熟练地操作轮椅和行走器，无论在室内还是在室外环境下都能安全自如地移动。正确的操作不仅可以提高患者的自信心，还能增加他们在使用代步辅助工具时的独立性。

四、代步辅助工具的维护与保养

代步辅助工具的有效性和可靠性不仅取决于其设计和使用，同样也取决于如何维护和保养它们。适当的保养不仅可以延长工具的使用寿命，还能确保其始终处于最佳状态，为患者提供必要的支持和安全。本节将详细介绍如何进行日常的维护和清洁，包括定期检查、零部件的及时更换，以及在出现故障时的正确处理方式。掌握这些维护和保养技巧是确保代步辅助工具能持续提供最佳性能和安全保障的关键。无论是手动轮椅的轮胎磨损，还是电动轮椅的电池维护，甚至是简单的拐杖和行走器的日常清洁，每一个细节都不容忽视。通过这些维护和保养知识，我们希望患者能够更加自信和舒适地使用他们的代步辅助工具，享受更加独立和充实的生活。

（一）日常维护和清洁

1. 清洁指南

为了确保代步辅助工具的卫生和性能，定期清洁是必需的。拐杖和行走器的握把区域，以及轮椅的坐垫和扶手，应每日用温和的清洁剂和湿布擦拭。轮椅的金属部分可以用干净的干布擦拭以去除灰尘和污垢，而塑料部分则需要特别的非腐蚀性清洁剂。所有移动部件，特别是轮子和关节，都应保持清洁并定期检查是否有损坏或磨损。

2. 定期检查和维护

定期检查是防止意外和延长工具使用寿命的关键。检查工具的每个部件，包括螺丝、螺母、轮子和固定装置，确保它们没有松动或磨损。对于轮椅，还要检查轮胎的气压和轮轴的润滑。所有的代步辅助工具都应该至少每年进行一次更全面的专业检查。

3. 零部件更换

当检查过程中发现任何损坏或磨损的部件时，应立即更换。零部件，如轮椅轮胎或行走器的脚垫，都是消耗品，它们在正常使用中会逐渐磨损，使用官方或认证的替代零件是维护工具性能和安全的最佳选择（表5-5）。

表5-5　日常维护和清洁

维护任务	清洁指南	定期检查和维护	零部件更换
频率	每日	每月检查，每年全面检查	根据需要
内容	把握区域、坐垫、轮椅金属和塑料部分	螺丝、螺母、轮子和固定装置	损坏或磨损部件
注意事项	使用温和清洁剂和湿布，防水覆盖物保护电动部件	确保没有松动或磨损部件，检查轮胎的气压和轮轴的润滑	使用官方或认证的替代零件，及时更换
目的	保持工具卫生和性能	预防意外和延长使用寿命	保持工具性能和安全

（二）故障排除与维修

1. 常见问题及解决方法

患者应熟悉一些基本的故障排除方法，如检查轮椅是否因为杂物卡住而不能移动，或者行走器是否因为螺丝松动而摇晃。简单的问题，如轮椅刹车调整或拐杖高度改变，患者可以自行解决。

2. 寻求专业帮助

当遇到复杂的问题，如电动轮椅的电气故障或手动轮椅的轮轴损坏时，应立即停止使用，并联系专业维修服务。尝试自行修复可能会增加受伤的风险，或导致问题恶化。

3.备用部件的选择与存储

建议患者存储一些常用的备用部件，如轮椅的轮胎或行走器的脚垫。选择正确的备用部件很重要，患者应根据制造商的推荐选择合适的型号和规格。正确存储这些部件也很重要，应保证它们在干燥、清洁的环境中，并远离直接日光照射。

通过以上的维护和保养步骤，患者可以确保他们的代步辅助工具始终处于最佳状态，这不仅可以延长代步辅助工具的使用寿命，还可以确保使用的安全性。定期的维护和及时的维修是预防意外和故障的最佳策略。

五、代步辅助工具的进阶应用

(一)特殊情况下的代步辅助工具使用

1.上下楼梯

使用代步辅助工具上下楼梯需要特别的技巧和可能的辅助设备。对于使用拐杖的患者，重要的是使用正确的方法：上楼时，应该先迈出未受伤的腿，然后是受伤的腿和拐杖；下楼时则相反，先是拐杖和受伤的腿，后是健康的腿。对于使用行走器的患者，最安全的方法通常是避免楼梯，使用电梯或坡道。如果必须使用楼梯，应该有照顾者在旁辅助。使用轮椅的患者在面对楼梯时，通常需要转移到楼梯专用的转移椅或在照顾者的帮助下使用楼梯升降机。

2.不同气候条件下的使用

气候条件对代步辅助工具的使用影响很大。在雨天，防滑配件变得尤为重要，比如在拐杖和行走器的底部使用防滑垫，确保它们有良好的抓地力。在雪天或冰天，特殊的冬季附件可以提高工具的抓地能力和稳定性。对于电动轮椅，应确保电气部分不会因雨水而受损，使用适当的防水覆盖物保护。同时，极端温度也可能影响一些材料的性能，因此在极热或极冷的条件下使用前应该进行适当的检查。

3.外出旅行时的携带与管理

旅行时携带代步辅助工具需要周密的规划。无论是拐杖、行走器还是轮椅，都要确保它们易于携带且符合交通工具的规定。对于拐杖和行走器，选择可折叠的代步辅助可以便于存放和运输。对于轮椅，应提前与交通服务提供商沟通，了解他们的规定和所提供的辅助服务。还要确保轮椅或其他工具在旅途中的安全存放，避免在行李处理过程中损坏。此外，了解目的地的无障碍设施也是准备工作的一部分，这包括住宿、交通及旅游景点的无障碍通道。

在特殊情况下使用代步辅助工具时，关键在于事先规划和准备。患者应该熟悉他们的工具，了解在不同情况下如何安全有效地使用，以及如何进行必要的调整和适应。通过这样的准备，无论患者面临什么样的环境和挑战，都能保持自信和独立。

(二)代步辅助工具与社会参与

1.促进独立生活

代步辅助工具是实现患者独立生活的关键。它们提供了行动自由，让患者能够完成日常任务，如购物、家务和个人护理，而无须他人的帮助。这种自主性不仅减少了对照顾者的依赖，还增强了患者的自尊和自我效能感。代步辅助工具使得患者能够控制自己的生活，从而提高生活满意度和整体福祉。例如，轮椅的设计使得患者可以轻松到达不同的地方，而电动辅助工具则使得长距离移动成为可能，进一步增强患者的独立性。

2. 社会活动的参与

代步辅助工具还使患者能够更积极地参与社会活动，这对保持社交联系和提高生活质量非常重要。它们消除了由移动限制产生的障碍，让患者可以参与家庭集会、社区活动和公共事件。这种参与对维持旧的友谊、建立新的关系及感觉被社会包容都至关重要。轮椅可以使患者通过无障碍通道前往剧院、电影院或餐厅，而行走器和拐杖的使用则增加了患者在室外活动中的安全性。

3. 心理健康与情绪支持

代步辅助工具对改善患者的心理健康也发挥着作用。它们通过提供移动的能力，帮助患者减少因孤立和限制而产生的焦虑和抑郁感，让患者能够独立地移动和参与社会活动，提升了患者的自信心，并且有助于患者建立更积极的生活观。此外，参加支持团体或活动可以提供情感上的安慰，使患者感到他们不是孤立无援的。

综上所述，代步辅助工具在提升用户的社会参与和独立生活方面发挥着不可替代的作用。通过促进独立性、社交活动的参与及心理健康的支持，这些工具帮助患者维护了自尊，增强了对生活的掌控感，并最终提高了他们的整体生活质量。

【拓展】

此部分将介绍代步辅助工具的结构与设计，包括所用材料、制造工艺、安全特性及如何为患者提供舒适性。每个细节都是为了确保代步辅助工具能在提供支持和增强患者移动性的同时，最大程度地保障安全和舒适。

1. 材料和制造工艺

代步辅助工具的材料和制造工艺直接影响其耐用性、质量和患者体验。

(1) 材料选择。

考虑因素：选择材料时需要考虑其强度、质量、耐用性及对环境的适应性。

常用材料：包括但不限于铝合金、钢、碳纤维、塑料及复合材料。

影响分析：不同材料会影响代步辅助工具的质量、可持续性及患者的移动效率。

(2) 制造工艺。

技术细节：包括焊接、铸造、注塑和机加工等过程。

品质控制：强调在制造过程中进行严格的质量检验，确保每一件产品都符合安全标准。

创新趋势：探讨如何通过现代技术，如3D打印，来定制化设计和生产代步辅助工具。

2. 安全性

安全是代步辅助工具设计的核心要素，特别是在防止跌倒和滑倒等事故方面。

(1) 稳定性与支持。

设计考量：包括代步辅助工具的底部设计、重心分布及握持部分的稳定性。

案例分析：如何通过设计改进提升代步辅助工具的稳定性，降低使用中的风险。

(2) 刹车和锁定机制。

重要性：在轮椅和带轮行走器中，刹车系统是防止不必要移动和滑动的关键。

技术细节：探讨不同刹车系统的工作原理及其在不同条件下的性能。

（3）抗滑设计。

特点介绍：抗滑材料的选择和在代步辅助工具各个部分的应用，如手柄和底部。

实用性分析：抗滑设计如何提高代步辅助工具在湿滑和不平地面上的使用安全。

3.舒适性设计

代步辅助工具的舒适性对提高患者的使用频率和满意度至关重要。

（1）人体工程学。

设计原则：分析如何通过人体工程学来优化代步辅助工具的形状和尺寸，以适应不同用户的身体。

个性化定制：探讨如何根据患者的身体尺寸和特定需求定制代步辅助工具。

（2）调整机制。

功能介绍：解释可调节高度和角度的重要性，以及它们如何帮助患者找到最舒适的使用姿势。

设计示例：展示一些创新的调整机制，如无工具调节、记忆功能等。

（3）缓冲和减震。

需求分析：阐述减震系统对减少震动和提高舒适性的作用。

技术解读：介绍在轮椅或行走器中使用的缓冲材料和减震技术。

通过结合高质量的材料、精细的制造工艺、先进的安全特性及舒适性设计，代步辅助工具可以在满足患者需求的同时，提供最大程度的安全和舒适体验。

▶ 第八节　缓和医疗药物治疗

一、概述

缓和医疗可通过多种手段帮助患者减轻症状、缓解痛苦，药物作为治疗疾病、控制疾病进展、调节人体机能的有效武器，在缓和医疗中显得尤为重要。随着医疗技术不断进步，肿瘤患者的生存期也在不断延长，由于疾病的长期性和复杂性，肿瘤晚期患者常常需要服用多种药物。然而药物使用不当会出现不良后果，危害人体健康，轻则延误病情，重则危及生命。因此，掌握合理用药的知识十分重要。本节将介绍肿瘤患者居家常用药物的用法、注意事项及不良反应等。

二、肿瘤患者居家用药注意事项

（一）服药时间

肿瘤患者每日应按照医生专业建议，参照相关药品使用说明书，按时服用各种药物。服药时间一般分为餐前、餐中、餐后、空腹和睡前五个时间段。食物对某些药物的吸收度和生物利用度会有一定影响，因此服用这类药物尤其要注意服药时间。

1.餐前　指餐前 30 min。餐前服用是为了减少食物对药物吸收和药理作用的影响，提高药物的稳定性，便于药物的吸收，发挥药物的最佳疗效。目前有明确要求必须在餐前服用的抗肿瘤药物比较少。

2. 餐中　指餐后片刻或进食稍后。餐中服用能够减少药物对消化道的刺激，降低恶心、呕吐等胃肠道不适感。

3. 餐后　指餐后 30 min。餐后服用一是为了避免药物对胃黏膜造成刺激；二是减慢胃排空速率，使药物缓慢而均匀地到达肠道吸收部位，以利吸收。

4. 空腹　指餐前 1 h 或餐后 2 h。空腹服用主要是为了避免胃的充盈度和食物对药物吸收的干扰，如果你刚吃进一大堆零食，那也不能视作空腹了。

5. 睡前　指睡前 15~30 min。药物在睡前服用，可以减轻恶心、呕吐等消化道反应。

另外，服药后不要马上运动。因为服药后一般需要 30~60 min 才能被胃肠道消化吸收，进而进入人体发挥作用。如果此时进行运动，就会导致胃肠道脏器血液供应不足，没有足够的血液来参与药物的吸收和代谢，自然也会影响药物的吸收效果。

(二) 服药剂量

服药期间不可随意停药、进行剂量更改，患者应严格按照药品使用说明书或按医嘱服药。如果不慎漏服或少服药物，一方面，基于剂量毒性因素的考虑，一般不建议追加服用；另一方面，为保证治疗效果，可以科学地补服药品，减少病情进展或药物不良反应风险。

不同的药物，补服原则不同。许多口服抗肿瘤药物在说明书的用法用量项中注明了漏服或少服药品的处理办法，如果说明书中未提及，则通常遵循以下原则：①如漏服的时间在用药间隔的一半时间以内，应立即补服；②如已超过用药间隔的一半时间，则不必补服；③漏服后再次服药时按照原服药时间服用，剂量不得加倍。服药前请仔细阅读说明书或具体咨询医生或药师，建议在医生或药师指导下合理补服。

(三) 服药方式

正确的服药方式应该是采取站姿或坐姿，用 200 mL 左右的温开水送服。错误的服药方式有可能导致药效减弱，甚至引发不良反应。

1. 躺着吃药　躺着吃药，药物容易黏附于食道壁，不仅影响疗效还可能刺激食道，引起咳嗽或局部炎症，严重的甚至损伤食道壁。

2. 干吞　有些患者为了省事，不用水送服而是直接干吞药物，这是非常危险的。一方面可能损伤食道，另一方面药物并不能顺利进入胃里，反而会长时间停留于食管内。随着时间的推移，药物溶解，药物在食管内的浓度上升，不仅会对黏膜产生刺激作用，而且药物不容易被人体完全吸收，药效将会大打折扣。

3. 掰碎或用水溶解后服用　药片外层一般都有糖衣或者薄膜包衣保护，一方面是为了便于存储，防止药物受潮，另一方面延缓药物的代谢，使之在一定部位才能释放。有些患者怕自己吞不下药或噎住，选择把药掰碎或用水溶解后再服用，而掰开药片破坏了其完整性，容易导致药物失效，或导致药物被污染，对人体造成损害。

4. 用饮料送服药　牛奶、果汁、茶水、可乐等各种饮料中所含的成分有可能与药物发生相互作用，咖啡、巧克力、浓茶等还会影响人体代谢，这些都可能影响药物疗效。常见的比如：布洛芬应该避免和可乐、咖啡同服；抗生素应避免和牛奶、果汁同服；保钾利尿药应避免和香蕉、橘子同食等。

(四)药物保存

1. 环境要求 药物一般应储存在避光、干燥、远离热源的地方,温度以不超过25 ℃为宜;需冷藏的药物应放在冰箱内保存,一般以2~8 ℃为宜;中成药为避免受潮、发霉、生虫等,应放在通风、干燥、阴凉处。

2. 管理要求 管理药物要求安全、存放有序、取用方便。

(1)常用药品宜集中存放于固定的抽屉或小柜里,用时便于拿取,不要把药品放在儿童可触及的地方。

(2)药不离盒,标签醒目。内服药与外用药应用不同颜色的标签区分,并分别存放,需用时取出药物便一目了然。

(3)定期检查家中备用药是否超过有效期限或变质,若发现过期、变色、潮解等变质现象则不能服用。

(4)自己装瓶的药品,必须及时贴上瓶签,切忌疏忽。

(5)照顾者在接触抗肿瘤药物之前,应戴好手套,避免药物与皮肤、黏膜直接接触。

3. 留存要求 药品该不该留,要视具体情况而定。以下是不长期留存药品的八大原则:

(1)易分解变质的药物不留,如阿司匹林久存后会分解出对胃有刺激的物质——水杨酸,故不宜留存;维生素C片剂久置后会分解而失去药效,因此也不宜留存。

(2)短效药物不留,如乳酶生、胃蛋白酶合剂等,放置时间稍长就会降低药效或失效。

(3)无良好包装的药物不留,如包装不严密的中成药、冲剂、散剂、片剂等均易吸潮后变质。

(4)未标明有效期,或忘记购买日期及使用日期的药物不留。

(5)不常用的药物不留,此类药物若存放多了不便管理,而且易造成药品的混淆。

(6)抗生素类针剂和眼药水不留,针剂大多药理作用较强,使用又不方便,不适合贮存。抗生素类眼药水,如氯霉素及利福平等眼药水都久存后会失效,因此不宜久存。

(7)超过有效期的药品不留,标明有效期的药品,无论外观有无变化,只要过了有效期都不宜保留。

(8)未掌握适应证和用法的药物不留。

(五)用药记录

患者及其照顾者应该养成良好的习惯,不要怕麻烦,持之以恒,认真详细做好用药记录。用药记录亦称用药笔记,主要记录患者完整的药物治疗过程,例如,吃了治什么病的药物,包括药物的名称、每次服用剂量、服用的时间及时长、自觉药效及不良反应等内容,同时,还可记下用药过程中的疑问,复诊时,可以向医生询问自己的疑虑,同时有助于医生了解患者的病情变化特点、药物的治疗效果,以便调整用药。

三、抗肿瘤口服药物

口服抗肿瘤药物是临床治疗肿瘤的常用方法,具有更安全、更方便的特点,同时保证较高的患者依从性,对延长肿瘤患者的生存期及提高患者的生命质量具有重要意义。

(一) 抗肿瘤口服药物种类

临床常用的抗肿瘤药物主要包括化疗药、靶向药、内分泌药和中成药。

1. 化疗药　口服化疗药可以直接杀灭肿瘤细胞。临床上常见药物有卡培他滨片、替吉奥胶囊、依托泊苷软胶囊等。

2. 靶向药　靶向药主要针对癌细胞上特定的靶点，具有高度特异性，可在体内靶向性分布，选择性杀伤特定细胞。主要分为抗肿瘤血管生成的靶向药和酪氨酸激酶抑制剂等，如吉非替尼、伊马替尼、厄洛替尼、阿帕替尼、安罗替尼、索拉非尼等。

3. 内分泌药　内分泌药通过与激素受体特异性结合发挥作用。雌激素受体调节剂有托瑞米芬、雷洛昔芬、他莫昔芬等；芳香化酶抑制剂有依西美坦、来曲唑、阿那曲唑；孕激素类药物有甲孕酮、甲羟孕酮；促黄体生成素释放激素类似物包含戈舍瑞林、亮丙瑞林等。

4. 中成药　常用于抗肿瘤的辅助治疗，如鸦胆子油口服乳液、复方斑蝥胶囊、华蟾素胶囊、消癌平片等。

(二) 抗肿瘤口服药物服药时间

正确的服药时间有利于药物被人体充分吸收，更好地发挥疗效，减轻不良反应。常见抗肿瘤口服药物服药时间见表 5-6。另外，服药频次也是需要注意的，不可随意改变，如：每日 1 次，尽可能每日都固定一个时间规律服用；每日 2 次，早晚各服用一次，尽可能间隔 12 h；每日 3 次，早、中、晚各服用一次，尽可能间隔 8 h。

表 5-6　常见抗肿瘤口服药物服用时间

服药时间	常用抗肿瘤口服药物举例
餐前	多纳非尼
空腹	厄洛替尼、伏美替尼、达拉非尼、曲美替尼、阿比特龙、替莫唑胺、培唑帕尼、阿法替尼、索拉非尼
餐中	伊马替尼、阿来替尼、塞瑞替尼、哌柏西利
餐后	卡培他滨、替吉奥、阿帕替尼、西达本胺
睡前	沙利度胺、司莫司汀

(三) 抗肿瘤口服药物的饮食禁忌

口服抗肿瘤药物期间，建议少量多餐，选择高蛋白、易消化、少渣的食物如蛋类、鱼类、瘦肉等。然而，药物与食物常可发生相互作用，从而影响药的吸收和疗效，因此，在口服抗肿瘤药物期间，还需注意以下几个方面：

(1)服药期间注意饮食脂肪含量：有些药物的吸收受食物的影响较大，需特别注意。比如：瑞戈非尼需在低脂早餐后，用水吞服；索拉非尼需空腹或伴低脂、中脂饮食服用。

(2)服药期间避免食用茶、酒、烟草中的烟碱可以诱导药物代谢酶作用，会降低血药浓度，使药效减弱；乙醇可加重肝脏毒性，有些药物在乙醇转化过程起到抑制作用，容易造成乙醇中毒；茶叶中的大量鞣质与药物发生化学反应，生产难溶性化合物进而影响药物吸收。

（3）服药期间慎吃的食物：西柚、柑橘、黑桑葚、石榴、黑莓、杨桃、芹菜等含有抑制肝脏代谢药物的物质，影响抗癌药物的代谢，从而影响药效。牛奶富含钙、钾、镁等金属离子，部分抗肿瘤药物可与牛奶等奶制品发生化学反应，生成某种难溶性化合物，使药物不易被吸收，降低药物疗效。如替加氟、雌莫司汀等，最好与牛奶等奶制品间隔 1~2 h 服用。

（5）避免过度追求食补，盲目大补：不可随意服用中药或保健品，尤其是含有激素类的保健品。若有需要，建议在医生的指导下服用。

（四）抗肿瘤口服药物的保管

抗肿瘤口服药物的保管大致同上文所述，以下抗肿瘤口服药的保管方法需要重点关注。

（1）依托泊苷软胶囊、酒石酸长春瑞滨软胶囊、司莫司汀胶囊存储温度为 2~8 ℃，请勿冷冻。

（2）瑞戈非尼片需 25 ℃以下密封保存，打开瓶盖 7 周后未服用的药片必须丢弃。

（3）曲美替尼片启封前 2~8 ℃存储，药瓶一旦打开，可在不超过 30 ℃下存放 30 d。

（4）马来酸吡咯替尼片需 25 ℃以下干燥处密封保存，启封后保存不得超过 1 个月。

四、疼痛控制居家用药

疼痛控制的总体原则是减轻痛苦。研究表明，约 64% 的肿瘤患者及 59% 接受抗肿瘤治疗的患者均会发生疼痛，约 33% 的肿瘤患者在完成抗肿瘤治疗后仍存在疼痛。且许多肿瘤患者无法通过非药物方式减轻疼痛，往往需要用到止痛药物。合理用药治疗癌痛，90% 以上的肿瘤患者可以得到缓解，使其信心增加，改善其生存质量，延长生命。

（一）止痛目标

早期以无痛为目标，后期以疼痛不影响睡眠为目标；其次以在白天安静时无疼痛为目标；最后以站立、活动时短暂无疼痛为目标。

（二）止痛药物的服药原则

1. 口服给药　尽量采用口服等无创性和低危险性的给药方式，简单、方便、经济、不良反应小（避免医源性感染：将耐受性和依赖性减少到最低限度）。对于不能口服或不愿口服的患者，可使用经皮芬太尼贴剂（多瑞吉）、含吗啡的直肠栓剂、吗啡控释片剂直肠给药、高脂溶性药物舌下含服等。

2. 按时给药　不是按需给药，应在前次服药效果消失前给予止痛药，维持有效血药浓度，减少患者不必要的痛苦及提高机体的耐受性。对于在"按时给药"过程中出现疼痛（即"暴发性"疼痛）的患者，应给予"解救剂量"的药物予以处理（按需给药），"解救"药物的种类及剂量也应按三阶梯原则选择。

3. 按阶梯给药　按阶梯给药的核心是根据患者的疼痛程度选择不同的治疗药物。需要说明的是，按阶梯给药是根据癌痛状态确定合适的用药方案，并非绝对从一阶梯起始治疗，也不是一个阶梯一个阶梯上楼梯。若患者就诊时疼痛已达到中至重度，此时可直接应用阿片类药物治疗。三阶梯止痛药物详见表 5-7。

表 5-7　三阶梯止痛药物

第一阶梯	非阿片类药物 （有封顶效应）	非甾体抗炎药，如对乙酰氨基酚、布洛芬等
第二阶梯	弱阿片类药物	曲马多、可待因、双氯可待因等
第三阶梯	强阿片类药物 （无封顶效应）	吗啡（多种剂型）、芬太尼透皮贴剂、羟考酮等

4.个体化给药　按照患者病情和癌痛缓解程度调整药物剂量，制定个体化用药方案。全面的癌痛评估是个体化用药方案制定的重要参考，根据疼痛评估结果，选择药物的种类和剂量。阿片类药无理想标准用药剂量，存在明显个体差异，能使疼痛得到缓解的剂量即是正确的剂量，选用阿片类药物，应从小剂量开始，逐渐增加剂量直到缓解疼痛又无明显不良反应的用药剂量。

5.其他　不建议两种以上阿片类药物同时使用；出现无法耐受的不良反应或未达到满意的镇痛效果，需进行阿片类药物转换或改变给药途径。对使用止痛药的患者，要注意监护其可能出现的不良反应并给予积极的处理，使患者获得最佳的治疗效果，提高患者的生活质量。

（三）止痛药物的种类及特点

1.非甾体抗炎药　非甾体类抗炎药有"封顶效应"，容易导致胃溃疡和肾损害；不易产生耐受性、生理或心理依赖性。常用的非甾体抗炎药及其剂量详见表 5-8。

表 5-8　非甾体抗炎药及其剂量

药品	作用	剂量
对乙酰氨基酚	多用于轻至中度疼痛，解热作用较强而持久	成人口服，每 4 h 一次，每次 650 mg；或每 6 h 一次，每次 1 g，最大剂量不超过 4 g，镇痛不宜超过 10 d
布洛芬	抗炎解热作用突出，镇痛效果可	成人日上限 3.2 g
萘普生	适于缓解各种轻至中度疼痛，胃肠道和神经系统不良反应发生率及严重程度较小	成人常用量，一次 0.25~0.5 g，每日 2~4 次
洛索洛芬	镇痛作用较强	成人日上限 180 mg
塞来昔布	镇痛抗炎效果好，一般不用来解热	成人日上限 400 mg
美洛昔康		成人日上限 15 mg
艾瑞昔布		成人日上限 400 mg

2.阿片类药物　指任何天然的合成的，对机体产生类似吗啡效应的药物，其作用的部位在神经中枢，通过与体内各处的特异性阿片受体结合产生中枢镇痛等多种药理效应。阿片类药物有生理依赖、耐受性、心理依赖性多种剂型。口服控释吗啡片已被 WHO 推荐为治疗慢

性中、重度癌痛的首选药。阿片类药物常用用法详见表5-9。

在使用阿片类药物治疗疼痛的过程中，还需根据患者的病情进展和变化，及时调整阿片类药物的用量、种类和给药途径。同时需注意及时识别和处理患者使用阿片类药物时出现的不良反应，具体内容见表5-9、表5-10。

表5-9　阿片类药物常用用法

药品	用法
吗啡	每日 30~60 mg，5~10 mg 每 4 h 一次，皮下注射
硫酸吗啡 （美施康定）	遵循 TIME 用药原则： ①调整剂量(T)，即初始剂量：10~30 mg 每 12 h 一次开始，每 24 h 调整剂量 1 次，至疼痛完全缓解； ②增加剂量(I)：若疼痛无缓解，则按照 30%~50% 的幅度增加剂量，直至疼痛完全缓解； ③剂型变化(M)：应用吗啡处理突破性疼痛，剂量是美施康定的 1/4~1/3；若应用美施康定后镇痛不满意，应考虑增加下一次美施康定的用量； ④评估疗效(E)：随时评价患者对疼痛及止痛治疗的反应
芬太尼透皮贴剂 （多瑞吉）	慢性持续止痛，8~12 h 起效；2∶1 原则：吗啡 100 mg/24 h=芬太尼贴剂 50 μg/h；一贴可持续用 72 h
自控镇痛	120 mg/24 h=美施康定 360 mg/d

表5-10　阿片类药物常见不良反应及其处理措施

不良反应	药物	用法用量
恶心/呕吐	甲氧氯普胺	口服，5~10 mg，4 次/d，饭前或睡前 30 min 服用
	昂丹司琼	口服片剂或口腔崩解片，4~8 mg，3 次/d
	格拉司琼	口服，2 mg/d
便秘	泻药	见第六章第七节"排尿排便护理"
瘙痒	西替利嗪	口服，5~10 mg，1 次/d
	苯海拉明	口服，4 mg，3 次/d
	纳洛酮	持续静脉滴注，0.25 μg/kg/h，滴定至 1.00 μg/kg/h 进行缓解
谵妄	氟哌啶醇	口服或静脉注射，0.5~2.0 mg，每 4-6 h 1 次
呼吸抑制	纳洛酮	每 30~60 s 静脉推注 0.04~0.08 mg，直到症状有所改善。如 10 min 内症状无缓解，且纳洛酮总量达到 1 mg，应停用阿片类药物并及时考虑其他原因，如心肺功能较差或高碳酸血症患者更易出现呼吸抑制
过度镇静	哌甲酯	口服，5~10 mg，1~3 次/d

3. 辅助止痛药物　辅助止痛药物可用于癌痛三阶梯治疗的任何一个阶段。另外它还可针对特殊疼痛产生独特的效果，但该类药物（除激素类）起效均晚，一般约两周后生效。辅助止痛药物原则是不能常规给予，一旦用药切勿轻易放弃。辅助止痛药物主要包括以下几类：

（1）激素类：糖皮质激素具有改善情绪、抗炎、镇痛、增加食欲、减轻脑、脊髓水肿，对臂丛、腰丛疼痛与阿片类合用效果良好。对肝转移及内脏转移的牵拉痛，头颈腹部、盆腔肿瘤的浸润痛及脉管阻塞的胀痛亦有效。与非甾体消炎药合用要注意不良反应的叠加问题。

（2）抗惊厥药：对神经损伤致撕裂痛及烧灼痛有效如臂丛、带状疱疹引起的疼痛，化疗药外渗致疼痛有效。如：加巴喷丁、卡马西平和普瑞巴林。

（3）抗抑郁药：增加阿片类药物的镇痛效果，或有直接镇痛作用，对神经痛特别是持续的灼痛更有效。改善心情对神经源性疼痛有效。如阿米替林，止痛起效时间比抗抑郁作用出现早，所需剂量亦比抗抑郁治疗所需剂量低。

（4）镇静安定药物：通过有效的镇静治疗，可缓解疼痛或其他症状。若合并应用阿片类药物及苯二氮䓬类（如劳拉西泮）、神经抑制药（如氯丙嗪、甲氧异丁嗪）、巴比妥酸盐类（如硫喷妥钠）可产生镇静、催眠效果。

五、消化系统症状居家用药

肿瘤患者常出现的消化系统症状包括口干、恶心、呕吐、厌食、肠梗阻、腹胀、腹泻、便秘、便血等，对症处理常用的药物见表5-11。

表5-11　消化系统症状常用药物

症状	药物及用法	注意事项
口干	毛果芸香碱：口服 5 mg/次，1 天 3 次	慢性阻塞性肺疾病、哮喘、心动过缓、肝肾功能损害或肠梗阻患者原则上忌用毛果芸香碱
恶心、呕吐	①甲氧氯普胺：三餐和睡前 30 min 口服 5~10 mg/次，1 天 4 次； ②昂丹司琼：口服 4 mg/次，4 小时 1 次，或 8 mg/次，8 小时 1 次	①甲氧氯普胺 40~50 mg/d 的有效剂量易发生不良反应； ②昂丹司琼用于治疗恶心、呕吐时，若 3 d 无明显疗效，应停药或考虑换药
厌食	地塞米松 口服 4~8 mg/d	地塞米松一般使用 2~3 周，若无效时可停用
肠梗阻	东莨菪碱肌肉注射、静脉注射或静脉滴注 20~40 mg/次，每天 1~3 次；也可使用生长抑素类似物，如奥曲肽皮下注射	甲氧氯普胺适用于肠梗阻早期、不完全性肠梗阻，完全性机械性肠梗阻患者应放置鼻胃管、胃肠减压、手术等
腹胀	甲氧氯普胺口服 10 mg，3 次/d；也可使用多潘立酮、排气剂二甲硅油	
腹泻	洛哌丁胺口服，首次 4 mg，之后每次不成形便后口服 2 mg，最大量不超过 16 mg/天；也可使用复方地芬诺酯；持续性腹泻，可使用奥曲肽治疗	
便秘	①润滑性泻药，如甘露醇肛栓； ②刺激性泻药，如番泻叶 2~6 g，煎服或开水泡服； ③容积性泻药，如乳果糖口服，10 mL，3 次/d	①肠梗阻患者应避免使用刺激性泻药； ②血细胞减少者，应慎用栓剂和灌肠疗法； ③乳果糖可能加重患者的厌食等不适症状，建议慎用

续表5-11

症状	药物及用法	注意事项
呕血、便血	氨甲环酸，静脉滴注 10 mg/kg，每天 3～4 次，静脉滴注时间大约 1 h，不超过 2 g/d	使用氨甲环酸治疗，在消化道出血停止后需继续使用 1 周，方可停药，若使用 1 周后无效，则停用

六、呼吸系统症状的居家用药

肿瘤患者常有的呼吸系统症状包括呼吸困难、咳嗽咳痰、呕血等，对症处理常用的药物见表 5-12。

表 5-12　呼吸系统症状常用药物

症状	药物及用法	注意事项
呼吸困难	①阿片类：口服吗啡 2.5～10 mg/2 小时或者或静脉注射 1～3 mg/2 h；②支气管扩张剂；③如果有容量过多的证据使用利尿剂；④抗焦虑剂	吗啡经肾排泄，故严重肾功能不全的患者避免使用
咳嗽咳痰	①中枢性镇咳药物如可待因，口服 15～30 mg，每天 3～4 次；②湿咳可使用黏液稀释剂，如羧甲司坦，口服 500 mg，3 次/d	①多痰患者禁用可待因，以防止因抑制咳嗽反射而使痰液阻塞呼吸道；②服用羧甲司坦时应注意避免同时应用强力镇咳药
呕血	氨甲环酸 1.5 g，即刻口服，之后口服 1 g/次，每天 3 次；如果 3 d 后咯血未缓解，增加剂量至 1.5～2.0 g/次；当患者停止咯血的时间达 1 周，可将氨甲环酸剂量减少至 0.5 g/次，或酌情停用	原则上初次咯血的患者，不需立即使用镇咳药物，应首先鼓励患者将血痰咳出

七、泌尿系统症状的居家用药

肿瘤患者常有的泌尿系统症状包括尿频、尿急、尿失禁、血尿等。治疗尿急、尿频、尿失禁、夜间遗尿等疾病的药物为奥昔布宁、托特罗定、米拉贝隆。托特罗定比奥昔布宁具有较少的抗胆碱能不良反应，特别是口干，可能更适用于疾病终末期患者。相关研究显示，膀胱癌、肾癌、前列腺癌患者及放射性肾炎、膀胱炎患者易发生血尿。此外感染、术后长期留置导管或肾病终末期患者均易发生血尿。酚磺乙胺 500 mg 口服(1 天 1 次)，可以减少患者泌尿系统出血。也可使用氨甲环酸对终末期血尿患者进行治疗，但氨甲环酸可能会导致血凝块的形成。

八、精神心理症状的居家用药

肿瘤患者常有的精神心理症状包括失眠、焦虑、抑郁、谵妄等，对症处理常用的药物见表 5-13。

表 5-13　精神心理症状常用药物

症状	药物及用法	注意事项
睡眠障碍	①失眠患者睡前口服唑吡坦 5 mg 或劳拉西泮，也可酌情选用氯丙嗪或喹硫平进行滴定治疗；②过度嗜睡可口服哌甲酯，起始剂量为 2.5～20.0 mg，每天 2 次，第 2 次服用距离睡前 6 h 以上	①服药后，患者可能存在反应迟钝和跌倒的风险，应加强看护；②老年和/或认知障碍患者应避免使用苯二氮䓬类药物（阿普唑仑、地西泮、劳拉西泮等）
焦虑	劳拉西泮（多用于治疗焦虑的急性发作），口服 0.5～1.0 mg，每天 2 次，或地西泮（常用于治疗慢性焦虑）	老年患者肝肾功能降低，使用劳拉西泮时应减半
抑郁	5-羟色胺再摄取抑制剂，如氟西汀、西酞普兰、艾司西酞普兰等，氟西汀口服 20 mg/次，每天 1 次	进行抗抑郁治疗前，应首先排除是否存在原发性精神障碍
谵妄	氟哌啶醇口服 0.5～2.0 mg/次，每天 2～3 次；终末期患者可用氯丙嗪	①氟哌啶醇用量增加时，患者出现锥体外系反应的概率随之增高，故帕金森病或严重中毒性中枢神经抑制患者不宜使用；②氯丙嗪可能引起低血压，故仅推荐治疗卧床患者的重度谵妄

第六章

居家舒适照护

▶ 第一节　概述

一、概述

居家照护是指在家中为需要特殊照顾的人提供关怀和支持，帮助他们提高生活质量并促进康复。居家照护是一个综合性的工作，需要关注患者的生理、心理和社交需求。居家照护服务可使患者在家中接受专业护理、康复护理，高质量的居家护理可降低急救率、死亡率和临床不良事件发生率，进而在一定程度上降低患者及其家属的经济、心理负担。恶性肿瘤对患者的身体和心理都会造成很大的影响。在治疗过程中，患者需要接受各种治疗，如手术、化疗、放疗等。而在出院后，患者需要进行居家护理，以保证身体的恢复和健康。但其治疗周期和康复过程相对较长，患者大部分时间需在家中度过，因此营造一个良好的居家照护环境对患者的治疗间歇期间的恢复起到至关重要的作用。

随着我国肿瘤患者逐渐增多，癌症发病率和死亡率逐年增加，肿瘤患者的生活、心理需求更应得到良好的照护。居家舒适照护是为肿瘤患者提供的一项缓和医疗服务，为患者提供生理、心理等全方位的照护，使肿瘤患者能够得到更好的照护。受我国传统文化影响，多数患者选择居家照护，由患者家属进行照护，患者的居家安宁疗护质量很大程度取决于照顾者。居家照护、社区照护和机构照护构成了我国长期照护体系，居家照护与机构照护相比建设运营成本更低、照护费用更低、更能满足患者的意愿，同时还能减少因照护机构资源利用率低下而造成的资源浪费现象。肿瘤是目前威胁人民群众健康的主要疾病之一，对于肿瘤的预防诊断、治疗及护理已成为各国医学领域研究的重大课题。由于各国专家的共同努力，肿瘤尤其是恶性肿瘤早已并非不治之症。有些恶性肿瘤不但可以预防，还可减缓发生，甚至治愈。绝大多数患者经过住院治疗后，需要回到家中休养并定期复查。

二、实施困境

(一)居家护理发展不均衡，管理制度不规范

我国大陆地区的居家护理仍处于初级发展阶段，各地都处于对居家护理的探索状态，尚未形成规范的管理制度，家庭护理服务市场比较混乱。就居家护理模式来看，当前有很多区分方式。其中，以提供服务机构来区分，可分为四种模式：

(1)社区卫生机构主导的居家护理服务，主要由社区医院护士提供护理服务。

(2)医院主导的居家护理服务，主要由正规医院护士提供护理服务。当前，有相当一批医院设有护理服务部，由其承担患者术后居家护理工作。

(3)医院和社区共同主导的居家护理服务，主要由医院和护士共同提供护理服务。通过医院和社区的双向互动和转诊，满足患者居家护理需求。

(4)互联网主导的居家护理服务，通过医疗机构在线提供诊疗服务，线下由注册本机构的专业护士为出院患者提供服务，这样做的好处在于能够满足远距离、行动不便、非急需入院就医的患者实现居家护理。这种上门护理服务让患者避免时间浪费在路程和挂号排队等环节，减少医院交叉感染，使需要就医患者得到护理服务，但也存在一些不足。

(二)医疗保险体系不完善

我国尚未建立长期护理保险制度，居家护理的费用没有纳入社会保险报销范畴。出院后医保支付比例比住院时低，特别是一些慢性病患者需要的护理项目没有被覆盖，使得患者选择居家护理的意向降低。且三级医院尚无居家护理的规范收费项目。

(三)居家护理人才缺乏

在我国，居家护理主要由社区护士承担。面对迅速增长的居家护理需求，护理人员数量严重不足。一方面，居家护理要求护士不仅要掌握相关的医疗护理保健知识，还要有较强的沟通能力、管理能力和敬业精神。另一方面，我国社区护理人员大多未受过专门的居家护理培训，普遍存在知识老化、能力欠缺的问题。

(四)社会对社区护士的不信任

长期以来，社区卫生服务机构技术水平的相对落后使得大多数人对社区护士的护理服务持怀疑态度，从而影响社区家庭护理工作的开展。

三、患者常见居家不适症状

(一)疼痛

肿瘤患者晚期大多数会出现疼痛，家庭看到患者痛苦的呻吟，急迫地希望采取一定的措施来减轻患者的疼痛感。但由于知识的缺乏，不知道何时使用止痛药物、该使用哪种止痛药物、会不会有成瘾性等疑问或顾虑，未给患者科学用药，使得患者忍痛，不能舒适地度过生命的最后时期。而有效的止痛是晚期癌症治疗的重点。疼痛，作为肿瘤患者居家舒适照护中

的一项重要内容，规范化治疗直接关系到患者的生命质量。患者与其家属都希望可以舒适无痛地度过生命的最后阶段。

(二) 营养缺乏

患者住院期间，由疾病原因、化疗后恶心呕吐等造成营养缺乏，医生和营养师会根据患者的病情，通过胃肠外、胃肠内等不同方式补充患者所需营养。出院后，患者停止了胃肠外补充营养，多为经口进食或留置胃管后进行管饲饮食，导致营养摄入量不充足。而照顾者未经专业培训，不知如何为患者合理化地进行饮食搭配，满足其营养需求。肿瘤疾病为自身消耗性疾病，合理的营养支持可以增强肿瘤患者的抵抗力，改善用药后的副反应(恶心、呕吐、纳差等)，从而改善水电解质紊乱、负氮平衡，提升耐受性和治疗效果。改善晚期肿瘤患者的营养状况，降低感染等并发症的发生率，减轻患者的经济负担，提高晚期肿瘤患者的生存质量。

(三) 恶心、呕吐

频繁周期性的化疗，导致患者居家后会出现不良反应，如恶心、呕吐等。针对这种情况，照顾者往往不知道用什么方法来缓解患者的症状。居家照护是通过营造舒适而轻松熟悉的环境，影响患者的生理、心理及情感的反应，可分散注意力，能适当减轻恶心、呕吐的症状，饮食宜清淡富于营养，不吃刺激性食物；少量多餐，以高蛋白、高纤维、低脂肪为原则，并给患者创造一个良好的进餐环境。

(四) 不良反应的护理

肿瘤患者口服药会出现不良反应。如部分患者居家口服靶向药后出现皮疹，正常给药后皮疹日益剧增，因此用药前要有针对性地做好患者的心理疏导工作，让患者保持情绪稳定，可减少或避免 ADR 的发生，如症状严重应及时就医。

(五) 管道护理

肿瘤患者的引流管种类很多，有的用于伤口，有的用于胸腔、脑腔、胃肠道、胆道，有的用于导尿，有的用于输液，因此管道护理在居家照护中尤为重要。教会患者及其家属置管后居家护理及注意事项，发放居家维护手册，教会患者及其家属观察要点，保持管道的通畅，并且妥善固定，防止改变体位时过度牵拉导致管道脱出，及时维护避免管道感染，如有不适应及时就医。

四、影响照护质量的照顾者因素

(一) 心理

由于晚期肿瘤患者的预期生存期≤6 个月，多数家庭成员想在患者人生旅途的最后阶段亲自陪伴和照顾患者。中国照顾者模式和美国的三明治照顾者模式相同，既需要照顾年长的父母，又要照顾自己的子女或孙子辈。长期照护患者，花费了大量的时间、精力与金钱，高强度的照顾模式，导致照护疲劳，对其产生了生理、心理、情绪、经济等多重不良影响。随着疾病的发展，照护时间的延长，照顾者在照护过程中承受着巨大的心理压力。多数患者的照顾者为中老年人，照顾者也存在疾病，在照顾患者的过程中，是患者也是照顾者，两者角色冲突，常常让其感觉到力不从心。较少的家庭成员照顾者，希望雇佣护工，协助他们共同照护，减轻照顾者照护负担。而在日本，政府高度重视对护工队伍的建设，先后颁布了一系列促进护工行业专业化、规范化、稳定发展的法律法规，并建立了分层培养的培训体系。这些国外类似的体系，指引了我国未来的发展方向，满足了多元化的照顾需求，起到了前瞻性的指导。

（二）经济

部分患者及照顾者没有退休工资，劳动力的缺失，开销增大、收入减少，长期需要子女资助产生了羞耻感。而子女由于长期照护患者，不能全身心投入到工作中，也存在经济负担。我国照顾者人群多为老年照顾者和中年照顾者。老年照顾者中，年龄与精力的原因致使劳动力不够。中年照顾者中，尤其是女性，长期被父母或子女需求、依赖，无法从事全职工作，经济来源有限，为其造成了巨大的财务压力。而在美国，怎样给三明治照顾者们支付薪酬，已受到有关部门的关注、研究。其从政府层面成立了一个专门的机构，负责审批、鉴定和薪水发放，使广大的三明治照顾者看到希望并得到应得的福利。而在德国，德联邦会议也制定了《护理保险法》，为照顾者给予相应的现金补贴，抵消开销冲击，为照顾者提供喘息服务。随着我国社会的发展，照顾者的经济问题希望能引起有关部门的关注，建立健全相关法律、法规，保障照顾者的权益，使其更好地投入到照护工作中。

（三）家庭护理功能

现代年轻人，负担很重，导致家庭护理功能下降。三级医院虽然有明显的技术优势，但病房床位紧张和高昂的医疗费用使很多肿瘤患者不能很好地享受到有效和有限的医疗资源。加之医疗报销制度的改革和有些家庭因经济困难对医院住院的费用难以支付，有些肿瘤患者希望能在家庭中得到治疗和护理。因此实施肿瘤患者居家护理，为其提供安全而熟悉的环境，更有助于肿瘤患者的身心健康，减轻其经济负担和家庭压力。在加快推进中国式现代化道路过程中，在不断满足人民对美好生活需要的实践中，健康中国战略发挥着重要作用。创新居家护理服务模式应坚持以下四个原则。

1. 坚持"人民至上、生命至上"　把人民健康放在优先发展战略位置，切实维护人民群众的生命安全和身体健康。在创新居家护理服务模式过程中，要坚持一切为了人民、不断造福人民，确保人民生命健康安全。

2. 坚持宣传引导　加大正面宣传力度，提升居家护理员的社会地位，使居家护理工作成为体面的职业。面向城市待业人员、下岗再就业人员和农村剩余劳动力开展针对性宣传，鼓励他们加入居家护理员队伍。

3. 坚持共建共享　各行政区设立专门的居家护理员培训机构。推动社会—高校—社区联动，依托本地高等医学院校优质资源，发挥其服务社会职能，培养一批专业硬、能力强的居家护理人员。发挥医学院教学和科研优势，承接居家护理服务人员培训项目，用专业的体系组织开展技能等级考评工作，提高居家护理员的职业素养和专业技能。

4. 坚持制度规范　各行政区在充分吸纳专业机构专家意见的前提下，制定统一的居家护理员专业等级考评、晋升制度体系和薪酬指导体系。用科学的制度和有效的指标体系对居家护理员进行从业资质分级，切实保障优秀从业者薪资待遇和社会保障，为新入行从业者展现未来发展路径。

五、重要性及其意义

开展居家护理的立足点和出发点是扩大居家护理服务供给，尤其是增加医疗护理服务供给，精准对接多样化医疗护理服务需求。希望政府结合各省区市试点的经验，尽快出台居家护理实施细则，并配套完善政策保障，统筹居家护理，促进其健康持续的发展，让更多的患者能享受高品质的居家护理服务。

对于肿瘤患者来讲，家庭护理更为重要。特别是一些晚期肿瘤患者，治疗已经不能从根本上解除患者病痛，身体创伤大，精神压力大，还有对死亡的恐惧和焦虑，有家人的陪伴，舒心地度过生命的较后阶段才是患者想要的。不同年龄的患者有不同的心理反应，家人应采取针对性的心理疏导。家人应鼓励患者坚强面对，以减轻其心理负担；老年患者对疾病的认识较偏激，不能正确地认识疾病的发展和治疗，有时会出现不肯配合医生治疗、只信偏方等情况，这是家人的作用就更明显了，可以和医生配合积极疏导患者，让患者知道为什么要治疗。另外，对于悲观失望的患者，家人的亲情关怀可以起到关键作用，通过一些积极的话语来帮助患者建立乐观的人生观。即使在医院，家庭护理也和医疗护理同等重要，家人应和医护人员积极沟通，可以让患者和周围乐观的肿瘤患者互相交流。要在护士的帮助和指导下根据患者身体的不适、情感和心理上的需要等，为患者做生活护理。尽量为患者营造一个温馨、舒适的养病环境，以减轻患者的心理压力稳定情绪，并用健康的暗示引导患者保持积极的生活信心，激发患者战胜自我顽强与疾病抗争的生存欲望。

肿瘤患者需定期到医院复查随访，居家护理期间如果有不适，需要立即到医院复查，及时治疗。尽量提前与主诊医疗的团队联系，特殊情况下听从医生建议在当地医院或者附近医院进行治疗，相关检查请主管团队远程线上评估报告。

总的来说，肿瘤患者的家庭日常护理是一项重要的工作。它不仅能够帮助患者提高生活质量，更是对他们精神上的一种慰藉和支持。在这个过程中，家人的关爱和陪伴是最重要的。因此，我们应该更加重视家庭日常护理，用我们的爱温暖每一个患者的心灵，让他们感受到生活的美好和希望。

▶ 第二节 环境管理

一、概述

随着科技的的进步和医疗水平的提高，肿瘤患者生存期得以延长，居家缓和医疗越来越成为主流趋势，其不仅可以减轻医疗负担，还能让患者在熟悉的环境里疗养，利于增强患者的信心，提高患者的依从性，减少负面情绪。因此，本节将介绍肿瘤患者居家缓和医疗的人文环境、物理环境的要点，为患者营造舒适、安全、温暖的居家环境，提高患者的生活质量。

二、人文环境

对于肿瘤患者来说，除了医生的专业治疗，家庭的日常护理也起着至关重要的作用。其中，肿瘤患者家属之间要团结，多给患者报告好消息，分享一些生活趣事，让他们从心理上感受到家庭的温暖。

首先，我们要认识到，良好的家庭氛围对肿瘤患者的康复有着重要的影响。一个充满爱与关怀的家庭环境，可以让患者在面对疾病时更加坚强，更有信心战胜病魔。而家庭成员之间的团结互助，更是让患者感受到家庭的温暖，从而增强他们战胜疾病的信心。其次，家庭成员要学会倾听患者的心声，关注他们的心理需求。肿瘤患者在治疗过程中，往往承受着巨大的心理压力。这时，家人的关心和鼓励就显得尤为重要，要多给患者报告好消息，分享一些生活趣事，让他们从心理上感受到家庭的温暖。这样，患者才能在心理上得到支持，更好地面对疾病带来的困扰。

此外，家庭成员还要关注患者的生活习惯和饮食结构。合理的饮食和良好的作息习惯，对于肿瘤患者的康复有着积极的作用。我们要鼓励患者养成良好的生活习惯，帮助他们调整饮食结构，让他们在治疗期间能够保持健康的身体状态。同时，家庭成员要学会与患者沟通，了解他们的病情变化和需求。在这个过程中，家庭成员要保持耐心和关爱，给予患者充分的理解和支持。只有这样，家庭成员才能真正地为患者提供帮助，让他们在面对疾病时不会感到孤独和无助。

最后，家庭成员要树立信心，相信科学的力量。现代医学的发展为肿瘤患者的治疗带来了更多的希望。我们要相信医生的专业能力，相信科技的进步，相信患者自身的恢复能力。在这个过程中，家庭成员要给予患者坚定的信念支持，让他们在面对疾病时更加勇敢地迈出每一步。

总之，肿瘤患者保持良好的家庭氛围，需要家庭成员共同努力。家庭成员要学会关爱和支持患者，关注他们的心理需求，帮助他们养成良好的生活习惯。只有这样，家庭成员才能真正地为患者提供帮助，让他们在面对疾病时更加坚强，更有信心战胜病魔。家庭成员应携手为肿瘤患者创造一个温馨、和谐的家庭环境，让他们得到最好的治疗和关怀。

三、家庭物理环境

为了让肿瘤患者在舒适、安全和健康的居住环境中得到照顾和关爱，还可以为肿瘤患者的住所提供良好的环境管理策略。要求社区护士督促指导患者及其家属努力做到住所的整洁、安静、舒适、安全，为患者提供良好的休养环境。同时，注意消毒隔离，包括对餐具、食品、药品、生活用品及家庭护理常用物品的妥善管理。

家庭护理环境管理制度及家庭分级护理制度的措施，能使社区护理人员根据具体的护理管理质量指标，指导及帮助患者及其家属管理家庭居住环境，以改善患者的休养条件。同时，管理制度督促社区护理人员，帮助患者及其家属实施整体护理措施，保证"六洁"（口腔、脸及头发、手足、皮肤、会阴、床单清洁）、"五防"（防压疮、防体位性低血压、防泌尿系统感染、防呼吸系统感染、防交叉感染）、"三无"（无便秘、无坠床、无烫伤）、"一管理"（膳食管理）措施的落实，防止或减少患者并发症的发生，提高护理质量。

（一）居家环境要求

1. 安全性　确保住宅内外的设施和装置符合安全标准，如防滑地板、扶手和防护栏等。

2. 温度控制　根据患者的需求，保持住宅内的温度舒适宜人，并提供适当的冷却或加热设备，房间的温度为18~22℃，湿度以50%~60%为宜，但也要根据个人对温、湿度的敏感程度来调节。

3. 照明条件　提供充足的自然光线，并保证住宅内的照明设备，房间色调应淡雅、协调，根据患者的爱好来布置房间，但不要有太大反差，力求柔和。

4. 噪声控制　采取措施减少噪声，并提供宁静的生活环境，以促进患者的休息和睡眠质量。

5. 空气质量　保持室内空气清新，并定期清洁和更换空气过滤设备，每天定时开窗通风，根据不同季节选择适宜的通风时间。

6. 环境卫生　定期清洁住宅内外的卫生设施，并建立有效的废物处理系统。

7. 绿化环境　提供室外花园、户外休息区和步行道等绿化环境，以促进患者的身心健康。

8. 家庭布局　房间家具不宜过多，实用、安全、方便患者的生活起居，为患者留出足够的室内活动空间。

（二）家庭环境管理措施

1. 安全隐患表

制定家庭环境中存在的安全隐患表，家庭存在的安全隐患主要有地面潮湿（卫生间、厨房）、鞋底不防滑、高度不合理（马桶、床）、铺小块地毯（客厅、卧室）、楼梯过道无感应灯、热水瓶摆放位置不合理（过高或过低）、热水瓶内水温过高等，根据安全隐患表制定个性化的家庭改造计划。

2. 适宜的温湿度

化疗后肿瘤患者的免疫力通常比较低，对温度的适应能力也会比较差，一般情况下需要保持适宜的室温，有助于身体健康。实测肿瘤患者满意室内环境舒适度时，室内温度为18~22℃，正常情况下室温需要保持在25~28℃，如果温度过低，可能会导致机体受凉引起鼻塞、头痛等症状，如果温度过高会出现机体出汗、脸红、心跳加快等不适症状。在使用空调控制室温的同时，还要注意室内的湿度也要适宜，避免空气过于干燥导致鼻腔、咽喉部位过于干燥，引起局部黏膜的损伤导致疼痛感。除此之外，要保持合理的室温，同时还要多喝一些水，多吃一些有营养的物质，有助于患者身体健康。

3. 照明设计

肿瘤患者的照明设计应兼顾安全、舒适和便利性，以满足患者的日常生活需求：光线柔和，照明要避免强烈刺眼的光线，以减轻患者的眼睛压力；光线均匀，均匀分布的光线能够避免房间内的阴影和黑暗区域，降低患者行走时的不安全感；足够明亮，患者需要充足的光线来进行日常活动，特别是阅读、写字等精细工作，因此照明设计应保证房间内的光线足够明亮；安全可靠，照明设备应使用安全可靠的材质和结构，避免发生意外电击或灼伤；方便易用，患者在夜间起床时需要能够方便开关的照明设备，可以考虑设置床头灯或使用感应式开关来提供便利；考虑日光，照明设计可以合理利用自然光；考虑患者的习惯，根据患者的生活习惯和喜好来设计照明设施，例如设置暖色调的灯光或调光。

4.噪声

噪声对肿瘤患者的健康有重大影响。肿瘤患者因病情难以入眠，因此，营造一个安静、舒适的睡眠环境对于肿瘤患者获得良好的睡眠质量和充足的休息非常重要。尽量减少家中的噪声干扰，特别是在患者睡觉时，关闭电视、音响或其他产生噪声的设备，并确保其他家庭成员也尊重患者的休息时间，并将患者的卧室设置为安静的区域，远离家庭活动的喧嚣。如果有必要，可以考虑使用隔音窗帘或耳塞来减少外界噪声的干扰。噪声控制还需要关注邻居的生活习惯和行为。患者有时会产生一些生活习惯上的噪声，如脚步声、门窗开关声等，也可能影响与邻居的和谐相处。

5.室内空气质量

室内空气质量对肿瘤患者健康状况的影响不容忽视。由于患者的身体功能逐渐减退，他们更容易受到污染物的侵害及居住区域室内空气质量较差所带来的健康风险。因此，针对患者居住区域的室内空气质量改善方案十分关键。保持室内空气的流通，肿瘤患者身体机能较弱，对室内空气的敏感度也相应提高。良好的通风系统可以有效清除室内积聚的污染物，减少细菌和病毒在室内的传播。通过定期开窗通风，肿瘤患者居住区域的室内空气将得到持续的新陈代谢，从而减少室内空气中有害物质的浓度。使用空气净化器是改善患者居住区域室内空气质量的有效手段。空气净化器可以过滤掉空气中的微尘、花粉、细菌和病毒等污染物，为患者提供洁净的室内环境。在选择空气净化器时，应优先考虑过滤效果和适应不同患者健康需求的功能，例如抗菌功能、负离子发生器等。此外，定期更换和维护空气净化器的滤网也是确保其有效工作的关键。

6.居住区域环境卫生

肿瘤患者居住区域的环境卫生也对室内空气质量产生重要影响。保持室内环境整洁，减少尘埃及细菌和霉菌的滋生，可以有效改善肿瘤患者居住区域的室内空气质量。此外，避免在室内燃放烟花爆竹和使用含有挥发性有机化合物的清洁剂等，也可以减少有害物质对患者健康的影响。

7.室内适度活动

肿瘤患者的室内活动也会影响室内空气质量。为了改善患者居住区域的室内空气质量，建议患者在室内进行适度的运动。此外，适度运动还可以预防因长期卧床休息导致的多种问题，如肌肉萎缩、关节僵硬、压力性损伤等。同时，运动对减轻压力、舒缓疲劳也有帮助。肿瘤患者在室内可进行的有氧运动有步行、八段锦、跳舞等，建议从低强度的运动开始，然后慢慢增加活动量。如果患者必须卧床，可以进行局部的关节活动。主动活动关节要优于在别人的帮助下进行的被动活动，如果这种活动导致疼痛，请及时停止。

针对肿瘤患者居住区域的室内环境改善需要综合考虑各个方面的因素。通过控制温度、光照设计、保持室内空气流通、使用空气净化器、保持环境卫生、适度运动和健康管理，可以有效减少患者在室内的健康风险，创造一个健康、舒适的居住环境，提高患者的生活质量。

第三节　卧位护理

一、概述

卧位是指肿瘤患者休息或为配合居家照顾需要时所采取的卧床姿势。正确的卧位姿势有助于减轻症状、增进舒适、促进康复、预防疾病等。肿瘤患者及其照顾者应熟悉掌握正确、安全、舒适的卧位姿势及相应的照护要求。

二、舒适卧位的基本要求

舒适卧位是指肿瘤患者卧床时,身体各部位均处于合适的位置,并感到轻松自在。为了患者采取正确又舒适的卧位,照顾者应了解舒适卧位的基本要求。

1.卧床姿势　应尽量符合人体力学要求,体重均匀分布于身体负重部位,关节处于功能位,体内脏器在体内拥有最大的空间。

2.身体活动　在无禁忌证的前提下,身体各部位应每天活动,改变卧位时做关节活动范围练习。

3.体位变化　应及时变换体位,至少每2 h更换一次。

4.受压部位　密切观察受压皮肤,加强皮肤护理,预防压疮。

三、卧位的分类

根据患者身体及意识的自主性,可将卧位分为主动卧位、被动卧位、被迫体位。

1.主动卧位　即患者意识清晰并能控制身体随意改变体位,称主动卧位。常见于早期肿瘤患者、术前及术后康复期患者等。

2.被动卧位　即患者意识不清或无法随意变化体位,由他人安置体位,称被动卧位。常见于昏迷、极度衰弱、瘫痪的患者等。

3.被迫体位　即患者意识清晰,也具备改变体位的能力,但因病情或治疗需要,被迫采取的体位,称被迫体位。常见于呼吸困难的肺癌患者、膀胱冲洗的泌尿、生殖肿瘤患者等。

无论采取何种卧位,都应扩大患者身体的支撑面,降低重心,保持卧位的稳定性。稳定的卧位能使者感到舒适和轻松,不稳定的卧位易使患者感到疲劳和不适。

四、卧位管理

对于需要长期卧床的肿瘤患者,卧位选择应以提高生活质量,减轻病症痛苦为主要目标,适当的体位转换,以防止长时间保持同一姿势导致的压疮和淤血。同时也需要遵循医生的专业建议,以确保治疗的效果和安全性。

(一)进食体位管理

1.进食前

(1)病情允许,无特殊情况能自主进食的患者应取坐位或半坐卧位。半坐卧位是指将床头摇高，使上半身抬高，与床呈 30°～45°。

（2）吞咽功能障碍、唾液清除能力低下的患者根据误吸的严重和频繁程度来确定采取何种体位。吞咽功能轻度障碍时，无体位限制；吞咽功能中度障碍时，采取低半卧、仰卧位，不可端坐和高半卧；吞咽功能重度障碍时，只可采取仰卧位、左侧或右侧卧位，并使喉结部高于下口角，或者使喉结与人中在同一水平线上或高于人中。

（3）清醒的鼻饲患者应采取坐位或半坐卧位，头略前屈，用枕头垫于肩部，使咽部高于贲门 19 cm，胃内压保持在 18 cmH₂O（1 cmH₂O＝0.098 kPa），防止误吸。必要时，在患者足底垫一软枕，增加舒适感。昏迷的鼻饲患者取左侧卧位或仰卧位，头偏向一侧，避免食物反流。

2. 进食后

患者自主进食或鼻饲后保持原卧位 20～30 min，以促进食物消化，防止呕吐及因体位过低食物逆流发生误吸。

（二）穿衣体位管理

（1）可嘱无特殊情况的患者仰卧，双臂抱胸、双腿屈曲，并协助患者向对侧翻身，脱下近侧衣袖并将多余衣服卷至患者身下，再将近侧干净衣袖穿好，整理衣服并卷至患者身下，再协助患者仰卧，将对侧需更换的衣袖脱下，将干净衣服拉出，将对侧衣袖穿好，最后将衣服整理整齐。

（2）如患者有偏瘫、疼痛、挛缩时，遵循脱衣时先脱健侧、穿衣时先穿患侧的原则。嘱患者取仰卧位，协助患者先脱健侧衣袖，再将旧衣服塞到身下，协助患者取健侧卧位，脱掉旧衣服。再协助患者取仰卧位，将干净衣服从患侧穿上，取健侧卧位，将新衣服全部塞到身下，转为仰卧位将干净衣服拉出，将健侧衣袖穿好，最后将衣服整理整齐。

（三）上下床转移体位管理

极度衰弱的肿瘤患者需他人协助才能完成各种体位转移活动。把患者从床上挪移到轮椅上或从轮椅上挪移到床上，操作不当，不仅会让患者不适，甚至还会发生跌倒、坠床等不良事件。当需要将患者从床上转移到轮椅上时，应先将轮椅放在患者健侧床边，患者坐于床边，双脚放于地面上，照顾者面对患者，用下肢固定好患侧下肢，患者的健侧手绕在照顾者脖子上或搭肩上，照顾者抱住患者腰背部，使患者身体向前，将重心移至足部，臀部离开床面，以患者健足为轴旋转身体，将臀部对准椅面坐下，整理好坐姿。患者以双手绕在照顾者的颈部，借助照顾者的力量站立，照顾者一侧下肢屈膝，引导患者身体前倾。转移患者时，在放置好轮椅与床位之间的角度并固定好后，照顾者单足置入患者的双足之间，并超过患者的身体纵轴 10～15 cm，呈弓形跨站，照顾者双手紧紧环抱患者腰部，以照顾者前足为轴，在照顾者旋转身体时，带动患者的身体旋转，将患者的臀部对准椅面坐下，调整好坐姿。此法简单易行、安全可靠，尤其适用于居家单人照顾者。

（四）如厕体位管理

（1）对于极度衰弱、长期卧床的患者，通常使用便盆或尿不湿在床上仰卧排便。

（2）对于需要长期卧床但尚能活动的患者，可使用坐便椅，采取坐位排便。但照顾者应在侧协助患者上下床，避免跌倒、坠床等不良事件发生。

（3）带有造口的肿瘤患者应尽量采取患侧卧位，避免排泄物刺激造口周围皮肤。

（五）洗澡体位管理

长期卧床的肿瘤患者应采用床上擦浴保持皮肤清洁。照顾者可先将患者移至近处，取舒适卧位，保持身体平衡。擦洗脸部、颈部、胸部、腹部、四肢、会阴时可取平卧位，必要时可抬起患者四肢进行擦浴；擦洗背部、臀部和肛门时应取侧卧位。在实际操作时，还应注意提前做好人、环境、物品的各项准备工作，避免患者着凉。

（六）卧床体位管理

晚期失能肿瘤患者因长期卧床，卧床体位安置：①呼吸道与身体处在同一条轴线上，卧位时下侧口角略低于身体轴线水平，可以使呼吸道保持畅通，呕吐物易于流出，降低了误吸和窒息发生的概率。②侧卧位有利于循环功能和氧合功能的改善。③采取 30°~60° 的侧卧位，后背垫长靠枕，受力点在整个后背和臀部的一侧，避免了对肩关节和骨突处的压力，预防压疮。④变换体位时四肢的被动活动幅度增大，促进血液循环，有利于预防下肢静脉血栓的形成。不同的体位对人体呼吸、循环、代谢都有影响，特别是对机体代偿功能差者，采取有效护理体位，对帮助患者康复有着不可忽略的作用，甚至比药物治疗更有意义。

五、长期卧床的并发症及护理

对于长期卧床的肿瘤患者而言，其身体活动程度减弱、免疫功能下降及自我护理能力降低，易发生压疮、下肢深静脉血栓、肺部感染及泌尿系统感染等并发症，采取规范、有效的卧位护理可预防和减少并发症发生。

（一）压疮

肿瘤患者长期卧床，经久不改变体位，导致血液循环障碍而发生组织营养不良或者分泌物、呕吐物、出汗、大小便失禁等，从而使皮肤潮湿，而翻身时拖、拉、推等可导致皮肤角质层受损，抵抗力下降而引起压疮。

1. 预防措施

（1）照护人员协助患者每 2 h 翻身 1 次，必要时每 30~60 min 翻身 1 次，以减轻局部受压。

（2）翻身时，待患者身体抬起再翻身，避免拖、拉、推。

（3）保持皮肤清洁，每日用 50~52 ℃ 的温水擦洗皮肤 2 次，洗后按摩骨突处。

（4）定期洗头、洗脚、修剪指甲，促进局部皮肤的血液循环。

（5）保持床铺平整、干燥、无碎屑。

（6）预防热水袋的烫伤，使用热水袋温度不宜过高。

（7）及时处理患者的大小便，不要使用破损便器，以免损伤皮肤，注意保持皮肤清洁、干燥。

2. 护理措施

（1）定期到医院换药。

（2）遵医嘱保持伤口处于覆盖、湿润的状态。

（3）对于伴有微生物重度定植或局部感染的压疮伤口，应及时就医，根据伤口细菌培养结果，选择外用杀菌剂或消毒剂。

（4）若伤口周边出现明显的红、肿、热、痛，且局部有波动感，怀疑形成脓肿，确诊后应配合医生行脓肿切开引流。

（5）出现伤口感染播散或全身感染症状，应遵医嘱应用抗生素。

（6）若伤口存在坏死组织，及时就医，遵医嘱配合医生实施清创处理。

（二）皮肤管理

长期卧床患者肢体活动减少，局部组织处于长期受压状态，若伴有大小便失禁、出汗多、营养不良等会增加皮肤受损的危险。压疮一旦发生，其创面的修复较为困难，不仅会使患者的痛苦增加，也会给家属带来较大的负担。家属应保持卧床患者的床褥、被单清洁、柔软、平整，有条件的患者应使用气垫床，若无条件可使用较厚的海绵垫。对于大小便失禁患者的床垫要经常换洗，还可使用一次性尿垫，勤观察，一旦发现潮湿立即更换。长期卧床患者机体功能下降，抵抗力下降，皮肤营养和弹性随之降低，极易发生压力性损伤。针对压力性损伤形成的原因，在护理工作中，应保持皮肤清洁，减少局部受压，促进血液循环，以杜绝压力性损伤的发生。具体做法：①每2~3 h为患者翻身叩背一次，并观察皮肤情况；②保持皮肤清洁，每日用温水为患者擦洗皮肤1~2次，擦洗完后用50%红花乙醇按摩骨突出部位；③保持病床单位清洁、平整、干燥；④及时处理大小便；⑤在肌肉包裹较薄的骨隆突处垫以海绵垫、气圈或压疮垫。

（三）心理护理

晚期癌症患者长期卧床，突出的心理表现是恐惧、焦虑、悲观、孤独、压抑。他们一方面害怕家庭嫌弃，一方面担心预后，对死亡存在明显的恐惧。因此，家属要关心、爱护、尊重患者，亲切地称呼患者，主动与其交谈，询问患者情况，有问必答，耐心解释病情，细致入微地照顾患者，尽量满足患者的合理要求，打消他们的顾虑，安抚他们的情绪，鼓励他们树立信心，战胜疾病，让他们感受到关爱和重视，以平和的心情接受治疗。

（四）坠积性肺炎

长期卧床患者胸部扩张受限，有效通气减少，加之病情重，有些患者处于衰竭状态，无力进行有效深呼吸，无力将呼吸道内堆积的大量分泌物排出体外，这种情况持续存在会发生肺内感染，导致坠积性肺炎。

1. 预防措施

（1）保持环境清洁、空气清新，早晚开窗通风30 min，室内温度保持22~24 ℃，湿度50%~60%，每周紫外线消毒1次，每次1 h。

（2）有效咳嗽，深吸气3 s，然后用力做爆破性咳嗽，将痰液咳出。

（3）鼓励患者做缩唇呼吸，以增加肺活量。

（4）每次翻身时应叩背，以促进痰液咳出。叩背时手呈背隆掌空状，从肺底向上向气管方向逐渐叩击，从下至上，从外向内，每次10下。

2.护理措施

(1)如果患者痰液黏稠,排痰不畅,应遵医嘱做雾化吸入以湿化气道。雾化吸入每次15~20 min,吸入药物后屏气 10 s,若屏气不足 4 s,将降低雾化吸入效果。

(2)如果患者痰量多,呼吸功能尚好、无禁忌证者,可遵医嘱进行体位引流。如患者痰量多、排痰困难、咳嗽反射弱可遵医嘱机器吸痰。

(五)口腔感染

正常人口腔内含有大量溶菌酶,具有杀菌作用。长期卧床的患者,由于抵抗力下降,饮水、进食量少,咀嚼及舌的动作减少,唾液分泌不足,自洁作用受到影响,易引起口腔炎症。若口腔内分泌物流入气管可引起吸入性肺炎,影响患者的健康。

1.预防措施

(1)少量多次饮水可预防口腔黏膜干燥。

(2)保持口腔湿润,少食糖类食品,多吃具有自洁作用的纤维素食物,如蔬菜、水果等。

(3)就餐前后一定要漱口,达到清洁口腔的目的。

(4)坚持早晚刷牙,牙刷每 3 个月更换 1 次。

(5)患者使用的杯、壶、碗要经常洗烫消毒,以免引起口腔疾病。

2.护理措施

(1)自己不能刷牙的患者,照顾者应协助患者进行口腔清洁,每日 2 次,动作轻柔,防止损伤口腔黏膜。

(2)如患有口腔炎,可用 1%双氧水或 1/5000 洗必泰漱口液。

(3)长期使用抗生素治疗的患者,可用 1%碳酸氢钠含漱液预防真菌感染。

(4)口腔如有溃疡,可涂 1%冰硼散。

(5)口唇干裂者可涂石蜡油保护口唇。

(六)泌尿系统感染

长期卧床的患者,排尿姿势改变后出现排尿困难。若长期存在,膀胱膨胀会造成逼尿肌过度伸展,形成尿潴留。长期尿潴留使细菌大量繁殖,导致泌尿系统感染。大小便未及时处理,细菌可沿尿道口入侵,引起泌尿系统感染。尿道口与被褥、内衣裤的接触可能污染尿道口和导尿管,引起逆行感染。

1.预防措施

(1)鼓励患者多饮水,每日 2000 mL 以上,勤排尿可有效预防泌尿系统感染。

(2)保持外阴部清洁卫生,保持出入量平衡。

(3)注意观察尿液的颜色、性质、量。

(4)每周检查尿常规 1 次。

2.护理措施

(1)留置尿管的患者,保持尿道口清洁,每日用碘伏消毒外阴及尿道口 2 次。

(2)留置导尿管每周更换 1 次,每日更换集尿袋,并记录尿量。

(3)注意观察尿液情况,发现尿液混浊、沉淀、有结晶时及时进行膀胱冲洗。

(七) 下肢深静脉血栓

长期卧床患者,肌肉处于静息状态,肌肉泵的压缩作用几乎没有,并且长时间的不运动,静脉血流速度降低,较容易发生下肢深静脉血栓。

1. 预防措施

(1)定时评估下肢情况,观察下肢有无肿胀、疼痛、皮肤色泽和温度异常等,并将双下肢进行对比。

(2)嘱患者做踝泵运动。做屈伸运动,即将腿伸直,脚尖下压至最大限度保持10 s,缓缓勾起脚尖,尽量使脚尖朝向自己,至最大限度同样保持10 s,使用梯度压力袜,使用前测量患者下肢尺寸,选择合适的型号;做环绕运动,即以踝关节为中心,脚趾作360°环绕,尽力保持动作最大幅度,顺时针和逆时针交替进行,每日进行3~4次,每次20~30组为宜,可根据个人耐力及舒适度调整频次。

(3)遵医嘱使用加压弹力袜,促进血液回流,或遵医嘱使用间歇充气加压装置或静脉足底泵。使用时注意调节腿套或足套至合适松紧度。

2. 护理措施

若血栓形成,应遵医嘱抬高患肢,促进静脉回流,减轻肿胀,患肢禁止局部按摩或热敷。遵医嘱使用抗凝药物,并注意观察患者有无出血等不良反应。

(八) 功能护理

1. 被动运动　患者不能进行主动运动时,进行床上被动操作的锻炼,方法:各关节(上肢:肩、肘、腕、指各关节)各方向(前、后、左、右、上、下)活动顺序由大关节至小关节;运动幅度(屈、伸、旋)从小到大,时间,各关节方向运动3~5遍,每日1~2次,速度宜缓慢,手法轻柔,循序渐进同时配合按摩。

2. 主动运动　在病情允许的情况下,对不限制运动的部位要保持活动,进行锻炼。活动可促进血液循环,是保持关节软骨面生理功能的基本因素,是预防关节面发生退行性变的有效方法。运动内容:上、下肢各关节,按照生理活动范围,鼓励患者积极活动,做床上操,手关节操,用力握拳和充分伸展手指;足关节,踝用力背屈,足趾伸展活动。并经常保持手的精细动作和训练,如书写、用筷子进餐等动作。

▶ 第四节　口腔护理

一、概述

口腔是消化道的起始部分,口腔内有牙齿、舌、唾液腺等器官,口腔的前壁为唇、侧壁为颊、顶为腭、口腔底为黏膜和肌等结构。良好的口腔卫生会增进患者的舒适度,促进身体康复;不洁的口腔卫生可能会降低患者的舒适度,导致炎症及(或)溃疡,引起局部疼痛,进而降低患者食欲,最终导致营养不良或全身性疾病。因此保持口腔清洁对肿瘤患者十分重要。

二、一般口腔清洁护理

肿瘤患者应养成良好的口腔卫生习惯，保持口腔清洁，避免治疗相关并发症。

1.清洁频率　患者应在每日晨起及睡前用牙刷清洁口腔，也建议在条件允许的情况下在三餐后刷牙。

2.清洁用具及使用方法

(1)牙刷：是清洁口腔的必备工具，患者可选择刷头较小、刷毛柔软细密、刷柄扁直易握的牙刷，不可使用已磨损或硬毛的牙刷，不仅降低清洁力度，还易损伤口腔黏膜。目前，市面上还推出各大品牌的电动牙刷，利用高速振动的机芯带动刷头旋转或振动以达到洁牙的效果，比普通牙刷有更强的清洁作用。刷牙间隔期，应保持牙刷清洁干燥，且至少每3个月更换一次牙刷。牙膏应使用无腐蚀性、含氟或医用处方牙膏，避免刺激牙齿及口腔。推荐使用竖刷法，即将牙刷刷毛末端置于牙龈和牙冠交界处，顺着牙齿的方向稍微加压，纵向刷洗，牙的内外面和咬合面都要刷到，动作轻柔，不要用力过猛，但可反复多次。严禁使用横刷法，即刷牙方向与身体纵轴垂直，来回拉锯。

(2)牙线：是用尼龙线、丝线或涤纶线来清洁牙缝及牙菌斑的用具。牙线较为柔软，富有弹性，使用方便，患者可根据自身的需要或喜好选择不同种类的牙线。如特氟龙牙线，它是由特氟龙制造的，使用起来又快又轻松，使用起来非常容易；带棒牙线，其末端有一根硬棒，不用缠在手上，更易操作；含氟牙线，能够防止蛀牙；等等。推荐使用带棒牙线，患者可单手操作，以拉锯的方式嵌入牙缝，先稍向一侧压面加压，使牙线弯曲，并前后移动清洁该侧牙面，然后弹出，再换另一面，操作过程动作应轻柔，避免损伤牙龈，导致出血。牙线使用完毕后应立即漱口，清除口腔内碎屑，且丢弃使用过的牙线，不可反复使用。

(3)漱口液：其主要作用是清除口腔异味，一般分为保健型漱口水和药物型漱口液。保健型漱口水主要成分是口腔清洁剂，具有清新口气、去除食物残渣、预防多种口腔疾病的作用，适用于有清新口气需求的人，可根据产品说明书使用，无特殊指导；药物型漱口液有如洗必泰、复合碘剂等消炎、杀菌的药物成分，多用于牙周病、口腔黏膜病的辅助性治疗，有特定的治疗周期和效果，切记一定要在专业牙医指导下才可以使用。

(4)冲牙器：其原理是利用流动的脉冲水去除牙菌斑和牙龈线以下残留的食物，从而改善牙龈健康，开始使用时推荐低压，一段时间后，根据个人喜好调整压力挡位，具体使用方法可参考产品说明书。

3.义齿的清洁护理　佩戴义齿的患者应在三餐后取下义齿用牙刷清洗，避免食物碎屑的积聚。夜间休息前，可将义齿取下，使牙龈得到放松，避免细菌繁殖。需要注意的是，取下的义齿只能置于冷水中，严禁浸泡于热水或乙醇中，避免变形、变色及老化。

三、肿瘤患者的口腔护理

放化疗像是一把"双刃剑"，在杀灭肿瘤细胞的同时，也会损伤正常组织，带来一系列并发症。其中口腔黏膜炎(oral mucositis, OM)是肿瘤患者在接受放疗和(或)化疗过程中一种常见的并发症，是由电离辐射和(或)化疗药物导致的口腔黏膜的炎症或溃疡性病变，常好发于口唇、颊部、硬腭、软腭等部位。头颈部肿瘤放疗、单纯性化疗、大剂量化疗的造血干细胞移植患者中口腔黏膜炎的发生率分别为85%～100%、15%～40%、90%～100%。

口腔黏膜为代谢较快的上皮细胞，化疗药物对其有明显的毒不良反应，因而极易导致口腔黏膜受损。抗肿瘤治疗过程中的药物和放射线能抑制上皮细胞更新，破坏口腔正常生理功能、微生物生态环境，进而引起口腔黏膜炎的发生。口腔黏膜炎是肿瘤患者接受放射治疗、抗肿瘤药物治疗或造血干细胞移植治疗过程中常见的并发症，表现为口腔黏膜不同程度的炎性改变，如干燥、敏感、疼痛、溃疡等不适症状。口腔黏膜炎初期常表现为黏膜充血水肿、破溃糜烂，然后逐渐发展成溃疡，其表面通常会覆盖纤维渗出物，严重时可能伴有出血、感染等。口腔溃疡是口腔黏膜炎的主要表现形式，溃疡通常会导致部分神经暴露，患者常感到不同程度的疼痛。较严重的口腔黏膜炎可导致患者口腔疼痛、吞咽困难、体质量减轻、脱水、营养不良和生活质量下降等，还会影响患者抗肿瘤治疗的依从性，增加住院费用，甚至可能导致抗肿瘤治疗的中断，减少患者治愈的机会和生存时间。

口腔黏膜炎的病理生理是一个非常复杂的生物学过程，至今仍未完全阐明。国外一位学者提出的 5 阶段发病机制是目前较为公认的模式，主要分为以下 5 个阶段：第一个阶段是初始阶段，主要是放化疗引起组织损伤，导致活性氧和内源性损伤相关模式分子释放，然后与特定的受体相结合激活免疫反应，从而导致基底和基底上皮细胞死亡；第二个阶段是信息生成期，激活转录因子，从而导致 200 多个基因的表达，这些基因可以触发多种炎性细胞因子、白细胞介素、细胞黏附分子及应激反应基因的产生，这些基因都是黏膜损伤的重要驱动因素，同时，来自上皮细胞和固有层细胞产生的抗炎细胞因子有所减弱，从而引发组织损伤和细胞凋亡；第三个阶段为信号放大期，促炎细胞因子进一步激活，增加巨噬细胞等免疫细胞产生促炎细胞因子，通过正反馈调节系统进一步扩大黏膜损伤的范围，从而造成信号放大的恶性循环，随后发生黏膜溃疡；第四个阶段为溃疡期，损伤和凋亡的细胞发生脱落，形成溃疡，黏膜屏障遭到破坏，可能被革兰氏阳性和阴性细菌定植，产生的壁产物可以激活巨噬细胞、肥大细胞和中性粒细胞等炎症细胞，产生额外的促炎细胞因子，进一步促进细胞凋亡和组织损伤；第五个阶段为愈合期，黏膜的愈合是由细胞外基质发出的信号启动的，上皮细胞首先迁移到覆盖裸露区域，然后通过增殖、分化以重建黏膜。表皮生长因子、转化生长因子和干扰素促进这一过程，从而刺激板层 b 链、纤维连接蛋白和 IV 型胶原蛋白的表达。细胞外基质和黏膜下间充质细胞与先天免疫细胞相互作用，通过激活上皮细胞增殖与分化及口腔微生物菌群来启动口腔黏膜炎的愈合过程。

头颈部恶性肿瘤的患者在进行放疗后常常会出现皮肤疼痛或皮炎、口干、张口困难、放射性龋齿、口腔炎、体重减轻、颈部纤维化或听力下降等不良反应。其中，放射性口腔黏膜炎（radiation-induced oral mucositis, RTOM）是指在放疗过程中因各种射线辐射所引起的口腔黏膜急慢性损伤，是接受放射治疗的头颈部恶性肿瘤患者中常见的严重并发症之一，同时也被认为是恶性肿瘤患者经历的痛苦的不良反应之一。

几乎所有接受放疗的患者都有一定程度的口腔黏膜炎。由于人的口腔黏膜细胞分化与细胞增殖的速率较快，且该部位细胞对放射线高度敏感，在放疗过程中极易发生放射性黏膜损伤。且腮腺和唾液腺等口腔分泌腺均在头颈部恶性肿瘤放疗的照射范围内，其功能也会因放疗而受损。腮腺在受到 20~30 Gy 的射线辐射时就会引起唾液分泌减少，黏液分泌增加，口腔 pH 下降，自洁能力降低，极易诱发各类细菌、真菌与厌氧菌等的繁殖，口腔菌斑堆积，口腔内菌群平衡被破坏后导致患者发生口腔感染。且牙周组织对高剂量放射治疗非常敏感，放疗会加速牙周疾患的恶性发展，牙周疾患也会影响肿瘤患者治疗的效果，放射线还会诱发放射性龋齿，患者会出现口干、口臭、牙痛、咀嚼困难、张口受限等症状，进而导致口腔黏膜反应的加重。放射线除了会对细胞产生直接杀伤作用外，还会引起射野内微血管的血管壁肿胀、变窄甚至堵塞，促使局部组织水肿，供血不良，进一步加重口腔黏膜反应。因此放射性口腔黏膜炎常好发在口唇、软腭、硬腭及颊部等部位，常表现为口干、咽痛、吞咽不适、咀嚼困难、声音嘶哑，较为严重者会发生口腔溃疡、出血、张口受限、吞咽困难等严重不良影响；放射性口腔黏膜炎通常发生在常规放疗的第 2~3 周（放疗剂量 20~30 Gy），并且随着放疗时间的延长而持续加重。同时，放化疗引起的细胞毒性效应、骨髓抑制、抵抗力下降、对口腔黏膜的不断刺激使其口腔功能受到更严重的损伤，放射性口腔黏膜炎损伤程度进一步加重，甚至导致患者被迫停止放疗与其他治疗。因此，放射性口腔黏膜炎的发生与发展严重影响了头颈部恶性肿瘤患者的生存质量与治疗进展。

口腔护理是指照顾者正确评估患者的病情与口腔情况，使用合适的口腔护理液，运用恰当的口腔护理手段，以保持口腔清洁和减少并发症的发生。科学有效的口腔护理对预防和控制放射性口腔黏膜炎有极大的意义，通过正确的口腔护理评估，观察放射性口腔黏膜炎患者的口腔气味、口腔黏膜完整性、口腔感染等信息的动态变化；通过正确的口腔护理操作，可以帮助放射性口腔黏膜炎患者保持口腔的清洁与湿润，减少口腔内的细菌数，预防或控制口腔感染，缓解因吞咽困难、咀嚼困难导致的营养不良等，并减轻患者疼痛，使患者感到舒适，提高患者食欲，保持患者正常的口腔功能，进而提高患者的生活质量。

(一)危险因素

1.自身因素 不良的口腔卫生习惯、既往牙周疾病史、吸烟及营养不良是目前比较公认的危险因素。

2.治疗相关的危险因素 放疗技术、放疗分割模式、放射剂量、放疗部位及化疗的使用等。

(二)评估方法

不同国际组织为口腔黏膜炎的分级制定了不同的标准，最常用的有世界卫生组织口腔黏膜炎分级标准、美国放射治疗肿瘤协作组制定的急性放射性黏膜损伤分级标准、美国国家癌症研究所——不良事件通用术语标准、口腔黏膜炎评估量表等。

1.世界卫生组织口腔黏膜炎分级标准

世界卫生组织口腔黏膜炎分级标准基于临床医护人员对口腔黏膜(红斑和溃疡情况)的观察情况和进食能力衡量口腔黏膜炎对患者功能的影响。其分级标准为：0 级，表示无口腔黏膜炎；1 级，出现红斑和疼痛；2 级，出现红斑、溃疡，能进食固体食物；3 级，大面积红斑、溃疡，只能进食流质饮食；4 级，溃疡，无法进食。

2.美国放射治疗肿瘤协作组制定的急性放射性黏膜损伤分级标准

美国放射治疗肿瘤协作组制定的急性放射性黏膜损伤分级标准为：0 级，正常黏膜，无改变；1 级，轻度炎症或轻度疼痛，不需要止痛药；2 级，斑片性黏膜炎，伴有浆液性和炎性分泌物或中度疼痛，需要止痛药；3 级，弥漫性浆液性黏膜炎或严重疼痛；4 级，溃疡、出血或坏死。

3.美国国家癌症研究所——不良事件通用术语标准分级标准

美国国家癌症研究所——不良事件通用术语标准分级标准为：0级，无黏膜炎；1级，黏膜无损伤的无痛性溃疡、红斑或无损伤的轻度疼痛；2级，疼痛性红斑、水肿或溃疡，但可以进食或吞咽；3级，需要静脉补液的疼痛性红斑、水肿或溃疡；4级，严重溃疡或需要肠内、肠外营养支持。

4.口腔黏膜炎评估量表

口腔黏膜炎评估量表是一个评估口腔受累部位的评分系统，主要评估口腔的9个部位，包括：上唇、下唇、右颊黏膜、左颊黏膜、右舌体、左舌体、舌底、软腭及硬腭。分级标准包括溃疡面积和红斑严重程度两个部分。

（1）溃疡面积。

溃疡面积分为0~3分：0分，无病变；1分，溃疡面积小于1 cm² 的病变；2分，溃疡面积在1~3 cm² 的病变；3分，溃疡面积大于3 cm² 的病变。

（2）红斑严重程度。

红斑严重程度分为0~2分：0分，无红斑；1分，红斑；2分，严重红斑。

（三）护理措施

1.化放疗前预防 口腔疾病常常伴随感染，化疗患者免疫力下降，会加重感染程度，诱发黏膜红肿、溃疡。因此，化疗前患者应前往口腔医疗机构或正规三甲医院口腔科进行全面、详细的口腔情况检查和评估，并针对性去除牙垢、牙菌斑，治疗龋齿，修复破损的牙齿或义齿。

2.化放疗后常规口腔护理 每日进行口腔评估，消除刺激源，如残牙；口唇润滑，保持口腔湿润。观察有无红肿、红斑、溃疡、疼痛等。

3.口腔清洁 指导患者保持口腔清洁，每次餐后及睡前选用软毛牙刷刷牙，避免牙龈出血；使用含氟、无泡牙膏清洁牙齿和牙龈，并至少每个月更换一次牙刷；养成清洁牙齿的习惯，使用合适的清洁材料（如牙线）每天清洁1次牙缝。

4.漱口 使用不含乙醇的盐溶液漱口，如生理盐水、苏打水或二者的混合液，15 mL/次，1 min/次，4次/d，漱口后30 min 避免进食。

5.饮食 避免食用可能加重黏膜损伤、疼痛或不适的食物及饮料，包括过热、过酸、辛辣、粗糙的食物，戒烟戒酒，减少对口腔黏膜的刺激，有龋齿的患者应加强对残根的清洁处理。

6.免刺激 避免吸烟、乙醇、某些食物如西红柿、柑橘类水果及过热、过冷、辛辣、生硬食物等。

7.义齿护理 佩戴义齿的患者，应妥善护理义齿，如有溃疡，待溃疡愈合后再使用义齿。

（四）加强营养支持

医生、营养师和护士应对肿瘤患者实施动态营养风险评估，有营养不良风险的患者按照中国抗癌协会肿瘤营养专业委员会推荐的营养干预五阶梯模式进行营养干预，给予患者及其家属科学的营养教育，能经口进食者尽量选择口服营养补充；不能口腔咀嚼和吞咽的患者，可给予管饲等肠内营养补充；肠内营养补充不能满足需要的患者，可增加肠外营养，达到目标需要量。

（五）冷疗

采用冷疗法可以降低抗肿瘤药物治疗所致的口腔黏膜炎发生率，同时降低重度口腔黏膜炎的发生率，减轻疼痛。冷疗可以通过降低肌肉收缩和兴奋来缓解痉挛，低温下使得神经兴奋性减少和传导速度减慢以缓解疼痛，同时降低局部渗出和收缩血管缓解炎症。患者在大剂量快速输注半衰期短的化疗药物之前、期间和之后，可口含冰块或冰水预防口腔黏膜炎的发生。对于接受 5-氟尿嘧啶大剂量化疗的患者，一般冷疗持续 30 min；接受大剂量马法兰治疗的患者，也可采用冷疗法预防口腔黏膜炎。冰水含 2~3 min/次；冰块不宜过大，使用前冲洗掉锐角、保持圆润，过程中勿用力吸吮及吞咽，使冰块在口腔内转动，保持口腔均匀受冷，冰块融化后更换。

注意接受奥沙利铂治疗的患者，禁用冷疗；对冷敏感患者及老年患者不建议进行冷疗。

（六）蒸馏水漱口

采用蒸馏水漱口可以降低抗肿瘤治疗所致的口腔黏膜炎的发生率。但是不推荐应用碘溶液漱口预防口腔黏膜炎，首先高水平消毒剂会破坏口腔内菌群，其次碘溶液会给患者带来糟糕的口感。患者可在抗肿瘤治疗期间于每次餐后及睡前用蒸馏水漱口。与生理盐水相比，蒸馏水能预防抗肿瘤治疗所致的口腔黏膜炎；碘溶液未能预防大剂量化疗患者的口腔黏膜炎，也未能降低重度口腔黏膜炎的发生率。

（七）含服蜂蜜

蜂蜜是指蜜蜂采集植物的花蜜、蜜露等，与自身分泌物混合后，通过在蜂箱中脱水浓缩而成的一种天然甜物质。蜂蜜渗透压高，大多数微生物不能在蜂蜜中生长，含服蜂蜜可降低放疗所致的口腔黏膜炎和重度口腔黏膜炎的发生率。蜂蜜治疗口腔黏膜炎的作用机制主要包括：①抗菌特性，蜂蜜的抗菌特性取决于多种因素，当与细菌相遇时，蜂蜜的渗透压高于细菌，驱使细菌脱水甚至死亡，同时酸性 pH 也可以抑制大多数细菌的生长，还可以抑制蛋白酶的活性，增加成纤维细胞和上皮细胞的活性，从而促进创面的愈合；蜂蜜的高黏度为创面提供一个有利于自我修复的物理保护屏障，同时蜂蜜被用作口腔护理液时，会在口腔中停留一段时间，从而刺激唾液的分泌，在唾液的作用下会产生过氧化氢，较低浓度的过氧化氢可刺激血管和肉芽组织生成，以加快创面的愈合。②抗氧化特性，蜂蜜含有多种生物活性成分，如类黄酮、单酚、多酚、过氧化氢酶、抗坏血酸等，是其发挥抗氧化活性的基础。这种抗氧化特性可通过保护抗氧化酶和降低氧化应激等来减少自由基引起的细胞损伤，从而减少炎症反应。③抗炎特性，蜂蜜可以通过抑制活性氧形成、核因子激活的 B 细胞的 κ-轻链增强信号通路、白细胞浸润等机制发挥抗炎作用。④增强免疫功能，蜂蜜可以提高巨噬细胞和淋巴细胞的活性，降低前列腺素的浓度，促使机体产生抗体从而增强免疫功能。蜂蜜的上述特性使其在一定程度上具有预防口腔黏膜炎的作用，现有研究结果表明，使用蜂蜜可以预防放化疗患者的口腔黏膜炎并使其更有效地治愈。此外，一般情况下放化疗患者对蜂蜜具有良好的耐受性，且蜂蜜容易获得，价格低廉，目前已被用于癌症患者口腔黏膜炎的预防及部分医药制剂。

使用方法：患者在每次放疗开始前、放疗结束后 15 min 及放疗结束后 6 h，含服蜂蜜 15~

20 mL/次，再缓慢吞咽，使蜂蜜与口腔黏膜充分接触。合并糖尿病患者禁用蜂蜜预防口腔黏膜炎，乳腺癌患者慎用。

(八)咀嚼口香糖

患者在抗肿瘤药物治疗期间于每次餐后先用清水漱口，冲洗掉食物残渣，然后依据喜好选择薄荷、柠檬等不同口味的口香糖进行咀嚼 5~10 min/次；合并糖尿病患者可选用无糖口香糖。咀嚼口香糖虽然未能降低癌症患者口腔黏膜炎和重度口腔黏膜炎的发生率，但口香糖能刺激唾液分泌，中和口腔酸性，可以对抗由胃动素作用引发的移行性运动，减少恶心、呕吐；促进消化液分泌，从而增强肠蠕动，减少化疗后便秘；促进唾液分泌，防止口腔干燥；且咀嚼口香糖经济、方便，患者易于接受。

(九)减轻疼痛

推荐应用盐酸苄达明漱口液减轻抗肿瘤治疗所致的口腔黏膜炎的严重程度。还可以应用吗啡漱口液、利多卡因黏性溶液、过饱和磷酸钙漱口液等减轻抗肿瘤治疗所致的口腔黏膜炎的疼痛程度。

(十)选择合适的漱口液

使用合适的漱口液可缓解患者口干症状，并抑制或减少细菌聚积。可以依据口腔 pH、化疗药物种类为患者选择漱口液，常用的有生理盐水、碳酸氢钠漱口液、复方硼酸漱口液、亚叶酸钙漱口液等。随着临床研究的深入，更多有效的漱口液被用于临床。有研究发现，氯化锌漱口液可以增加免疫细胞活性，减少口腔黏膜炎的发生，其预防效果优于碳酸氢钠漱口液。炎症调控因子被激活是口腔黏膜炎发生的机制之一，盐酸苄达明漱口液能抑制口腔炎症因子，从而减少口腔黏膜炎的发生。癌症支持疗法多国协会和国际口腔肿瘤学会发布的指南也推荐将盐酸苄达明漱口液用于预防口腔黏膜炎护理中。含生长因子和细胞因子的漱口水、喷雾可促进细胞增殖、调节体内炎症和免疫反应，如帕利夫明(重组人角质形成细胞生长因子)可刺激上皮细胞增殖和分化，并有直接的细胞保护作用，可用于癌症患者口腔黏膜炎的预防和治疗。也有研究显示使用含重组表皮生长因子的漱口水用于自体干细胞移植患者的口腔护理中，可以预防口腔黏膜炎的发生。此外，含姜黄素的中药漱口液和蜂蜜、芦荟也可以用于防治口腔黏膜炎。漱口液种类多，需综合患者口腔状态、经济水平、个人喜好等，为患者挑选合适的漱口液。

▶ 第五节　皮肤护理

一、概述

皮肤是人体最大的器官，由表皮、真皮、皮下组织构成，还包括毛发、皮脂腺、汗腺和指(趾)甲等附属器官，具有保护、吸收、感觉、分泌、排泄、调节体温、新陈代谢等功能。皮肤状况可反应人体的健康状况，健康的皮肤温暖、光滑、不干燥、不油腻，无红肿、破损等疾病征象，具备灵敏的冷、热、触摸、疼痛等感觉。皮肤作为保护人体的第一道屏障，患者应做好皮肤清洁与护理，增强皮肤抵抗力，促进舒适，预防感染。

二、一般皮肤清洁与护理

(一)评估皮肤

应密切观察患者的皮肤颜色、温度、湿度、弹性等。皮肤颜色与种族及遗传相关，受皮肤色素、皮下脂肪、血红蛋白含量、血管分布等因素的影响，若排除饮食、运动因素后，患者出现皮肤颜色苍白、发绀、发红、黄染、色素沉着及色素脱失应警惕病情变化或其他疾病；皮肤温度受环境及疾病影响，若患者皮温升高，则提示可能出现感染，若患者皮温降低，则提示可能出现休克；皮肤湿度与皮肤排泌功能有关，其中汗腺起主要作用，若反常性的出汗增多或无汗应警惕病情变化；皮肤弹性与营养状况、年龄、皮下组织及组织间隙的液体含量有关，晚期肿瘤患者消耗大，营养状况差，皮肤弹性下降，且随着年龄增加，皮肤弹性减退。处于放化疗阶段的患者易出现皮肤受损、皮疹、皮下出血等异常情况。

(二)皮肤的清洁与护理

1. 洗浴频率与时间　可根据季节温度、体力活动、个人习惯等适当调整。汗腺、皮脂分泌旺盛者可适当增加洗浴频次；皮肤干燥、代谢活动低下者可适当减少洗浴频次，洗浴应尽量控制在 10 min 左右，且避免饱食、饮酒、过度劳累后立即洗浴。

2. 洗浴方式　清洁皮肤的最佳方式为淋浴，自理能力良好的患者可选择淋浴，自理能力下降的患者可由照顾者协助进行坐浴或床上擦浴。携带管道的患者应避免打湿穿刺口，以防发生感染，并注意保暖，避免着凉。

3. 洗浴用品　应根据患者的个人喜好、皮肤状况、疾病情况选择合适的洗浴用品。皮脂、汗液分泌旺盛者可选用香皂、浴盐，中性或敏感皮肤应选用温和、无乙醇等刺激成分的浴液。

4. 注意事项　①保证安全，洗浴区应准备防滑垫、扶手等，洗浴时，不应锁门；②注意保暖，洗浴区应安装浴霸等取暖用具，洗浴时关闭门窗，洗后及时擦干、穿衣，避免长时间暴露身体着凉；③鼓励患者尽量参与洗浴过程。

三、肿瘤患者的皮肤护理

随着医学生物技术在肿瘤领域的快速发展，肿瘤治疗由前基因组细胞毒性药物治疗转向后基因组靶向治疗。近年来，肿瘤分子靶向药物的应用使恶性肿瘤的疗效大幅提高，临床应用最为广泛的是用于治疗肺癌、大肠癌、肾癌的表皮生长因子受体拮抗剂。研究数据显示，肺癌患者应用表皮生长因子受体拮抗剂类靶向药中位生存期接近 3 年，而应用放化疗治疗肺癌的患者，其中生存期为 10~12 个月，此类拮抗剂能选择性拮抗表皮生长因子受体信号传导途径，从而抑制表皮生长因子受体被激活，使肿瘤细胞生长、增殖、分化、转化受到抑制，并抑制血管细胞生成，促进肿瘤细胞凋亡。但由于正常皮肤细胞表面也有相同的表达，因此表皮生长因子受体拮抗剂在发挥抗肿瘤效应的同时易导致皮肤不良反应，表现为丘疹/化脓性疱疹、甲沟炎、毛发生长调节改变、皮肤瘙痒、皮肤干燥，从而导致靶向药物剂量减量或中断治疗、影响疗效，严重的皮肤反应还会严重影响患者的生活质量。另外，细胞毒性化疗药物(如卡培他滨、氟尿嘧啶等)也会导致皮肤出现手足综合征，其机制尚不明确，但临床上皮肤不良反应的护理方法相似。因此，本节主要关注免疫抑制剂及靶向药物所致皮肤不良反应的临床表现、发病机制、防治处理原则及护理措施，以降低皮肤毒性反应的发病率，提高患者治疗依从性及生存质量。

(一)发病机制

免疫抑制剂导致皮肤不良反应发生的发病机制仍不确切，可能与免疫系统的 T、B 淋巴细胞过度激活、炎症细胞因子的过度释放、预先存在于体内的抗体水平的升高、存在于肿瘤组织和正常组织之间的共同抗原导致脱靶毒性、宿主微环境的调节等有关。

表皮生长因子能刺激如角质形成细胞、毛囊上皮细胞等表皮细胞的生长、抑制其分化，抑制炎症并加速伤口愈合，保护皮肤细胞免受紫外线损伤。应用表皮生长因子拮抗剂治疗肿瘤时，肿瘤细胞的表皮生长因子被抑制，与此同时，角质形成细胞、皮脂腺、外分泌腺及毛囊上皮细胞等皮肤细胞内的表皮生长因子也被抑制，导致角质形成细胞凋亡和组织损伤，最终形成痤疮样丘疹、脓疱、触痛和甲沟炎；毛细血管膨胀充血，导致超敏反应；表皮层厚度下降，导致皮肤干燥、变薄，从而形成特异性的皮肤毒性反应。另外，表皮生长因子受体拮抗剂类药物抑制了皮肤的表皮生长因子受体，使角质细胞分泌的角蛋白异常聚集，炎症细胞因子大量分泌、聚集，继发炎症反应，相关受体结合导致皮肤瘙痒；同时，皮肤屏障蛋白被破坏及抗菌多肽显著抑制，导致对微生物细胞毒活性降低，表现为痤疮样皮疹伴发感染。

(二)临床表现

皮疹是最常见的皮肤反应，包括痤疮样皮疹、斑丘疹和剥脱性皮炎。痤疮样皮疹是指爆发性丘疹和脓疱，主要出现在头面部、上胸部和背部，多由表皮生长因子拮抗剂引起。研究显示，接受表皮生长因子拮抗剂的患者，痤疮样皮疹的发生率为 30% ~ 90%。斑丘疹是指出现斑疹和丘疹，常见于上半身，向心性发展，伴有瘙痒，由多种化疗药物(如氟达拉滨、吉西他滨、培美曲塞和阿糖胞苷等)引起。大剂量阿糖胞苷治疗时，50% ~ 100% 患者发生斑丘疹。肿瘤患者出现剥脱性皮炎一般表现为全身皮肤肿胀，并出现潮红等不良情况，皮肤褶皱处容易出现皮肤糜烂、渗液等不良情况。

手足综合征，也称为手足皮肤反应，是指手掌或脚底皮肤发红、不舒适、肿胀和麻木感，远端指骨的脂肪垫上最明显，可出现水肿、刺痛，可能会跳过此区域，延伸到四肢的背面，严重者可发生溃疡和坏死，为最严重的皮肤反应。研究显示使用卡培他滨后手足综合征的发生率为 48% ~ 62%。

1. 光敏性反应

光敏性反应可分为光毒性、光过敏、光记忆(紫外线记忆性皮炎)及光增强。光毒性反应为光照后几分钟到几小时内出现严重红斑，防晒区不发病。光过敏反应是Ⅳ型超敏反应，在曝光 24 h 后发生，未照射区亦可发病，常引起皮炎而不是红斑。光毒性反应类似于过度晒伤，在阳光照射的区域如脸部、上胸和手背部有红斑、水肿、疼痛和压痛，在严重时可出现水疱，炎性反应后色素沉着较常见。诊断依据是皮疹的分布和给药发病时间。如果有疑问，可采用光斑试验辅助诊断。治疗包括停止光毒性药物，≥2 周使用防护服和防晒剂。优选含钛氧化物或氧化锌的物理防晒剂，因为化学防晒剂，特别是氧苯酮，可诱发光敏性反应。使用冷敷和局部激素可能有效，严重者需全身激素治疗。与光毒性反应相反，光过敏反应的特征是瘙痒而非灼烧，有丘疹、丘疱疹、红斑和（或）在阳光照射区域的色素沉着，常在接触光24 h后，非光暴露区域也可发病。对氟他胺和呋喃尿嘧啶的光敏反应通常是光过敏反应，通常在停药后4~8周内消失。光记忆现象，即紫外线记忆性皮炎，没有光照的情况下使用甲氨蝶呤或紫杉烷等，可以引发类似晒斑皮损，可持续数月至数年。高剂量甲氨蝶呤可引发光增强，暴露于紫外线后2~5 d内给药会在阳光照射区域引起严重的红斑。与光毒性反应不同，用甲氨蝶呤再处理通常不会复发。紫杉烷类、吉西他滨、聚乙二醇化脂质体多柔比星和某些组合的细胞毒性方案具有类似的光增强现象。

2. 干燥症及瘙痒症

干燥症是指皮肤表现为变薄，毛孔正常，皮下组织变薄。研究显示4%~57%的化疗患者会出现干燥症。皮肤干燥多晚于痤疮样皮疹出现，并伴有皮肤瘙痒，研究显示表皮生长因子受体拮抗剂类药物导致的皮肤干燥瘙痒，多在用药后2~3个月出现，并持续数月之久，皮肤干燥和重度瘙痒的发生率为31%左右。

瘙痒症是指一种强烈瘙痒的感觉，皮疹和干燥症常伴有瘙痒。15%的化疗患者会出现瘙痒症。皮肤反应会严重影响患者的生活质量，导致治疗剂量减量或中断治疗，进而影响疗效。常见的皮肤表现是抓痕后的水肿、丘疹、苔藓样硬化、渗出或结硬皮，瘙痒明显的患者可影响其日常生活和睡眠质量，造成心理压力。干燥表现也可出现在鼻腔黏膜、口腔黏膜、阴道黏膜等黏膜组织。

3. 甲沟炎及指甲改变

甲沟炎则多发于化疗治疗数周或数个月后，发生率为6%~12%，最常在第一指（趾）处出现，表现为痛性甲周肉芽肿改变或脆性化脓性肉芽肿，可伴有肿痛、红斑、外侧甲裂和（或）指（趾）端丛样病变等。甲周改变与一般甲沟炎不同，化疗相关性甲沟炎是无菌性炎症，主要由浆细胞、淋巴细胞和嗜中性粒细胞浸润。

4. 毛细血管扩张

毛细血管扩张主要发生在皮肤不良反应综合征晚期，其发生部位与脓疱疹相似，多发生在颜面、耳廓、躯干和四肢等处，表现为浅表毛细血管和小血管扩张、痤疮样皮疹周围皮肤发红，这种表现多随着时间迁移逐渐消退，部分伴有色素沉着遗留。

5. 毛发改变

毛发改变多发生在化疗后2~3个月，发生率为9%，患者头发可出现变细、变卷、脱色和脱发等现象。约50%的患者会发生快速、弥漫和无疤痕脱发，与瘙痒有关。相反面部汗毛和睫毛则更浓密。睫毛粗重向内生长，可引起角膜炎、溃疡和糜烂，罕见角膜穿孔和失明。

四、化疗后皮肤不良反应评估及分级

（一）化疗后皮肤反应的评估

（1）首先应确定患者皮肤改变的程度、性状。

（2）做好频率评估，通过对肿瘤患者进行急性期的评估，做好相关护理。

（3）通过对肿瘤化疗患者进行皮肤颜色、渗出量、坏死、感染的情况评估，观察患者的皮肤黏膜、是否出现水疱、疼痛等情况。

(二)化疗后常见皮肤不良反应分级

下面主要介绍美国和我国应用较多的评估方法。美国国家癌症研究所制定了常见皮肤不良反应分级标准(表 6-1),目前国内外临床试验中皮肤不良反应常参考此分级标准进行分级。

表 6-1 美国有关皮肤毒性的评定和分级标准

不良事件	1级	2级	3级	4级	5级
皮肤干燥	无症状	有症状,但不干扰日常生活	有症状且干扰日常生活		
脱发(头发或体毛)	变稀或斑秃	全秃			
色素沉着	轻微或局限性	明显或广泛性			
指甲改变	变色、褶皱、反甲、凹甲、点蚀	部分或整个指甲缺失、甲床疼痛	干扰日常生活		
光敏性	无痛性红斑	痛性红斑	红斑伴脱皮	威胁生命或功能障碍	死亡
瘙痒	轻度或局部	强烈或广泛	强烈或广泛且影响日常生活		
毛细血管扩张	少	中等量	多且融合		
皮疹/脱屑	无症状的斑、丘疹或红斑	伴有瘙痒或有症状的斑、丘疹或疱疹;局部脱屑,面积 < 50% 体表面积,处理后仍存在	严重而广泛的红皮疹或斑、丘疹或疱疹,脱屑面积>50%体表面积	广泛表皮剥脱、溃疡性或大疱性皮炎	死亡
痤疮/痤疮样皮疹	处理后消失	处理后存在	伴有疼痛、瘢痕性、毁容、溃疡或脱屑		死亡
皮肤/手足皮肤反应	轻微的皮肤改变(红斑)或皮炎,不伴疼痛	皮肤改变(脱皮、水疱、出血或水肿)或伴疼痛,不干扰功能	溃疡性皮炎皮肤改变伴疼痛,干扰功能		
其他皮肤病表现	轻度	中度	重度	危及生命或功能障碍	死亡

因表皮生长因子抑制剂导致的皮疹主要发生在头面部、胸背部,与普通皮疹、痤疮存在一定差异,所以该分级方法缺乏针对性。我国肿瘤专家对美国关于皮肤毒性反应分级的标准进行了简化,将皮肤不良反应综合征按皮损的范围、主观症状的有无、是否影响日常生活及有无感染,分为轻度、中度、重度 3 级,这种分级方式更便于临床应用,见表 6-2。

表 6-2 中国简化版皮肤毒性皮疹分级方法

分级	特点
轻度	皮疹范围较局限(如丘疹脓疱型病变主要局限于头面部),几乎无主观症状,对日常生活无影响,无继发感染
中度	范围比较广泛,主观症状轻,对日常生活有轻微影响,无继发感染征象
重度	范围广泛,主观症状重,对日常生活影响大,有继发感染的可能

五、皮肤不良反应处理原则

皮疹、皮肤干燥及瘙痒的处理原则参考分级标准,确定病变程度分级,然后按照其严重程度逐级进行处理。

1. 轻度毒性 患者可能不需要任何形式的干预,做好常规护理,保持皮肤清洁干燥,亦可局部使用复方醋酸地塞米松软膏(皮炎平)、氢化可的松软膏(1%或 2.5%)或克林霉素凝胶(10%)及红霉素软膏;皮肤干燥伴痤疮者,可予薄酚甘油洗剂(每天 2 次)或苯海拉明软膏涂抹瘙痒局部;不应因控毒性而更改化疗药物的剂量;2 周后再次评估,若情况恶化或无明显改善则按中度毒性处理。

2. 中度毒性 遵医嘱局部使用氢化可的松软膏(2.5%)或红霉素软膏,并口服氯雷他定;对皮肤干燥伴瘙痒者,可予苯海拉明软膏或复方苯甲酸软膏涂抹瘙痒局部;有自觉症状者应尽早口服米诺环素(100 mg,每天 2 次);2 周后再评估,若情况恶化或无明显改善按重度毒性处理。

3. 重度毒性 干预措施基本同中度毒性,但遵医嘱药物剂量可适当增加。必要时可予冲击剂量的甲泼尼龙(甲强龙),并可减少化疗药物剂量;若合并感染,则选择合适的抗菌素进行治疗如头孢呋辛(250 mg,每天 2 次);若 2~4 周后不良反应仍未充分缓解,则考虑暂停用药或中止治疗。

六、护理措施

(一) 保护性隔离

皮肤缺损患者,应尽量减少外出,并加强自身及周围环境消毒,减少感染情况的发生。消毒患者所在室内环境,使用消毒液对房间内的物品、地面等进行擦拭,给患者使用经过消毒灭菌的床单,保持室内清洁,减少污染。照顾者在更换敷料时,应注意手卫生,使用无菌手套,并避免出现血液接触。

(二) 化疗患者常规皮肤护理

化疗患者常规皮肤护理主要包括:①将室内温度维持在 22 ℃左右,湿度应保持在 50%左右。②患者采用温水洗浴,水温过高将会导致患者出现皮疹加重的情况,因此应避免水温过高。使用温性保湿、不添加香料和乙醇、非类固醇类的洗浴、护肤用品,避免使用刺激性乳液,做好皮肤护理。③穿宽松、柔软的棉质衣服和舒适的鞋袜。④尽量减少阳光照射。⑤定期修剪指(趾)甲，但避免过短。⑥清洁家居和餐具、洗衣时，需戴防水保护性手套。避免频繁洗手、洗澡；避免接触过冷或过热的物体。⑦出现皮疹时还需预防感染，忌用手挤压。出现干燥症时不在寒冷、干燥或高温天气外出。⑧手足综合征患者应尽可能地将皮肤暴露在温湿度适宜的空气中，忌阳光直射，避免极端的温度、压力和皮肤的摩擦。

(三) 放射治疗患者的日常护理

为防止皮肤、黏膜损伤，患者放射治疗期间应注意：①照射处皮肤忌摩擦、理化刺激，忌搔抓，保持清洁干燥，洗澡禁用肥皂、粗毛巾搓擦，局部用软毛巾吸干；②着柔软的棉质衣服，及时更换；③局部皮肤出现红斑瘙痒时禁搔抓，禁用乙醇、碘酒等涂擦；④照射野皮肤有脱皮现象时，禁用手撕脱，应让其自然脱落，一旦撕破皮易感染且难以愈合；⑤外出时戴帽，避免阳光直接暴晒，减少阳光对照射野皮肤的刺激。

(四) 预防性护理

为避免患者出现无意识抓挠皮肤的情况，患者应定期修剪指甲，入睡前可戴上手套。根据相关研究表明，对于一些患者来说使用皮质类固醇类药物能够减少皮疹。可保持皮肤湿润，避免因干燥引起皮疹的发生。

(五) 饮食护理

患者由于在手术、放化疗过程中消耗较大，因此在术后应给予高维生素、高热量、高蛋白的食物，从而增加患者的抵抗力。在做好饮食护理的同时，给予患者心理护理、康复护理，做好术后重建。在增加患者肌肉力量的同时，做好康复护理，改善心理恐惧情绪，从而更好地完成术后治疗。

(六) 皮肤黏膜护理

化疗可引起不同程度的皮肤反应，轻者出现皮肤干燥、色素沉着、全身瘙痒，重者形成斑丘疹，有渗出液或小水疱。其主要护理措施包括：①禁止患者抓挠并遵医嘱采用药物止痒治疗，防止破损感染；②发生剥脱性皮炎者，应采取保护性隔离，局部涂氧化锌软膏，红外线照射每日2次；③保持皮肤清洁、干燥，注意个人卫生，穿棉质服装；④睡前及三餐后漱口；⑤妇科肿瘤患者，必要时行阴道冲洗，保持肛周皮肤清洁，不用刺激性清洁用品如乙醇、肥皂等；⑥注意休息，适当进行日常活动；⑦保持室内整洁，创造舒适的休养环境，减少不良刺激；⑧做好皮屑的清理，使用生理盐水进行清创处理。如果患者皮肤出现糜烂，应立即前往医院诊治。

(七) 外用药物

1. **尿素软膏**　研究表明接受表皮生长因子受体拮抗剂治疗时，将10%的尿素乳膏均匀涂抹于手足部，3次/d，持续12周。相对于常规护理，10%的尿素乳膏能降低服用表皮生长因子受体拮抗剂患者2级或以上手足综合征的发生率，表明含尿素成分保湿剂可预防激酶抑制剂所致手足综合征。

2. **芦荟胶**　可以使用芦荟胶降低表皮生长因子受体拮抗剂所致皮疹的发生率及其严重程

度，减轻指甲改变发生的严重程度可以考虑应用芦荟胶提高表皮生长因子受体拮抗剂所致皮疹治疗的有效率。芦荟胶预防：预防性使用时可将芦荟胶均匀外涂于皮肤反应的好发部位，包括面部、胸部 V 形区、背部及手指、足趾趾甲甲沟部位，每天 2 次（早晚各 1 次），直至化疗结束或非计划停药后 2 周。对芦荟胶过敏者不得使用。芦荟胶治疗：出现皮疹时，将芦荟胶均匀涂抹超过皮疹周围 1 cm 范围，轻轻按摩以利于吸收；中度皮疹 2~3 次/d，重度皮疹 4 次/d，持续 2 周。对芦荟胶过敏者不得使用。

3. 中药制剂　研究表明沙参麦门冬汤加减方、消疹散或扶正消疹方、蒲腥解毒汤、皮疹方颗粒或银翘散加减方等中药制剂可减轻表皮生长因子受体拮抗剂所致皮疹发生的严重程度。有研究显示可以使用止痒平肤液、多西环素、联合米诺环素治疗中重度痤疮样皮疹，相对于单独使用米诺环素效果更好。

4. 其他　可以使用米诺环素降低表皮生长因子受体拮抗剂所致皮疹的发生率，可以考虑局部使用 0.1% 维生素 K 乳膏预防和治疗表皮生长因子受体拮抗剂所致皮疹。维生素 K 是一种的激活剂，可以解救由西妥昔单抗等抑制剂引起的皮肤毒性反应，并且外用可以直接作用于皮肤又保证最小的吸收量。

5. 水胶体敷料　应用水胶体敷料减轻表皮生长因子受体拮抗剂所致手足综合征发生的严重程度，当出现表皮生长因子受体拮抗剂所致手足综合征时，将含有神经酰胺的水胶体敷料贴于手部或足部患处，每 2~3 d 更换 1 次，持续 4 周，能降低表皮生长因子受体拮抗剂所致 2 级或以上手足综合征的发生率。

(八) 甲沟炎的处理方法

对指甲脱色和褶皱等改变，可不做特殊处理；一旦出现甲沟炎，则可应用金银花水泡足或手，莫匹罗星（百多邦）、环丙沙星（达维邦）或夫西地酸（立思汀）外涂；若症状无缓解，给予米诺环素或头孢呋辛口服，严重者可外科拔甲治疗。

(九) 皮肤护理误区

不推荐采用局部冷疗降低化疗所致皮疹、指甲改变（变色、隆起、脱落）的发生率。不应用防晒剂降低表皮生长因子受体拮抗剂所致皮疹的发生率及其严重程度。预防性使用防晒剂不能降低患者的皮疹总发生率。

▶ 第六节　进食进水护理

一、概述

肿瘤本身就是一种严重耗损机体能量的疾病，肿瘤患者的营养不良发生率为 40%~80%，研究表明，约 40% 的恶性肿瘤患者死于营养不良和营养不良并发症，而非肿瘤本身。饮食营养是维持生命、保持健康的物质基础，在很大程度上饮食对机体的机能和状态有重要的影响。管理肿瘤患者进食进水，并非为了根治肿瘤，而是通过纠正或改善患者的营养状况和免疫功能，减少围手术期并发症，提高患者对手术等应激的耐受性，加速伤口愈合，减少放疗、化疗的不良反应，改善生活质量，提高近期疗效和延长生存期。

二、化疗患者进食进水护理

化疗是临床治疗肿瘤的主要手段之一，能够抑制癌细胞增殖、扩散。化疗最常见的不良反应是胃肠道反应，几乎所有的化疗药物都会引起患者不同程度的胃肠道反应，引发恶心、食欲减退、口腔溃疡及呕吐等症状。肿瘤患者治疗期间的饮食应包含谷薯类（米饭、面食）、蔬菜水果类、肉禽蛋类、奶及豆制品类，食物之间可以彼此配合、互为补充，从而增强机体抵抗肿瘤的能力。

（一）食物选择

患者要遵循健康饮食原则，多食用高热量、高维生素、低脂肪、高碳水化合物、高蛋白的食物，多吃豆类食物，粗细粮搭配，多吃新鲜的水果和蔬菜，少吃油腻食物，以促进消化，减少便秘的发生。为患者准备食物的过程中要注意色、香、味俱佳，这样可以激发患者的食欲，增强营养。治疗期间患者应多喝水，以确保水电解质平衡，促进体内化疗药物的代谢。

若胃肠道反应严重，对于仅能进食半流质或流质的肿瘤患者来说，半流质饮食可以选择粥、烂面、小馄饨等，荤菜可以选择肉末、鱼片、虾仁等，蔬菜水果可以选择菜泥、软土豆、果泥等，除此之外，鸡蛋羹、嫩豆腐、豆腐脑等也都是可以吃的。流质饮食可以选择米汤、芝麻糊、藕粉和汤类（肉汤、鱼汤、菜汤）等，果汁、豆浆等也是可以食用的。若患者出现能量不足或蛋白质摄入不足，可咨询营养师或在医师的指导下合理、适当补充特殊医用配方食品。

肿瘤合并糖尿病患者补充能量应该限制纯糖和含糖过多的点心，少食精白米面，多选择一些含膳食纤维多的杂粮，粗细搭配，比如：红豆饭、玉米饭、全麦面包、全麦馒头、燕麦粥、小米发糕、荞麦面。对于体重正常的患者，需减少精白米面等精致碳水化合物的摄入，增加优质蛋白质、植物脂肪、蔬菜水果的摄入。对于消瘦的患者，即使血糖偏高，也要增加能量的摄入。患者可以通过增加进餐次数或者口服一些糖尿病专用型肠内营养制剂来补充营养。对于超重或肥胖的患者，应该适当控制体重，选用低热量但是高营养的食物，比如增加全谷物类、蔬菜类及大豆制品作为每日三餐的主食，减少动物性食物、含糖量高的点心及含糖饮料的摄入等。食物的种类及食用的量都应在监测血糖的前提下选择。无法正常进食或者进食较少的患者建议再食用一些糖尿病专用型肠内营养制剂等。

（二）食物的烹调方式

烹调方式健康化，以蒸、煮、烩、炒为主，少用煎、炸、烤等方式，减少油脂、盐、酱油、味精等的用量。在此基础上，制定适合患者情况的饮食计划，做到定时、定量、定餐。

（三）食物温度

因化疗而导致胃炎的患者，应吃温热的饮食；有咽部疼痛的情况时，可遵医嘱在进食前给予轻微的局部麻醉，可用利多卡因漱口液含漱后再进食低温食物或冷食，若腹泻、呕吐、腹痛严重者，应暂禁食，立即就医。

（四）进食时间

化疗当天可将早餐提前 2 h、晚餐推后 1 h。因化疗药物进入体内 3~4 h 血药浓度达高峰，早餐后 2 h 开始化疗，胃内容物基本排空，晚餐延迟使化疗药物在体内充分代谢，可不同程度减轻恶心、呕吐等症状。

（五）进食环境

开窗通风保持室内空气清新，进食前用淡盐水漱口，保持口腔清洁无异味，必要时播放轻柔的音乐，以减轻患者的压力，注意增加饮食的种类及色、香、味，以促进患者食欲。

（六）进食习惯

三餐前应减少进食水果、零食，餐后不要立即平躺，保持进食姿势 30 min，卧床者可枕头垫高，有助于降低呕吐风险。呕吐剧烈时不要强迫进食，以免加重呕吐症状，但要注意及时补充水分和电解质。可准备一些餐间零食，比如坚果、水果、酸奶、饼干或其他患者喜好的食物。

（七）出现胃肠道反应时的对症饮食

1. 食欲下降　摄入营养丰富且易于消化的食物，少食多餐，进食开胃食品，如山楂、白萝卜、香菇等，用酸奶替代牛奶。

2. 恶心、呕吐　不宜急于大量进食，首先应补充水分，服用温热淡盐水加白糖。同时要限制进食香蕉、核桃、茄子等，以减少体内游离的 5-羟色胺含量，避免刺激呕吐中枢产生呕吐症状。

3. 腹泻　避免进食辛辣刺激、生冷、油腻及油炸、过高糖分的饮料或果汁，宜进食温热的燕麦粥、去皮水果、土豆和南瓜等。

4. 便秘　每日饮水量应至少 1500 mL，进食富含膳食纤维的食物如蔬菜、水果、薯类有利于防止便秘的发生。此外，足够油脂的摄入也是必要的。

5. 口腔黏膜炎　要保持口腔清洁，勤漱口，以流质或半流质食物为主，如牛奶、豆浆等。避免过热、过酸及刺激性饮食。

6. 贫血、白细胞下降　可以多吃高蛋白食物，如牛奶、瘦肉、鸡蛋、鱼虾等，也可多吃红枣、花生、核桃。

三、恢复期患者进食进水护理

（一）能量适度，保持理想体重

患者饮食摄入以每餐七八分饱为最佳，少食多餐，非肥胖患者以体重不下降为标准，切忌饥饿。

（二）增加蛋白质摄入量

奶类、蛋类、鱼类、肉类、豆类是优质蛋白质来源。总体上说，动物蛋白优于植物蛋白，乳清蛋白优于酪蛋白。饮食要荤素搭配(荤:素=1:2),控制红肉(猪肉、牛肉、羊肉)及加工肉类(如香肠、火腿)摄入量。

(三)主食品种合理选择

主食的品种应更加丰富,推荐食用完整谷类,尽量避免精细加工和过度加工的食物。推荐大米、全麦、燕麦、玉米、紫米等五谷杂粮,这些食物升糖慢,有利于胰岛素水平的稳定。同时粗加工的谷类含有大量对人体有利的维生素和矿物质。避免或少吃精制糖类,因为肿瘤患者可能存在胰岛素抵抗而导致高血糖,尤其是中晚期肿瘤患者。同时建议饮食合理搭配,比如食用掺有豆类的米饭,可在提供天然糖类物质的同时提供优质的蛋白质。

(四)优化油脂的种类

恶性肿瘤患者要减少饱和脂肪,即动物脂肪的摄入,多选择富含单不饱和脂肪酸、ω-3 多不饱和脂肪酸、ω-6 多不饱和脂肪酸的食物,这些食物有抗氧化、维持正常的细胞膜功能、抗炎症等作用。富含上述不饱和脂肪酸的食物主要包括种子类和鱼类。研究证明,每日食用种子类食物,如亚麻籽、芝麻、向日葵子和南瓜子等对补充上述必需脂肪酸及人体所需的矿物质、维生素 E 等非常有帮助;条件允许的家庭可使用橄榄油做菜,对增进健康有利。推荐每周吃 3 次鱼类,以深海鱼为主,如三文鱼、沙丁鱼、金枪鱼等,必要时,也可以服用鱼油胶囊。

(五)增加蔬果摄入量

推荐肿瘤患者每日食用 500 g 以上的蔬菜。多选择十字花科类蔬菜,包括:①白菜类,如小白菜、菜心、大白菜、紫菜薹、红菜薹等;②甘蓝类,如花椰菜、芥蓝、青花菜、球茎甘蓝、西蓝花等;③芥菜类,如叶芥菜、茎芥菜、根芥菜(大头菜)等;④萝卜类,尤其是胡萝卜;⑤其他类,蘑菇、香菇等菌类也是对肿瘤患者有益的食物。推荐每日食用 300 g 以上的水果,包括苹果、梨、猕猴桃、橙子、浆果类(草莓、黑莓、蓝莓等)等。

(六)充足的水分

身体里的所有细胞都需要水来维持其功能。如果水分摄入不足,或者因呕吐、腹泻丢失水分,就会脱水,导致电解质紊乱,严重可危及生命。建议每天摄入 30~40 mL/kg 的水。如果伴有呕吐或腹泻,须额外补充温盐水,所有液体(汤粥、牛奶,甚至冰激凌等)都应被计入一天的需水量中。

(七)改变生活习惯

早睡早起,保持充足睡眠。避免过咸食物及盐加工食物(如腌肉、腌制蔬菜)。戒烟禁酒。不能以保健品代替营养素,保健品在营养良好的条件下才能更好地发挥作用。避免含糖饮品。

(八)摄入益生菌及益生元

益生菌是一种含活性微生物的生物制剂,能调节肠道细菌丛的平衡。益生元能选择性地刺激肠道某一种或几种细菌的生长和(或)活性,从而调节肠道微生态细菌的比例,使少数有益菌成为优势菌。研究显示,益生菌和益生元可以通过调节宿主的肠道菌群,改善患者的代谢和免疫情况,从而起到抗肿瘤的作用。此外,一些益生菌菌株可以减少肿瘤患者术后炎症的发生,并且口服益生菌也能缓解化疗或放疗相关性腹泻及应用化疗药物或止痛药物引起的便秘。

四、无法经口进食的肿瘤患者

(一)肠内营养

无法经口进食的患者,在胃肠功能可以耐受的情况下,尽量通过管饲进行肠内营养。为保证胃排空,减少返流,尽可能维持患者正常的胃肠道功能,减轻管饲带来的不适,可以通过调整体位、护胃药物和促进肠动力药物保证管饲的进行。管饲的同时仍鼓励在保证安全的前提下让患者经口少量进食,维持口腔、食道正常功能。

1.管饲管道的选择　经口/鼻胃管损伤小,操作难度不大,易于居家时继续进行肠内营养支持,可以作为管饲途径的首选;鼻空肠管和经皮肠内置管由于需要内镜或外科手术,相对损伤较大,一般不作积极推荐。

2.营养制剂的主要类型　2005年出版的《国家基本药物目录》将肠内营养制剂按氮源分为三大类:氨基酸型、短肽型(也称为要素型)、整蛋白型(也称为非要素型)。上述三类又可分为平衡型和疾病适用型。此外,尚有组件型制剂,如单纯氨基酸/短肽/整蛋白组件、糖类制剂组件、长链/中长链脂肪制剂组件、维生素制剂组件等。

(1)氨基酸型肠内营养剂:常温储存下的散剂,以氨基酸为氮源组成,适用于胃肠道能障碍及重症代谢障碍患者。如:短肠综合征、克罗恩病、溃疡性结肠炎、消化不良综合征、大面积烧伤者等不能接受含蛋白质的肠内营养剂的患者。该类主要品种有:爱伦多,含18种氨基酸,并含有少量谷氨酰胺;维沃,含游离氨基酸、谷氨酰胺、脂肪、硒、铬等微量元素。

(2)短肽型肠内营养剂:常温贮存下的散剂或乳剂,主要由乳清蛋白水解物、麦芽糖糊精、植物油、矿物质、维生素、微量元素等组成。适用于代谢性胃肠道功能障碍、危重疾病、营养不良的术前喂养、术前或诊断前的肠道准备。其主要品种有:百普素,含有麦芽糊精、水解乳清蛋白、矿物质、维生素和微量元素等;百普力,其成分和适应证与百普素相同,但其剂型为乳剂。

(3)整蛋白型肠内营养剂:剂型可以分为散剂、混悬剂或乳剂。散剂与混悬剂可室温下贮存,而乳剂应在25℃以下贮存,切勿冰冻。适用于机械性胃肠道功能紊乱患者、厌食及相关疾病患者、代谢性胃肠道功能障碍患者、营养不良患者的术前喂养、危重疾病患者、术前或诊断前肠道准备等。

(4)组件型制剂:有单纯氨基酸/短肽/整蛋白组件、糖类制剂组件、长链/中长链脂肪制剂组件、维生素制剂组件等。

(5)自制匀浆膳:把新鲜的饭菜用料理机打成糊状,通过鼻饲进食,同时遵循高碳水化合物、高蛋白、高纤维,适当高热量饮食的原则。

3.肠内营养输注方式　包括持续性输注、周期性输注、顿服及间断输注等。

(1)持续24小时输注:喂养速度缓慢,是老年患者开始应用肠内营养的首选方式,通常用于危重患者小肠直接输注肠内营养。

(2)周期性输注：包括每天 8～12 h 的特殊时段持续喂养，通常选择夜间输注，输注至胃或空肠。同时鼓患者白天经口进食。

(3)顿服：少量多餐，在指定间隔下(4～6 次/d)短期输入肠内营养。此方式是将肠内营养制剂快速输入胃内，需注意胃空肠造口患者不能耐受此方式。

(4)间断输注：类似于顿服，但每一次输注的时间更长，更容易耐受。胃空肠造口患者不建议用此方式。

4.肠内营养输注的监测　肠内营养的并发症(如腹泻、恶心、呕吐、倾倒综合征、便秘、吸入性肺炎、水和电解质紊乱等)发生率虽然较低，但仍有发生，因此在进行肠内营养时，必须严密监测管饲营养患者在代谢与营养两方面的平衡，使并发症减少到最低限度。其主要监测内容包括：

(1)监测鼻饲管位置：在喂养前，须确定管端的位置。胃内喂养以吸出胃内容物证实，如胃内无内容物或管端在十二指肠或空肠，则可听气过水声。

(2)床头抬高 30°～45°。

(3)监测肠内营养制剂的浓度和滴注速度。第 1 天从半量开始滴注，起始输注速度控制在 40～50 mL/h，24 h 后再逐渐增至需要量。

(4)胃内喂养时，每隔 2～4 h 检查胃残留物的量。其量不应大于前 1 h 输注量的 1.5 倍。当肠内营养液浓度与量可满足患者营养需要并能耐受时，每日检查胃残留物一次，其量不应大于 150 mL，如残留物过多，应降低滴速或停止输注数小时。

(5)间歇输注时，每次喂养后应以 30～50 mL 温水冲洗鼻饲管。

(6)每日更换肠内营养输注管路，给肠内营养支持所用容器消毒。

(7)记录 24 h 出入液体量，肠内营养液与摄入的其他液体应分开记录。

(8)开始管喂的前 5 d，应每日记录能量及蛋白质(氮)摄入量。输注恒定后，可每周记录 1 次。

(9)定期检测并记录体重、氮平衡、液体出入量，以及营养指标(肌酐、皮褶厚度、身高指数等)和免疫指标。

(二)肠外营养

肠外营养是经静脉途径供应患者所需要的营养素，包括碳水化合物、脂肪乳剂、氨基酸、维生素、电解质及微量元素。当肠内营养不能满足营养需求时，可加用肠外营养，必要时采用全肠外营养。目前临床上应用最广泛的是全营养混合液，它将各种营养物质按一定比例配制而成，然后混合输入。这使营养输注更全面，操作更加简便，从而减少了感染机会。

▶ 第七节　排尿排便护理

一、概述

受疾病、药物或心理因素的影响，肿瘤患者可能会出现排尿排便异常，甚至晚期、临终肿瘤患者可能还会出现大小便失禁，不仅降低患者的舒适度，还影响患者的健康，如失禁性皮炎、肾结石、肾功能下降等。

二、便秘患者的护理

便秘是指排便困难或排便次数减少，且粪便干结，便后无舒畅感。排便次数减少是指每周排便少于 3 次。排便困难包括排便费力、排出困难、排便不尽感、排便费时及需手法辅助排便等。便秘可分为轻度、中度与重度便秘。轻度便秘是指症状较轻，且不影响日常生活，经一般处理，吃通便的蔬菜水果就能好转，无须用药；中度便秘可稍微影响日常生活，患者可自感稍微不适，必须治疗或少量用药；重度便秘指便秘症状持续且患者异常痛苦，严重影响日常生活，不能停药或治疗无效。根据肿瘤患者的生活、饮食习惯和不同性格特征，做好个性化的护理，分析产生便秘的原因，进行恰当的、针对性的护理。

(一)饮食护理

饮食调整是治疗便秘的基础。

1.摄入足够的膳食纤维　膳食纤维是不能被人类胃肠道中的消化酶所消化的，也是不能被吸收利用的多糖，是大便的主要成分，它在预防便秘上起到举足轻重的作用。它通过增加大便的体积起到刺激肠蠕动的作用，同时还有和肠壁"争夺"水分的作用，使大便不那么干燥。因此，肿瘤患者应摄入充足的膳食纤维，《中国慢性便秘专家共识意见(2019)》推荐膳食纤维的摄入量为每天 20～35 g，建议每天应摄入水果和蔬菜，同时主食注重粗细搭配，逐步将膳食纤维含量高的食物(如：全麸谷物、各种豆类、即食蒸麦片、带皮苹果、香蕉、熟玉米等)增加到膳食中。

富含膳食纤维的食物常常口感比较差，且肿瘤患者因疾病或治疗，食物难以下咽，照顾者可通过烹调工艺(细切、粉碎、调味等)制作成细软可口的食物。膳食纤维包括可溶性膳食纤维和不溶性食纤维，含可溶性纤维比例较高的食物细滑、口感比较好，还可以作为肠道菌群的底物，具有益生元性质，对肿瘤患者尤为合适。鲜嫩的蔬菜瓜果如梨、李子、柑橘、苹果、西瓜、桃子等，都富含可溶性膳食纤维。不溶性膳食纤维能刺激胃肠蠕动，利于粪便的排出，可预防便秘，如韭菜、芹菜、菠菜等。

2.摄入足够的水分　《中国居民膳食指南(2022)》建议的每日饮水量为 1500～1700 mL。水具有润滑肠道、促进排出体内代谢物和毒素的作用。多饮水、常饮水可以在一定程度上缓解便秘，如果只增加膳食纤维而不增加水分摄入，会使便秘更加严重。建议肿瘤患者不要等到口渴时再喝水，养成健康的生活作息，定时和主动喝水，尤其是晨起和运动前后都应该适当补水，早晨起床后喝 200 mL 温水，既可降低血液的黏稠度，又能刺激胃肠蠕动，有利于排便。

3.选择润肠通便的食物　如蜂蜜、芝麻、核桃仁、松子、银耳、百合等。如果说增加膳食纤维是增加肠内容物的量，那么适当吃些润肠通便的食物就是解决大便便质的问题，有助于让大便变软变滑，同时也让肠壁顺滑，避免排便痛苦等症状。

4.适当进食产气食物及 B 族维生素丰富的食物　如白薯、香蕉、生蒜、生葱、生黄瓜、生萝卜、木耳、银耳、黄豆、玉米及瘦肉等，利用它们在肠道内的发酵产气作用，产生鼓肠，以增加肠蠕动，利于排便，但要注意不可过多食用。

5.补充益生菌　益生菌可以刺激肠道蠕动，有利于缓解便秘。便秘患者可以饮用含有益生菌的乳制品，如酸奶等，或者口服益生菌补充剂来缓解便秘。

6.其他　少饮浓茶或含咖啡因的饮料，禁食生冷、辛辣及煎、炸、熏、烤等刺激性食物，其易引发燥热，导致排便困难。

(二)合理运动

运动可以刺激肠道蠕动，有利于缓解便秘。肿瘤患者根据病情及康复情况，根据医护人员的建议，选择适合自己的运动。运动的目标是保持或增加肌肉含量，运动的重点是锻炼腹肌和腰部，加强腹肌力量。

1.适当的体育锻炼　照顾者应陪同患者进行适当的体育锻炼，患者可以根据自己的体质和体力选择散步、太极拳、保健操等，以轻运动量的项目为宜，适当控制运动强度和时间，要以安全(不跌倒)、不感觉劳累为原则。对于卧床患者，照顾者可以帮助其进行床上主动或被动活动，即便是坐起、站立或在床边走动，对排便都是有益的。

2.腹式呼吸　患者注意使用腹式呼吸方法，锻炼横膈的收缩力量。此外，还可做缩肛运动，可增强大脑对肛门括约肌的控制。

3.腹部按摩　对于疾病、卧床等原因导致肠蠕动减弱的患者，可由照顾者协助或患者自己按摩腹部，使肠道产生被动运动，促进排空。具体操作方法为：操作前应排空小便，患者取仰卧位，双腿屈曲，放松腹肌，照顾者或患者将手掌的大小鱼际按在患者脐周，从右下腹开始，沿顺时针向上、向左、再向下至左下腹方向按摩，由轻到重，当按摩至左下腹时，应适当加大按压力度，以不感到疼痛为宜，按压时呼气，放松时吸气，每次 10~15 min，每天早晚各 1 次，也可于餐前 20 min 或餐后 2 h 进行。但此法慎用于腹部术后 2 周内及肠梗阻、肠内肿瘤、急腹症、急性心力衰竭患者。

(三)建立良好的排便习惯

1.定时排便　与患者共同制定按时排便表，利用生理规律建立排便条件反射，每天定时排便。结肠活动在晨醒，餐后最为活跃，建议患者在晨起或餐后 2 h 内尝试排便，排便时集中注意力，减少外界因素的干扰。如有便意立即上厕所，不要留宿便。

2.排便姿势　指导患者排便时身体前倾，心情放松，先深呼吸，后闭住声门，向肛门部位用力解便。对于卧床的患者，减少卧床的时间，可变换体位，从卧位到坐位。能下床的患者，白天可于椅子上休息，如需排便，在病情允许的情况下抬高床头 30°~40°，尽量采取蹲姿和坐姿排便。

3.良好的排便环境　为患者提供良好的排便环境，便器应清洁温暖，体质虚弱的患者可使用坐便椅，或在患者面前放置椅背，供患者搀扶，以提供排便坐姿的依托，减轻排便不适感。有条件者，可在便器两侧安装扶手，帮助患者蹲起，保证安全。

(四)药物治疗

患者长时间便秘，上述措施仍不能缓解时，可采用药物治疗、缓解便秘。需强调的是，患者应根据医嘱服药，不可自行服用药物。

1.容积性缓泻药　容积性缓泻药是便秘患者常用药物，代表药物有车前草、欧车前、麦麸、甲基纤维素及聚卡波非钙。容积性缓泻药在肠道内不被吸收，通过滞留粪便中的水分，增加粪便含水量和粪便体积，使粪便变得松软，从而易于排出。

2. 渗透性泻药　常用药物有乳果糖、聚乙二醇及盐类泻药（如硫酸镁等）。这类药物口服后在肠道内形成高渗状态，保持甚至增加肠道水分，使粪便体积增加，同时刺激肠道蠕动，促进排便，适用于轻度和中度便秘患者。其中，乳果糖还是一种益生元，有助于促进肠道有益菌群的生长，除少数患者因腹泻、胃肠胀气等不良反应需调整药物剂量外，一般可长期服用，特别适用于合并有慢性心功能不全和肾功能不全的患者。盐类泻药过量应用会导致电解质紊乱，如硫酸镁可引起高镁血症等，因此建议老年患者及肾功能减退者慎用。

3. 润滑性缓泻药　包括甘油、液体石蜡、多库酯钠等，可以口服或制成灌肠剂，具有软化大便和润滑肠壁的作用，使粪便易于排出。

4. 刺激性缓泻药　包括蓖麻油、蒽醌类药物（如大黄、番泻叶等）等，这类药物临床上应用广泛，通便起效快，主要通过对肠肌间神经丛的作用，刺激结肠收缩和蠕动，缩短结肠转运时间，同时可刺激肠液分泌，促进水、电解质的交换，从而起到促进排便的作用。

5. 直肠作用药　主要用于急性便秘或大便嵌塞处理，有栓剂和灌肠剂，如开塞露或甘油栓直肠给药。效果不佳可采取小量不保留灌肠。常用的灌肠液有生理盐水、温开水、肥皂水、植物油和石蜡油等。对使用药物等方法治疗后，便秘仍不能解除，经检查系肠梗阻、肠粘连等肠道病变者，应行手术治疗以防肠坏死等并发症。

（五）人工掏粪护理

大便嵌塞梗阻解除前不要轻易给予泻药，可先给予灌肠治疗，若不奏效可进行人工掏粪。人工掏粪具体做法为：①患者多采用左侧屈膝卧位（图6-1），操作者先用石蜡油润滑右手示指及患者肛门，手指缓慢伸入，轻柔地沿直肠壁推进。了解肛门及粪便嵌顿情况，若大便较松软，即可用手指挖出，也可试行注入开塞露通便。②大部分患者存在直肠急性炎症表现，疼痛难以忍受，可给予镇静止痛药或局麻药后再行掏粪。③部分患者大便干结嵌顿较紧，直肠直径扩达10 cm。此时不宜灌肠，可采用金属汤勺取粪，也可采用截石位（图6-2），操作者左手在患者左下腹挤压，女性可用手指压迫阴道后壁辅助。④取粪后结合肛镜仔细检查肛管，了解有无肛裂、痔疮、直肠套叠、新生物等，然后用太宁栓、化痔栓等纳肛，或者外用太宁乳膏、马应龙痔疮膏等药；部分患者有黏膜破损，应消毒后放置引流纱条等处理，同时给予抗生素、服用缓泻药、中药熏洗、留置导尿等治疗。

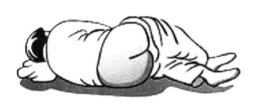

图6-1　左侧屈膝卧位

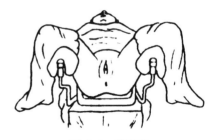

图6-2　截石位

（六）穴位按摩

可遵医嘱为患者定时进行穴位按摩，穴位包括足三里（图6-3）、支沟（图6-4）、中脘和天枢（图6-5）等，可以有效刺激患者的胃肠道，加速肠蠕动，最终达到润肠通便的目的。

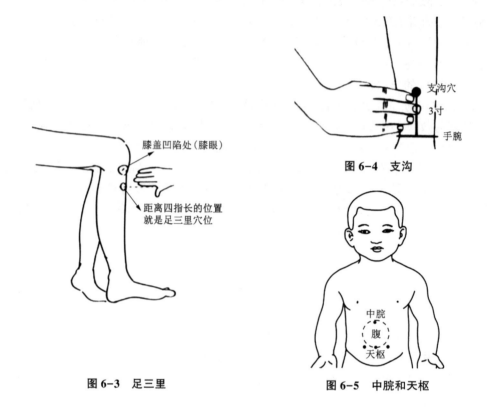

图 6-3　足三里

图 6-4　支沟

图 6-5　中脘和天枢

（七）化疗过程中预防便秘

在化疗用药时辅以缓泻药物，如乳果糖口服液等，润滑肠道，促进胃肠蠕动，预防便秘。在使用长春植物碱类抗肿瘤药物过程中要定期服用大黄、硫酸镁等轻度缓泻剂，以减少便秘的发生。一些止吐药物，也会降低胃肠道蠕动，在用药时应选择便秘不良反应轻的药物，对于呕吐的患者，可以指导患者做放松术，比如看电视、听音乐等，以降低胃肠道反应，减少止呕药物使用次数，以减少便秘的发生。

三、腹泻患者的护理

许多肿瘤患者容易出现腹泻的情况，医学上把这种腹泻称为"肿瘤相关腹泻"。肿瘤相关腹泻一般可发作于不同类型的肿瘤患者，可由肿瘤自身形成，也可由各种治疗或继发感染引起，是肿瘤患者常见的并发症之一，可明显地影响患者的生活质量，那么肿瘤患者应如何应对腹泻呢？下面将进行详细讲述。

(一)合理饮食

1.选择易消化、少渣、低油脂的食物

食物宜选择精米、精面粉、根茎类蔬菜、鸡蛋、瘦猪肉等易消化食物。烹调以煮、烩、蒸、氽为主，不用油炸或浓调味品。腹泻急性期患者要控制膳食纤维的摄入，恢复期逐渐增加。病情严重者，当按照医嘱禁食，缓解后，逐步给予清流质(如米汤、藕粉等)、半流、软食、普食。此外，急性腹泻期饮食应忌糖、牛奶。

2.避免刺激性食物

咖啡因会刺激肠道，加重腹泻，其还具有利尿作用，可加重脱水。所以在腹泻时，不宜摄入含有大量咖啡因的食物如浓茶、咖啡等。此外，辣椒、芥末等辛辣刺激食物除可能加重腹泻外，还易造成腹部烧灼等不适，故腹泻期间，要避免辛辣刺激食物的摄入。

3.避免产气性食物

在腹泻的时候，尽量避免食用一些会引起肠胃胀气的食物，其可能会增强患者的胃肠蠕动，使腹泻加重。与肠道气体增加相关的食物包括乙醇、杏子、香蕉、豆类、芹菜、洋葱、葡萄干和小麦胚芽等。

4.适量补充水分，维持电解质平衡

腹泻期间，要及时有效地补充水分，防止脱水，如少量多次喝水或喝粥等。此外，大量腹泻还会出现电解质丢失的情况，其中钾离子丢失过多可能使患者出现乏力，甚至是心功能异常等症状，所以在饮食中可适量补充一些含钾丰富的食物，如土豆、胡萝卜、芋头等。如果患者出现嘴唇干燥、眼窝凹陷、尿量减少、血压降低或嗜睡昏迷等症状，一定要警惕患者可能出现了脱水和电解质紊乱，症状严重时要及时就医。

(二)注意个人卫生及饮食卫生

1.注意个人卫生　要养成好的卫生习惯，饭前便后要洗手，外出戴口罩。

2.注意饮食卫生　避免在流动食摊和卫生件差的饭馆吃饭；不要在路上边走边吃食物；不要边吃东西边喂宠物；食物要生熟分开，避免交叉污染；吃剩的食物应及时储存在冰箱内，且储存时间不宜过长，食用前要充分加热，以热透为准；尽量少食易带致病菌的食物，如贝壳、螃蟹等海产品，食用时要煮熟，生吃、半生吃、酒泡、醋泡或盐腌后直接食用的方法都不可取；制作凉拌菜时不妨加点醋和蒜；饮用水煮沸后再饮用，因为煮沸可杀灭致病微生物；水果、蔬菜都应清洗干净再吃。

(三)合理运动

肿瘤患者在平时应多做一些户外活动，锻炼身体，增强体质。根据气候变化，及时增减衣服，避免受凉感冒，防止因着凉而引起腹泻。同时应注意居室通风，保持空气新鲜。

(四)合理使用抗生素

抗生素的使用应该在医生的指导下进行，不可随意甚至滥用抗生素，以免造成严重后果。长期使用抗生素容易引起肠道内菌群失调，引起或加重腹泻。在人体肠道中有数以十万亿计的微生物，这些细菌与人体互相依存、互相作用构成微生态平衡，维持人体的健康。近年来由于新的抗生素越来越多，抗菌范围越来越广，在治疗疾病的同时也严重干扰、破坏了微生物的平衡，由此造成的腹泻也越来越多。

（五）合理应用微生态调节剂

肠道菌群失调所引起的腹泻，可以在医生的指导下用微生态调节剂进行治疗。微生态调节剂包含益生菌、益生元及合生元，可促进有益菌的增殖，抑制致病菌的生长，恢复肠道的微生物平衡。

（六）药物治疗

根据腹泻原因和严重程度，可根据医生的指导采取药物治疗，如肠道黏膜保护剂、止泻药等。

1. 肠道黏膜保护剂　常用的黏膜保护剂有蒙脱石散，也就是老百姓所说的思密达。对消化道内病毒、细菌及其产生的毒素有固定、抑制作用；对消化系统黏膜有很强的覆盖能力，通过与黏液糖蛋白结合，增强黏膜屏障对攻击因子的防御，起到止泻的作用。这是目前应用广泛、比较安全有效的止泻药之一。

2. 止泻药　洛哌丁胺（初始剂量 4 mg，随后每 2 h 用 2 mg）是腹泻的标准一线治疗药物。如洛哌丁胺口服后，腹泻未控制，可增加奥曲肽。

3. 中成药　中药和中药制剂需要在中医医师指导下使用。脾虚泄泻的患者，可以服用人参健脾片、参苓白术散等。湿热泄泻的患者，可以服用中药制剂香连丸、固本益肠丸等。

（七）皮肤护理

腹泻常造成肛门或肛周区皮肤损害，呈现糜烂、溃疡、脓肿甚至脓毒血症等，严重威胁患者的生命，应指导和协助患者做到以下几点。

1. 保持干燥　每次大便后，可用温水、湿纸巾，轻轻地将肛门及周围皮肤擦洗干净，然后用纸巾或小纱布轻轻地将水吸干，保持皮肤干燥。

2. 避免长期接触刺激物　腹泻易导致失禁相关性皮炎，在护理中要避免长期接触刺激物，勤洗勤换，避免大便滞留在皮肤上，保持皮肤清洁，尽量选用吸水性好、透气性好的护理垫。

3. 早期预防　腹泻早期，可涂抹凡士林、润肤乳或者香油用于预防，也可喷涂皮肤专用的医用敷料，形成一层保护膜，用于隔离刺激物。需要特别提醒的是，护臀膏只是用来预防，起不到治疗作用，已破溃的皮肤不可涂抹护臀膏。对于严重腹泻导致的失禁性皮炎，皮肤破溃，需要清洁、消毒后遵医嘱用药。

四、尿失禁患者的护理

在肿瘤晚期，当癌细胞侵袭到膀胱之后，就可能引起患者出现尿失禁；或肿瘤对神经造成了损伤，从而使排尿神经系统出现障碍，造成患者出现尿失禁。照顾者应如何正确照料肿瘤尿失禁患者呢？

（一）皮肤护理

患者因尿液浸渍、刺激皮肤，加上患者皮肤的抵抗力降低，会阴部、骶尾部皮肤常出现红肿、湿疹、糜烂等，即失禁相关性皮炎。做好皮肤的清洁、保护和隔离对尿失禁患者来说极其重要。

1. **清洁** 清除残余尿液，避免对皮肤的持续刺激。

2. **保护** 可以涂中性无刺激的润肤剂对清洁的会阴部及肛周皮肤加以保护。

3. **隔离** 多用于尿路感染，尿液刺激频繁的患者，可以使用液体保护膜，隔离尿液对皮肤的刺激。

(二)尿失禁患者护理用具的选择

可根据患者个体特性、生活习惯、自我护理能力和尿失禁的原因等，指导患者选择适当的失禁护理用品。

1. **尿垫、纸尿裤** 尿垫、纸尿裤是目前应用最广泛、最安全的失禁护理用具。它可以有效处理尿失禁问题，不影响膀胱的生理活动及患者的翻身和外出，并且不会造成尿道及膀胱的损害。注意每次更换时，用温水清洁会阴、阴茎、龟头和臀部，并及时更换纸尿裤，保持会阴部清洁干燥，防止尿布疹或压力性损伤的发生。

2. **避孕套式接尿袋** 主要适用于男性患者，使用时应选择适合阴茎大小的尿袋，不应过紧。使用前清洁会阴并保持干燥，尿袋应固定在低于膀胱的位置，防止尿液反流。

3. **保鲜袋接尿法** 优点是透气性好，价格低廉，引起泌尿系统感染及皮肤问题的情况较少。使用时注意松紧适度，避免过紧引起阴茎缺血，并及时更换，防止侧漏，保持会阴部皮肤干燥、清洁，每次排尿后及时更换保鲜袋，更换后清洗会阴部皮肤，阴茎、龟头、包皮等处的尿液及污垢要清洗干净。使用方法：打开保鲜袋口，将阴茎全部放入其中，将袋口对折系一活口，系时不要过紧，留有一指的空隙为佳。

4. **高级透气接尿器** 高级透气接尿器分为 BT-1 型(男)(图 6-6)和 BT-2 型(女)(图 6-7)接尿器两种类型。使用方法：先用水和空气将尿袋冲开，以免尿袋粘连，再将系带系在腰上，男性患者将阴茎放入尿斗，女性患者接尿斗紧贴会阴，然后把下面的 2 条纱带从两腿根部中间左右分开向上，与三角布上的 2 条短纱带连接在一起即可。该方法可以避免出现生殖器糜烂、皮肤瘙痒、感染、湿疹等问题。

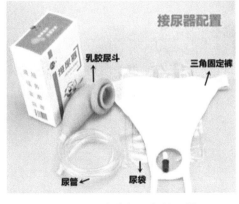

图 6-6 男士高级透气接尿器

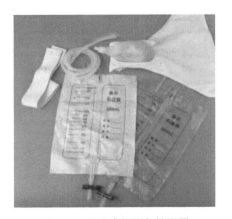

图 6-7 女士高级透气接尿器

5. 留置导尿　对尿失禁严重的患者，应去医院进行留置导尿。其优点在于为患者翻身、更换床单等操作时不易脱落；缺点是长期留置易引起泌尿系统感染，且不利于锻炼膀胱的自动反射性排尿功能。如需长时间留置导尿管，要在医院护士的指导下进行导尿管护理。

(1)清洗患者外阴。

步骤1：准备用物，如便盆(纸尿裤或看护垫)、防水布单、肥皂、毛巾、一次性医用手套、冲洗壶、温水。

步骤2：将布单及便盆(纸尿裤或看护垫)放在臀下。

步骤3：将会阴部打湿，戴一次性医用手套涂抹肥皂后擦洗会阴部(女性要拨开阴唇，男性要拨开包皮清洗)，清洗或擦拭时应注意先清洗会阴部，最后再清洗肛门。

步骤4：一手拿水壶，在会阴部位置上方慢慢将水倒出，同时以戴手套的手洗去肥皂至清洁，冲洗后用毛巾擦干。

步骤5：最后，更换导尿管粘贴部位，并固定好导尿管及尿袋的位置。

(2)留置导尿管注意事项。

①确保管路通畅：卧床患者应经常翻身及活动，可减少尿液混浊，避免导尿管阻塞；翻身及活动后应检查导尿管，避免受压及扭曲致堵塞；沉淀物多时，建议每日经常挤压导尿管(一天至少三次)或每次翻身时即可协助执行，以避免沉淀物阻塞导尿管。

②防止尿路感染：每日早晚各清洁会阴一次，在阴道分泌物多时及排便后，应增加清洁的次数；尿袋高度应低于患者的膀胱位置(在腰部以下)，以防尿液回流造成感染；尿袋不可放置在地上，必要时可在尿袋外面再套上塑料袋，以减少污染；尿袋内积尿不可太多(不超过1/2袋)，一天至少要倒三次，避免尿液回流至膀胱；多饮水，每天至少1500 mL，尽量保持每天尿量至少1500 mL；补充富含维生素C的食物(如柳橙、番石榴)，可减少细菌繁殖，并根据营养师或居家护理师的建议维持足够的营养增加抵抗力，以降低感染的发生率。

③防止导尿管滑脱：用别针固定尿袋于裤管或用丝袜固定导尿管于大腿。尿袋不可拖地，更换位置前先将尿袋内尿液倒干净，避免重力牵扯滑脱。

④处理异常状况：换新的导尿管或不小心拉扯到导尿管都可能有出血现象，但很快就会停止，可密切观察，建议多饮水，以防止血块阻塞导尿管。若出血不止，建议就医。每日观察尿液的量、色及澄明度，若尿量突然减少、颜色变深或尿液混浊，建议就医。导尿管若不慎滑出，需迅速就医。

五、大便失禁患者的护理

肿瘤晚期患者肿瘤转移到颅内，压迫中枢神经可以引起大便失禁。另外，肿瘤转移至腰椎椎体和椎弓根，压迫马尾神经也可以导致大便失禁。我们应如何正确照料大便失禁的肿瘤患者呢？

(一)皮肤护理

1. 注意观察　观察肛周皮肤有无红肿、破损。

2. 清洁　及时清洁肛门周围皮肤，教会患者及其家属每次便后用温水清洁肛门及会阴部，并保持干燥。

3. 皮肤保护　长期卧床的大便失禁患者常有会阴部或臀部皮肤损伤，应该选择适当的皮肤保护剂,防止肛周皮肤长时间受大便刺激。

(1)造口粉和皮肤保护膜:3M伤口保护膜是一种不含乙醇配方的皮肤保护膜,不刺激伤口、无疼痛感,患者使用后感觉舒适。

(2)赛肤润:赛肤润是一种含有人体必需脂肪酸的液体敷料,可在皮肤表面形成脂质保护膜,保护危险部位皮肤,有促进皮肤修复的作用,但不能用于破损皮肤。

(3)蒙脱石散:患处外涂蒙脱石散剂,对创面局部具有收敛止痛、减少渗出、促进愈合的作用。另其含有香兰素,具有除臭保香的作用,使患者及护理者感到舒适。

(4)氧化锌软膏:用氧化锌软膏外涂损伤肛周皮肤,促进创面愈合。氧化锌软膏由氧化锌凡士林配制而成,具有收敛和抗菌、滋润、保护皮肤、促进组织修复的作用,广泛用于大便失禁患者的皮肤护理。

(二)护理用具选择

1. 一次性纸尿片或纸尿裤 一次性纸尿片是应用于大便失禁较早较普遍的方法。其优点是可以收纳粪便使之局限,防止床单污染;缺点是肛周皮肤直接接触粪便,易浸渍,不能起隔离作用,需经意更换,护理工作量及费用大。

2. 一次性导管 采用一次性气管导管、硅胶胃管、气囊肛管等,可接负压引流器或自引导流袋。对于大便呈水样或糊状的患者,可以选用气囊肛管,将气囊肛管插入肛门,肛管末端接一次性引流袋引流稀便。如果患者大便比较黏稠,引流不畅,将肛管与一次性负压引流器相连接,快速有效地吸出肠内稀便。

3. 内置式卫生棉 患者取侧卧位,暴露臀部,取1片内置式卫生棉,操作者戴一次性手套,根据患者大便情况,将内置式卫生棉塞入肛门7~9 cm,放置妥当后,外露棉线末端(拉绳)。将棉线用胶布定于患者臀部,根据患者大便情况4~12 h更换1次。内置式卫生棉具有吸收液体后膨胀的特性,可长时间堵塞肛门,减少排便次数,较长时间保持皮肤的清洁、干燥,减少对皮肤的擦洗次数,减少对皮肤的机械刺激,用于肿瘤患者大便失禁效果良好,待患者每日排便次数下降至6次以下,可改用一次性纸尿片贴于内裤中。

4. 人工肛门袋 在大便失禁患者肛周皮肤还未出现潮红、浸渍等症状前,及时粘贴人工肛门袋,可防止肛周皮肤损伤。一件式造口袋取材方便,衔接紧密,完全无创,操作简单,可以减少粪便对皮肤的刺激,减轻肛周皮损程度,减少压力性损伤的发生。

(三)一件式肛门袋使用

1. 用物及患者准备

(1)患者体位:取侧卧位,膝盖朝向胸部,保持此姿势10 min后,待造口袋粘贴牢固才可翻身。

(2)皮肤准备:肛周有毛应剔除,用生理盐水彻底喷洗肛周皮肤,方纱沾干。

(3)糜烂皮肤处理:肛周皮肤有糜烂可少量涂造口粉后粘贴造口袋。

(4)肛门袋准备:将一件式肛门袋底板沿中央孔径剪裁,一般开口至比肛门括约肌稍大3~4 cm即可。将肛门袋底盘外沿的粘胶相隔1~2 cm呈放射状剪开小缺口,撕开造口袋底板粘贴纸。

2.操作方法

(1)撑开肛周皮肤皱褶。

(2)将造口袋中央孔径对准肛门贴上造口袋，并由内向外抚平造口袋底板，按压造口袋底板2~3 min，使其黏合紧密。

(3)最好配合防漏膏使粘贴更牢固。防漏膏的使用方法：用手撑开肛周皮肤皱褶，将防漏膏均匀涂抹皮肤褶皱一周，宽约1 cm，再贴造口袋沿。

(4)女性患者注意事项：需将造口底盘近会阴方向的外沿粘胶剪去一部分，以避免粘贴时造口袋覆盖尿道口。

3.粘贴后处理

(1)粪水排放：通过造口袋排放口收集粪水，当粪水量达到造口袋容量的1/3时，即应及时排放。排放后用纸巾将造口袋排放口清洁干净。夹好尾夹或扎好橡皮筋。

(2)更换造口袋：如无渗漏可2~3 d更换一次。若出现渗漏则及时更换。

(3)造口袋停用时机：患者排便次数减少至每日3~5次或腹泻停止时，即可停用造口袋。撕除造口袋时，应一手轻压皮肤，一手轻轻撕开粘胶。

(4)会阴冲洗时应尽量避免冲洗液流至造口袋，以免液体渗入造口袋底盘影响粘贴牢固性。

(5)女患者的会阴部护理：采用抹洗的方法进行会阴部清洁，且应将湿棉球稍微拧干，以延长造口袋的使用时间。

(四)预防压力性损伤

注意变换体位、加强营养，可卧气垫床、骶尾部贴减压贴等方法，预防压力性损伤的发生。

▶ 第八节　膳食护理

一、概述

恶性肿瘤是一种消耗性疾病，在治疗肿瘤的过程中，补充营养是肿瘤治疗的重要组成部分，科学、合理的饮食可以改善患者的营养状况，帮助患者更好地应对治疗过程中的不良反应，防止营养不良及肿瘤恶病质的发生，增强患者的体质，提高治疗效果，改善患者的生存质量。但是，由于肿瘤患者的身体状况和治疗情况各不相同，患者的饮食方案也需要个体化制定。

二、恶性肿瘤患者的营养问题

(一)恶性肿瘤患者的营养问题的相关原因

大多癌症患者患病后容易出现体质虚弱，主要原因是营养不良，缺乏蛋白质。因为疾病本身及治疗方法会使患者胃口变差，或出现一些不舒适的症状，影响进食。当摄取的营养物质不能为机体提供足够的能量时，身体就会消耗体内储留的脂肪、蛋白质，导致体重减轻、体质下降。但是，并非所有的癌症患者都有食欲下降、进食困难的症状，因为每个人对癌症治疗的反应有个体差异。此外，进食还与患者自己的依从性及身心状态有关系。若能了解出现营养问题的原因，将有助于解决问题。

1. 肿瘤的影响　肿瘤本身影响营养状况的原因很多，主要表现为以下几个方面：

(1)消化道肿瘤占位可能引起消化道梗阻，导致腹胀和食欲下降。

(2)肿瘤影响机体分泌生物活性物质干扰食欲调节：有些肿瘤细胞会诱导机体释放引起厌食的某些活性因子，如白细胞介素-1、干扰素、肿瘤坏死因子-α 等，影响脑部味觉神经中枢，降低食欲。神经肽与中枢神经系统其他神经递质间神经内分泌通路的紊乱也可能导致食欲下降的症状。

(3)肿瘤消耗宿主的营养：在肿瘤增殖过程中会消耗宿主大量能量和营养，出现锌、铁、维生素 A、维生素 D 等各种营养素的缺乏。这些营养素缺乏会导致患者出现乏力、食欲不振、免疫力下降等问题。

2. 治疗的影响　目前肿瘤治疗手段复杂多样，包括手术、放疗、化疗、免疫治疗、靶向治疗等，但治疗副反应可能会造成人体正常组织、器官不同程度的损害，带来不同程度营养问题。

(1)手术治疗影响：任何手术对身体均会产生不同的影响，可能暂时性地使食欲变差。以消化道手术为例，如胃部手术，食后很快有饱胀感；小肠手术会影响吸收功能等。不同手术影响程度不一。

(2)化疗的影响：化疗药物在杀死肿瘤细胞的同时也会损伤一些正常细胞，多种化疗药物会引起恶心、呕吐、味觉改变、腹泻、胃肠道黏膜损伤等消化道不良反应，导致患者食欲下降。此外，化疗导致的呕吐会直接影响营养的摄取。在化疗过程中，一些消化道正常细胞受到损害，但细胞具有复原的功能，因此症状不会持续很久，几天后就会消失。

(3)放疗的影响：通常只影响接受治疗的局部，如果治疗的部位涉及消化道，可能因治疗的剂量不同，而有不同程度的消化道症状出现。停止放疗后，消化道细胞也有机会再生，放疗所导致的不适现象都会消失。上消化道肿瘤及头颈部肿瘤放疗患者常出现口腔溃疡、疼痛、吞咽困难、味觉改变、口干，同时伴随着食欲下降或者无食欲。子宫、直肠等部位放疗会出现腹痛、腹泻、食欲不振、恶心、呕吐等。

3. 心理因素和习得性厌食

肿瘤患者的食欲受其焦虑、恐惧、精神过度紧张等心理因素的影响。习得性厌食是指患者在放化疗及其他诊疗过程中产生不适或疾病引起痛苦时，对当时的食物产生条件反射，而出现对该食物的厌恶。

(二)恶性肿瘤患者的营养问题的主要表现

肿瘤患者由于身体状况的变化及治疗过程中的不良反应，需要更加注重营养补充。以下是肿瘤患者常见营养问题的主要表现。

1. 营养不良　疾病本身及相关治疗的影响，患者可能会出现食欲不振、恶心、呕吐、口干等问题，导致营养摄入不足。

2. 消瘦　由于肿瘤消耗了患者体内的营养，患者体重下降，甚至出现消瘦。

3.免疫力下降　肿瘤患者的免疫力通常都比普通人低，这意味着他们更容易感染其他疾病。

4.贫血　肿瘤患者可能会出现贫血问题，出现面色苍白、头晕、眼花等表现。

5.水电解质失衡　治疗过程中的药物及肿瘤本身可能会导致患者出现水电解质失衡的问题，表现为口干舌燥、全身乏力等。

针对以上问题，照顾者应协助患者摄入足够能量和营养素的食物，以及适当的药物。

三、肿瘤患者的营养风险筛查及评定

要进行合理的营养治疗，首先需要正确地评定肿瘤患者的营养状况，筛选出具备营养治疗适应证的患者，及时给予治疗。为了客观评价营养治疗的疗效，还需要在治疗过程中不断进行再评价，以便及时调整治疗方案。

评定恶性肿瘤患者的营养状况，需要明确如下两项基本概念：第一，营养不良，包括营养不足和营养过剩（肥胖或超重），营养不足主要以患者体重指数（BMI）$<18.5 \text{ kg/m}^2$，并结合临床情况作为判定标准；第二，营养风险，是指因疾病、手术和营养因素等对患者临床结局（如感染相关并发症、费用和住院天数等）产生不利影响的风险，并非发生营养不良的风险。

评定恶性肿瘤患者的营养状况，一般分两个步骤：首先进行初步筛查，然后进行综合评定。二者是递进的过程，不能混为一谈。前者的主要目的是发现已发生营养不良（营养不足）或存在营养风险的患者，尤其是发现存在营养风险但尚未出现营养不足的患者，结合临床情况，制定营养治疗计划，这一步骤在就诊或入院时即应完成；而后者的任务广泛，要在任何有需要时对营养状态的多种指标进行综合评定，发现营养不良（营养不足）引起的并发症，估计营养需要量，制定营养治疗计划，评估营养治疗疗效等。

营养风险的筛查方法强调简便快捷和高灵敏度，目前常用的营养筛查工具包括：①主观全面评定（subjective globe assessment，SGA），该工具更适合接受过专门训练的专业人员使用；②患者参与的主观全面评定（patient-generated subjective global assessment，PG-SGA），是美国营养师协会所推荐的应用于肿瘤患者营养筛选的首选方法；③营养不良通用筛查工具（malnutrition universal screening tools，MUST），主要用于蛋白质—能量营养不良及其发生风险的筛查；④营养风险筛查（nutritional risk screening 2002，NRS 2002）等。

四、肿瘤患者的饮食种类

(一)普通饮食

普通饮食又称正常膳食。凡是无发热、咀嚼功能良好、吞咽无困难、消化功能无障碍、在治疗过程不必限制饮食的癌症患者，都可以进行普通饮食。普通饮食必须是营养均衡，易消化、无刺激的食物。但要注意色、香、味、形多样化，美味可口。例如，恢复期的癌症患者需要补充充足的蛋白质、热量和多种维生素，应在饮食基础上增加动物蛋白丰富的食品，如牛肉、鸡蛋、鱼、牛奶等；也可以在三餐之间增加2~3次点心，如蛋糕、面包、牛奶、豆浆等；睡前可以吃一些饼干、芝麻糊等食物；患者可多食新鲜的水果蔬菜，在不妨碍食欲的原则下可以多食甜品。限制油煎食物、强烈调味品、过于辛辣的食物。

(二) 软质饮食

软质饮食是一种质软、容易咀嚼和吞咽、比普通饮食更容易消化的膳食。低热、消化不良、咀嚼不便及老年、儿童期的癌症患者，都可选择软质饮食。软质饮食烹调应选用粗硬纤维含量少，制备后容易咀嚼和消化的食物，如软米饭、馒头、包子、面条和各种粥类；肉类应剁碎，菜应切细；蛋类可用炒、煮和蒸等方法。应注意不宜选用油炸及过分油腻的食品、干豆类及辛辣气味浓烈的调味品，如辣椒、芥末等。食用水果应去皮，香蕉、橘子、苹果、梨等均可食用。

(三) 半流质饮食

半流质饮食是一种半流质状态、容易咀嚼和消化、纤维素含量少的食物，如粥、面条、蒸鸡蛋、豆腐脑、碎菜叶、肉末，适合发热、食欲不振、咀嚼或吞咽困难、消化功能差及手术后的癌症患者。另外，癌症患者胃肠道手术前 3 天亦采用半流质饮食。进行半流质饮食时宜少量多餐，每天可进食 5~6 次，目的是减轻患者消化器官的负担和适应患者的耐受能力。

(四) 少渣半流质饮食

少渣半流质饮食是一种特殊的半流质饮食，此种饮食适用于胃肠道手术后的癌症患者。配制时要比较严格地限制饮食的纤维素含量，除过滤的菜汤果汁外，不用其他蔬菜、水果。可采用的食物有细粥类、细面条、鸡肉泥、瘦肉泥、鱼肉、豆腐脑、牛奶和虾泥。此饮食所含的维生素类可能满足不了患者的需要，须口服维生素类制剂。

(五) 流质饮食

流质饮食为液状食物，如米汤、豆浆、牛奶、稀藕粉、果汁、菜汁、肉汁。因所含热量及营养素不足，故仅可短期应用。若较长时间应用，要增加饮食中的蛋白质、热能、维生素和无机盐等。适用于高热、各种大手术后、无力咀嚼食物、食管狭窄、吞咽困难的癌症患者。

(六) 清流质饮食

清流质饮食是一种限制较严格的流质饮食。膳食中不含产气食物(例如牛奶、豆浆、糖等)，比一般流质饮食更为清淡。某些腹部肠道手术后的癌症患者，由静脉营养过渡到流质饮食之前，可以先采用清流质饮食。常采用的食物有米汤、稀藕粉等。

五、肿瘤患者的饮食原则

在制定肿瘤患者的饮食方案时，需考虑患者的病情及个人口味等。以下是患者的饮食原则。

(一) 摄入足够的热量，适当运动

肿瘤患者需要摄入足够的热量以应对身体状况的变化及治疗过程中的不良反应，以维持身体的正常代谢，同时需要保持适量的运动以提高身体机能。

(二)增加蛋白质食物的摄入量

蛋白质是肿瘤患者身体修复和恢复的重要营养素。肿瘤患者需要摄入足够的蛋白质,进而提高自身的抵抗力。

(三)多食用富含维生素和矿物质的食物

肿瘤患者需要多摄入富含维生素和矿物质的食物,以增强免疫力和促进身体恢复。

(四)适量食用高纤维食物

高纤维食物可以促进肠胃蠕动,防止便秘,还可以减少患者的胃肠道问题。但是,如果肿瘤患者出现腹泻等胃肠道问题,应减少摄入高纤维食物。

(五)控制脂肪和胆固醇含量高的食物的摄入

过量摄入脂肪和胆固醇含量高的食物可能会导致患者的肝功能受损,甚至导致脂肪肝和胆囊疾病等。

(六)适当限制盐和糖的摄入量

肿瘤患者需要适当控制盐和糖的摄入量,以防止身体出现水电解质失衡和高血糖等问题。

(七)必要时增加营养支持治疗

肿瘤患者抗肿瘤治疗期和康复期膳食摄入不足,在经膳食指导仍不能满足目标需要量时,建议给予肠内、肠外营养支持治疗。

(八)保持适宜的、相对稳定的体重

六、肿瘤患者的饮食护理

(一)手术前后的饮食护理

1. 手术前的饮食　癌症患者手术前必须加强饮食调养,以增强患者对手术的承受力。手术造成的创伤、失血和禁食等,常引起水、电解质失衡、贫血、营养不良和体重下降等。这不仅影响手术创面的愈合,也影响患者的康复和预后。所以手术前对较消瘦的患者,宜采用高蛋白、高维生素和高热量的饮食,使患者能在短期内增加体重;对较肥胖的患者要给高蛋白、低脂肪的饮食,以储存部分蛋白质并消耗体内脂肪,因为人体脂肪过多会影响伤口愈合。对不同部位肿瘤的患者亦要有针对性地安排膳食,如肝、胆、胰肿瘤的患者要用低脂膳食;而胃肠道肿瘤的患者术前 3 d 要安排少渣半流质饮食,以减少胃肠道内残渣,避免食入纤维含量高、产气多的食物,手术前 1 d 改为流质饮食,手术前 1 d 晚上禁食。一般患者在术前 12 h 应禁食,术前 4~6 h 要禁水,以防止麻醉或手术过程呕吐或并发吸入性肺炎。此外,胃肠道内较多食物积存也会影响手术的顺利进行。

2.手术后的饮食　手术后初期一般采用特殊途径供给营养,如静脉营养,食管癌患者术后可行肠内营养等。胃肠道手术者待其胃肠功能恢复后,可以先给清流质饮食,逐步过渡到半流质饮食,经过一段时间后再依次过渡到软质饮食或普通饮食。为了促进患者的早日康复或尽快接受其他治疗,原则上术后患者应进食高蛋白、高热量和高维生素的营养饮食,如牛肉、羊肉、瘦猪肉、鸡肉、鱼、虾、鸡蛋及豆制品,可多喝牛奶、藕粉和鲜果汁,以及多吃新鲜的蔬菜、水果。

(二)放疗患者的饮食护理

放疗患者保持良好的营养状况是极其重要的。在放疗中,放射线照射在体表接近肿瘤的部位,对人体的正常组织也产生一定的影响,造成局部或全身的放射反应与损伤。以下为放疗过程中产生的与营养失调有关的不良反应的护理。

1.食欲不振　食欲不振是由头颈部放疗破坏了味觉细胞所致。通常会降低对甜、酸的敏感度,增加对苦的敏感度。改善方法为少量多餐,烹调时可加强甜味及酸味,并避免食用苦味重的食物,例如芥菜等,用餐前可做一些轻度的活动,饮少量汤或开胃饮料。

2.口干　口干是由放疗破坏唾液腺所致。改善方法为常漱口,保持口腔湿润,防止口腔感染;每天多饮水或高热量的饮料;避免调味太浓烈的食物;食物应制成滑润的形状,例如果冻、肉泥,亦可和肉汁、肉汤或饮料一起进食,以助吞咽。

3.腹痛、腹泻　放疗部位如果在腹部,如直肠、膀胱、子宫等,引起肠道过度蠕动可引起腹痛、腹泻。改善方法为避免食用易产气、粗糙、多纤维的食物,例如豆类、洋葱、马铃薯、牛奶、碳酸饮料等最好少食。刺激性的食品和调味品亦应避免食用。应少量多餐,食物温度不可太热或太冷。注意水分及电解质的补充,并多选择含钾量高的食物,如蔬菜汤、橘子汁、西红柿汁。

(三)化疗患者的饮食护理

化疗患者的饮食营养应考虑患者的具体病情和因化疗引起的不良反应等。

1.消化道反应的饮食护理　食欲不振、恶心、呕吐、口腔溃疡、腹泻、便秘等是化疗患者最常见的不良反应。此类患者的饮食应清淡、易消化,可进食少渣半流质或少渣软质饮食。注意色、香、味的调配以增加食欲。进餐时,应保持愉快的心情及轻松的环境。若感觉疲劳,应休息片刻,待体力恢复后再进食。恶心、呕吐患者,应少量多餐,避免空腹,避免太甜或太油腻的食物;呕吐严重者,在接受化疗前后 2 h 内应避免进食,可减轻治疗的不良反应与厌食;口腔溃疡患者,应避免食用酸味重或粗糙生硬的食物,可利用吸管吸吮液体食物,注意食物温度以室温为宜;腹泻患者,应使用清淡饮食(如过滤的米汤、清肉汤、果汁等);严重不良反应者应遵医嘱禁食、配合治疗;便秘患者,多选用含纤维的蔬菜、水果(如香蕉等),每日饮水至少 1500 mL,摄入足够的脂肪润滑肠道也是有必要的。

2.骨髓抑制的饮食护理　为防止和减轻骨髓抑制引起红细胞、白细胞、血小板、血色素等的下降,应食用猪肉、牛肉、羊肉、鸡肉、鸭肉、鱼肉、大枣、花生等食物。烹调方法以煮、炖、蒸为佳,不可油煎、火烤。骨髓抑制容易出现发热、贫血等症状。在患者发热期间,应注意增加饮食中的热量、维生素,补充水分和盐,增进患者食欲,根据患者情况灵活搭配饮食。预防或纠正化疗患者的缺铁性贫血,可选择一些含铁丰富的食物,如各种动物的肝脏、肾脏、蛋黄等，蔬菜类有西红柿、菠菜等，水果类有大枣、杏、桃子、葡萄、柚子等。在补铁饮食中，除了供给含铁丰富的食物之外，还应尽量配合给予富含维生素 C 的食物，以促进机体对铁质的吸收。贫血患者不宜喝茶，因铁质可与茶中的鞣酸结合产生不溶于水的物质，不利于铁的吸收。此外，还应当适当补充叶酸，以防止营养性贫血。

3. **食欲下降的饮食护理**　患者的进食环境应整齐清洁，温度、湿度适宜，空气清新。尽量减轻患者的痛苦或不适，如伤口疼痛者，可根据医嘱协助患者服用止痛药。进餐前避免剧烈活动。餐具要清洁，色泽明亮，令人有快感。冷却的食物应重新加温。自己能进食者，照顾者应将食物、餐具等放置到患者易于取到的位置，必要时给予帮助。需要协助喂食者，最好采用坐位或半坐位。对俯卧或平卧的患者，应使其头部转向一侧，以免食物呛入气管。若患者不能使用水杯饮水，可采用吸水管，一次性的塑料吸水管比较理想。

（四）终末期肿瘤患者的饮食护理

终末期肿瘤患者系指已经停止常规抗肿瘤治疗，包括手术、放疗、化疗和分子靶向药物治疗，一般来说，为预计生存期不足 3 个月的肿瘤患者。终末期肿瘤患者往往伴随有严重的恶病质。造成恶病质的原因通常有两类，一为营养摄入不足，可能因为肿瘤对消化道的直接侵犯，或是间接通过细胞因子及类似食欲抑制物等干扰消化功能；二为机体促炎症因子激活引起的异常代谢状态，这些因子均可向机体传递加强分解代谢的信号，而系统性的炎症反应则会削弱食欲，减轻体重。

终末期肿瘤患者的治疗目标是保证生活质量及缓解症状，其中营养治疗评估是生活质量中最重要的内容。终末期肿瘤患者的营养治疗原则为：减除肿瘤负荷，联合胃肠功能调理、营养素及能量补充、代谢调理剂治疗，预防和治疗肠黏膜屏障，延缓恶液质进展，以达到改善生活质量的目的。

在生命体征平稳和重要脏器功能基本正常的前提下，对终末期肿瘤患者可尽量联合有效的抗肿瘤药物，如化疗、分子靶向治疗。积极营养治疗会为化疗、分子靶向治疗提供机会，使失去指征的患者再次获得治疗机会，目前认为两者联合有益于生存质量提高和生存期延长。以下情况，不建议予营养治疗：①接近生命终点时，大部分患者只需极少量的食物和水来减少饥渴感，并防止因脱水而引起的精神混乱。此时，过度营养治疗反而会加重患者的代谢负担，影响其生活质量。②生命体征不稳和多脏器衰竭者，此类患者原则上不考虑系统性的营养治疗。

▶ 第九节　运动护理

一、概述

恶性肿瘤预后差，死亡率高，严重危害人类健康。传统的肿瘤治疗方式以手术、放疗和化疗为主，但患者仍面临肿瘤复发威胁，并常伴随受损的身体功能及显著的焦虑、抑郁情绪，生活质量较差。适当的运动一方面可以促进机体蛋白质的合成，增强心肺功能，增加生理储备；另一方面有助于改善体内代谢与免疫平衡，帮助患者体内创造抑癌环境。国内外研究一致认为，选择科学合理的运动方案，适当的运动频率与强度，可以显著改善患者的营养状态，减轻患者癌因性疲乏、焦虑、抑郁等症状，在一定程度上改善患者的预后，提高生活质量。

二、运动在肿瘤治疗中的作用及生物学机制

运动抗癌的作用体现在多个层面，基础研究表明，运动可降低肿瘤的生长速度和转移风险，流行病学的研究则发现运动可降低肿瘤的复发风险及改善肿瘤患者的预后。除了对肿瘤本身的抵抗作用，运动还可提高抗肿瘤治疗的疗效，其积极作用如下。

(一)运动延缓肿瘤进展

许多研究表明，运动可降低肿瘤生长速度，并可降低肿瘤转移风险，其相关生物学机制主要体现在以下3个方面：代谢改变、促进肿瘤血管正常化机体免疫调节。

1. 代谢改变　长期运动可改善机体环境，消除肿瘤微环境中多余的营养物质(如葡萄糖)，并降低胰岛素和胰岛素样等生长因子浓度。通过改善整个机体代谢的稳态从而抑制肿瘤生成的主要信号转导通路，避免肿瘤微环境中营养物质的吸收，进而抑制肿瘤细胞的增殖。

2. 促进肿瘤血管正常化　实体肿瘤中的血管通常结构异常，这限制了组织灌注，导致低氧环境，可能使肿瘤更具侵袭性。研究发现，运动可以增加肿瘤血管成熟度和血管壁剪切力，促使肿瘤血管正常化。

3. 机体免疫调节　长期的运动训练还可以改善机体的免疫功能，减轻全身炎症，并增强血液灌注、免疫原性和免疫细胞浸润等一系列的变化。

(二)运动提高抗肿瘤治疗的耐受性和疗效

越来越多的研究表明，运动不仅可以降低抗肿瘤治疗毒性，提高患者的耐受性，还可能增强传统抗肿瘤治疗的疗效。运动可以促进肿瘤血管正常化，增加氧气运输，进而促进活性氧的生成，加强放疗的治疗效果。同样的，化疗和免疫治疗的疗效也依赖于充足的细胞内血液灌注，以便细胞毒性药物和免疫细胞进入到细胞内部。而运动通过增强血液流动，提高血管床的剪切力，升高温度，激活交感神经，并通过调节内分泌系统(如释放儿茶酚胺)来增加血液灌注，促进药物和免疫细胞的运输，从而提高治疗效果。

(三)运动改善肿瘤相关症状和抗肿瘤治疗相关副反应

充足的证据表明，适度安全的运动干预可有效改善癌因性疲乏、水肿等抗肿瘤治疗相关副反应，改善肿瘤患者的生活质量。此外，有研究发现，有氧运动可以改善肿瘤患者的抑郁等不良情绪，其机制可能与运动有利于增加犬尿氨酸的分解代谢有关。犬尿氨酸是色氨酸的代谢产物，可穿过血脑屏障，诱发抑郁。研究发现，有氧运动可以促进生成肌肉中的犬尿氨酸转氨酶分解代谢酶，促进犬尿氨酸代谢成无法通过血脑屏障的犬尿酸，进而预防抑郁的发生。

三、肿瘤患者的运动治疗

在肿瘤患者治疗期间和治疗后，建议癌症患者在安全范围内循序渐进地进行适量的运动锻炼。

(一)肿瘤患者运动风险评估

鉴于肿瘤类型的多样性和不同治疗手段的不良反应,在制定具体的运动干预计划之前需要对恶性肿瘤患者进行运动风险评估,包括以下 3 个方面。

1. 评估患者的疾病史和体力活动水平　肿瘤患者在进行运动前,首先需要评估患者确诊之前和目前的体力活动水平,评估患者的年龄、患病史、家族史(特别是心血管疾病家族史)及进行运动锻炼的障碍和运动损伤史。

2. 常规医学评估　评估患者的心率、血压、心电图、血脂、血糖等常规项目。对已经诊断的代谢性疾病、心血管疾病及肾脏疾病的患者,在开始运动测试及运动之前需要进一步进行医学检查,并对运动的安全性进行医学评估。此外对于确诊患有外周神经和肌肉骨骼的继发性病变或有骨转移性疾病的患者,如果采用激素治疗,在开始运动之前需要通过评估确定患者进行运动锻炼的安全的运动方式、强度、频率。

3. 特定癌种的医学评估　不同类型的肿瘤患者进行运动锻炼的医学评估有所差异,如乳腺癌患者进行上半身运动之前需要进行上肢和肩部的评估,而前列腺癌患者进行运动练习之前也需要评价肌肉力量和丢失情况,对于结直肠癌患者,造瘘患者在进行较大强度运动(大于快速步行强度,或≥60%储备心率)之前,应该评估患者是否已经建立连续的、主动的预防感染措施。

理想情况下,恶性肿瘤患者应该接受健康相关适应能力的评估(心肺耐力、肌肉力量和耐力、柔韧性和平衡能力),但在开始运动之前应进行全面的体能适应能力评估。

(二)肿瘤患者运动禁忌证及终止指标

1. 肿瘤患者运动的禁忌证

(1)生命体征不稳定:脑出血或脑血栓急性期患者在此阶段进行运动易出现二次发病;伴有下肢静脉血栓的患者运动有可能导致栓子脱落,出现肺部栓塞,引起患者呼吸困难而致死。

(2)不同类型肿瘤:乳腺癌治疗后存在上肢和肩部问题的患者在进行上肢运动前应就医治疗。结直肠癌造瘘的患者需在医生的指导下参加接触性运动,避免参加负重运动。妇科肿瘤伴有腹部、腹股沟或下肢肿胀或炎症的患者在进行下肢运动前应就医治疗。骨转移患者有病理性骨折和脊髓压迫的患者严禁进行运动锻炼。

2. 运动终止指标　对于正处于治疗中或合并心脏病患者,禁止参加大强度运动(大强度运动是指运动时心率≥60%储备心率,储备心率=最大心率-静息心率。最大心率是 220 减去年龄,年龄越小最大心率越快;静息心率是指在静息、不活动的安静状态下,每分钟心跳的次数),尤其是缺乏规律运动或体力活动不足者。当发生心肌缺血、心律失常、中重度心绞痛、头晕、胸闷气短等症状时,应立即停止运动,前往医院就诊。

(三)肿瘤患者的运动护理

1. 肿瘤患者的运动方式

(1)有氧运动:有氧运动又称耐力运动,是指人体在氧气供应充足的条件下,身体大肌群(包括下肢、臀部、背部、腹部、胸部、肩膀和上肢的肌肉群)参与的节律性周期运动,例如快走、跑步、游泳、广场舞、太极拳和骑自行车等。有氧运动可改善心肺耐力，改善人体代谢功能，如改善血糖和血脂水平。有氧运动的特点是强度低、有节奏、不中断和持续时间长。同举重、赛跑、跳高、跳远、投掷等具有爆发性的非有氧运动相比，有氧运动是一种持续 30 min 以上还有余力的运动。

有氧运动的目的在于增强心肺耐力。在运动时，由于肌肉收缩而需要大量能量和氧气，氧气的需求量增加，心脏的收缩次数、循环血量、呼吸次数、肺部的收张程度均增加。所以适当强度的有氧运动不仅可以加速血液循环，促进组织的新陈代谢，放松肌肉和精神，提高机体功能，而且有利于减轻疲乏感。有氧运动可以提高患者的心肺功能，缓解患者的焦虑、抑郁等情感障碍，提高患者的生活质量。

（2）抗阻训练：抗阻训练又称阻力运动，是通过肌肉主动收缩对抗阻力的一种运动形式，通常会借助弹力带、自由重量训练器械或自身负重等，锻炼肌肉适能，能针对性地改善肌肉骨骼系统和身体成分，其基本运动项目包括过头推举、仰卧起坐、深蹲、哑铃提重等。适度的抗阻训练可以提升肌力，可以增加肌肉蛋白质的合成，提高细胞因子的反应，减慢正常人群和肌力功能障碍的患者肌肉衰退的速度。

（3）有氧运动结合抗阻训练：有氧运动主要用于维持或提升心肺功能，而对提升肌力的作用较小，日常生活活动，都需要一定的肌力水平。因此，将有氧运动与力量训练相结合，不仅可以改善患者心肺功能，同时还能提升肌力，缓解患者癌因性疲乏，提高患者生活质量。

（4）其他：除了有氧运动、抗阻训练、有氧运动结合抗阻训练之外，还有中医导引术、瑜伽等运动方式。

2. 肿瘤患者的运动处方

运动处方遵循 FITT-VP 的基本原则，6 个英文字母分别代表的是运动频率（frequency，F）、运动强度（intensity，I）、运动时间（time，T）、运动类型（type，T）、运动总量（volume，V）、运动进阶（progression，P）6 方面的基本内容。其中运动类型是运动处方安全质量的关键，应科学规范。运动强度应设定出安全有效范围；运动时间应设定出最低有效推荐量；运动频率与运动总量以周为最小计量单位。专家根据运动处方对象的身体机能状态，分适应期、提高期和稳定期 3 个阶段来设计运动处方。

（1）适应期：运动处方实施的第一个阶段，也是运动处方执行的初始阶段。结合体力活动水平、运动习惯和身体功能评估的具体情况，选择和确定运动要素。通过 1~4 周调整运动频率、时间和强度达到第一阶段的目标运动量。这是一个相互适应和调试的过程，直到引起有效的生理功能适应性改变，逐步达到提高期。

（2）提高期：坚持超负荷原则、针对性原则、个体化原则、可逆性原则，循序渐进推进，以促进身体机能持续提升。为巩固运动效能，要特别注意运动间歇的休息安排及运动后的身体机能恢复情况。提高期通常持续 5~6 个月，每 4~6 周对运动效果进行评价并对运动量进行适当调整。

（3）稳定期：运动处方实施到一定阶段，运动适应性变化不再因 FITT-VP 的调整或不能继续对 FITT-VP 进行调整而持续提升，运动能力及功能水平保持稳定状态进入稳定期。此阶段应维持提高期末的运动量，不随意停止运动，以保持良好的身体机能和代谢状态，维持运动带来的健康效益。

恶性肿瘤患者的运动处方，应根据患者的自身情况，结合学习、工作、生活环境和运动喜好等个体化制定，不同癌种、不同分期的患者运动障碍的异质性很大，目前并不能根据特定的癌种或治疗方案推荐不同的运动处方。

(四)肿瘤患者运动的注意事项

1. 一般注意事项　值得注意的是，运动对接受治疗的患者症状的影响具有个体差异性。与健康成人相比，恶性肿瘤患者需要延缓运动量提升的进度。如果运动进度导致疲劳或其他不良反应增加，运动处方的 FITT-VP 需要降低到患者可以耐受的水平。已完成治疗的患者在保证安全和耐受的情况下，可以逐渐延长运动时间，增加运动频率，提高运动强度。建议乳腺癌患者进行渐进式抗阻练习，能有效改善机体功能及降低乳腺癌相关淋巴水肿的发生风险。乳腺癌和妇科癌症患者应考虑进行有监督的抗阻训练计划。研究显示，即使是正在接受系统治疗的恶性肿瘤患者，也可以增加日常生活中的体力活动，如取报纸、做一些力所能及的家务。每天几次短时间的运动比一次较长时间的运动更能增加运动的依从性并从中获益。

2. 特殊注意事项　骨骼是很多恶性肿瘤的常见转移部位，尤其是乳腺癌、前列腺癌、肺癌和多发性骨髓瘤。为了减少骨脆性和骨折风险，发生骨转移的恶性肿瘤患者需要调整运动处方(如减少撞击性运动、降低强度和减少每次运动的时间)。对消化道恶性肿瘤患者来说，恶液质或肌萎缩很常见，这些变化会限制运动能力，且与肌萎缩的程度有关。应该明确患者是否处于免疫抑制状态(如骨髓移植后使用免疫抑制剂的患者或进行化疗或放疗的患者)，对这些患者来说，在家或者在医疗机构运动比在公共健身区域运动更安全。体内留置导管、中心静脉置管或食物输送管的患者，以及正在接受放疗的患者应避免进行游泳或水中运动。患者在化疗治疗期间可能会反复出现呕吐和疲劳，因此需要调整运动处方，如根据症状周期性地降低运动强度和(或)缩短运动时间。一般来说，严重贫血、病情恶化或有活动性感染的患者在手术后不应立即进行中等强度或较大强度的运动。

(五)专家对癌症患者运动的相关建议

(1)进行适量运动以改善肿瘤相关症状和抗肿瘤治疗相关副反应，如癌因性疲乏、抑郁与焦虑、淋巴水肿等，进而提高患者的生活质量。

(2)所有肿瘤患者都应在开始运动干预之前进行运动风险评估，以评估疾病、治疗或合并症可能带来的风险。

(3)恶性肿瘤患者进行运动能力测试，如 6 min 步行试验。

(4)肿瘤患者在有监督或监督和家庭相结合的情况下锻炼。

综合来说，运动锻炼对恶性肿瘤患者的治疗和康复至关重要，但在进行运动锻炼前应审慎评估患者的运动风险、运动能力，结合学习、工作、生活环境和运动喜好等制定个体化运动处方。运动处方应包括有氧运动、抗阻练习和柔韧性练习，根据综合评估结果组合运动方式。

第十节 睡眠护理

一、概述

肿瘤患者在病程的各个阶段常存在不同程度的睡眠障碍。多项研究表明,睡眠障碍不仅会导致肿瘤患者机体的免疫功能下降,影响生存质量,而且也是导致治疗效果不理想、治疗中断的常见原因。睡眠障碍贯穿于多数肿瘤患者的治疗与转归中,而且随着病情的进展和治疗措施产生的不良反应,患者睡眠障碍可能会进一步恶化。对睡眠障碍的肿瘤患者进行非药物干预,如认知行为干预,不仅可以改善患者主观、客观睡眠质量,还可以减轻患者疲乏、焦虑、抑郁症状,提高其生活质量。然而睡眠问题通常被患者和医护人员忽视,大部分肿瘤患者的失眠症状未得到及时、充分的干预。

二、睡眠障碍的分类

睡眠障碍(也叫睡眠−觉醒障碍)常常导致患者日间不适及身体功能受损,临床上主要表现为睡眠质量不好、睡眠−觉醒节律改变和睡眠量异常。除了以上典型表现之外,睡眠−觉醒障碍患者还可能出现身体病况或其他精神健康状况,例如抑郁症、焦虑症及认知障碍等。

睡眠−觉醒障碍可分为失眠症、睡眠呼吸暂停综合征、睡眠相关运动障碍、中枢性嗜睡、睡眠−觉醒节律紊乱、异态睡眠等,其中以失眠症最为常见。

(一)失眠症

失眠即为入睡困难或睡眠维持困难,是临床中最常见的睡眠障碍,也是肿瘤患者最常见的睡眠障碍类型。

(二)睡眠呼吸暂停综合征

睡眠呼吸暂停综合征是一种睡眠时候呼吸停止的睡眠障碍,呼吸停止时间持续 10 s 及以上。

(三)睡眠相关运动障碍

临床上的睡眠相关运动障碍,以不宁腿综合征最为常见,除此之外还有周期性肢体运动障碍、睡眠相关痉挛也相对多见,是一种难以表达的特殊不适感,迫使患者腿部不停地活动。

(四)中枢性嗜睡

中枢性嗜睡主要以日间过度思睡和睡眠为主诉,并且排除了其他睡眠障碍作为原因的疾病。

(五)睡眠−觉醒节律紊乱

睡眠−觉醒节律紊乱是由生理节律改变,或环境导致的个人睡眠、觉醒周期之间失调的慢性或复发性睡眠障碍，即患者主要表现为在主要的睡眠时间失眠，在应该清醒时嗜睡。

（六）异态睡眠

异态睡眠是指入睡、睡眠期间或从睡眠中觉醒时出现的各种异常的行为或体验，包括梦游、梦呓和梦食。

三、影响睡眠的相关因素

（一）治疗相关不良反应

化疗对患者生活会产生不同程度的影响，可引起恶心、呕吐、焦虑和无助感，患者会因自身形象的改变，如脱发、恶液质等导致情绪低落，意志消沉，从而导致失眠。另外，患者因长时间卧床静脉滴注化疗药物，影响睡眠-觉醒周期，从而影响睡眠状态。放疗引起的皮肤疼痛、口干、尿频、腹泻等，外科手术引起切口疼痛等影响入睡。止吐药物可引起椎体外系副反应，也会导致失眠。

（二）癌症相关症状

肺癌引起的咳嗽咳痰、肝癌引起的腹痛腹胀、胃癌引起的反酸呕吐、脑瘤引起的头痛、头颈部肿瘤引起的鼻塞、骨转移引起的剧痛等癌症相关症状都可直接或间接引起癌症患者的失眠。

（三）经济压力因素

治疗费用的压力也是困扰情绪的主要因素之一，癌症治疗费用较高，患者及其家庭面临巨大经济压力，使患者易出现失眠等症状。

（四）负性情感因素

从确诊患癌到完成治疗的整个过程，患者往往产生错综复杂的心理反应，否认、焦虑、恐惧、孤独、悲观等，负性情绪直接影响睡眠，而失眠加重了焦虑、烦躁情绪，形成恶性循环。

（五）环境因素

肿瘤患者入睡潜伏期长，深睡眠减少，对环境要求较高，嘈杂且透光的环境不利于患者入睡，而安静遮光的房间则可帮助患者入睡。

（六）饮食因素

大量饮酒或饮浓茶、咖啡会阻碍患者入睡，且睡眠浅，易觉醒。若患者睡前自觉过饱或过饿会影响患者的舒适度，从而影响入睡。

（七）其他因素

个人习惯如睡前看刺激的电视、剧烈运动、激烈的情绪变化都会影响患者的睡眠，生活无规律、长期无所事事或紧张忙碌也会影响患者的睡眠。

四、肿瘤患者失眠评估

准确、全面评估是肿瘤患者睡眠管理的基础。研究显示，失眠会发生在肿瘤患者的疾病各个阶段，且容易复发和持久。对于诊断初期出现的失眠如果没有及时发现和干预，易导致慢性失眠，引起一系列负面影响。因此，需选择合适的工具对肿瘤患者进行定期、动态的失眠筛查和评估。美国国立综合癌症网络发布的指南强调定期筛查和动态评估的重要性，同时需要评估引起失眠的相关因素及其导致的不良后果，可帮助全面了解失眠特点，进而选择更有针对性的干预方案，因此选择简便、合适的筛查、评估工具是肿瘤患者失眠的筛查与评估的重要一环。目前常用的评估量表如下。

1. 埃德蒙顿症状评估量表(修订版)　埃德蒙顿症状评估量表(Edmonton symptom assessment system, ESAS)是由加拿大埃特蒙顿市姑息照护项目发展而来的症状自评量表，主要用于评估晚期癌症患者或进行姑息治疗的癌症患者的常见躯体及心理症状，它从9个既定症状和1个可选症状共10个方面进行评估，9个既定症状为癌症患者的常见症状：疼痛、疲乏、恶心、抑郁、焦虑、嗜睡、食欲、幸福感及气短。其中，抑郁、焦虑、幸福感3项对心理方面进行评估，其余6项对身体症状进行评估。可选症状为"其他"，即除列出的9个症状以外的患者还存在的其他症状。量表采用数字评分法，每个症状的评分范围为0~10分，0分表示无症状，10分表示所能想到的最严重的程度，患者选择一个数字表达自己的主观感受，数字越大表示该症状越严重。

2. 埃普沃思嗜睡量表　埃普沃思嗜睡量表(the Epworth sleepiness scale, ESS)是由澳大利亚的Murrayjohns教授编制的测评睡眠质量并判断是否嗜睡的标准量表，1991年用于临床。该问卷要求被试者对最近在看书、看电视、静坐开会、乘车1 h中间不休息、环境适宜躺着休息、与人座谈、未饮酒餐后静坐、堵车等待几分钟8个情境下可能出现的不同瞌睡程度进行选择，0~3分分别对应从不、轻、中、重度可能出现瞌睡，累加8个情境算出嗜睡程度得分。ESS得分范围为0~24分，其中当总得分>6分时，说明患者存在瞌睡；当总得分>10分，说明患者非常瞌睡；当总得分>16分，说明患者有危险性的瞌睡。该量表判断准确，家庭自测性强，是国际公认的具有实用性的睡眠量表之一。

3. 匹兹堡睡眠质量指数　匹兹堡睡眠质量指数(Pittsburgh sleep quality index, PSQI)是美国匹兹堡精神科医师Buysse博士等于1989年编制的，国内学者刘贤臣等对其进行了汉化和信效度的检验，用于评定被试者近1个月的睡眠质量。该量表由主观睡眠质量、入睡时间、睡眠时间、睡眠效率、睡眠障碍、催眠药物使用和日间功能障碍7个维度共19个条目组成，每个条目按0~3等级计分，累积得分为PSQI总分，PSQI总分范围为0~21分，得分越高，表示睡眠质量越差。

4. 失眠严重程度指数量表　失眠严重程度指数(insomnia severity index, ISI)主要评估过去一周患者主观失眠的严重程度，由Morin和Barlowl于1993年编制，包括7个条目，每个条目0~4分，分值越高表明失眠程度越严重。其能够准确区分睡眠良好者与失眠患者，被证明是一种有效的用于失眠筛查及作为检验失眠干预研究效果的临床评估工具。

此外，患者还可记录睡眠日记，其是跟踪睡眠、监控睡眠习惯和记录睡眠问题的宝贵工具。睡眠日记是做主观睡眠评估的重要方式。长期记录睡眠日志不仅能够找到适合自己的睡眠模式，还可在发生失眠时为临床医生提供可靠的分析材料，使医生能够直观掌握患者的睡眠状况，以便帮助患者快速恢复健康的睡眠模式。同时睡眠日志对失眠障碍的诊断和评估各种治疗的效果具有重要参考价值，可为建立睡眠障碍治疗方法的有效性评估标准体系提供可靠的数据基础。

五、肿瘤患者的睡眠护理

(一)睡眠健康教育

睡眠健康教育是失眠的预防策略，是对肿瘤患者进行失眠干预的第一步。研究表明，许多经历失眠的患者都有不良的睡眠习惯，如睡前吸烟和酗酒，这可能会加剧或导致持久失眠。患者睡眠习惯不良往往是自我管理能力不足的体现，而照顾者在家庭环境中提高患者自我管理能力方面发挥着重要作用，对患者进行睡眠健康教育可以提高其睡眠行为的管理能力，从而减少不良的睡眠习惯，提高整体睡眠质量。

睡眠的健康教育内容包括：①规律作息，保持规律的就寝时间和起床时间，如有必要，每天下午最多小睡 1 次(不超过 30 min)；②规律锻炼，定期上午或下午进行身体锻炼，避免在睡前 3 h 内进行中度及剧烈运动；③睡眠环境，营造舒适、黑暗、安静的睡眠环境，睡觉前关闭电子设备，避免外界干扰；④饮食管理，临睡前避免吸烟、喝酒，限制液体摄入量；⑤情绪管理，以轻松、平和的心情进入睡眠。

(二)睡眠障碍的护理干预

1.药物干预

可遵医嘱适服用药物治疗改善睡眠障碍。临床中选择药物需要详细评估患者的身体情况、并发症、药物之间的相互作用及治疗目的。药物治疗应遵循个体化原则、按需、间断、足量的原则。小剂量开始给药，达到有效剂量后不轻易调整药物剂量；按需服药，间断治疗，可以每周选择 3~5 d 服药而不是连续每晚用药。需长期药物治疗的患者宜"按需服药"，短于 4 周的药物干预可连续治疗；超过 4 周的药物干预需每个月定期评估，每 6 个月或旧病复发时，需对睡眠情况全面评估；必要时变更方案，或者根据患者的睡眠改善状况适时采用间歇治疗。

(1)药物治疗的选择。

一般来说，药物治疗首选既能治疗睡眠障碍，又能改善患者症状的药物。如米氮平可用于癌症伴有失眠、抑郁、食欲下降的患者，加巴喷丁可用于失眠伴有潮热的患者。也可联用苯二氮卓类、非苯二氮卓类镇静药、抗组胺药及镇静性抗抑郁药。不推荐抗癫痫药、抗精神病药作为首选药物使用，该类药物仅适用于某些特殊情况和人群。研究表明认知疗法联合药物治疗改善肿瘤患者睡眠障碍的疗效明显高于单一疗法，联合治疗可减少药物治疗剂量、提高依从性、降低药物不良反应，对患者适用性更高。

(2)药物治疗的调整。

当治疗剂量无效、对药物产生耐受性或严重不良反应等情况时，应考虑更改药物治疗，需逐渐减少原有药物剂量，同时开始给予另一种药物，并逐渐加量，2 周左右完成换药过程。而患者感觉能够自我控制睡眠时，考虑逐渐减量、停药。

（3）药物治疗的终止。

当肿瘤患者感觉能够自我控制睡眠时，可考虑逐渐减量停药。例如失眠与其他疾病（如抑郁症）病因去除后，也应考虑减量停用镇静催眠药物。避免突然中止药物治疗，应逐步减停以减少睡眠障碍反弹，有时减量过程需要数周至数月。

2. 非药物干预

（1）心理干预：心理干预是治疗肿瘤患者睡眠障碍的基础措施。研究表明，肿瘤患者的睡眠障碍与消极的思维方式有关。因此，医护人员应该对患者进行心理疏导，经常表达支持、安慰和关心，与患者多交流沟通，帮助患者建立积极心态，以提高患者应对肿瘤诊断及治疗的能力，减少由睡眠障碍带来的焦虑。对于应对能力差的患者，肿瘤科护士可以提供基于证据的正念减压疗法信息和资源，以提高患者有效应对的能力，进而提高睡眠效率和睡眠质量。目前已有部分证据表明认知行为疗法对改善睡眠障碍有明显疗效。尤其是对失眠，目前已初步建立癌症患者失眠认知疗法，失眠认知行为干预包括睡眠教育、重组认知、行为策略及放松训练。重组认知主要是改善患者对睡眠的负性想法、错误信念，改变患者的睡眠态度，让患者能够减轻焦虑，保证充足的睡眠。对肿瘤患者进行睡眠障碍认知行为疗法可使用多种方式，包括面对面干预或是个人或团体形式，肿瘤科护士可以根据需要选择更有利于患者依从性的干预方式，缩短慢性睡眠障碍肿瘤患者的主观、客观入睡潜伏期和入睡后觉醒时间，提高干预效果。

（2）运动干预：建议所有的早期肿瘤患者（0~Ⅲ期）进行有规律的有氧运动（如步行），能改善不同类型的、处于不同治疗阶段肿瘤患者的睡眠质量。对于偏好瑜伽的失眠患者可以鼓励其选择瑜伽锻炼，瑜伽可能是有效、安全、耐受性良好和令人愉悦的支持性疗法，可作为其他锻炼方式的替代。建议选择低到中等强度的瑜伽，结合轻柔的"哈达瑜伽"和"恢复"姿势，配合呼吸和冥想练习，每周 1~5 次，每次 50~120 min，持续 4~26 周，可帮助改善睡眠障碍。但考虑到安全，骨科肿瘤和心肺肿瘤患者不应进行瑜伽锻炼。

（3）中医护理：建议使用药枕、按摩、药膳的方法缓解睡眠障碍。另外，有研究表明针灸可以改善肿瘤患者的睡眠障碍，穴位建议选择神门、三阴交、百会，但这些干预实施需要专业的中医知识，有专业的中医科医护人员的参与和指导才能更好地辨证施治。

（4）营造舒适的休息环境：营造良好的睡眠环境，保持室内温度适宜、避免噪声过大、睡觉时尽量避免开灯睡觉等，避免在睡前使用电子设备和进行剧烈的运动。良好的睡眠环境，有利于改善睡眠质量，可帮助缓解睡眠形态紊乱。

（5）养成良好的睡眠习惯：帮助患者养成良好的生活习惯和睡眠习惯，规律作息时间。如白天可以进行适当的体育锻炼，睡前避免紧张刺激，避免喝浓茶或咖啡等使人兴奋的饮品，睡前可以泡个热水澡，有助于睡眠。

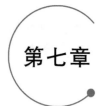

第七章

心理照护

第一节　概述

心理照护是肿瘤综合治疗的重要组成部分，它关注患者在疾病过程中的心理变化，通过专业的心理干预，帮助患者减轻焦虑、抑郁等负面情绪，提升生活质量，促进康复。而在肿瘤患者的治疗过程中，照顾者同样承受着巨大的心理压力，他们不仅需要照顾患者的日常生活，还要面对患者情绪波动的挑战。因此，对照顾者的心理照护也至关重要。通过提供心理教育、技能培训、情绪支持等方式，帮助照顾者建立积极的心态，增强应对能力，从而更好地照顾患者和支持其康复过程。

在接下来的内容中，我们将从肿瘤患者心理照护的发展历程、理论基础、心理分期的识别与处理，以及常见的心理治疗方案等方面，提供关于肿瘤患者及其照顾者心理照护的知识与指导，帮助患者及其家属在面对疾病的过程中，一起建立积极的心态，增强信心，与病魔抗争；也希望这些知识能为患者的家庭在抗癌路上提供一盏明灯，照亮前行的道路。

一、肿瘤患者心理照护的发展历程

肿瘤患者的心理照护随着医学模式的转变而逐渐受到重视。过去，医学主要关注疾病的生理治疗，而忽视了患者的心理需求。随着生物—心理—社会医学模式的提出，人们开始认识到心理因素在疾病发生、发展和转归中的重要作用。因此，心理照护逐渐成为肿瘤综合治疗不可或缺的一部分。在医学的长河中，对于疾病的治疗和理解经历了多个阶段的演变。过去，受技术水平和认知限制，医学的主要焦点集中在疾病的生理层面，即如何通过各种治疗手段消除或抑制病原体，以达到治愈疾病的目的。在那个时期，患者的心理需求和情绪状态往往被忽视或被视为次要的治疗因素。

然而，随着医学的不断进步和人们健康观念的转变，传统的生物医学模式逐渐暴露出其局限性。医学界开始意识到，人不仅是一个生物体，还是一个生活在复杂社会环境中、拥有丰富情感体验的个体。疾病的产生、发展和转归不仅与生物因素有关，还与患者的心理状态、社会环境等多种因素密切相关。

在这样的背景下,生物—心理—社会医学模式应运而生。这一模式强调在治疗疾病时,应综合考虑生物遗传、心理状态、社会环境等多方面因素,以实现更全面、个性化的治疗。在这一模式的指导下,心理照护作为疾病治疗的重要组成部分,开始受到越来越多的关注。

对于肿瘤患者而言,心理照护尤为重要。肿瘤作为一种严重的疾病,不仅给患者带来身体上的痛苦,常常还伴随着巨大的心理压力。恐惧、焦虑、抑郁等负面情绪不仅会影响患者的治疗效果和生活质量,还可能加重病情的发展。因此,在肿瘤的综合治疗中,心理照护逐渐被视为与生理治疗同等重要的部分。

心理照护的发展也经历了从简单到复杂、从单一到多元的过程。最初的心理照护可能只是简单的心理疏导和安慰,但随着心理学、精神医学等学科的不断发展,心理照护的手段和方法也越来越丰富和专业化。如今,心理照护已经形成了包括心理评估、心理咨询、心理治疗、心理教育等在内的完整体系,为肿瘤患者提供了全方位的心理支持。

因此,可以说心理照护在肿瘤患者治疗中的发展历程是医学模式转变的必然结果,也是人们对健康需求不断提升的体现。随着医学的不断进步和社会的发展,心理照护在肿瘤综合治疗中的地位和作用将越来越重要。

二、心理护理理论

肿瘤患者心理照护理论基于医学心理学、临床心理学及肿瘤学等多学科的知识体系,旨在帮助肿瘤患者及其照顾者有效应对疾病带来的心理困扰,提高患者的生活质量。了解这些理论对照顾者选择相应的支持和关怀策略至关重要。

(一)认知行为理论

1. 核心观点 个体的思维、信念和行为方式会直接影响其情绪状态。通过改变不良的思维模式和行为习惯,个体能够改善情绪问题。

2. 在肿瘤心理照护中的应用 认知行为疗法可以帮助肿瘤患者和照顾者识别和纠正负面、消极的思维模式,如过度担忧、无助感等。通过教授放松技巧、应对策略和改变行为模式,认知行为疗法有助于减轻焦虑、抑郁等情绪问题,提高患者的生活质量。

(二)人本主义理论

1. 核心观点 人本主义疗法强调个体的自我实现和成长。它认为每个人都有独特的潜能和价值,而心理健康的目标是实现这些潜能,帮助患者发现自我价值,实现自我成长。

2. 在肿瘤心理照护中的应用 人本主义疗法关注患者和照顾者的内心需求和情感体验。通过提供支持、理解和关爱,人本主义疗法帮助患者建立积极的自我认同,增强自我价值感。对于照顾者而言,人本主义疗法也有助于他们更好地理解和支持患者,与患者共同应对疾病带来的挑战。

(三)应激与适应理论

1. 核心观点 肿瘤作为一种应激源,会导致患者产生一系列的心理生理反应。心理照护的目标是帮助患者有效应对应激,适应疾病带来的生活改变。

2. 在肿瘤心理照护中的应用 应激与适应理论为肿瘤心理照护提供了重要的框架和指

导。通过评估应激源、制定应对策略、提供心理支持和监测调整，医务人员可以帮助肿瘤患者更好地应对疾病带来的心理挑战，提高生活质量。

总之，这些理论在肿瘤心理照护中都发挥着重要作用。医务人员可以根据患者和照顾者的具体需求选择合适的理论和方法进行干预，以提高患者的生活质量和改善预后。同时，也鼓励患者和照顾者积极参与学习和实践这些理论和方法，共同应对肿瘤带来的心理挑战。

三、肿瘤患者的心理分期

患者在得知自己患有肿瘤后，会经历一系列的心理变化，了解这些心理分期有助于家属和医护人员更好地理解患者的情绪变化，提供针对性的心理支持。肿瘤患者的心理分期通常可以划分为几个阶段，每个阶段都有其特定的情感反应和心理需求。对照顾者而言，了解这些阶段并采取相应的对策是至关重要的。

(一)肿瘤患者的心理分期

1. 否认期　患者初闻噩耗，往往无法接受现实，通过否认来自我保护。
2. 愤怒期　随着病情的确认，患者会感到愤怒和不平，对周围的人和事产生敌意。
3. 妥协期　患者逐渐接受现实，开始与医生和家人协商治疗方案，寻求合作与妥协。
4. 沮丧期　治疗过程中，患者可能会因病情反复或治疗不良反应而感到沮丧和失望。
5. 接受期　经过一段时间的调整，患者最终接受自己的病情，开始积极面对生活和治疗。

(二)照顾者的对策处理

1. 否认期
(1)给予患者足够的时间和空间来处理自己的情感。
(2)避免与患者争论诊断的真实性，提供支持和理解。
2. 愤怒期
(1)保持耐心，理解患者的愤怒是情绪释放的一种方式。
(2)提供安全的环境让患者表达情绪，同时确保自身安全。
3. 妥协期
(1)鼓励患者积极面对，参与治疗和护理计划。
(2)对于消极接受的患者，提供持续的情感支持和心理干预。
4. 沮丧期
(1)给予患者情感上的支持，鼓励他们表达感受、积极接受心理咨询。
(2)确保患者的基本生活需求得到满足，如饮食、睡眠等。
5. 接受期
(1)尊重患者的意愿和决定，提供必要的支持和帮助
(2)与患者共同制定治疗计划和生活目标，鼓励他们保持积极的生活态度。

在每个阶段中，照顾者的角色都至关重要，他们不仅需要提供物质上的照顾和支持，还需要在情感上给予患者充分的关爱和理解。通过有效的沟通和个性化的照护策略，照顾者可以帮助肿瘤患者更好地应对心理挑战并提高他们的生活质量。

四、常见的心理治疗方案

(一)认知疗法(cognitive therapy)

认知疗法目前已被广泛应用于改善个体在长期状况下的痛苦和自我管理。认知疗法通过使用语言修饰或行为实验等技术,使患者能够改变对疾病、自我、未来或药物的功能失调信念,以此作为减少痛苦、促进更好的自我管理或提高生活质量的手段。认知疗法关注的核心为帮助患者建立实事求是的合理认知,使个体能够对可能导致自身痛苦的状况做出恰当的反应。

(二)正念干预(mindfulness-based interventions,MBIs)

正念干预是对以正念为基础的各类型心理干预的统称。正念干预是以有效地提升参与者觉察能力为目的的一种手段,它可以帮助患者带着非批判、接纳的态度来对待当下的情绪感受、事件、想法和行为之间的复杂联系。通过提高患者觉察的程度,能够将患者思维由行动模式改变为存在模式,能够直接感受和接纳万事万物,能够觉察到自我的思维,进而学会每时每刻活在当下,跳出思维的局限性,减少沉思,从而以全新的明智的方式去理解和接纳当下,与当下的事件、情绪感受和谐共处,最终有效改善其身心健康水平。

(三)放松技术

放松技术包括渐进式肌肉放松(PMR)、自体发生训练、生物反馈、引导图像和由多个组件组成的放松程序等。当患者存在思绪不定、胡思乱想的困扰,系统地放松有助于放慢思绪、专注和消减疲劳。

(四)创造性疗法

创造性疗法使用各种基于艺术的方式以超越语言或传统的谈话疗法来促进情感表达。最常用和专业支持的方法包括艺术疗法、写作、沙游戏、黏土模型、运动疗法、心理剧、角色扮演和音乐疗法。音乐治疗是经过标准化培训后的专业音乐治疗师与来访者建立治疗关系后,采取音乐的手段,通过循证的方式,完成针对来访者制定的个性化目标,从而达到治疗目的。音乐治疗可以通过多种方式进行,包括歌曲创作、音乐和放松练习、歌词讨论、唱歌/调音、随着音乐移动、录音和视频创作,以及改编乐器课程。一般来说,音乐治疗方法可分为接受式、再创造式、即兴式音乐治疗。其中接受式音乐治疗的方法包括聆听、歌曲讨论等。再创造式音乐治疗包括歌曲创作、乐曲创作、音乐心理剧等。即兴音乐治疗则包括器乐即兴、口头即兴等。音乐能够通过声波的形式作用于大脑和脑干结构,调节大脑皮质,从而对人体产生调节作用,改善机体各项系统功能。

(五)接受和承诺疗法(acceptance and commitment therapy,ACT)

接受和承诺疗法是美国心理学家 Steven Hayes 在 20 世纪 90 年代创立的一种心理疗法,是认知疗法的一种新形式。心理灵活性是其核心概念,它被定义为以开放的态度,自觉意识到并与当前时刻保持紧密联系,灵活地参与促进总体生活目标的行为。与传统的认知疗法不同，接受和承诺疗法将许多形式的痛苦视为人类的自然结果，痛苦、自我怀疑、恐惧、不确定、自我批评、消极思考、烦躁不安等都是正常的人类经历。接受和承诺疗法并没有明确地以减少痛苦为目标(尽管这可能是心理灵活性增强或有意义活动增加的不良反应)，而是采取了一种微妙的方法来处理痛苦，主要是通过增强一个人在痛苦中进行有意义的活动的能力。它是以接受为基础的方法，能够为照顾者在混乱的情绪中，找到一种简单地接受事物本来面目的方法，允许人们思考和感受他们所做的，认识到生活中唯一确定的是不断的变化，提供空间缓解照顾者的压力。

(六)沙盘游戏

沙盘游戏也叫箱庭疗法，自1956年多拉·卡尔夫创立以来，在西方国家的儿童与成人心理临床治疗中得到了广泛的应用与发展。在治疗师静默的陪伴下，营造出自由和受保护的空间，让患者在绝对安静的情况下，顺从自己的内心想法，挑选合适的沙具，并将其置于沙盘中，这个操作反复多次，患者以沙具为笔，沙盘为纸，表达自己的内心世界，刻画自己内心深处无意识的想法，并与治疗师形成对话，让治疗师结合患者对作品的解释去分析患者作品的象征意义，激发心理治愈过程，从而达到治疗患者心理问题的目的。在这个技术中，患者利用沙子、玩具在沙箱中制作一个场景，以呈现无意识内容，促进意识对无意识的接纳，并且可以通过意象使集体无意识原型获得表达，实现对患者心理问题的解决。强调创造过程本身的自发性和自主性是沙盘游戏的基本特点，充分利用非言语交流和象征性意义是沙盘游戏的本质特征。

(七)心理危机

心理危机被定义为当个体遭遇无法避免、强大的事件后利用现有资源和惯常机制无法应对而处于的一种心理失衡的状态。肿瘤作为一种负应激事件，经常打破患者及其照顾者平静的日常生活和例行计划，给个体带来了强烈的不适和过度的应激反应，这时心理危机状态就容易出现。及时有效的心理危机干预可以促进个体的成长，提高其今后应对压力和挫折的应对能力，从而提升个体的心理健康水平。

(八)家庭会议

家庭会议是一种医护患三方沟通的有效方法，医护人员向患者及其照顾者传达疾病诊断、治疗、预后等相关信息，了解患者和照顾者的需求，并指导照顾者对患者进行家庭照护，同时给予患者和照顾者共情支持。召开家庭会议的主要目的是促进医疗团队、患者和家属的沟通。结构化的家庭会议模式，提供以患者为中心、以家庭为导向的护理，将患者、家庭成员和医护人员聚集在一起，能够加强肿瘤患者住院过程中的医患沟通。是患者在住院期间的一种重要治疗干预手段，它影响住院过程、治疗和出院计划及患者和家庭满意度。

五、心理照护在肿瘤患者缓和医疗中的意义和作用

缓和医疗是为患有危及生命疾病的患者及其家属提供的支持性照顾护理。自疾病诊断起，即通过早期识别进行评估，有效控制疼痛及其他痛苦症状，包括生理、心理、社会精神困扰，来预防和缓解患有不可治愈疾病患者的身心痛苦，从而最大程度地改善患者及其家属的

生活质量。缓和医疗是一种关注患者生活质量而非仅仅延长生命的医疗照护模式，他强调以人为本、关注患者生活质量。心理照护在缓和医疗中扮演着至关重要的角色。对于肿瘤患者而言，尤其是在疾病进展到晚期时，他们不仅面临着身体上的痛苦，更承受着巨大的心理压力。这时，心理照护就显得尤为重要，它不仅是医疗的一部分，更是对患者人文关怀的体现。心理照护不仅能够缓解患者的痛苦和恐惧，还能增强患者与家属的情感联系，提升患者的生活满意度和尊严感。心理照护在肿瘤患者缓和医疗中的意义主要体现在以下两个方面。

(一) 对于肿瘤患者而言

1. 缓解心理压力　肿瘤的诊断和治疗过程往往伴随着恐惧、焦虑、抑郁等负面情绪。心理照护通过专业的心理评估和干预，能够帮助患者识别和处理这些情绪，从而减轻心理压力，提升患者的心理舒适度。

2. 增强应对能力　面对肿瘤的挑战，患者需要有足够的心理资源来应对。心理照护通过提供心理教育和技能训练，帮助患者建立积极的心态，提升自我调节和应对能力，使其能够更好地面对疾病带来的各种挑战。

3. 改善生活质量　缓和医疗的核心目标是提高患者的生活质量。心理照护关注患者的心理需求，通过改善患者的情绪状态、增强社会支持等方式，有助于提升患者的生活质量，使其在疾病的各个阶段都能保持最佳的心理状态。

4. 促进医患沟通　心理照护强调医护人员与患者之间的有效沟通。通过倾听和理解患者的心理诉求，医护人员能够更准确地把握患者的需求，提供更为个性化的照护服务。这种沟通模式有助于建立和谐的医患关系，提升患者对医疗服务的满意度。

5. 支持家庭和社会　肿瘤不仅影响患者本人，也对其家庭和社会网络产生深远的影响。心理照护不仅关注患者个人的心理状态，还致力于帮助其家庭成员和社会网络理解和支持患者。通过提供家庭咨询、社区资源链接等服务，心理照护能够为患者构建一个更加全面的支持系统。

6. 尊重生命尊严　在肿瘤患者的生命末期，心理照护强调尊重患者的生命尊严和选择权。通过提供灵性关怀、末期照护等服务，帮助患者完成未完成的心愿、处理内心的冲突和恐惧，使患者能够在生命的最后阶段保持内心的平静和尊严。

(二) 对于照顾者而言

1. 情绪支持　照顾者在肿瘤患者的治疗和康复过程中扮演着至关重要的角色，他们不仅需要为患者提供日常生活照料，还要面对患者情绪波动的挑战，因此也承受着巨大的心理压力。首先，心理照护可以帮助照顾者更好地理解和应对患者的情绪变化。通过专业的心理教育和指导，照顾者可以学习如何识别和处理患者的焦虑、抑郁等负面情绪，以及如何提供有效的情感支持。这种理解和应对能力的提升有助于照顾者更好地满足患者的心理需求，提高照护质量。

2. 缓解精神压力　心理照护可以缓解照顾者自身的心理压力和负担。在长期的照护过程中，照顾者往往面临着巨大的精神压力，甚至可能出现焦虑、抑郁等心理问题。通过心理照护，照顾者可以获得情绪支持、心理疏导等帮助，从而减轻自身的心理负担，更好地应对照护过程中的挑战。

3. 提升自我效能　心理照护还可以提升照顾者的自我效能感和满足感。通过参与患者的心理照护过程，照顾者可以感受到自己的付出和努力对患者产生的积极影响，从而增强自信心和成就感。这种自我效能感和满足感的提升有助于照顾者保持积极的心态和持久的照护动力。

4. 改善家庭关系　心理照护也有助于改善照顾者与患者之间的关系。通过更好地沟通和理解，照顾者可以更加贴近患者的内心世界，增强彼此之间的信任和亲密感。这种关系的改善有助于提升照护效果，促进患者的康复和生活质量的提升。

在肿瘤患者的综合治疗和照护中，应充分重视对照顾者的心理支持和关怀。综上所述，心理照护在肿瘤患者缓和医疗中扮演着至关重要的角色。它不仅能够缓解患者的心理压力、增强应对能力、改善生活质量，还能促进医患沟通、提升家庭和社会支持水平、尊重生命。因此，在肿瘤患者的综合治疗中，心理照护应该被给予足够的重视和关注。

▶ 第二节　认知疗法

一、概述

认知疗法（cognitive therapy）即认知行为疗法（cognitive behavioral therapy），形成于 20 世纪 60—70 年代的美国，是基于人们的认知影响其心境和行为的理论假设，采用认知和行为技术来纠正人们的错误认知，从而改善其存在的负性情绪和不良行为的心理疗法。肿瘤患者的照顾者为患者的日常生活提供广泛而有力的支持，但就照顾负担而言，肿瘤患者的照顾者不仅在身体和经济上遭受巨大压力，许多照顾者还会反映其心理也会存在问题。据报道，大约 50% 的照顾者及患者经历过严重的情绪困扰。而认知疗法是一种心理治疗取向，通过为求助者实施介入，帮助个体达成内外在的统一，通过纠正错误的认知，建立积极的生活方式，通过强化积极的生活方式，巩固正确的认知，最终达到提高个体的自我效能感及生活质量的目的。

二、认知疗法的基本策略

一般来说，认知疗法的基本策略可以分为基于技能的策略、基于强化的策略、基于暴露的策略及基于认知的策略。治疗策略的选择是基于治疗师对患者的各种反应的认真分析来选择。

（一）基于技能的策略、基于强化的策略

1. 自我监控　在某种思维、行为、情绪及相关的前后因果出现时，对它们之间的功能关系进行评估的一种工具。自我监控开始前，治疗师会讲解相关基本原理，强调患者从自身角度出发观察自身反应的重要性。日记是最常见的记录形式。自我监控可以提升个体对问题行为的察觉、对问题前因后果的关注，并可能由此提高患者做出改变的积极性。

2. 放松训练　包括自我放松训练、渐进式肌肉放松训练、呼吸放松训练，以及各种形式的冥想和瑜伽。放松训练通常用来处理那些影响了生活质量或治疗进程的自主神经高度唤醒

状态，或者作为一种应对技能来面对挑战性问题。

3.社交技巧与自信心的行为训练　治疗师通过指导示范角色扮演和反馈等方式，教授患者掌握一系列技能，并且治疗师和患者要根据治疗扮演不同的角色。治疗开始的时候，首先会针对社交场景和能体现自信与否的患者的应对技能做出评估；随后，会讲解治疗的基本原则，着重说明学习社交技巧和自信技巧会如何帮助患者实现个人控制，并实现对自我和他人的尊重；治疗时，将通过例如视频、影像资料等直接示范具体的技巧，或者通过别的榜样来演示技巧。一旦成功习得社交技能与获得自信心就可以发挥交互意志的作用，对抗社交场合中的条件化恐惧，或者通过弱化对无条件刺激的期望，消除条件反应。

4.问题解决训练策略　问题解决是一种技能，已经被广泛应用于多种多样的问题情境。患者要学习一系列的技巧，以面对生活中的各类问题。问题解决策略的步骤包括问题定义、制定备选方案、决策及核查。在问题定义阶段，患者首先要学会定义问题，这就涉及收集问题的相关信息，客观而简明地定义问题，区分事实和假设识别，导致问题的因素，并设定现实的目标。在制定备选方案阶段，要想出尽可能多的备选方案，然后针对每个方案如何实施写出具体的行动计划。在决策阶段，针对每种解决方案都进行成本收益分析，用于确定何种方案最有可能成功并可以付诸实践。

5.行为激活　行为激活技术是用来降低患者消极行为频率和增加积极行为频率的方法，所用机制是通过增加行动并阻断回避，让患者从周围的环境中接触到更多的自然而然的积极的强化，而且行为激活能够帮助建立长段化的行动机制，并促使其发挥功能。

6.行为契约　简单来说，它是一份声明，里面罗列了一系列需要遵从的行为，并附带了遵从行为后能获得的奖励和未遵守时面临的惩罚。行为契约的关键实施步骤如下：建立清晰并且合理的短期目标和长期目标；界定清晰的待改正的靶行为及出现靶行为所需的条件；一套用以确认靶行为目标是否达成的监管系统；有关遵从后所获奖励和未遵从时应受惩罚的明确说明。行为契约背后的主要作用机制是操作性条件反射，强化优良行为，并惩罚不良行为。成功的改变行为可能会提升个体的自我效能，证明其对自身和世界的消极看法，并反过来继续推动行为的改变。

7.习惯逆转　习惯逆转要求个体努力阻断实施习惯行为带来的积极强化，并以一种对抗性的行为替代。治疗一开始会对习惯相关的系列行为和前因后果进行细致地分析，接着开始意识训练及通过强化的方式鼓励患者学会察觉出某一特定行为习惯的初始迹象，最终能够在系列反应开始前打断这个过程。这就要求患者不仅要察觉出外在的事情起因，还要观察周围的背景因素。

(二) 基于暴露的策略

1.暴露疗法　暴露疗法需要让患者以系统化的重复过程，面对恐惧症，刺激会引起欲望的刺激因素，但并不伴有一个反感的或渴求的无条件自己来强化，以至于最终让这些刺激因素失去激发恐惧心或欲望型条件反应的能力。暴露疗法主要分为快速暴露法（也称为满灌疗法）和缓慢暴露法（即系统脱敏法）两类。

(1)快速暴露法：这种方法要求患者在短时间内迅速暴露于让其感到极度焦虑或恐惧的情境中，直到焦虑或恐惧反应达到顶点并开始下降。通过反复进行这种快速暴露，患者逐渐适应并减少对这些情境的恐惧反应。这种方法通常需要在治疗师的指导下进行，以确保患者的安全和舒适。

（2）缓慢暴露法：这种方法则更为温和，它要求患者逐步暴露于让其感到焦虑或恐惧的情境中，每个步骤的暴露时间逐渐增加，直到患者能够完全适应并消除恐惧反应。治疗师通常会帮助患者制定一个暴露等级表，从最低焦虑等级开始逐步进行暴露，直到达到最高焦虑等级。

2. 反应预防　反应预防指的是阻断一切回避行为，包括安全信号和寻找安全的行为。实施反应预防时，要先建立强迫意念和强迫行为之间的功能关系。此时除了要关注外显的强迫行为之外，还要注意内隐的强迫行为（涉及在内心里反复琢磨在过去一周的行为或是纠结于某些单词、词组）。在治疗时要为患者讲解治疗的基本原则及为什么能够通过阻止强迫行为应对强迫意念。其重点在于需要让患者明白，阻止强迫行为和尝试停止强迫意念之间的区别，因为后者几乎不可能做到。最后就是实施暴露疗法和反应预防。

（三）基于认知的策略

1. 理性情绪行为疗法　理性情绪行为疗法的治疗师会教导患者与他们自身的非理性信念直接辩论。一般来说，第一步是言语劝导，旨在鼓励患者相信理性情绪行为疗法原理的有效性治疗，是帮助患者认识到导致精神痛苦的，并不是事件本身，而是对事件的评价和思维方式。患者要学习理性信念和非理性信念的区别，并通过患者的自我监测和治疗时的反馈，把这些形形色色的非理性信念识别出来，接着治疗师会直接驳斥这些非理性信念，并演示如何对事情进行合理性的再诠释。

2. 认知疗法　认知疗法将功能失调的信念和有问题的信息交换过程视为治疗目标，患者和治疗师本着协作的理念，共同识别病因并标记认知错误、评估证据及形成更加现实的备选信念假设。行为策略包括明确的活动时间表，旨在增强掌控感和成就感的等级式任务及行为实验，也被称为假设经验。在行为实验中，患者和治疗师一致认可，通过实验和数据收集来检验某种信念的正确性。

3. 自我指导训练　由非理性自我对话模型和自我监测的序列发展理论相结合，这个过程主要包括对任务所需材料的评估指引、各个环节操作、自我指导、强调自身能力、以抵消顾虑的自我陈述、对成功实施的外在自我强化。自我指导训练先训练患者察觉出压力情境导致的情绪状态，然后以此作为一个线索用于引导患者启动适当的自我指导。然后患者要学习识别那些适应不良的自我陈述（如我解决不了这个）。接着患者在执行靶行为的同时，口头宣读自我指导话语，在心中以默念的方式练习靶行为。

三、认知疗法的基本过程

认知疗法是一种心理治疗方法，旨在帮助个体识别和纠正不良的思维模式、信念和态度，从而改善其心理状况和行为。下面将详细介绍认知疗法如何开展。

（一）建立咨询关系

认知疗法的第一步是建立咨询关系。治疗师与患者之间需要建立信任、合作和尊重的关系，以便患者能够自由地表达自己的感受和想法。治疗师通过倾听、提问和反馈等方式，与患者建立起良好的沟通和互动。

(二)确定问题和目标

在建立咨询关系后,治疗师会帮助患者明确自己的问题和目标。治疗师通过与患者交流、评估和讨论,了解患者的具体困扰和不良思维模式,并共同确定治疗的目标和方向。

(三)认知重建

认知重建是认知疗法的核心步骤。治疗师会引导患者识别和评估自己的负面思维模式,找出错误理念和认知,如过度担忧、消极预期、自我否定等。通过面对面的交流和提问,了解患者消极心理、负性思维及主观幸福感方面的第一手资料,包括让患者感到焦虑的问题,产生低落不良情绪的原因,对事件的认知程度和应对方式,主动体会患者的内心感受,记录患者的错误认知。然后,治疗师教授患者一些认知技巧,如重新评估、积极思考、问题解决等,帮助患者从积极、现实的角度重新看待问题。

(四)行为激活

除了认知重建外,认知疗法还强调行为激活。治疗师会鼓励患者通过实际行动来验证新的思维模式,并逐渐取代原有的不良思维模式。例如,治疗师可能会让患者完成一些具体的任务或活动,以帮助他们建立新的行为习惯。

(五)家庭作业和练习

认知疗法通常会涉及家庭作业和练习。治疗师会为患者布置一些任务,如记录自己的思维、情绪和行为,或进行特定的思维训练。这些作业旨在帮助患者巩固所学的认知技巧,并将其应用到日常生活中。

(六)评估和调整

在认知疗法的过程中,治疗师会定期评估患者的进展和变化,并根据需要进行调整。治疗师会与患者一起回顾和讨论治疗的效果,共同制定下一步治疗计划。

总之,认知疗法通过帮助患者识别负性自动想法和纠正不良的思维模式、信念和态度,进行行为实验,修正负性自动想法,处理患者在工作、生活中遇到的情绪问题,修正信念,改善其心理状况和行为。治疗过程包括建立咨询关系、确定问题和目标、认知重建、行为激活、家庭作业和练习及评估和调整等步骤。通过这些步骤,认知疗法可以帮助患者建立更加积极、健康的思维模式和生活方式。

四、认知行为的治疗评估

认知行为治疗的评估是治疗过程中的一个关键环节,它有助于治疗师了解患者的问题、进展和治疗效果,从而调整治疗方案,确保治疗的有效性和针对性。

(一)认知评估的内容

认知评估是指在认知行为疗法中对心理咨询带来的心理改变的评判,包括认知改变、情绪改变、行为改变和客观改变的评估。咨询目标达成是心理咨询带来的客观改变,客观改变是由行为改变来实现的,没有患者的行为改变,咨询的客观改变或患者目标的达成是不可能的;行为改变被情绪改变所影响;而情绪改变则受认知改变所影响。因此我们可以这样看,认知改变影响情绪波变,情绪改变影响行为改变,而行为改变影响客观改变,并最终决定目标是否达成。认知行为疗法用认知改变和情绪改变来评价,对于中长期咨询(疗程咨询、整个咨询)效果的评估,则往往用情绪改变、行为改变和客观改变来评价。

1.认知改变　认知改变就是评估患者对新/旧想法或者新/旧信念的相信程度的变化。通过咨询会谈,患者的认知(自动思维、中间信念或核心信念)可能会发生改变。如果患者的认知改变,就说明咨询会谈是有效果的,改变越大说明咨询会谈效果越好。因此,每次咨询会谈结束,咨询师通常都会要求患者对认知改变进行评估。

2.情绪改变　情绪作为心理问题的具体表现,也是经常用来衡量咨询效果的重要指标之一。有心理问题的个体体验的消极情绪往往多于积极情绪,心理问题越严重,消极情绪程度就越强。因此情绪改变的评估主要描述患者情绪体验性质的改变(如从消极情绪转变为积极情绪)和消极情绪程度的变化(如由严重到减轻)。

3.行为改变　行为是患者用以应对问题情境的方式,如果患者用恰当的行为来应对问题,使问题得以有效解决,那么问题也就不存在了。对于患者来说,他们的问题之所以存在,常常是由有问题的行为方式造成的。因此,心理咨询的具体目标之一就是要改变其行为方式。行为改变的评估主要关注患者是否愿意改变其行为和积极行为频率等内容。

4.客观改变　客观改变是经由认知、情绪和行为改变所带来的客观结果,是评价心理咨询效果最直接的指标。比如对因厌学而辍学的孩子来说,重新回到学校读书就是咨询效果所带来的客观改变。一个有社交焦虑的个体,通过咨询后能够主动地与他人进行社会交往,与他人进行社会交往的次数和频率增加,这些都是客观改变。

(二)认知评估的方法

认知评估主要有两种方式,一种是标尺评估,它是用一定区间的学分(如0~10)对患者的某个心理状态(如情绪、想法、行为意向等)进行评估的方法。另一种是通过心理问卷评估,通过多个题目、多个侧面了解患者的状况,对患者每个题目的回答都进行量化记分,计算问卷得分,最终根据问卷得分评估其心理健康水平。就这两种方式而言,心理问卷评估更为综合,得到的评估结果更为全面,测试需要更多的时间。而标尺评估则相对简单,仅对某个方面进行估计,耗时少。

(三)认知评估的应用

认知评估在认知行为疗法的咨询中尤为重要,它不仅是评定心理咨询效果的重要手段,也是促进患者认知改变的重要工具,评估将会贯穿于整个治疗过程。

1.基线评估和结案评估　在心理咨询的咨询会谈之前,咨询师会进行评估性会谈,通过评估性会谈全面了解患者各个方面的心理状态、认知模式、情绪状态和行为表现。这有助于治疗师确定治疗的目标和制定个性化的治疗计划。在治疗结束后,对患者进行结案评估,以了解治疗的效果和患者的满意度。这可以通过比较治疗前后的心理状况、认知模式、情绪状态和行为表现来实现。结案评估有助于治疗师评估治疗的效果,并为未来的治疗提供参考。

2.过程性评估　过程性评估是指在心理咨询过程中对咨询进展状况进行评估。过程性评估通常是评估患者的认知模式是否有所改善、情绪状态是否有所缓解，以及行为表现是否有所改变。过程性评估有助于治疗师及时调整治疗方案，确保治疗的有效性。

3.心理干预技术中的评估　某些心理咨询干预技术也需要进行审核评估，比如在患者学习识别和评价认知和情绪的时候，咨询师需要对其进行评估，在行为实验过程中需要对其进行认知观念评估，在暴露过程中需要对其进行情绪评估的。

五、患者及其照顾者的个人要求

1.寻求专业指导　认知疗法最好是在专业心理治疗师的指导下进行。患者及其照顾者应寻找有经验的心理专家，以确保获得正确和有效的治疗。

2.保持开放态度　患者及其照顾者需要愿意接受新的思维方式和行为策略，并愿意挑战和调整自己原有的认知模式。

3.积极参与　认知疗法需要患者及其照顾者的积极参与和合作，应按时完成治疗师布置的作业和任务，并在日常生活中实践所学的技能。

4.自我观察与记录　患者及其照顾者应学会自我观察，并记录自己的思维、情绪和行为变化。这有助于他们更好地识别问题所在，并在治疗过程中提供有价值的反馈。

5.沟通和分享　患者及其照顾者应与治疗师保持良好的沟通，分享自己的感受、困惑和进步。这有助于治疗师更准确地了解其需求，并调整治疗方案。

6.照顾自己的情绪　认知疗法可能会触及患者及其照顾者的深层情绪，因此他们需要学会处理这些情绪，并在必要时寻求额外的情感支持。

7.持续学习　认知疗法是一个持续的学习过程。患者及其照顾者应保持对新知识和技能的渴望，并愿意在治疗结束后继续自我成长和学习。

8.评估和调整　患者及其照顾者应定期评估自己的进步和治疗效果，并与治疗师讨论是否需要调整治疗方案。

9.关注患者的反应　照顾者在参与认知疗法时，也应注意观察患者的反应和变化。如果患者的情绪或行为出现明显改善或恶化，照顾者应及时与治疗师沟通。

 【案例分享】

M女士，36岁，近日于当地医院诊断为颅内肿瘤，需入院行手术切除治疗。M女士近期情绪波动较大，情绪低落，认为其得病是因为平常生活作息太不规律，担心手术后自己的康复和预后，近日每天以泪洗面，整天唉声叹气；夜里失眠多梦，不受控制地胡思乱想，对未来感到极度悲观和绝望。治疗师与M女士进行了评估性会谈，了解其恐惧和焦虑情绪的发生原因，以及完成了相应的一些心理测试。根据会谈的结果和心理检查的结果，治疗师对M女生的问题做出了相应的判断。咨询师和M女士一块讨论咨询的目标，制定具体可行的阶段性计划，让患者复述制定的计划和目标，鼓励其家属督促和评价。对M女士做出的努力和改变，取得的点滴进步及时进行言语和非言语的鼓励和强化。针对M女士的焦虑、抑郁状况，目标是在干预实施后使其学会从容面对，对今后的生活充满信心。干预主要采用放松、疏导、心理分析、认知调节等。在信任关系建立初期，M女士不愿主动交流，对治疗师的询问和关切缺少回应，治疗师主要采用表达关心、共情、肯定、鼓励、沉默、触摸、眼神、体态等非言语沟通技术来建立合作的咨询关系。关系初步建立之后，治疗师主动与 M 女士进行沟通，鼓励其表达和释放情绪。治疗师耐心地倾听并鼓励 M 女士表达焦虑和悲伤情绪，为其提供心理辅导，疏导情绪、释放压力，使 M 女士充分了解认知、行为和情绪之间的关系，鼓励其监控并记录自己的情绪反应。让 M 女士在咨询过程中了解和识别自动思维，学会与自己认知共处，改变和挑战自我的非理性思维。同时指导家属与 M 女士的沟通方法，为 M 女士提供支持性情感支持。指导 M 女士进行深呼吸放松训练，排除外界的干扰，集中注意力，关注躯体的各种感觉及当下的情绪体验，每天早起和睡前各 1 次，每次 30 min，帮助患者缓解焦虑和抑郁情绪。通过 8 周的干预治疗，极大地改善了 M 女士恐惧、焦虑、抑郁情绪，纠正了其错误的认知方式。

▶ 第三节　正念干预

正念干预(mindfulness-based intervention)是一种常用的心理治疗方法，在调节情绪、缓解压力等方面获得大量的应用和研究。正念干预已被证实可对肿瘤患者产生积极影响，主要体现在减轻负性情绪、缓解肿瘤相关症状和提高生活质量等方面。

一、正念和正念干预的概念

1. 正念　正念(mindfulness)源于 2500 多年前佛教的教导，它最初被认为是一种教义和方法，主要包括觉察、专注和意念，用来消除修行人的苦楚和实现自我觉醒。20 世纪 70 年代，美国麻省大学医学院的卡巴金博士将正念应用于协助临床病人应对疼痛、疾病和压力困扰。卡巴金等把正念定义为"一种通过将注意指向当下目标而产生的意识状态，不加评判地对待此时此刻的各种体验"，将接纳与不评判作为正念主要的两大元素。正念的内容重点体现在两方面：一方面是注意力的自我调节，包括注意力的维持，注意力的转换和专注过程的固化；另一方面是选择一种特定的方向来体验此刻，包括好奇心、开放、接纳，施加注意力的对象可以是此时此刻正在经历的想法、感觉和行为等。

2. 正念干预　正念干预是一组以正念为基础的治疗方法，由医学家及心理学家把正念的概念予以提炼，并去除宗教化。正念干预主要包括正念减压疗法、正念认知疗法和辨证行为疗法三大类，其中以正念减压疗法和正念认知疗法在癌症患者中的应用最为广泛。

(1)正念减压疗法：原称为"减压与放松疗程"，以正念呼吸为基础，通过科学化、系统化的训练帮助患者培育正念，并要求患者始终保持不评判、耐心、初心、信任、不强求、接纳和顺其自然七种态度，使个体顺其自然地接受自身目前的情绪、想法和病症，有效帮助患者管理自己的情绪，缓解心理压力，促进疾病恢复。正念减压疗法训练分为正式和非正式两种形式。正式训练如静坐呼吸、躯体扫描、正念行走、正念瑜伽等。非正式训练如察觉愉悦事件及非愉悦事件、察觉吃饭、人际交往等日常活动。正念减压疗法在经过规范练习后即可自行训练，不需医生或咨询师的指导，实施方便，适用于大多数人群。临床研究表明，正念减压疗法能够增强患者左侧前额叶脑区，改善前额叶对边缘系统的反应，从而增强大脑的警觉性、注意力和认知性，缓解患者焦虑、抑郁等负性情绪。同时，通过静坐呼吸和行走呼吸使患者保持心态平和，应对身体各种不适，从而降低患者的压力。

（2）正念认知疗法：是基于正念减压疗法发展而来的，其将正念训练和认知疗法进行了整合，其与传统认知疗法的最大区别在于不试图改变患者的负性思维，而是鼓励患者通过有意觉知，温和且好奇地接受这些思维。正念认知疗法的核心是正念训练，其通过应用正念技能引导个体有意识地关注当下、意识到思维过程本身，并用一种不评判、接纳的态度来看待思维过程，从而帮助个体意识到自身习惯性的认知模式，改变自身习惯性的思维方式和想法，进而增强自我调节能力。正念认知疗法具体内容不仅重视正念实践练习，而且注重正念理念引导，能引起患者强烈共鸣，有效转变其认知理念。患者在接受正念认知疗法后，能将所经历的痛苦和不适给予关注的态度和有意识的觉察体验，从而更有技巧应对，也更愿意接纳负性心理过程。

二、正念干预训练的内容

（一）正念呼吸

正念呼吸主要是将自己的意识用于观察呼吸，在一呼一吸间，体验自己腹部或胸腔的变化，若不自觉地发生意识跳跃，也只是觉察它，再慢慢回到呼吸上而已。在练习之初，我们的思维会跳跃，注意力常常转移，以至于很难将注意力保持在某个点上，尽管我们努力去觉察呼吸，但大脑还是安静不下来，这并无关系，因为这是每个初学者都会遇到的情况，只需要温柔的将意识带回到呼吸。正念呼吸练习的目的是在每个时刻都能够对自身体验有所意识，当心智游离时，只需以呼吸为锚温和地与当下时刻进行联结，随着呼吸聚焦身体的感觉变化。正念呼吸通过观察呼吸来培养对想法和感觉的觉察，是开展正念练习的基础技术，而领悟感觉与想法不同，想法不等于事实。

（二）身体扫描

身体扫描是将专注力聚焦于整个身体，从脚部扫描到头部，感知身体不同部位的感觉，将身体视为整体的有机体，把察觉与身体感觉及情绪、想法相联结。有顺序地在身体的不同部位投放、保持、转移注意力，并将这种训练上升到情绪和思维的感知。身体扫描通过连接全部身体部位，对静态身体进行察觉，观察当下的身心变化，增进自我认识，增强对此刻的觉察和接纳能力。

（三）正念行走

学习行走呼吸，站立，感受身体和地面的连接，感受在行走过程中身体各个部位的感觉，注意行走时个体的意识内容所发生的变化。通过正念行走练习，尽可能地把正念行走时培养的同样的觉察带到日常生活的行走体验中，慢慢培育出以有觉察回应为底蕴的生活方式。

（四）正念吃葡萄干

通过正念吃葡萄干，视觉、听觉、嗅觉、触觉和味觉的感官体验得到满足，能够深切感受到感知觉的变化过程，更加清晰地看到自己的惯性反应及行为，更为清晰地认识到生活中那些忽略的细节，引发对正念的兴趣，像正念行走练习一样，把正念带至日常生活，慢慢培育出以有觉察的回应为底蕴的生活方式。

(五) 正念瑜伽

正念瑜伽包含了一系列温和的身体伸展。请记住照顾好自己的身体，仔细思考哪些动作是自己可以完成的，哪些是不可以的。当练习时，要让自己身体的内在智慧来决定哪些伸展动作是可以进行的，以及这些动作可以持续多久。练习的目的是帮助你贴近身体知觉，按照它们的本来面貌接受它们，并不是要健身或者挑战自己的伸展极限。通过对动态身体的觉察、对想法的觉察、对情绪的觉察，巧妙地应对压力，增加情绪调节能力，训练既专注又放松的能力。以下是简单易学的正念瑜伽体式，患者可根据自身情况选择合适的体式练习，注意量力而行。

(1)山式坐立(图7-1)：安静地盘腿坐在垫子上，脊柱挺直，头顶向上，下巴稍稍内收，肩部放松。双手可舒服地放于膝盖上，或者交叠放于腹部下方。吸气的时候，感觉腹部慢慢往外凸起；呼气的时候，感觉腹部慢慢往内凹。所有的觉知都放在腹部。就这样持续10个呼吸。

(2)三角扭转式(图7-2)：站立于垫子上。呼气的时候，双脚分开差不多一条腿的长度，双手往两侧伸展，与地面平行，手心朝下。吸气，左脚掌内扣，右脚掌往外90°。呼气并将躯干从右腿的上方向右伸展，从髋关节而不是腰部弯曲。右手往下，放在胫骨上或者脚踝上，或右脚外侧的地板上。左手伸向天花板。每次吸气的时候拉伸脊椎，呼气的时候，打开身体的左侧。将觉知移到身体的左侧，每次吸气的时候感知脊柱的伸长，每次呼气的时候，有意识地将身体更多地打开。保持5个呼吸，接着做另一侧。

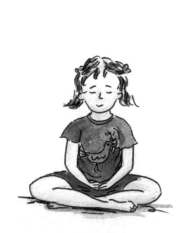

图7-1　山式坐立

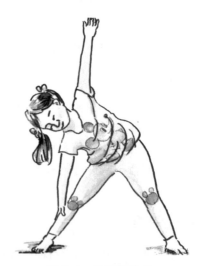

图7-2　三角扭转式

(3)反三角式(图7-3)：站立于垫子上。呼气的时候，双脚分开90~120 cm，双手往两侧伸展，与地面平行，手心朝下。吸气，左脚掌内扣，右脚掌往外90°，弯曲右膝；呼气，身体往左倾，左手落于左膝盖上，右手跨过头顶往左前方向伸展。将觉知放在身体的右侧。每次吸气的时候，伸直脊椎，呼气的时候，有意识地更多地打开身体的右侧。在这里保持5个呼吸，然后换另一侧。

(4)下犬式(图7-4)：手掌和膝盖撑于垫子上，手掌稍稍置于肩膀前方，膝盖在胯部正下方，分开与胯部同宽。吸气，膝盖离开地面往上，到最高处。呼气的时候将大腿往后推，脚后跟往下踩。将觉知放在腿的后侧直到脚后跟。每次吸气的时候，脊柱伸直，呼气的时候，拉伸腿部后侧，脚后跟有意识地往下踩。保持5个呼吸。

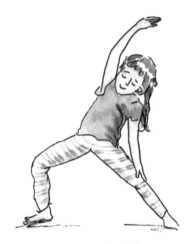

图7-3　反三角式

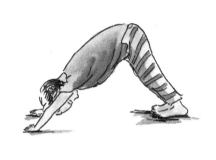

图7-4　下犬式

（5）单腿下犬式（图7-5）：在下犬式的基础上，保持上身不动。吸气的时候，抬起右脚往上，吐气的时候轻轻地落回右脚。再次吸气的时候，抬起左脚往上，吐气的时候轻轻地落回左脚。将觉知放在抬起的那条腿的内侧，感受它在拉伸时候的酸胀感。在这里保持5个呼吸，然后换另一侧。

（6）树式（图7-6）：站立于垫子上，肩部放松，双手合十于胸前。吸气，弯曲右膝盖，将右脚掌压于左小腿的内侧，同时双手往上，举过头顶。吸气，感觉双手往上伸展更多；呼气，打开双肩。在这里保持5个呼吸。之后，呼气的时候，可以打开双手往两侧，仿佛是蓬勃生长的枝叶一般。在这里保持5个呼吸。下一次吸气的时候，双手再次慢慢合十，呼气的时候，双手落于胸前，右脚放于地面上。换另一侧。

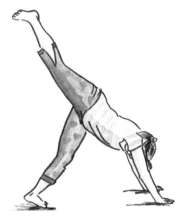

图7-5　单腿下犬式

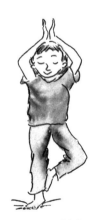

图7-6　树式

（7）战士三式（图7-7）：双脚站立在地面上，双手放在两侧，保持脊柱挺直，头顶往上。吸气，双臂向两侧张开。呼气，上半身缓慢向下，同时抬起右脚往上，勾脚。保持3~5个呼吸。吸气的时候，收回上身和右脚；呼气，收回双手放于身体两侧。换另一侧。

（8）椅子式（图7-8）：坐在垫子上，双脚伸直，双肩放松，双手落于身体的两侧。弯曲双膝，脚后跟靠近臀部，同时身体后仰，双手手背朝上，五指向前，后移至肩部下方。吸气的时候，抬起臀部往上，眼睛看向自己肚脐的方向，膝盖有意识地往内；吐气的时候，臀部缓慢往下落于垫子上。将觉知放于自己的核心部位。继续5个呼吸。回到坐立体式后，转动双手手腕，放松一下。

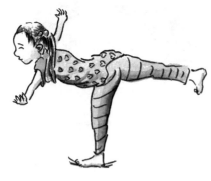

图7-7　战士三式

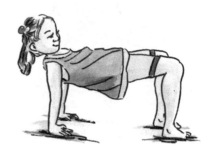

图7-8　椅子式

（9）扭转式（图7-9）：盘腿坐在垫子上，膝盖向下。吸气，双手往上举；呼气，身体往右扭转，左手放在右膝盖上，右手放于身后。下一个吸气的时候，感觉脊柱往上；呼气，扭转打开肩膀。保持5个呼吸，然后换另一侧。

（10）躺式（图7-10）：仰卧，双脚打开，双手放于体侧。闭上眼睛，脊柱在一条直线上，全身重量放于垫子上，完全放松，让呼吸越来越缓慢。可以将觉知放于腹部。吸气的时候，感受腹部的凸起；呼气的时候，感受腹部的凹陷。或者在这个姿势上，对身体的每个部位逐一进行感知。保持清醒，不要睡着。在这个体式上保留至少10 min，或者更长的时间。

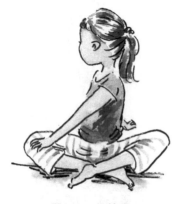

图7-9　扭转式

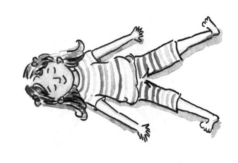

图7-10　躺式

在这个练习中保持对身体感觉的觉察，觉察自己会在哪方面容易些？自己对于体验到的、紧张的身体感觉是如何反应的？这些反应带来怎样的感受？

(六)慈爱与怜悯

把慈悲带到日常生活中，进行接纳练习，允许并认同所有内在的感受，顺其自然，如其所是，不作评判，不作分析，用慈悲、宽容和爱去感受一切。通过慈心练习，强化研究对象的掌控感，增强其容忍能力，接纳自己和他人。

第四节　放松疗法

一、概述

放松疗法(relaxation therapy)是通过机体的主动放松使人体验到身心的舒适，用以调节因紧张反应所造成的紊乱的心理生理功能的一种行为疗法。放松疗法被广泛应用于各种心理问题和身心疾病的辅助治疗中，如焦虑症、抑郁症、失眠、高血压、心脏病等。放松疗法不仅具有简单易学、操作方便的优点，而且具有很好的即时效果和长期效益。

(一)常见的放松技术

不同的放松技术适用于不同的场合和人群，选择适合自己的放松技术可以有效地缓解压力和紧张情绪。

1.深呼吸　通过深呼吸来放松身体和心情，缓解紧张和焦虑。最常见的深呼吸技术有腹式呼吸训练法、深呼吸放松法等。

2.渐进性肌肉放松　这种技巧专注于慢慢地拉紧，然后放松每个肌肉群。它可以帮助你关注肌肉紧张和放松之间的区别，更清楚地感受自己的身体。比如，先拉紧、放松脚趾的肌肉，然后逐步向上到颈部和头部——拉紧肌肉5 s、放松30 s，然后重复。

3.自主训练——呼吸控制技术　这是一种可以使身体放松的简单方法。具体方法是通过缓慢呼吸、深呼吸来减少肌肉紧张和心率，从而使身体进入放松状态。

4.冥想　这是一种通过专注于当下的感受和想法来减轻情绪的方法。具体方法是找一个安静的地方，坐下来，然后专注于呼吸，让思维和感觉在此时此刻停留，不去干扰其他事物。

(二)放松技术类型使用原则

如果经常感到身体或心理上的不适或压力，那么可能需要使用放松技术来缓解。但是，最好的方法是咨询专业医生或心理医生的意见，以确定自己是否需要使用放松技术或其他治疗方法，具体如下。

1.自己的身体状况　如果身体经常感到紧张、不适或疼痛，那么可能需要使用放松技术来缓解。例如，办公室工作人员经常会出现肩颈疼痛、腰背部不适等问题，这种情况下可以尝试使用渐进性肌肉放松等技术来减轻症状。

2.自己的情绪状态　如果经常出现焦虑、紧张、抑郁等负面情绪，那么可能需要使用放松技术来缓解。例如，正念冥想等技术可以帮助减轻焦虑和压力，提高自我控制能力。

3. 自己的生活环境　如果生活或工作环境压力较大，例如经常出差、加班或面对高强度的工作压力，那么可能需要使用放松技术来缓解。例如，渐进性肌肉放松、呼吸控制等技术可以帮助减轻身体的紧张和疲劳。

4. 自己的精神状态　如果经常感到疲惫、失眠、注意力不集中等，那么可能需要使用放松技术来缓解。例如，正念冥想、瑜伽等技术可以帮助提高专注力和精神状态，缓解失眠等问题。

二、放松技术的实施要点

(一) 准备工作

1. 确定放松目标　根据个体的具体情况和需要，明确放松的目标，如减轻压力、提高睡眠质量、缓解紧张等。

2. 制定计划　根据目标，制定放松计划，包括放松的时间、频率、方式等。

3. 营造放松环境　选择一个安静、舒适、温馨的环境，让个体感到放松和安心。

4. 准备工具　根据需要准备一些放松工具，如音乐、灯光、瑜伽垫等。

(二) 常用的放松技术的操作步骤

1. 深呼吸　通过深呼吸来放松身体和心情，缓解紧张和焦虑。

(1) 腹式呼吸训练法：腹式呼吸训练法又称膈式呼吸训练法，即有意识地延长吸气、呼气时间，以腹式呼吸为主进行慢的、深的、有规律的呼吸训练，1938 年美国的 Soley 和 Shock 提出腹式呼吸训练治疗的概念，一般呼吸频率为每分钟 8 ~ 10 次。有研究发现，腹式呼吸具有帮助人体放松的作用，这种效果主要通过提高自主神经系统的调节功能实现，进而达到缓解精神压力和紧张、焦虑等情绪。

(2) 深呼吸放松法：这是一种非常简单的放松技术，不需要使用任何仪器设备，在各种情形下均可自行练习。具体做法是让患者保持舒适的躺姿，两肩放平，两脚自然张开，两手臂放于身体两侧，然后慢慢地做深呼吸动作。指导者配合患者的呼吸节奏进行指导："呼，吸，呼，吸……"循环重复，直到练习者感觉全身放松。练习该放松法，可以让患者自己练习深呼吸动作，同时还要配合一些暗示语，如"放松—放松"，效果更好。

2. 渐进性放松疗法 (progressive relaxation therapy，PRE)　由美国生理学家 Edmund Jacobson 创建，也是最常用的一种行为疗法。该疗法的中心环节是掌握"紧张—放松"的周期循环。在开始 PRE 之前，患者必须避免消极的想法并专注于自我，为此应进行大约 5 次横膈膜呼吸重复。呼吸周期包括通过鼻子缓慢吸气 5 ~ 10 s，然后从嘴呼气 5 ~ 10 s。患者必须尽可能地专注于呼吸。然后，患者可以在准备好后继续进行练习步骤。应避免匆忙，每项活动应尽可能以相同的节奏和相同的持续时间进行。

3. 自我暗示法　通过积极的自我暗示来改变个体的思维和情绪状态，提高自我控制能力。

4. 冥想　就冥想的不同练习方法而言，有研究者按照冥想背后的认知机制将冥想方法分为注意式、建构式和解构式冥想三类。解构式冥想比注意式及建构式冥想更容易引发不愉快体验。具体而言，注意式冥想主要是训练将注意力维持在某种现象上，如正念呼吸等；建构式冥想主要培育正确的认知与情绪，最终目的是提升幸福感；而解构式冥想是要弱化或者消解掉练习者的内隐信念，这些信念是关于客体意识的固有的独立的存在，包括概念框架、观点及对自我、他人、世界及意识本身的认识等。以下主要介绍注意式冥想和建构式冥想。

（1）注意式冥想：练习者把注意力集中在单一的客观对象上，比如呼吸、唱诵、意境、身体的某部分等。随着练习者的进步，他的注意力会变得集中和稳定，变得不易分心。

（2）建构式冥想：练习者以开放、不评判、不执着的态度去观察周围的事物和自己的身心（思想、感觉、记忆等），这样做的目的是让练习者的意识达到完全放空的状态，使其不会轻易掉入各种旧有的惯性反应中。在这个冥想中被观察到的一些事情有：思想、感受，回忆声音、气味、身体的感觉。

5. 正念身体扫描　通过关注身体不同部位的感觉来发现紧张和不适的区域，并进行放松。正念冥想是一种独特的融合了专注注意力和开放意识的冥想。来自这两种类型的冥想的技术被用于帮助保持意识，但不评判任何经历。当练习正念冥想时，你会选择一些要关注的事物，并持续把你的注意力集中在那些事物上面。然而，你不会仅把注意力集中在某一个对象上，以至于排除周围的其他一切。你会保持对周围环境的觉察。当你把注意力集中在某些物体上时，你就会对不同的感觉、思想和感受有向外和向内的认识。然后，当这些东西飘入你的意识中时，你只是观察它们，而不迷失方向或被思想所困。你也不去评判它们，只是接受它们为经验的一部分。

（三）结束咨询

在结束放松训练时，可以引导个体进行简单的总结和反思，并鼓励其将所学到的放松技巧应用到日常生活中，以保持身心健康。此外，还可以根据需要安排随访或后续咨询，以监督个体的进展情况并帮助其解决可能出现的问题。

【案例分享】

一个来访者，刚刚过了 40 岁的生日，然而他在事业最辉煌的时候，得了某种焦虑症。他提不起精神去做任何事情，甚至不敢坐飞机，不敢开车。他被焦虑的情绪所影响，以至于连身体都开始出现问题。是的，他有许多事情需要焦虑——家庭、事业、个人发展，他需要为自己的爱人、父母、孩子、员工、生意伙伴活着，却唯独忘了其实他最需要的，是为了自己好好地活着。好好地活着，并不容易。因为，每一个人，都是一个鲜活的生命，有感情、有痛苦、有悲伤、有快乐、有努力、有奋斗。更重要的是，我们每个人都要寻找自己生命的意义，我们需要真正地发现自己、认识自己。

通过五次正念冥想训练，治疗对象，使其对自身的理解、生活的意义有着更为深刻的理解和认识。

▶ 第五节 音乐疗法

一、概述

(一)音乐疗法的定义

音乐疗法是什么？音乐疗法是一种以音乐为媒介的心理治疗方法，它运用音乐的物理、心理、社会和审美等因素，达到放松身心、缓解压力、调整情绪等目的。音乐疗法在当今社会越来越受到人们的关注，被广泛应用于心理咨询、心理治疗、康复医学等领域。

开展音乐疗法最合适的时机通常是人们出现情绪问题、心理困扰或身体疾病时。例如，当人们焦虑、紧张、抑郁、失眠、学习或工作困难等情况下，音乐疗法可以作为一种有效的辅助治疗手段。此外，在特殊群体中，如儿童、老年人、残疾人等，音乐疗法也可以发挥独特的作用，帮助他们增强自信、改善负性情绪、缓解疼痛等。

(二)音乐疗法的基本原理

音乐疗法的基本原理包括以下几个方面。

1. 音乐体验 音乐作为一种艺术形式，具有独特的情感和情绪表达能力。通过音乐的欣赏和参与，个体可以体验情感和情绪的变化，从而促进心理的治疗和康复。

2. 治疗关系 音乐治疗师与患者之间建立了一种特殊的治疗关系，这种关系是基于信任、尊重和情感支持的。音乐治疗师通过与患者的互动和合作，帮助患者探索和表达内心的情感和体验，从而促进其康复。

3. 系统干预过程 音乐疗法是一个严密的、科学的系统干预过程。它包括音乐、被治疗者(患者)和经过专门训练的音乐治疗师这三个组成要素。音乐治疗师根据患者的需求和目标制定个性化的治疗计划，通过音乐活动和互动引导患者达到预期的治疗效果。

二、音乐疗法的发展历史

音乐疗法自20世纪40年代诞生以来，经历了不同的发展阶段，产生了不同的理论和实践的流派，也发展了许多方法和技术，并且逐渐在不同的治疗领域和人群中被广泛应用。它利用音乐的物理、心理和社会等影响来改善人们的身心健康，是一种历史悠久且不断发展的治疗方法。

(一)国外的音乐疗法

1. 史前时代的音乐疗法 史前时代的人们相信音乐的力量可以影响精神和躯体的健康，他们通常将音乐与超自然的力量相联系。在仪式过程中，会用到各式各样的乐器以给人提供精神和情绪的支持。

2. 古代音乐的应用 随着人类文明的发展，魔法、宗教和医学理论的因素开始朝着不同的方向发展。埃及的长老医生喜欢把音乐作为心灵的药物，古希腊神话中的阿波罗掌管着音乐和医疗，这说明在古代人类心目中，音乐和医疗是同源，音乐最早的功能是疗愈。古希腊哲学家毕达哥拉斯认为，音乐可以调和人的性情，治疗身体和心灵的痛苦。古罗马医生盖伦则在其著作中提到，音乐可以缓解疲劳、失眠和抑郁等症状。

3.中世纪和文艺复兴时期的音乐和治疗　中世纪和文艺复兴时期，音乐继续被用作一种治疗方法。教会和贵族阶层通常雇佣音乐家来为患者演奏音乐，以缓解其疼痛和焦虑。此外，一些医生也开始尝试利用音乐来治疗特定的疾病，如癫痫和抑郁症。罗马帝国衰败以后，基督教在西方文化中成为主要的力量，人们对疾病的态度产生了改变，患病的人不是劣等，不应受到上帝的惩罚，医院开始建立起来，以便照顾躯体患疾的人，但精神患疾的人却被认为是被魔鬼所控制而被监禁和被虐待。文艺复兴时期，解剖学、生理学、临床医学的发展标志着临床科学医疗的开始，在这个时期，音乐不仅被用来治疗忧郁、绝望和疯狂，也被认为是预防性药物，是一种能加强情绪健康的有力的工具。伯顿在《忧郁的解析》中写道："音乐除了有无穷的力量，可以驱赶许多其他的疾病外，它还是治疗绝望和忧郁的极好的方法，而且可以驱走魔鬼本身"。欧洲的医生虽提倡将音乐用于疾病的治疗，但医学科学的深入发展，使音乐变成了具有多学科交叉的一项内容，故未得到更好的盛行。

4.现代的音乐疗法　音乐疗法作为一门独立的学科最早在美国建立，美国至今仍是音乐疗法最发达的国家，美国音乐治疗协会（American Music Therapy Association，AMTA）是最具权威的音乐治疗学术机构。

19世纪晚期，神经病学家詹姆斯·科宁（James Corning）在《医学记录》上发表文章《在睡觉前和睡觉中音乐振动的应用——对情绪治疗的尝试》，第一个尝试用音乐治疗精神病，音乐家、医生、精神病学家等都支持音乐疗法这一独特的治疗形式。

20世纪初，除了音乐家、医生、精神病学家和一般大众在刊物上发表的音乐治疗个案外，在医院还有大量推动音乐治疗项目（特别是为第一次世界大战和第二次世界大战归来的老兵设计的项目）的短期组织。

20世纪30年代，埃娃·维萨留斯（Eva Vescelicus）作为当时音乐疗法最具影响力的人物，她认为，音乐治疗的目的是让患者从不协调的情感反应回到协调的情感反应。玛格丽特·安德顿（Margaret Anderton）是一位出生于英国的钢琴家，在第一次世界大战期间为躯体和精神障碍的加拿大士兵提供音乐治疗服务，她在哥伦比亚大学教授音乐治疗课程，为遭受心理创伤的士兵提供音乐，为有躯体创伤的士兵演奏乐器，从而使他们受伤的胳膊或腿能强壮起来。

20世纪40年代，随着治疗哲学观念的逐渐转变，音乐疗法在精神障碍领域中的应用更加广泛。精神学家卡尔·门宁格（Karl Menninger）提倡综合治疗方法。二战期间，复员军人行政医院及后来的州立机构开始提供住院老兵音乐服务、音乐家紧急基金，之后，全国性音乐治疗组织机构就出现了。国家音乐教师协会音乐治疗学会成立后，建立章程，设立目标，发展会员目录，于是诞生了国家音乐治疗协会，促进了注册音乐治疗师认知系统建立。音乐治疗师的服务人群从精神障碍患者的躯体、感知觉损伤，逐步扩大到护理机构中的老年人、躯体疾病患者、犯人、艾滋病、药物依赖患者，以及临终患者。

（二）中国的音乐疗法

1.中国古代音乐疗法　中国在古代就有关于音乐与健康关系的记载，即有关"五音疗疾"

的记载。《黄帝内经》把五音归属于五行，并与五志(五种基本情绪)相连。五音即角、徵、宫、商、羽，对应的五行即木、火、土、金、水，其影响人体内相应的五脏，即肝、心、脾、肺、肾的功能活动，同时与人的五志，即怒、喜、思、忧、恐相连。角音调畅平和，善消忧郁，助人入眠；徵音抑扬咏越，通调血脉，抖擞精神；宫音悠扬谐和，助脾健运，旺盛食欲；商音铿锵有劲，善治躁怒，使人安宁；羽音柔和透彻，发人遐思，启迪心灵。《史记》："故音乐者，所以动荡血脉，通流精神而和正心也。"《理瀹骈文》："七情之病也，看花解闷，听曲消愁，有胜于服药者矣。"但由于古人缺乏音乐疗法的操作性记录，五音治疗疗效还有待考究。

2. 中国当代音乐疗法　20世纪80年代后期，音乐治疗教授刘邦瑞在中央音乐学院进行音乐治疗学的讲学后，很多音乐家和医生对音乐治疗产生了浓厚的兴趣，北京大学张伯源等人发表的《音乐的身心反应研究》的实验报告指出聆听欢快的音乐和安静抒情的音乐的不同生理反应。高天(1986年)《音乐对于疼痛缓解作用研究》的发表以及第一本有关音乐治疗的专著编译的著名音乐治疗学家朱丽叶·阿尔文(Alvin Juliet)《音乐治疗学》，促进了音乐治疗的发展。但众多医院的尝试仅仅是盲目地给患者使用音乐，这种所谓的"音乐处方"，起到的作用不大，效果不太满意。

总之，音乐疗法是一种历史悠久且不断发展的治疗方法。它利用音乐的物理、心理和社会影响来改善人们的身心健康，已经在临床、教育和心理健康等领域得到了广泛的应用。随着人们对身心健康需求的增加，相信音乐疗法将会得到更多的关注和支持。

三、音乐疗法的方法技术

在音乐疗法中，各种技术被广泛使用，以便更好地满足患者的需求。音乐疗法的方法虽然很多，但大致可以分为三种：接受式、再创造式和即兴演奏式。

(一)接受式音乐疗法

接受式音乐疗法以聆听音乐及由聆听音乐引起的各种生理心理体验为主，在临床护理工作中易于实施，主要有有以下四种形式。

1. 歌曲讨论　这是最常用的方法之一，它涉及倾听不同类型的音乐，以促进患者的情感和身体反应。音乐聆听可以帮助患者放松身心、减轻焦虑和抑郁等负面情绪，还可以提高患者的注意力和记忆力。其用于集体治疗中，目的在于促进小组成员之间的语言和情感交流，帮助患者识别不合理的思维和行为，也可以了解和发现患者深层的心理需求。其具体操作步骤为：①由治疗师或患者选择歌曲，治疗师以选择歌曲的方式来确定讨论的主题和方向，患者选择的歌曲透露出其想法和情感状态；②聆听之后对音乐及歌词的含义进行讨论，小组成员分享想法和情感的意愿，促进语言交流的好的契机；③通过小组讨论，对不合理的、心理或情绪障碍及人格的扭曲等，进行澄清和纠正；④治疗师引导，深入分析、体验和探讨患者提供的歌曲或乐曲，了解和发现患者心理需求。歌曲讨论可以在较浅的支持层次的干预中使用，即引导及体验；也可以在认知层次干预中使用，引导患者讨论，表达思想观念，改变不合理的认知；或者从深层次的精神分析入手，在对音乐体验的讨论中发掘患者的潜意识情感矛盾。

2. 音乐回忆　在现代社会中，音乐深入社会的各个领域，以致几乎每个人在其重要的人生经历中，都会伴随着特定的音乐回忆。如一首抗战老歌会引发一位经过抗日战争时代的老人对当时生活经历的回忆。在团体治疗中，音乐回忆可以让小组成员互相倾诉自己的往事，宣泄自己的情感，互相支持和鼓励，促进相互理解和沟通。而在个体治疗中，可以通过音乐回忆来探索和了解患者的生活历史和情感事件。如与患者通过音乐回忆，构建"个人音乐历史"，即按照成长阶段的顺序，选择与每一人生阶段相联系的一段音乐，这样可以更简单快速地了解患者的个人成长史和情感发展史。音乐回忆常用于老年患者，特别是阿尔茨海默病患者，可通过音乐对记忆的刺激作用来引发和改善阿尔茨海默病患者的记忆，延缓记忆力衰退。

3.音乐同步 治疗师使用录制好的音乐或即兴演奏音乐来与患者的生理、心理状态同步，使之与音乐产生共鸣后，治疗师再逐渐改变音乐，调整患者的生理、心理状态，达到治疗目的。如患者情绪低落时，可以先使用缓慢忧伤的音乐，待其与之发生共鸣后，再使用较为明朗抒情的音乐，然后使用节奏较为明确稳定、情绪较为积极的音乐，最后使用节奏欢快、情绪积极振奋的音乐。需要注意的是，使用的音乐风格必须是患者所喜爱的，至少是其能接受的，也不能主观断定某一种音乐就一定能引起某种情绪的变化。

4.音乐想象 患者在治疗师的引导下，在特别编制的音乐的背景下产生自发的自由想象。如，"想象你走在一条小路上……你看到了一座房子，这是你小时候住过的房子……"，治疗师不给予明确的联想指导语，而是说"请你仔细地体验音乐，看看音乐会给你带来什么样的画面"。音乐想象是一种常用的音乐疗法技术，它涉及在脑海中创造音乐和声音的场景，通过音乐想象，患者可以放松身心、减轻焦虑和抑郁等负面情绪，还可以提高患者的注意力和记忆力。音乐想象的方法可以分为引导性(directive)和非引导性(nondirective)。

(1)引导性音乐想象：治疗师始终引导和控制着音乐想象的全过程，如对音乐的选择、想象情境的设定、想象进程的发展，患者只需跟随着引导进行想象即可。引导性音乐想象主要运用于单纯的音乐方式训练或深层次的心理治疗开始阶段(稳定化阶段)，通常选用简单结构、美好抒情并富有情境描绘特点的音乐。

(2)非引导性音乐想象：治疗师将想象的主动权交给患者，而不对患者的想象进行引导，主要让患者进行自由联想，治疗师通过对音乐的选择来控制患者的想象内容。音乐冥想是一种常用的音乐疗法技术，它涉及使用音乐来促进冥想和放松身心。通过音乐冥想，患者可以减轻焦虑和抑郁等负面情绪、提高自我意识和自我认知，以及增强内在平静和放松的能力。其通常被运用于深层次的心理治疗中。美国邦尼博士创造了一套以使用音乐想象为手段的完整系统的治疗方法，称为"音乐引导想象"，也是目前音乐疗法中最复杂和最强有力的方法。

(二)再创造式音乐疗法

该方法不仅强调患者的聆听，更重要的是参与其中、亲身体验音乐活动，包括演唱演奏和音乐技能学习两类。演唱演奏不要求患者有音乐训练的基础，目的不在于音乐，而在于亲身体验并感受当下的情感反应。音乐技能学习的过程也与生活中其他学习一样，是一个不断解决问题、克服困难和获得成功体验的过程，最终泛化到日常生活中去，只是前者会伴随愉悦体验的过程。鲁道夫-罗宾斯(Nordoff-Robbins)音乐疗法认为，每个人都具有先天的音乐能力，这种能力可以通过音乐对个人成长和发展的治疗而被激发出来。鲁道夫和罗宾斯认为每个人都是一个音乐的自我，可称为"音乐儿童"(music child)。通过患者当下的自由表达、演唱演奏等，发展患者个体的潜能，更注重患者内心世界的成长。该方法主要应用于残疾儿童、精神病患者、综合医院的住院患者、老年患者和寻求个人成长的成年人等。

(三)即兴演奏式音乐疗法

即兴演奏采用的乐器多为简单,无须特别学习训练,如各种不同的鼓、三角铁、铃鼓、木琴、铝板琴等,治疗师多用钢琴或吉他参与演奏。音乐创作包括作曲、编曲和演奏等环节,可以帮助患者表达自己的情感和需求。音乐创作可以提高患者的创造力、自信心和自尊心,还可以提高患者的社交能力并增强他们与别人的情感交流。

该治疗一般应用在团体辅导中,虽为随心所欲的演奏,但音响效果会让人自觉或不自觉地不断调整自己的节奏、速度、音量、音调等,从而在整个音乐中找到和确立自己的位置和角色。多数情况下,其规律为和谐—杂乱—新的和谐。治疗目的主要是建立良好的治疗关系,帮助患者用自发随意的演奏来抒发自身的情感,达到宣泄情绪的效果。即兴演奏式音乐疗法的流派也很多,不同流派有不同的心理取向,也有不同的评估方法、治疗设计和操作模式。其中包括人本主义、存在主义取向的创造性音乐疗法,精神分析取向的精神分析音乐疗法,存在主义取向的奥尔夫即兴演奏模式,格式塔理论、心理互动精神分析和发展心理学理论取向的比喻性即兴演奏式音乐疗法,以心理剧为主的音乐心理剧模式等。

四、音乐疗法的操作步骤

(一)环境准备

营造舒适环境:治疗室应安静、舒适、温暖,治疗前应关闭所有可能产生干扰的设备,如手机、电视等。

(二)评估

在实施音乐疗法之前,需要进行具体的评估,以了解个体的音乐喜好、音乐经验、需要解决的问题及治疗的目标,评估的结果将被用于制定个体的个性化音乐疗法计划中,具体的评估内容如下。

1.音乐喜好　评估个体对不同类型、风格和曲调的音乐的喜好程度,以确定在治疗过程中使用哪些音乐可以更好地产生积极的影响。

2.音乐经验　评估个体在音乐方面的经验和技能,包括教育背景、演奏经验等,以确定在治疗过程中可以采用何种方式进行音乐参与。

3.需要解决的问题　评估个体存在的身体、情绪或认知问题,如焦虑、抑郁、疼痛等,以确定音乐疗法可以针对哪些问题进行干预。

4.治疗目标　与个体一起确定治疗的目标,包括改善情绪状态、减轻症状、提高自尊心等,这些目标需要明确、可量化和可实现。

通过对个体的评估,制定适合其需求的个性化音乐疗法计划,确保治疗活动的安全性和有效性。

(三)选择音乐

根据患者的评估结果,选择合适的音乐来进行治疗。音乐可以是经典音乐、流行音乐、自然音乐等，关键是选择能对患者产生积极影响的音乐。根据治疗目标和患者情况选择适合的音乐，包括音乐类型、节奏、旋律等。选择合适的音乐疗法，不同的音乐疗法适用于不同的情况和群体。常见的音乐疗法及其适用范围如下：

（1）古典音乐疗法：适用于缓解焦虑、抑郁、失眠等症状。这种疗法通常采用巴洛克或古典时期的音乐，因为这些音乐的节奏和旋律较为稳定，能够有效地安抚情绪。

（2）民族音乐疗法：适用于不同文化背景的人群，特别适用于解决文化适应困难或文化认同问题。这种疗法采用不同民族的传统音乐，如中国的传统民歌、山歌等，以帮助患者找到自己的文化根源和文化认同。

（3）现代音乐疗法：适用于青少年和年轻人群的心理健康问题，如情绪问题、学习困难等。这种疗法通常采用现代流行音乐或摇滚乐等类型的音乐，以帮助患者释放压力和情绪。

（4）声音疗法：适用于身体疼痛和创伤后应激障碍等问题。这种疗法采用自然的声音，如海浪声、鸟鸣声等，以帮助患者放松身心、缓解疼痛和紧张情绪。

（5）音乐认知疗法：适用于认知障碍和痴呆等问题。这种疗法通过教授患者唱歌、演奏乐器等活动，以提高他们的认知能力和记忆能力。

另外，还可以根据年龄选择合适的音乐疗法，不同的年龄段可以采用不同的音乐疗法，以下是针对不同年龄段的音乐疗法建议：

（1）儿童：儿童可以采用音乐游戏疗法，通过音乐游戏的方式，让儿童在游戏中学习和欣赏音乐，提高他们的音乐欣赏能力和自信心。此外，还可以采用音乐律动疗法，通过音乐和动作的结合，让儿童在律动中锻炼身体，提高他们的身体协调能力和反应能力。

（2）青少年：青少年可以采用音乐情感疗法，通过音乐来表达情感和宣泄情绪，减轻心理压力和焦虑感。此外，还可以采用音乐社交疗法，通过音乐活动和社交场合的结合，让青少年在社交中增强自信心和人际交往能力。

（3）成年人：成年人可以采用音乐放松疗法，通过听轻松、舒缓的音乐来缓解压力和放松身心，改善睡眠质量和提高工作效率。此外，还可以采用音乐冥想疗法，通过音乐冥想的方式，让成年人放松身心、减轻焦虑和抑郁情绪。

（4）老年人：老年人可以采用音乐回忆疗法，通过听熟悉的音乐以唤起回忆和产生情感共鸣，增强老年人的社交互动和认知能力。此外，还可以采用音乐舞蹈疗法，通过音乐和舞蹈的结合，让老年人在舞蹈中锻炼身体、提高身体素质和增强自信心。

不同年龄段的人可以采用不同的音乐疗法，以达到最佳的治疗效果。

（四）制定个性化计划

根据患者的评估结果和目标制定个性化音乐疗法计划，包括音乐的类型、频率、持续时间及治疗的具体方法和技术。个性化音乐疗法计划的制定可以确保音乐疗法更好地适应患者的需求和目标。

（1）指导患者进入放松状态：在开始治疗前，治疗师应向患者说明治疗的过程和目的，并指导患者如何放松身心。

（2）播放音乐：根据治疗目标选择合适的音乐，放松音乐可以有很多不同的类型，以下是一些可以激发放松感觉的音乐类型。①轻柔的钢琴曲：如克拉拉·舒曼的《梦幻曲》、约翰·勃拉姆斯的《摇篮曲》等，具有柔和的旋律和舒缓的音色。②环境音乐：如布莱恩·伊诺的

《环境》系列，具有极富想象力的声音。③古典音乐：如贝多芬的《第六号交响曲》（田园交响曲）、杰克·德布西的《月光》等，也能带来放松和宁静的感觉。④瑜伽音乐：特别为瑜伽练习设计的音乐，通常具有稳定的节奏和柔和的音色。⑤冥想音乐：这种类型的音乐通常由轻柔的声音和悠长的音符组成，有助于创造宁静的氛围。⑥自然声音：如海浪声、鸟鸣声、雨声等，能够模拟自然环境，让人感到宁静和放松。每个人对放松音乐的喜好可能会有所不同，可以根据自己的喜好选择适合自己的音乐，也可以加入引导词，具体详见放松疗法章节。

（3）引导患者感受音乐：治疗师应引导患者感受音乐的节奏、旋律和情感，并逐渐进入放松状态。

（4）观察和记录：治疗师应观察患者的反应和变化，并记录下来，以便后续评估和治疗。

（五）结束咨询

1. 结束放松状态　在治疗结束时，治疗师应指导患者逐渐退出放松状态，并让他们感到舒适和自然。

2. 反馈和评估　治疗师应及时将观察到的情况反馈给患者，并对治疗效果进行评估，以便后续进一步治疗。

3. 感谢患者和治疗结束　治疗师应感谢患者的参与和支持，并让他们感到治疗有效果、治疗过程是成功的。

五、音乐疗法操作过程中的注意事项

（1）确保音乐环境的舒适性和安全性，包括音量的适当调整和减少干扰因素。
（2）尊重患者的隐私和个人空间，确保他们感到安全和受到尊重。
（3）监测患者的情绪和身体反应，根据需要调整治疗计划。
（4）鼓励患者积极参与音乐活动，但不要强迫他们做他们不愿意做的事情。
（5）在治疗过程中与患者进行有效的沟通，以便了解他们的感受和反馈。

 【案例分享】

在一次小组治疗中，治疗师采用接受式音乐疗法做团体治疗，要求每一位患者提供一首自己最喜爱的歌曲或乐曲供大家欣赏和讨论。一位年轻的女性患者提供了一首美国著名男性歌手保罗·西蒙（Paul Simon）的歌曲《Scarborough Fair》，她表示自己并不懂英文，听不懂歌词，只是特别喜爱歌手的嗓音和音乐的旋律。她说歌手嗓音明亮柔和，音乐旋律温柔抒情，让她感到很亲切。治疗师随即开始询问她和父亲的关系。她立即开始流泪，说自己从小没有得到父爱，爸爸从来都不肯抱抱自己。治疗师进一步问她心目中理想的父亲应该是什么样子，她说自己从小就一直幻想有一个温柔、亲切、爱自己的爸爸。治疗师又问道：就好像这首歌曲给你带来的这种感觉吗？她点点头，失声痛哭……

在音乐的陪伴下，治疗师很快地触及了患者很深的创伤及委屈。

第六节 接纳承诺疗法

接纳承诺疗法(acceptance and commitment therapy，ACT)是一种新型认知行为干预方法，主张鼓励人们接受生活中的不美好，允许负性情绪的存在，提高心理弹性，找到并充分肯定自我的价值，从而能够在行为上做出改变或持久努力以达到既定的目标。接纳承诺疗法已被证实对缓解肿瘤患者身心困扰具有重要的意义，在改善情绪、减轻疼痛、提升希望水平和心理灵活性等方面有大量的应用和研究。

一、接纳承诺疗法的概述

(一)概念

20世纪80年代末，美国内华达大学临床心理学海斯博士以研究人的思维如何工作为基础，创立了一种新型心理治疗模式即 ACT，ACT 也是第三代认知行为疗法代表之一。ACT 融合了东方哲学的先进思想内容，从全新的视角来审视人类为什么会感到痛苦，主张拥抱痛苦，在心态和理念上接受"幸福不是人生的常态"这种事实，不对抗和排斥负面的想法与情绪，把精力集中在建立和实现自己的价值观。

(二)心理学理论基础

关系框架是 ACT 的心理学理论基础，是一种有关人类语言和认知的全面的功能性语境模式。关系框架理论认为，人类的语言学习过程是通过与其和环境的互动逐渐形成的，而且人类的语言和高级认知是密切相关的，了解语言和高级认知是了解人类行为的关键，语言是人类沟通的桥梁，也是心理痛苦的根源。

关系框架理论受两种不同的情景特征影响，一种是关系情景，决定事物之间如何联络，这种关联只能被压制不能被去除；另一种是功能情景，决定关系网络会如何产生功效，可以更好地被调节与被控制。

关系框架具有三个主要特征。第一，相互推衍性。如果一个人学习到 A 在某一语境中与 B 有着特定的关系，那么意味着在这一语境中 B 也与 A 有着这种关系。第二，联合推行性。如果一个人学习到在特定的语境中，A 与 B 有着特定的关系，且 B 与 C 有着特定的关系，那么，在这一语境下，A 与 C 势必也存在某种相互之间的关系。第三，刺激功能转换。如望梅止渴，听到或想到"梅子"，刺激产生唾液分泌。当上述三个特征确定并形成某种特定的关系时，这种关系就称为"关系框架"。我们的心理世界及语言世界就是用关系框架建构起来的复杂虚拟世界。

根植于功能性语境主义的关系框架理论之所以与临床应用紧密相关，原因在于某一事件被赋予某些功能之后，往往会改变与该事件相关的其他事件的功能。

(三)心理病理模型

ACT 认为人类心理问题的核心是"心理僵化"，包括六个病理性根源经验性回避、认知融合、概念化的过去和未来、依恋于概念化自我、缺乏明确的价值和无效的行动。ACT 的心理病理模型,指的是六个病理性根源相互影响和联系,对特定的心理问题同时产生不同程度的反应。

1. 经验性回避　指人们试图控制或改变自身内在经验(如想法、情绪、躯体感觉或记忆等)在脑海中出现的形式、频率,或对情境的敏感性,又称经验性控制。

2. 认知融合　是指人类行为受限于思维内容的倾向。此倾向使人们的行为受语言规则和认知评价的过度控制,从而无法用此时此地的经验和直接的经验指导行为。当陷入认知融合时,人们会将头脑中的想法当成真实的现状,而无法意识到这些想法不过是认知的产物而已。

3. 经验性回避和认知融合　经验性回避和认知融合都可让我们脱离当下。一方面,经验性回避会减弱对个人经验的感知能力,对负性的想法、情绪、感觉和记忆的感知通常会伴随恐惧、愤怒、悲伤等消极的情绪体验,我们往往不愿意去面对这样的痛苦;另一方面,认知融合会让我们无法体验当下。置身于概念化的世界里,我们会失去直接的、此时此刻的真实经验,沉浸于过去的错误或可怕的未来,导致行为会受制于过去已有的想法和习惯反应。

4. 依恋于概念化自我　自我概念是言语和认知加工过程的核心。在既定的语言模式下,每个人逐渐形成了关于自己过去和将来的自我描述,过去的历史是通过言语构建和描绘的,未来的发展是通过言语预测和评价的,在这样的自我描述过程中就形成了概念化自我。当人们需要进行心理求助的时候,正是被这种概念化自我限制了,使自我变得狭隘,导致不灵活的行为模式。

5. 缺乏明确的价值　ACT 中的价值指的是内心真正向往和选择的生活方式,那么如果想过有价值和有意义的生活,就要从行为方面遵循自己所重视的价值取向。由于人们所在的不良社会环境和过去经历会让人模糊自己的价值方向或者看不清明确的价值方向,尤其是当行为受限于经验性回避时,就无法尊重自己内心的真正需求,去选择有意义的生活方式,从而缺乏价值感和自尊感。

6. 无效的行动　指的是不动、冲动或持续性回避等。人们会放弃有价值方向的灵活行动,而把时间和精力浪费在过程目标的实现上。这些过程目标从短期效益来看,可能会降低个人的负性反应,让个人获益,但从长远来看,会最终让个人迷失了他们在生活中真正重视的价值方向,导致长远生活质量的降低或生活空间狭窄。

二、接纳承诺疗法的内容

(一)治疗目标

ACT 治疗目的是激发人类潜力,让人们过上丰富有意义的生活,同时能有效地处理痛苦。ACT 终极目标是提高心理灵活性或心理弹性,表达的是基于心理病理模型,有意识地充分接触和感受此时此刻,包括想法、情绪、躯体感觉或记忆等,通过行为上的变化以达到内心既定的价值目标,提高心理改变的能力和提升自尊感。

(二)治疗过程

ACT 六个核心治疗过程包括接纳、认知解离、关注当下、以己为景、明确价值和承诺行动。每个核心治疗过程都不是孤立的，而是互相联系和相互支持的。

ACT操作时，有两个基本过程。一是正念与接纳的过程。通过无条件接纳、认知解离、关注当下、以己为景来觉察，避免主观评判，降低语言的干扰，减少经验性回避，更多地活在当下，与此时此刻经验紧密联系，与价值取向联系，让我们的行为更有灵活性。二是承诺与行为改变的过程。调动和汇集能量，尊重自己内心的需求，选择向价值目标前进，去过一种有意义的生活。

(三) 治疗技术

ACT六大核心治疗技术是一个不可分割的整体，心理灵活性是整体中心，六个方面彼此紧密联系且互相影响、相互重叠、相互促进。以己为景和关注当下是灵活地将注意力投入当下的体验中；认知解离和接纳是把想法和感受分开，并为它们留出空间，开放地允许以自己的节奏自由来去；明确价值和承诺行动包括发起并坚持提高生活质量的行动。综上所述，心理灵活性可描述为"活在当下、开放和做重要的事"的能力，基于价值的引领，心理灵活性越强，生活质量就越高。

1. 接纳　接纳是相对于经验性回避的另外一种选择。不压抑、对抗和逃避，而是开放并愿为以往痛苦经历、经验、感受和情绪等留出空间，保持一种积极且非评判性的容纳，觉察并允许它们在自己内心自由流动，按照自然的安排到来、停留或离开。接纳帮助人们放弃原有控制或回避策略，采取正面方式去面对症状、觉察症状和理解症状。ACT认为，接纳可以让个体停止内耗和恶性循环，把更多的精力放在有意义的事情上。

接纳具体操作步骤：第一步，不回避，直接面对当下的状态；第二步，体验当下的生理、情绪反应和想法，承受这一阶段的感受；第三步，从时间、空间和人际等方面扩大心理空间，重新赋意，避免陷入负性思维里不能自拔；第四步，放下，寻找自己的价值观，将负性情绪与自身价值放在一致的方向上。

在临床实践中，提供接纳的环境，全身心地投入到为患者交流中，运用隐喻的方法，引发患者行动，愿意去接纳，促进患者接纳事实。如可以告诉患者把焦虑看作一种客观事物来面对，来体验观察其起伏消长、生生灭灭，而不去抗拒、逃避或消除。

2. 认知解离　认知解离就是看见自己的想法。意味着要学会"退一步"去觉察自己的想法，不卷入其中，而是抽离出来，不被自己的想法束缚，与想法保持距离。也就是将自我从思想、意象和记忆中脱离，以"旁观者"的状态去客观地观察这些想法与体验，如观察外在的事物，把思想看作是语言和文字本身的样子，而不是其所代表的某种含义。认知解离可通过外化或大声重复等方式，与自己的各种负面情绪、想法和感受保持距离，留出空间让它们安静地存在，而不是花费大量精力去斗争，从而为行动让出空间。ACT认为，只有接纳了痛苦的情绪和经历，才更有利于认知解离，才不会被惯性的负面想法给缠住。而与想法、思维保持距离后，当痛苦的想法和情绪再次重现时，对个体的影响自然就会减小，所以说，接纳与认知解离是联系且相互促进的。

"快速词语重复训练"是最早的认知解离技术。它的原理就是通过快速地、机械地、无意义地重复某些造成心理痛苦的核心词语，使词语仅保留语音的特性，变成无意义的单纯词语而存在，从而脱离语境和内在含义。这种技术可以降低患者对消极想法的确信程度，减轻消极想法带来的心理不适感。具体操作方法：如患者可能被"我很笨"的想法困扰着，这种情况下可以采用快速词语重复训练的技术，大声地多次重复"笨"这个字。慢慢地，"笨"就仅是一种声音而已了。大概在第40次的时候困扰的想法可能就消失了，听到的只是声音。也就是说，在认知解离状态下，想法、思想，都跟客观事物一样，只是文字符号本身，而不是它们原本代表的事物。

3. 关注当下　关注当下是指灵活地把注意力放在正在经历与体验的此时此刻，有意识地关注当下周围的物质世界或自己内在的心理世界，也可两者都关注，全身体验并与自我进行联结，不做任何评价，完全接受。ACT鼓励人们通过关注当下，更直接地体验世界，提高行为的灵活性并与自我价值观保持高度的一致性。当个体可以完全地活在当下，且把注意力放在当下，那就不会总是困扰于过去，就可以更加好地接纳过去的经历，也就可以与想法保持距离从而得到解脱。反过来，如果一个人可以接纳过去，可以与想法保持距离，那么，个体的注意力也就可以更多地放在当下、放在眼前。具体操作即培养对当下的关注，在治疗过程的开始阶段，可结合正念呼吸、身体扫描和正念觉察等一起练习（见第七章第三节）。

4. 以己为景　以己为景也叫"觉察性自我"，是指把"陷入负面情绪、想法、感受中的自己"作为背景，作为客观对象，并观察这个客观对象的一切，包括对"它"的知觉、情感和意志。当个体可以把"这个自己"作为客体来观察的时候，"我"就分成了"客体的我"和观察着"客体的我"的"主体的我"，就有机会更清晰地看清自己心理部分的各项内容和动机，从而更全面地认识自己，以便更切实地调整自己的偏差。在ACT治疗中，以己为景技术有助于使患者从不同的角度看待问题，觉察并关注自我更真实的经验，更好地建立较灵活的视角，促进认知解离和接纳，扩大心理空间。以己为景的存在为自己能够更全面地看清楚自己内心组成内容，提供了一个有效的空间。当个体更多看清了自己的优点后，则会有了勇气和动力，当个体看清了自己的更多缺点或盲点后，则会反思那些反复出现或无法排遣的负面情绪的源头究竟在哪里？

运用以己为景，可实现三个目标：一是削弱患者概念化自我的依附；二是培养或提高患者个体经验的流动性的能力；三是能提升患者观点的有效性和灵活性。引导性练习能为临床工作建立一种意识的背景。穿越时间、地点和人物的观点采选的技能可能有助于建立更高水平的对视角的选择。

5. 明确价值　指的是用语言分析的、患者所向往的和所选择的生活方向，意味着去探索自己生命的意义，探索对自己重要的价值取向，有了价值取向，无论何时都有了人生的"指南针"，为我们的持续生理与心理行为指明方向，指引人生旅程。价值与行为是密不可分的，贯穿于生活中每一个有目的行动中。与价值一致的行动是有建设性的、选择的，不受强迫的，没有相关的制约，不是为了逃避或消除痛苦。

明确价值的具体操作和练习：选择你想要提升、改善或探索的生活领域，如学习、工作、教育、健康、休闲、子女养育、友情、精神生活、亲密关系、家庭关系等。参考价值清单，看哪些价值填入这句话中读起来会让你内心产生共鸣：在我的……领域，我想成为……的人。例如：在我的学习领域，我想成为勤奋、开放、专注、有恒心的人；在我的工作领域，我想成为接纳、自信、合作、有创造性、幽默的人。

ACT认为价值是有关自由、主动选择的，所以它们无关对错。就像选择最喜欢的颜色一样，周围的人也许会选白色、蓝色或绿色，而自己喜欢紫色，没有哪一种是对的，这是一个主观的选择,而这无须辩解。合适的价值指的是创造一个有意义的、有活力的生活的价值,为其提供更加稳定的方向指引。

6.承诺行动 承诺行动是 ACT 中一个重要的实践技术。在价值指导下持续性、灵活性采取的有效行动。选择一种指向目的的行为方式,包括身体活动和心理活动,帮助患者按照自己的价值取向做出行为改变,建构有效的生活,没有实际行动一切都是没有价值的,只有用行动来实践自己的价值生活才能变得丰富、充实且有意义。承诺行动被认为可以帮助人们更好地掌控自己的生活,从而减少对外部环境的依赖,更好地实现自己的价值观和目标,并增强自我效能感和自我价值感。

实施承诺行动时主要包括目标设定、行动计划、问题解决、技术训练、行为激活和暴露等,还包括任何可以提高和丰富生活的技能。首先设定短期与长期的具体目标,塑造自己的行为,更好地展现自己的价值。通过行动计划并付诸实践,一步一步地实践更加灵活的行为模式,在接纳与改变之间实现平衡,进而创造有价值的生活。采取行动时,会出现各种想法和感受,本着基于"为所当为"的价值方向,即使在行动过程中可能会有挫折、负面体验和困难情绪,而依然要坚持继续。如因骨癌不能重新当上篮球运动员,以接纳、认知解离、自我慈悲来应对痛苦,探讨隐藏在篮球运动员的价值——积极活跃、注重健康、贡献、合作、有竞争性、与他人联结等,明确其核心价值是"贡献"和"与他人联结"。按照价值指向制定小的、现实的目标,开始为一个健康团体做贡献,以志愿者的身份与老年群体交往,如给老人们沏茶倒水、闲话时事等。虽然这跟打篮球差着十万八千里,但依然可能令人满足。

(四)接纳承诺疗法的注意事项

1.探测发现问题的方式 接纳承诺疗法通过前四个步骤——接纳、认知解离、关注当下和以己为景的密切配合来发现问题。其中接纳只是为了达到更好地探测自己内心源头的目的,而以己为景是探测的主要过程。

2.痛苦与内在成长联系 痛苦的感受经历实际上是与生命的成长和意义紧密联系在一起的,内在成长离不开痛苦艰难的感受与经历,通常自我成长最快的时期也是自我比较痛苦艰难的时期。

3.接纳自身的痛苦情绪 这是 ACT 的第一步,事实上也是比较难做到的一步,如果这一步很难实质性做到,则 ACT 后面的五个步骤的实施效果也会被影响。之所以会反复产生负面的、痛苦的情绪和感受,一定是内心有一种情绪在渴望解脱,在期望被看到、被理解、继而被释放。接纳这种情绪,首先要看到它,然后清晰地看懂它存在的诉求和产生的原因,然后理解它,再与它和解,释放它,最后自然就会接纳它。

4.各个步骤彼此紧密联系 ACT 的六个步骤互相影响,一个步骤一旦做不好,整个治疗过程和效果都会被影响。任何一种治疗方法都不是完美无缺的,ACT 同样存在一定的局限性,每个步骤都能做到良好的可能性非常小,而且每个步骤在操作过程中,也会出现一定的风险,注意把关注点放在方法本身独有的特点和优势上。

第七节　沙盘游戏疗法

一、概述

沙盘游戏疗法(sand-play therapy)即箱庭疗法,是在分析心理学、世界技法和东方哲学的基础上创建的一种心理治疗技术,是目前国外比较流行的一种将分析心理学理论与游戏疗法相结合的心理疗法。它通过利用各种沙具、沙子,在沙箱中制作一个场景以展现求助者的潜意识、促进意识与潜意识的交流与融合并且通过将集体潜意识的原型表现在沙盘中,使原型进入意识层面而促进这些原型的发展,最后实现心理治疗。沙盘游戏疗法的基本特点是创造过程的自发性和自主性,充分利用非言语交流和象征性意义。目前,国际上有几十个沙盘游戏治疗组织和专业研究机构,沙盘游戏疗法早已作为一种独立的心理治疗体系而存在。

肿瘤患者及其家属多伴有焦虑、恐惧、压抑等心理情绪,并且苦于表达自己的内心世界。如果这些心理情绪长期存在,不仅会影响患者有效应对疾病,配合治疗、康复,甚至会降低治疗依从性及生活质量。沙盘游戏疗法能够让沙具的世界变得生动形象,充满人本精神的感动,它就像一座心灵花园,以游戏的形式唤醒童心,帮助人们找到回归心灵本源的途径。引入沙盘最合适的时机为:具有焦虑、恐惧等情绪时;年龄较小或者存在语言表达困难的情况;对自己受到的困扰表达不清或者自己也不是很清楚的时候;在用其他技术咨询过程中,遇到咨询无法深入的情况;求助者找不到合适的词语表达自己的想法;求助者被阻塞在某种情感之中的情况。

二、实施要点

(一)准备工作

1.环境　沙盘游戏疗法的基本要求就是要让求助者感到温馨安全。基于这样的考虑,沙盘游戏疗法室不能太大,也不能太小:太大会让求助者感到空旷而不安全,太小又会让求助者感到压抑。一般情况下,沙盘游戏疗法室面积在 15 m^2 左右为宜。灯光也要尽量调至比较柔和的颜色,墙壁可以适当点缀一些书画,也可放置一些绿色植物或者花草。房间的一端可放置一套简洁的桌椅,生活中常见的圈椅和玻璃茶几就十分适合。

沙盘游戏疗法室还有个体沙盘游戏疗法室和团体沙盘游戏疗法室之分。个体沙盘游戏疗法室每次接待 1 名求助者,而团体沙盘游戏疗法室每次可接待 4 至 8 人(最多可达 10 人)。由于参与人数不同,个体沙盘游戏疗法室和团体沙盘游戏疗法室的布置也会略有不同。团体沙盘游戏疗法室的面积要略大些,应能够满足一个团队同时进行活动的需要。另外,由于团体沙盘游戏疗法都要进行好几轮活动,所以,沙盘游戏疗法咨询师应该拍下每轮作品的样子,等所有活动都结束之后,把每一轮活动的照片用电脑或投影仪展示给大家,让求助者针对每一次的场景进行讨论。所以团体沙盘游戏疗法室需要配置一台电脑,如果条件允许,最好还能配有投影仪。

2. 用具　沙盘游戏疗法基本的配置包括沙子、沙盘(也就是沙箱)和进行游戏的沙具。此外，还会使用到面巾纸、有柄水壶或装水的容器、保护地板的防水布、照相机等。

(1)沙子：沙盘游戏疗法对所使用的沙子并没有严格的要求，海沙与河沙都可以。在使用沙子之前，要进行筛选和洗涤，清除特别大的沙砾和尘土，留下比较细腻的沙子。还可选用多色的石英砂，以营造不同的沙盘氛围，比如用白色的石英砂来表现冬天白雪皑皑的场景。由于沙子的固有特点，如流动性、可塑性，使人感觉细腻、凉爽等，几乎每一个人都有过玩沙子的经历。当我们玩沙子的时候，常常会有回到无忧无虑童年时期的感觉，顿时可以消除紧张和焦虑的情绪。当细细的沙子从手中流下的时候，又会让我们产生生命流动之感，就像沙漏代表时间那样，使得抽象的时间和生命都变得生动、真实。触摸和感受沙子还可以让求助者聚焦于此时此地，帮助他们获得对身体的感觉，暂缓心理的烦恼。所以，沙子对沙盘游戏疗法来说是必不可少的重要道具。沙子的盛放高度以沙箱壁高度的一半为宜。除了干沙之外，还可以使用湿沙。咨询师可以为求助者提供一盆清水，这样求助者可以把水倒入沙箱，形成真正的水的感觉；或者只是把沙子弄湿，从而可以塑造出不同的沙雕，使沙盘游戏内容更丰富，更能满足求助者的心理需要。

(2)沙箱：目前国内比较流行的沙箱内径为 72 cm×57 cm×7 cm，沙盘游戏疗法室配置的沙箱一般都是这个大小，也称为标准沙箱。沙箱较多采用木质，也有为了便于求助者在沙箱中使用水，而采用有机玻璃或者塑料材质。无论采用何种材质，沙箱外壁为材质本色即可，也可以涂成较深的颜色。沙箱内壁则一定要涂成蓝色，因为当移动沙子露出沙箱底部的时候，会给人一种水的感觉，能够代表江河湖海，可以使求助者创造的世界更加丰富。水还是生命之源，是人类生存必不可少的物质，在沙箱中制造出水的感觉，可以为求助者提供心灵成长的力量。沙箱四壁的蓝色会让求助者联想到蓝色的天空。如此，在沙箱之中，既有江河湖海，又有蓝天白云，还有大地和山丘，再放入各式的沙具，俨然是一个五彩缤纷的世界。

(3)沙具：各式各样的小玩具，统称沙盘游戏疗法玩具，简称沙具。沙具放在沙箱之中就变成了富有象征意义的无意识意象，这些意象可以帮助患者把无形的心理有形化，把无意识意识化，从而更清晰地感受自己的内心并在咨询师的帮助下实现意识与无意识的整合。沙具就像字典里的字一样，字越多，写起文章来也越丰富。同样的道理，沙具越多，种类越全，求助者越容易表达出内心的无意识意象。不过，也没必要过度求多、求全，配有几种基本类别的沙具就可以开始沙盘游戏疗法了。常见的沙具类型见表7-1。

表 7-1　常见的沙具类型

类型	主要包括
人物模型	从事各种活动中的人物和物件，各种不同职业人物和物件，过去及现代人物和物件，不同的种族和文化的人物和物件；幻想人物、神话人物和魔幻人物；格斗、战争和被奴役的人物；死亡人物；宗教与精神人物和物件；人的身体各部位等
动物模型和实物附属物	陆上、海里和空中的野生动物模型；家养动物模型；已绝迹的动物模型；神话动物模型和幻想动物模型；动物的栖息地模型；真实的骨头、壳和羽毛等
植物	天然和人造植物；处于植物生命周期各个阶段的植物等

续表7-1

类型	主要包括
矿物	岩石、天然和人造宝石、大理石和玻璃珠
环境	不同地域的住所、桥梁、建筑
运输工具	陆上、水上和空中的运输工具，紧急状态的特殊交通工具和军事交通工具
其他	自然环境象征物，反射性物件，照明物件，成瘾和医疗象征物，芳香物件，沟通物件，容器，食物，建构材料等

(二) 个体沙盘游戏疗法操作步骤

用沙盘游戏疗法进行治疗是一个连续的过程，每一次操作也不完全相同，但是求助者第一次制作沙盘时往往可以采取以下步骤。

1. 介绍沙盘游戏　一旦求助者同意使用沙盘游戏疗法，咨询师就可以详细地向求助者介绍沙盘游戏疗法的理论、沙具的放置、沙子的作用及制作过程。然后咨询师可以让求助者用手触摸一下沙子，也可以移动沙子向求助者进行示范，并且可以移动沙子露出沙箱的底部，然后向他解释沙箱底部的蓝色看起来像水，而箱子侧面的蓝色看起来像天空。咨询师还要告诉求助者可以坐着、站着，也可以根据求助者感到舒服的方式对沙箱进行调整，求助者可以沉默，可以说话，或者向咨询师要求协助(但是咨询师只是作为陪护者见证沙盘游戏疗法的过程，一般不参与沙盘的制作)等。

2. 求助者制作沙盘　制作过程中，咨询师一般要坐在沙箱的侧面，默默关注求助者无意识世界的流露和表达。尽管是不说话的，但是咨询师可以通过目光、身体语言及偶尔的应答，让自己的无意识与求助者的无意识进行交流对话，帮助求助者的自性显现并逐渐整合自己的心理。在这个过程中，咨询师要给求助者创造一个自由且安全的环境，让求助者在沙盘制作过程中能体验到回到童年时的感觉，就像在妈妈身边那样安全而受保护，这是沙盘游戏疗法中至关重要的。咨询师还要有共情理解的态度，即设身处地地体验求助者的心理和情感感受。咨询师要随着求助者的思路走，以一种包容的态度来对待求助者制作的场景，如同在心理咨询过程中对求助者无条件地积极关注一样，而不能在求助者制作沙盘的时候表现得无所事事。咨询师在求助者需要的时候给予帮助，会让求助者感受到被关爱和支持，有利于沙盘游戏疗法的进行。在沙盘制作过程中，咨询师还要记录下沙具摆放的顺序及求助者挑选沙具的顺序和处理方式，注意求助者对哪些沙具感到吸引、排斥或者感兴趣。

3. 让求助者感受和调整沙盘作品

(1)用心感受自己所创造的世界。

1)当求助者制作完成沙盘作品的时候，咨询师应该安排2~5分钟的时间，让求助者感受沙盘作品，实际上是促使其意识与无意识的交流。咨询师可以告诉求助者："这个世界是你的世界，花一些时间畅游其中，让它接触你的内在。不只用你的眼睛，也要用你所有的感官来感受体验它、探索它，并且了解它。你可以保持沉默，或者分享你感受到的任何情绪。"

2)在这一阶段，咨询师不要对求助者的作品做任何评价，咨询师的任务就是无条件接纳求助者的创作。这时如果求助者说话，咨询师只需要进行一些反应性的回应。如果求助者表现出情绪反应，咨询师可以引导他感受自己的情绪。

3)咨询师还可以建议求助者围着沙箱走一走："从不同的角度看事情或事物，它们看起来就会不同，你可以围绕着沙箱走，并且从侧面、上面看看你的世界。"如果求助者过快地结束本阶段，可以建议他再一次进入自己的内心。

(2)对沙盘作品进行调整：当求助者体验过沙盘作品之后，他可能希望改变自己的作品，允许调整，调整后要让他重新进行体验，并对相应改变进行记录。

4.就沙盘进行讨论与交流　沙盘游戏疗法深受分析心理学技术和方法的影响，沙盘作品本身就相当于求助者的梦，咨询师读懂其中的象征，帮助求助者意识到这些象征，就是一种治疗。由于沙盘游戏疗法具有可知觉性、可反复观摩性，可以更多地启发求助者自己去观察去体验，从而感悟到自己的无意识，以实现治疗。

(1)倾听求助者的故事。

1)求助者制作和感受完自己的作品之后，咨询师可以邀请求助者介绍一下其沙盘世界里的故事，以便了解求助者的感受和想法。由于求助者所创造的世界是其无意识的流露，不管呈现的方式是什么样的，咨询师必须对求助者所描述的事情持开放的态度，并且表现得好像除了个案赋予的意义外别无所知。在这个过程中，咨询师不要用任何方式，不管是身体上的还是精神上的，来评论求助者创造的世界。因为这是求助者自己的世界，别人是不可能完全理解的，更不能把自己的理解强加给求助者。

2)当求助者描述完所创造的世界，咨询师要注意求助者的面部表情和身体反应。咨询师可以提问，但不要带有暗示性，而是以中性语言来提问。如果求助者有情绪体验时，咨询师要鼓励求助者停留在情绪中，求助者可能不愿意停留在难过之中，应借这个机会帮助求助者把情绪和现实联系起来。有时求助者会在沙子中埋些沙具，或者不提到某些沙具，遇到这种情况，咨询师要用讨论的语气询问求助者为什么会这样做，一般情况下，这样的沙具对求助者具有重要意义。该阶段通常需要5~10分钟。

(2)治疗性介入：咨询师可以以讨论和询问的方式，引导求助者觉察自己无意识的心理冲突，从而促使求助者实现无意识的意识化。最初，咨询师要将讨论集中在沙盘作品上，而不是求助者本身。比如，求助者可能会在沙盘中摆放一只老虎正在靠近水源，求助者表示老虎就是自己，并且说自己很饥渴，这时咨询师只能说"这只饥渴的老虎正靠近水源"，而不是"你正靠近水源"。因为只有保持这种中立的态度，才有利于求助者对问题的充分解释，也有利于避免阻抗。咨询师还可以引导求助者从某一个局部进行探索，但不是情绪化的画面。然后慢慢深入，帮助求助者探索自己的意识。在治疗阶段，另外一个了解求助者内心的技术，就是让求助者寻找自我像，也就是在沙盘中选择代表求助者的沙具。另外，咨询师还应帮助求助者把沙盘作品与现实生活联系起来，如"你刚刚创造和经历了一个世界，在沙盘中的情况与你现实的生活有什么样的类似之处呢"。治疗性介入通常需要10~15分钟(有时需要更长的时间)，注意记录与求助者讨论的内容。

5.为沙盘作品拍照　求助者把沙盘游戏疗法作品的照片带回家之后，可以继续从自己的作品中获得感悟，继续受到沙盘游戏疗法的影响。关于拍照的角度：一般相机与作品平面之间呈45°夹角，或者直接与作品平面平行。关于拍照的位置：一般应从求助者的位置和咨询师的位置各拍摄一张，然后对求助者关注的部位、被隐藏的部位及有特殊意义的部位各拍摄一张；也可以让求助者根据自己喜欢的角度进行拍摄。

6.结束本次沙盘游戏疗法　建议求助者自己拆除沙盘作品，按原来的位置把沙具归置回沙具架。让求助者自己拆除沙盘作品，对求助者来说也是有意义的，这意味着他们有能力创建一个世界，也有能力拆除这个世界，即他可以补救自己的过错，这有利于增强其控制感和自信心。对于一些人来说，拆除世界还可以使行动得以全部完成，并且打开了新的创作通道。如果求助者不愿意拆除作品，可以待求助者离开之后，由咨询师自行拆除。

以上六个步骤的操作方法是沙盘游戏疗法的基本操作方法，但在每一次治疗过程中，侧重点是不一样的。在最初，咨询师更多是倾听求助者的介绍，并进行适当的鼓励式、讨论式交流。等到治疗进行到一定程度，咨询关系比较稳定之后，可以在第四步进行更深入的治疗。

(三)结束咨询

求助者的沙盘一般可以分为两个阶段：第一个阶段为治疗阶段(呈现阶段)，在这个阶段沙盘会表现为混乱、创伤、空虚、无力等。第二个阶段为疗愈阶段，这个阶段的沙盘会变得有秩序、有生机，还会突出表现一些具有转化象征的沙具。一般情况下，当沙盘出现以下情况时代表求助者的治愈。

1.沙盘由无序变得有序　求助者沙盘的混乱表现了求助者心理的创伤和混乱，沙盘变得有序表明求助者内在秩序的建立，是心理疗愈的表现。

2.沙盘表现得统一　代表求助者内心的统一。

3.沙盘具有生机和活力　存在心理问题的人制作的沙盘往往缺乏生命力，反映其内心心理能量的缺失。当沙盘中出现水、绿色植物，显现出生机和活力的时候，体现了心理能量的复苏。

4.沙盘表现出流畅的和谐感　当求助者的沙盘由不流畅变得流畅时，这表明求助者心理能量有了合理的宣泄渠道，心理能量流动起来了。

5.沙盘中突出表现具有转化象征意义的沙具　有一些沙具具有转化和治愈的象征，如高山、寺庙、塔等代表了精神追求和心灵的方向。当这些东西出现在沙盘中时，就代表着求助者的治愈。蛇、蝴蝶、蟾蜍及蝉等动物具有转化的象征，这些沙具在沙盘中出现时，象征求助者进入了转化阶段。鱼跃龙门、鱼化龙等沙具是超越的象征，这些沙具出现在沙盘中出现时，象征着求助者超越功能被激发。不过，并不是出现这些沙具就代表转化和治愈，只有这些沙具在整个沙盘中被突出表现出来的时候才有这样的意义。

三、选择合适的沙盘游戏机构

选择合适的沙盘游戏机构主要需要考量以下几个方面。

1.资质和认证　确保所选择的机构具有专业的资质和认证。例如心理学家、咨询师或心理治疗师的认证。

2.经验和声誉　一个具有丰富经验和良好声誉的机构通常能够提供更专业和有效的服务。

3.专业领域　了解机构是否在求助者需要领域或问题上有专业知识和经验。一些机构可能专注于儿童和家庭问题，而其他机构可能专注于个体心理健康、创伤治疗或职业发展等领域。

4.费用及适用性　沙盘游戏通常需要多次实施才能获得满意且稳定的效果,因此费用的可负担性也应被考量。此外,可提前参观机构,并了解他们提供的治疗时间、环境。一个距离适当,时间安排合适,舒适、安全和可支持性强的环境对增强来访者参与沙盘游戏的依从性和效果有至关重要的作用。

 【案例分享】

　　某个阳光明媚的下午,在简洁的沙盘游戏疗法室内,中级咨询师珍珍(化名)娴熟地运用结构式团体沙盘心理技术,引导罹患肺癌的李先生及儿子回到过去,翻找自己做过的一件最勇敢的事情,让事情的画面定格在脑海中。李先生的儿子,欢欢(化名)是位腼腆内向的初中生,他的爸爸刚确诊肺癌,得知消息的他一度情绪崩溃,厌学弃学,这无疑给本就疲于治疗康复的李先生家庭雪上加霜,怀抱试一试的心态,在老师的介绍下李先生带着欢欢来到了沙盘游戏疗法室。这是他们第一接受沙盘治疗,在分享沙具环节,一开始沉默不语的欢欢经过咨询师耐心的鼓励与引导,开始小声地分享了自己做过的最勇敢的一件事:小时候经过多次摔跤学会了溜冰! 咨询师倾听后给予充分的肯定,欢欢也渐渐放松下来。李先生及欢欢在咨询师的引导下先是各自制作平行沙盘,后又制作了家庭沙盘,在无声的体验过程中,咨询师时刻关注欢欢的情绪变化,充分相信他的自我治愈力,引导父子越过彼此心理防御机制进入内在世界,洞见真实的自己,通过向他人分享自己的故事,回顾了最勇敢事件的心路历程,在咨询师的引导下,经过5次沙盘游戏疗法活动,父子表示增强了勇气,提升了家庭战胜疾病的信念,满意而归!

　　一沙一世界,一叶一菩提。沙盘游戏中展现的生动意境是求助者神秘心灵花园的一隅。每个人都有适合自己的沟通途径,也都需要有自己接触无意识的内在准备。作为治疗师,需要提供多种选择与可能,让求助者做出自由的决定。值得注意的是:沙盘游戏的治疗效果往往是滞后的,不应过早、过高地要求求助者改变,应该以"无为而化"的态度静默地陪伴,积极关注,见证其心路变化历程。

第八节　危机干预

一、概述

　　危机干预(crisis intervention)是心理治疗的一种方法,主要是针对遭遇了巨大的灾难或严重疾病而处于心理危机状态下的个体或人群,由专业的心理治疗人员制定相应的干预计划并采取明确有效的措施,从而帮助其战胜危机,让个体或人群最终能够重新适应新的生活。危机不是由事件或突发事件本身来定义的,而是由个人的感知和个人或家庭顺势疗法的破坏程度来定义的。危机会导致系统性失衡,对保护因素、外部支持系统的使用或以前有效的应对技能没有反应。危机威胁着个人和家庭系统的组织,但也为成长和发展提供了巨大的机会。危机是严重的、有时间限制的,应在短时间内以某种方式得到解决。危机可以分为3类:①情境危机;②成熟期危机;③不确定性或社会危机。对于身患恶性肿瘤的人来说,他们遇到的危机属于第一类即情境危机。此类危机会让患者受到很多负面情绪如焦虑、抑郁的影响，从而让其处于心理危机状态，患者长期处于这种负面情绪下，会严重影响疾病预后和生活质量。此时，危机干预是减轻患者负面情绪简单且有效的方法。

美国国家自杀预防行动联盟建议教师、急救人员、心理援助热线志愿者等处于自杀预防第一线的工作人员，都应接受心理危机干预培训，从而为高危人群提供必要的服务。因此应加强危机干预的培训，特别是针对医学院的学生，让他们尽早地意识到危机干预的要点及重要性，以在将来的工作中能够为患者提供更好的心理指导；此外，学生作为志愿者服务的主力军，能更好地为居家肿瘤患者进行心理指导，推动危机干预在肿瘤患者居家缓和医疗的发展。

二、实施要点

当代危机理论最早是由国外学者提出，该理论坚信，当对那些遭受严重悲伤的人实施预防措施时，可以消除与严重悲伤焦虑相关的心理混乱和痛苦。之后，不断有学者对这个理论进行完善，并制定了危机干预策略。随着高级实践精神科护理的发展，危机干预模型得到了更进一步的完善，并适用于心理健康专业的护士。该模型可应用于个人、家庭和团体，并可应用于确定危机恢复因素及解决有危机的个人和系统资源。危机干预是一种以解决方案为重点的简短方法，罗伯特的七阶段危机干预模型为危机干预提供了一种基于证据的方法，并为评估相关人员的进展提供了一个有用的框架。在国内，多在应用危机干预时将其分为六个步骤，但不论是七步法还是六步法，关键的干预点并没有太大的变化，所以以下介绍以七步法为例。因其具有极强的可操作性，故在应用时不能生搬硬套，要根据服务对象的具体情况进行合适的调整。

（一）评估杀伤力

评估杀伤力就是要评估服务对象是否存在伤害自己的行为或是评估周围环境是否会对服务对象的安全造成威胁，即确保服务对象的安全。要在确保其安全的前提下进行帮助，并且在整个危机干预过程中，都应将服务对象的安全放在首位，确保将服务对象对自己或对别人的伤害降到最低。

首先，对服务对象进行危机干预前，要观察周围环境，确保周围环境安全，没有能够威胁服务对象或是他人安全的因素存在，如锋利的刀具不能放在服务对象易拿取的地方。

其次，在整个危机干预过程中，密切观察服务对象的情绪变化，当其出现明显的负性情绪，如焦虑或者抑郁时，及时疏导服务对象的情绪，以免不良事件的发生。在难以对服务对象的情绪进行正确的评估且服务对象自愿配合的情况下，可以通过抑郁自评量表或者焦虑自评量表等方式对服务对象的情绪进行评估，以获得客观准确的指标，并采取合适及有效的措施。

最后，在针对服务对象存在的问题进行危机干预时，要避免自身的言语或者行为会对服务对象的安全造成威胁，不要说任何会影响服务对象情绪的话语，态度不可过激；同时，切不能随意对服务对象的想法进行过于主观的评价。

因此，评估杀伤力的第一步就是要确保服务对象的安全，并且不管处于哪个步骤，安全原则都是需要注意的首要原则。

(二)建立融洽的关系和沟通

发展融洽关系和信任感是有效沟通的关键。发展融洽关系不仅仅能够使谈话变得轻松，融洽的关系也是危机干预成功实施的必要条件，它涉及澄清角色和界限，建立信任，以及对服务对象痛苦的移情理解。因此，在确保服务对象的安全后，实施者应该和服务对象建立良好的咨访关系，这样才能让服务对象真实地表达出自己的需要，不隐瞒一些相对私人的问题，真正做到移情。

首先，建立良好的咨访关系需要实施者先站在服务对象的角度，用同理心去理解服务对象的处境，可以通过语言、眼神或是动作等方法表现出自己的同理心。比如：肿瘤患者表达出自己对疾病预后的担忧、对化疗放疗的恐惧等情况时，实施者可以说，我能理解你的担忧，如果是我的话，也会和你是一样的心情。服务对象只有在感受到实施者对自己处境的理解和关心后，才会愿意去讲述自己遇到的问题，进行自我暴露。

其次，实施者的一言一行都可以从不同程度给予服务对象安慰，促使良好的咨访关系的建立。第一点是眼神交流，应在整个交流过程中与服务对象保持眼神交流，眼睛是心灵的窗口，实施者的关心和理解都可以从眼神中快速地传达给服务对象，让他感受到温暖。第二点是使用恰当的肢体动作，例如在倾听的过程中适当地使用点头来表示肯定，让服务对象明白你在倾听，并且你赞同他的想法，你们想法相同，可以继续沟通。第三点是语言，实施者可以使用开放式提问的方法引导服务对象回答，并在服务对象回答时给予语言上的肯定。做好以上三点可以有效且迅速地获得服务对象的信任并与他建立起良好的咨访关系。

最后，要注意建立良好的咨访关系不能操之过急，不要在一开始就直接切入主题，这会引起服务对象的不适和反感。有的人可能很愿意分享自己的故事，让别人答疑解惑，也有的人不愿意随便敞开心扉，把自己患病的事或者遭遇的巨大不幸讲给别人听。所以一定要根据服务对象的性格对建立良好关系的策略进行适当的调整。不论何种情况，实施者都要真诚待人，才能得到服务对象的真诚以待。

(三)识别主要问题

在确认服务对象的安全并与他建立良好的咨访关系后，便要确定并理解服务对象的问题是什么，并做到具体问题具体分析。在这个步骤中应利用澄清来确定问题的优先级，分辨出主要问题和次要问题。主要问题即需要优先解决的问题，若不及时处理可能会危及服务对象的生命。例如，服务对象说：患恶性肿瘤后经常去医院治疗，痛到半夜才能睡着，反正我也是快要死的人了，还不如不活了，活着也是浪费家里的钱。从这段简单的自述可以看出，服务对象至少存在 3 个问题：①有自杀的倾向；②疼痛；③睡眠不佳。因此，在进行危机干预时要尤其注意其自身身体安全的问题，防止自杀自残行为。在第一步评估杀伤力时，实施者与服务对象的关系还并未进一步深入，因此在建立良好的关系后服务对象会更容易吐露自己的真实想法，真实想法可能包含对生活现状的绝望，这往往在第一阶段不容易被发现，所以安全原则要时刻铭记于心。

(四)处理感情和情绪

前三个步骤，是在保证服务对象安全的情况下，与其建立良好的咨访关系并了解其存在的主要问题。因此，第四步要在前三个步骤的基础上，根据服务对象存在的问题提供相应的支持，这个阶段的本质是自我治疗，实施者要提供给服务对象积极的情绪价值，同时保证专注于解决方案的方法，实施者作为一个个体，存在自己的价值观和信仰，因此关键是保持治疗的中立性，提供积极的支持。

支持分为心理支持、家庭支持等。其中最主要的是向服务对象提供心理支持。处于心理危急状态下的服务对象的情绪往往是不稳定的，实施者需要借助简洁易懂的语言、认真的聆听、感情的支持等技巧稳定服务对象的情绪，从而为服务对象提供心理支持。在与服务对象建立良好的咨访关系的基础上，针对他存在的问题进行更加深入的询问，在询问过程中要注意和服务对象保持合适的距离，既不要让他觉得疏离，也不要让他觉得过于亲密，还要注意给予回应时让服务对象感受到真切的关心，而不是让他感觉在被人看热闹，这会影响其对自己真实感受的描述。

当服务对象能够慢慢地敞开心扉时，就可以引导他展开讲述他遇到的问题。在这时，实施者要注意尽量采用疑问句来对服务对象进行回应。比如，服务对象说：我这个病反正治不好，还不如不花冤枉钱了，就这样吧，活着没什么盼头了。实施者可以说：您是觉得肿瘤治不好所以认为生活没有盼头吗？如果得到肯定的答案，可以通过向服务对象举例的方式鼓励他重拾信心，比如向他讲解类似的预后良好的病例。如果得到否定的答案，则可以继续采用疑问的方式了解服务对象为什么会存在此类问题，才能更有利于给予针对性的心理支持。

此外，实施者还可以通过转述最初被负面预测和感知的陈述来缓和紧张局势，引导服务对象有效管理情绪，在系统内创造平静的影响和稳定性，从而实现向生成解决方案的过渡。在这个步骤中，对实施者的要求较高，因为心理支持是一项有高要求的操作，从和服务对象见面的那一刻开始，不论是动作还是语言，都会对服务对象产生一定的影响，这个人可信还是不可信、我可以对他倾诉吗、他能不能对我的情况有帮助等问题都会存在于服务对象的脑海中。所以要求实施者一定要提前了解服务对象的基本情况，如薪资、配偶及子女等，在进行心理支持前先制定大概的计划，才能够为服务对象提供更加有针对性的、有效的心理支持。

开展家庭支持的关键就是要将家庭成员纳入居家肿瘤患者危机干预的治疗中。将家庭成员纳入居家患者危机干预的治疗具有许多优势，包括增加治疗参与度、向居家患者提供更直接有益的情绪价值及提高解决可能导致当前问题的家庭因素的能力。当家庭成员被纳入对居家患者的危机干预治疗中时，他们也能够更好地创造一个良好的家庭环境，帮助服务对象更好地适应疾病带来的变化在如何促进家庭在危机干预中的作用中，较重要的是向家庭成员提供心理教育，让他们了解肿瘤的发生发展过程、肿瘤患者可能面对的心理问题及如何识别不适症状、并发症并安排肿瘤患者尽快就医。

不论是向服务对象提供心理支持还是家庭支持，都要以服务对象当时存在的主要问题为核心点，由浅入深，一步一步地解决服务对象存在的问题，帮助他更好地适应疾病或是其他因素带来的变化，更快地适应并享受新生活。

(五) 探索并生成替代方案

在此步骤中，危机干预进入了解决问题的阶段，实施者要引导服务对象认识到解决问题的方式是变通的，不是一成不变的，也许一个方法效果不佳，那可以换另一种方法，直到能够解决想要解决的问题，要鼓励服务对象用积极乐观的心态去解决问题，并主动寻求身边可利用的资源的支持，如家庭、朋友、社区。

以肿瘤居家患者为例，家庭是他们可以依靠的关键力量，要充分发挥家庭的作用，让家庭成员参与服务对象的危机干预过程。针对服务对象存在的问题，实施者应保持专注于解决方案，并帮助服务对象及家庭成员创建和讨论替代方案，给予他们希望和鼓励，整合之前确定的优势和能力，比如什么方法可以缓解肿瘤患者的痛苦，探索什么方法能够有效实施及实施的结果如何。要努力纠正服务对象认为凡事只有一种解决办法的错误想法，提供多种可能性，引导服务对象积极地解决问题。在这个过程中，家庭成员的情绪在很大程度上能够影响服务对象的情绪，家庭成员悲观会导致服务对象更加悲观，因此在解决问题这个阶段，从各个方面、各个角度开导家庭成员非常重要。由于在危机干预期间焦虑和紧张程度通常会升高，让个人写下自己的想法并提出建议可能会很有用。

（六）制定行动计划

制定行动计划需要两个步骤。第一步已经在探索并生成替代方案中得到了解决，了解到解决问题的方法后，第二步便是实施这些方法，实施者在其中主要是协同的作用，这意味着要让服务对象参与计划的制定中，因此实施者与服务对象之间的关系是共同参与。此外，实施者还必须和家庭成员达成合作，以便使最后实施的结果是满意且没有争议的，让他们清楚地了解到解决当前困境所需的措施。在第二步中，实施者与服务对象和家庭成员合作，确保行动计划是现实可行的，有助于实现预期结果。实施者应思考是否存在以下问题：他们有资源制定这个计划吗？他们需要额外的资源吗？该计划能否在不造成进一步重大干扰的情况下实施？谁在领导变革？如果商定的计划没有产生预期的结果，他们什么时候会制定替代方案？根据具体情况制定可行的方案。在此阶段中，不可脱离服务对象的问题，因为危机干预的目标是解决当前的问题，因此任何方案都要围绕着服务对象的问题进行。

（七）终止和随访

完成前六个步骤后，整个危机干预计划进入了最终阶段，在终止期间，个人的主要目标是评估他们的进展，并巩固导致危机解决和功能改进的行动。实施者应该促进对他们成功的庆祝，并帮助每个人认识到他们对变革的积极贡献。服务对象及其家庭成员应该为他们能够利用自己的优势和综合资源来制定解决方案、实施变革并有效地使家庭系统恢复到充分运作的状态而受到赞扬。

除了提供这种积极的反馈外，实施者还应该定期进行随访，评估服务对象的情况，可以联合社区的力量，更好地对服务对象进行管理并随访。对于居家缓和医疗的肿瘤患者，情绪可能随着病情的进展而发生明显的变化，因此在危机干预结束后的定期随访尤其重要。

三、实施危机干预的重要性

（一）及时疏导情绪

对于居家缓和医疗的肿瘤患者，需要进行危机干预的情况大多数是因为肿瘤带来的情绪变化不能够及时疏导，出现轻生、伤害他人等不利己也不利于他人的行为。很多时候由疾病造成的负面情绪只是由于无人倾诉才愈演愈烈，比如焦虑和抑郁这两种常见的情绪往往因为无人倾诉和无人理解而使情绪不能得到及时的疏解，继而影响患者的生命。危机干预作为一种特殊的心理治疗，能够给患者提供有益且及时的帮助，通过倾听、关心、鼓励等方法帮助患者走出悲观的情绪。通过发现问题、制定计划及解决问题的基本思路，始终以共情、关心的态度对待患者，最终使得患者情绪得到及时的疏导。

（二）缓和家庭关系

家庭成员是居家肿瘤患者缓和医疗的主要参与者，但是由于肿瘤患者情绪很容易随着病情的进展发生动态的变化，比如患者很容易突然变得愤怒或是抑郁，造成家庭关系紧张、甚至做出伤害家庭成员的行为。在这种情况下，一定要去专业的心理咨询中心寻求专业的危机干预帮助，对于此类患者，危机干预倡导家庭成员参与到危机干预的实施中，与实施者一起共同开导患者，并且参与计划的制定。在这个过程中，可以通过患者敞开心扉讲述自己的担忧、情绪变化的原因这种方式来缓和其与家庭成员的关系。缓和家庭关系也有利于患者保持心情愉快，最终对促进患者的病情好转有积极意义。

（三）增强克服疾病的信心

肿瘤患者往往对所患疾病缺乏信心，很容易产生悲观的想法，进而放弃治疗，针对此类情况，一定要及时进行危机干预治疗，在危机干预过程中，实施者可通过鼓励、共情、分享等方式增强患者克服疾病的信心。

以上三点相辅相成，各有促进作用，共同推动着危机干预的有效实施。比如缓和家庭关系有利于及时疏导患者的负面情绪，而疏导患者的负面情绪也有利于增强患者克服疾病的信心。因此，在居家缓和医疗的肿瘤患者遭受负面情绪的困扰难以排解，甚至有轻生的念头时，一定要及时寻求专业的帮助。

 【案例分享】

服务对象是一名 60 岁的男性肿瘤患者，由家属带到心理咨询中心接受心理咨询。实施者从家属口中了解到，服务对象情绪非常不稳定，在前一天晚上多次和家里人交代后事，对自己病情感到绝望，已经写好遗书，拒绝接受后续治疗。与实施者交谈时，患者情绪淡漠，说话平静，没有生气。在咨询开始前，实施者评估周围环境安全，目前服务对象并没有过激的行动，确保服务对象的安全后，开始进行询问。在开始询问时，实施者通过真诚地关心服务对象、共情服务对象的情绪获得了他的信任。服务对象开始倾诉说：肿瘤反正都治不好，我不想治了，反正我也老了，继续活着还不是浪费钱，没必要继续治下去了。在了解服务对象的主要问题后，实施者继续表现出关心并认真倾听服务对象的诉说，在这个过程中，实施者鼓励服务对象积极地面对疾病，提供积极的情绪价值。服务对象渐渐减少了活着没意思这类的话语，意识到死亡是人必须经历的事，但是对自己病情仍然存在着疑惑，家属也加入了开导服务对象的队伍中，让他不用担心钱的事，身体健康和心情愉快是最重要的事情，哪怕病治不好，但是接受治疗是有可能慢慢好转的，放弃治疗就把所有希望都抹去了。服务对象渐渐消除了心中的疑惑，打算积极接受治疗，保持心情愉悦。在实施者耐心的引导下，实现

了实施者、服务对象及家庭成员的良好沟通，让服务对象增加了战胜疾病的信心，使其存在的问题得到了良好的解决。

与其毫无希望地放弃，不如满怀希望地开始。危机干预是一种特殊的心理治疗方法，仿佛是一缕阳光照进了服务对象满目疮痍的心中，一点一点温暖并治愈他们。每个人都希望能拥有一个忠实的倾听者，危机干预的实施者便充当了这样的角色，温暖治愈服务对象后再陪同他慢慢向前走，最终走出自己内心的阴霾。危机干预的基本技巧：耐心地倾听、真诚地关心、共情服务对象。危机干预基本思路：实施师保持倾听和关注，为服务对象提供心理支持及疏泄机会，鼓励服务对象表达内心情感；实施者提供积极的情绪价值，让服务对象看到希望，建立自信，最后指导服务对象利用各种资源，有效地应对危机。

▶ 第九节　家庭会议

一、概述

家庭会议（family meeting/family conference）是帮助医护人员向患者及其家属有效提供医疗信息，明确患者在治疗过程中的护理目标，评估患者及其家属的需求，讨论其诊断、治疗、预后，为患者和照顾者制定护理计划的一种重要沟通工具。这种沟通可以集中在护理过程中的任何方面，主要包括以下内容：了解患者的疾病发展情况、可能的疾病轨迹（预后）、疼痛管理、症状管理及减轻痛苦的治疗或护理的可能性等。这可以为家庭内部的互动创造共同决策的机会。培养沟通技巧是营造安全可靠环境的决定性因素，尤其是当临终肿瘤患者的照顾者在照护方面面临各种困难时。因此必须对患者及其家属提出的需求、疑虑、焦虑和恐惧有所了解和沟通，以便更好地指导护理计划。

医护人员必须与患者及其家属保持伙伴关系，有效的沟通有利于通过积极参与决策过程、寻求解决实际或潜在问题的替代方案，帮助患者澄清问题，更好地面对问题，并有助于发展新的行为模式，从而使他们的生活重新有意义。照顾肿瘤患者意味着家庭负担过重，因为除了所有的社会情感困难之外，其还会导致身体疲惫。面对所有的疲劳、恐惧和怀疑，相应的问题接踵而来，在某些情况下，误解产生冲突，这往往助长家庭内部的困难关系，干扰患者疾病后续的进展和演变。因此，医护人员有必要干预这些冲突或解决疑虑，以改善患者及其家属的生活质量。

家庭会议为医护人员与患者及其家属提供了一个集中的交流平台。通过家庭会议，医护人员可以更全面地了解患者的家庭背景、生活习惯、心理状况等，从而更准确地评估患者的病情和制定个性化的治疗方案。同时照顾者在家庭会议中获得的照护技巧和注意事项，能够有效提升其照护能力，从而让照顾者有更多的时间来准备和调整情绪，减轻负担、抑郁和心理困扰。医护人员与患者及其家属建立起的长期合作关系有助于确保患者在治疗过程中得到持续、全面的关注和支持，提高治疗效果和患者满意度。

因此，召开家庭会议作为缓和医疗团队使用的一种治疗手段，是患者、家属和医护人员之间有计划的对话的。举办家庭会议对促进医患沟通、加强家庭内部的信息共享和决策协同、提升照顾者的照护能力及建立长期合作关系都具有重要意义。

二、引入家庭会议最合适的时机

(1)患者病情发生变化时。

(2)患者或其家属对照护方案存在疑虑，治疗方案难以达成一致时。

(3)制订重要的医疗决策和计划时。

(4)患者或其家属要求安排家庭会议时。

三、实施家庭会议的基本要求

(1)实施家庭会议的缓和医疗多学科团队应包括护士、主管医生，可包括药师、营养师、物理治疗师、心理咨询师、志愿者、社会工作者等。

(2)确定合适的专业技术人员来召集家庭会议：一般护士为家庭会议主持人，应具有良好的沟通、咨询、团队协作能力，负责安排、邀请和协调、收集资料、推动家庭会议的全过程。

(3)开展家庭会议应以患者及其家属为中心：对于有自主决策能力的患者，可征得患者本人同意；对于无自主决策能力的患者，可征得具有医疗决策权的患者家属或近亲属同意。

(4)应控制参与人数：根据患者及其家属的需要，邀请主要的卫生保健人员，尽量保持多学科团队与患方参会人数平衡。

四、实施要点

(一)准备工作

1. 评估实施家庭会议的时机　征求患者或其家属同意安排家庭会议。邀请具有医疗决策权的家属或近亲属，也可邀请主要照顾者参加。

2. 收集家庭初步信息　确认家庭会议需解决的关键问题，加强与患者或其家属沟通，事先收集和获取患者或其家属的家庭结构、经济状况、文化水平、生活方式、社会关系等资料，了解患者或其家属的价值观和精神信仰。这能有效帮助缓和医疗团队了解患者家庭在疾病过程中将如何应对疾病、对医生和药物治疗的期望水平，及患者家庭在过去疾病发展过程中所表现出的弹性或心理脆弱性水平。在首次家庭会议前，可借助家系图了解患者的家庭结构。

3. 确定家庭会议的主要目标和议程　应与缓和医疗多学科团队成员就患者的重要病情、预后、可能的治疗及照护方案等达成共识。

4. 确定家庭会议的患方参会人员　首先宜确定患者是否参会，确保有合适的人参加，就家庭而言，不仅必须有决策者(法律上的或其他方面的)出席，而且必须有家庭中所有相关的"利益攸关方"出席，特别是那些由于其在家庭中的地位或影响而可能对做出的任何决定行使否决权的人。告知患方参会人员家庭会议的时间和地点，必要时可根据情况使用电话或网络视频会议。

5. 确定家庭会议的多学科团队成员　多数情况下，患者的主管医生会出席家庭会议。作为接触患者及其家属最多的医护人员，护士更容易了解患者及其家属的需求，更善于与患者及其家属建立信任关系，有更多的机会与他们讨论价值观和他们倾向的治疗方式，并给予情感支持。药师、营养师、物理治疗师、心理咨询师、志愿者、社会工作者等也将参与家庭会议。一般来说，涉及的多学科成员越多，对会议的益处越大，同时，有助于向患者及其家属传达改变护理和治疗方向是整个团队的共识，而不是一个人的决定的严谨态度。

6. 安排舒适、安静的环境　环境准备至关重要，会议应在安静、舒适、充分保障患者隐私的房间进行。场地布置可采用围桌式，房间内应该备有足够的椅子，能让参会者自由选择入座位置，会议期间不得有任何外来干扰，同时可提供记录用物、健康教育资料、纸巾、水等用物。房间内最好能配备视频设备，这样可以让不能到场的重要家属或者缓和医疗多学科团队成员通过电话或者视频的形式参加会议。

（二）家庭会议操作步骤

1. 介绍　主持人将引导缓和医疗多学科团队和患者及其家属及时就坐，感谢参会人员为出席会议做出的努力，并邀请参会人员依次进行自我介绍，例如"感谢大家抽出时间再次见面商讨。我知道过去几天对这个家庭来说很艰难。今天我想向大家通报一下××先生的最新医疗情况，然后和大家一起决定下一步的护理工作。然而，在我们开始之前，我想让每个人自我介绍一下，说明你和××先生的关系"，然后主持人介绍家庭会议的主要目标、议程和持续时间。

2. 信息交换　在自我介绍之后，应请患方陈述目前的恐惧、担忧和目标，请患者家属分享在照顾过程中最大的恐惧、担忧或负担，或者此时对他们来说最重要的是什么，以此开始对话。首先，通过让家属"优先"，它传递了一种不言而喻的尊重信息。其次，它为家庭提供了一个机会，以治疗的方式表达被压抑但需要释放的感受和情绪（恐惧、内疚、悲伤、失落、失望）。然后，家属的回应可能提供表达同理心的机会，使缓和医疗多学科团队能够进一步与家属建立联系。详细询问家属对疾病的了解程度、相关知识的来源及是否需要获得更多的信息，进一步掌握患者及其家属对目前病情、预后、照护方案等临床信息的认知和需求。对临床信息掌握不全的患方，缓和医疗多学科团队宜澄清、总结其陈述，对其观点和信息进行补充和完善，充分尊重患者及其家属，公开透明地回顾患者的病情发展过程、治疗方案及预后，不刻意回避患者及其家属所提出的问题。

3. 讨论与确认　缓和医疗多学科团队与患方共同讨论并确认照护目标，审查患者的护理目标和治疗方案。许多家庭会议都侧重于目标的设定，目标设定的讨论可能涉及接受另一种治疗疾病的决定或转向缓和医疗而不改变疾病的治疗。这些讨论的结果是分享有关治疗的潜在益处和负担的医疗信息、医生的建议及澄清患者对治疗权衡的看法。提出问题是为了支持决策。如果没有可行的改善疾病的治疗方法，目标设定的重点应该是现在对患者及其家属最重要的及被认为是需要帮助的未满足的需求。在后一种情况下，讨论可能会转向缓和医疗作为家庭中支持性治疗的来源。讨论的一部分可能会集中在患者表达的具体愿望上，这些愿望可以在可行性和对可能的支持方面得到解决。结束会议并计划后续讨论。

4. 分析与建议　应根据照护目标，对可提供的照护措施、可获取的照护资源、家属的照护能力进行利弊分析，与患方讨论照护方案，达成共识。若存在决策困难，或者存在生活中意想不到的或复杂的问题，缓和医疗多学科团队将基于患者或其家属的目标和价值观，提供针对性的分析和建议，通过讨论他们所面临的所有选择中的积极和消极的方面，帮助他们做出决定，充分考虑每个选择所带来的风险和益处。

5. 情绪支持　在会议过程中，缓和医疗多学科团队将重点关注患者或其家属的情绪变化并适时给予支持。关注在家庭会议中情绪波动明显的成员，了解到疾病对患者和家属的情绪影响，并用移情来回应他们的情绪。对明显抵触、焦虑、抑郁的患者进行心理疏导，若出现矛盾冲突，应暂停家庭会议，必要时联系相关人员或部门协助解决。

6. 阶段总结　在整个会议过程中，患者及其家属应适时与医护人员一块总结会议的阶段性结果，包括一致意见、不同意见和照护计划等，是否符合患方现阶段的需求。在讨论阶段，参会人员可考虑短暂地休息一下，给参会人员一些时间重新集中注意力，消化相关信息。

7. 总结回顾　应简要回顾、总结会议内容，明确会议达成的共识和后续计划。家庭会议通常以会议负责人的总结结束，该总结反映了医疗状况的最新进展、患者的反应和已回答的问题，以及对护理目标和治疗方案的澄清，且应该简单地描述接下来的护理计划。如果需要进行后续会议，则应提出安排会议的计划。

8. 共情与尊重　在家庭会议中对医护人员的要求主要表现为医护人员应积极地倾听，确认家属是否听懂，对患者及其家属的情绪进行回应，适时地转移话题，给予支持，尊重患者的价值观，在交流过程中清晰表达观点。所以，在举行会议的过程中，医护人员必须用平实易懂的语言向患者及其家属解释患者的病情及治疗的措施，并且要不断确认患者及家属是否听懂。同时，医护人员应积极聆听，并且要有同理心，能及时察觉患者或其家属的情绪变化并给予安慰。另外，医护人员应该充分尊重患者及其家属，使用开放性的问题，不要回避家属及患者提出的问题，注意照顾每位参加会议的家属的情绪，并鼓励他们说出自己的想法和感受，多给患者及其家属提问和发表感想的机会。医护人员的表述应该直接且清晰，不要给患者及其家属不切实际的希望，允许会议过程中出现沉默或哭泣，不要站在患者及其家属的对立面等。

（三）记录与随访

（1）记录此次家庭会议的参会人员、会议过程、决策内容、后续计划等，可书写护理记录，这些信息有助于跟踪和回顾会议内容。

（2）向患者及其家属提供会议主要内容的副本，并将该文件副本存档于患者的病例中。

（3）会后：72小时内进行随访，跟踪照护计划的执行情况，评估患者或其家属需求的满足程度，确定会议是否对其有帮助，确保患者及其家属能够得到及时的关注和支持。

（4）与主要家庭发言人保持联系，根据需要安排下一次家庭会议。

五、实施家庭会议的注意事项

1. 提前计划会议的时长，以及讨论的问题的性质　紧急情况下被动召开家庭会议或计划外的会议结果往往不够理想。

2. 确定会议主题　针对缓和医疗肿瘤患者或其家属主要的照护目标展开家庭会议，避免一次会议多个主题。

3. 充分保护患者隐私和安全　对于有决策能力的患者，如未出席家庭会议，应根据患者或其家属的意愿，告知患者家庭会议的主要内容。

4. 会议场地准备　对于卧床患者要求参加的家庭会议，可将会议场地设置在病房，并提前做好环境和用物准备。

5. 注意沟通方式　会议过程中，应采取开放式沟通方式来引导患者或其家属陈述，应采用通俗易懂的语言，尽量避免使用专业术语。

6. 特殊情况　若患者出现身体不适或病情变化，应允许其中途离场或终止家庭会议。

7. 安排充足的时间　家庭会议时长至少 30 分钟，不宜超过 60 分钟。如果在 60 分钟内没有就护理方向达成共识，那么就已不太可能达成共识。超过这一时长而继续会议，将会产生每个人都感到沮丧和愤怒的风险，最好结束会议，改天再开。

六、家庭会议追求的益处

1. 加强情感联系　减轻患者及其家属面对身体痛苦的前景和即将到来的分离问题的痛苦；为所有成员寻找新的情感资源。

2. 安抚患者及其家属　安抚那些担心与家庭或伴侣情感分离的患者，从而消除其对身体亲密关系剥夺甚至是隐性身体情感背叛的恐惧。

3. 满足家庭成员对患者日常情感和实际需求的支持　在不忽视其他情感或工作职责的情况下，帮助他们重新合理分配身体和精神能量给患者。

4. 避免社会孤立　支持患者及其家属与其他亲属和朋友保持情感联系，从而避免被社会孤立。在会议中，患者可以表达自己的感受和情绪，得到家属的理解和支持，从而减轻心理压力。

5. 提升患者的治疗依从性　通过家庭会议，患者能更全面地了解治疗方案和注意事项，从而更积极地配合治疗。

建议在患病期间至少安排两次会议或一系列会议。家庭会议可以促进肿瘤患者与照顾者及其他家庭成员之间的有效沟通。通过开放、坦诚的讨论，大家可以共同解决问题，消除误解，建立更和谐的家庭关系。总的来说，家庭会议对肿瘤患者和照顾者都有显著的益处，不仅有助于提升治疗和照顾质量，还能促进家庭成员间的情感交流和支持。因此，在肿瘤患者的照护过程中，定期召开家庭会议是非常有必要的。

 【案例分享】

M 女士是一名 60 岁的女性，2012 年 1 月因"腹痛近 3 月，加重伴腰痛 1 月"就诊，经病理检查确诊为：结肠低分化腺癌Ⅳ期。从那时起，她接受了各种化疗药物的治疗，患者因病程时间长，疾病反复，心理压力大，患者在日常生活中沉默寡言，不愿主动向护士和家属叙述自身感受。患者家属在照顾 M 女士期间，与患者交流得不到正向反馈，同时对患疾病预后和治疗方案选择，存在着不同程度的不确定感，主动与管床医生申请召开家庭会议，讨论患者下一步的治疗计划。本次家庭会议的作用与成果如下：

(1) 情感交流与支持：在家庭会议上，M 女士的家属能够坦诚地表达他们的担忧、恐惧和期望。通过情感交流，他们建立了一个互相支持和理解的环境，这有助于减轻 M 女士的心理压力，并增强她对抗疾病的信心。鼓励家属表达对患者的情感，增加陪伴的时间，满足患者的愿望。

(2) 共同决策与行动计划：在家庭会议上，家属共同讨论 M 女士的治疗方案和康复计划。他们咨询了医生的专业意见，并考虑了 M 女士的个人意愿和生活质量。通过共同决策，他们商讨并明确了治疗方案、护理计划，确定临终前的医疗护理决策，医患双方在患者的病情和治疗目标方面达成一致。

（3）分工合作与责任明确：在家庭会议上，家属明确了各自的分工和责任。M 女士的儿子负责协调医疗资源和日常照顾，其丈夫则负责陪伴 M 女士并提供情感支持。通过明确的分工合作，家庭成员能够更有效地协同工作，确保 M 女士得到全面的照顾和支持。

（4）及时跟进与调整计划：家庭会议不仅是一个决策的场所，也是一个持续跟进和调整计划的平台。在每次会议上，家属都会评估 M 女士的病情进展和治疗效果，并根据实际情况调整治疗计划和康复方案。这种灵活性和适应性有助于确保 M 女士得到最佳的治疗效果。

患者的疼痛得到很好的控制，焦虑症状得到减轻，而家属逐渐接受了患者不可逆的疾病发展趋势，转而投入对患者的护理与情感交流，家属在照顾患者的过程中更加坚强。

第八章

社会支持

▶ 第一节　概述

一、发展历程

在国外，社会支持概念的发展可以追溯到 20 世纪 60 年代。当时，随着心理学和社会学等学科的发展，研究者开始关注社会关系对个体身心健康的影响。他们发现，与他人的联系和互动可以为个体提供情感支持、信息支持和物质支持等，有助于个体应对生活中的挑战和压力。因此，社会支持的概念逐渐受到重视。在 20 世纪 70 年代，社会支持概念开始被正式引入心理学和社会学等领域的研究中。研究者运用定量研究的方法，对社会支持与身心健康的关系进行了大量的实证研究。这些研究不仅证实了社会支持对个体身心健康的重要性，还进一步探讨了社会支持的来源、类型和功能等方面。随着研究的深入，社会支持概念的内涵和外延不断得到拓展。研究者开始关注社会支持的质量、动态变化及与个体特征和社会环境的关系等方面。同时，社会支持也被引入其他学科领域，如流行病学、医学等，成为跨学科研究的重要概念。

在国内，社会支持概念的发展相对较晚，但也经历了从初步认识到深入研究的过程。在改革开放以前，我国的社会结构相对单一，人们对社会关系的认识也比较简单。因此，社会支持概念并没有得到足够的重视。然而，随着改革开放的深入和社会转型的加速，人们开始面临越来越多的挑战和压力。在这种情况下，社会支持对个体身心健康的重要性逐渐凸显出来。因此，在 20 世纪 90 年代以后，国内学者开始关注社会支持概念，并对其进行了深入研究。在国内学者的研究中，社会支持被定义为个体在社会生活中从各种来源获得的支持和关心。这些支持包括物质支持、信息支持、情感支持、尊重和理解等。与国外研究类似，国内学者也强调社会支持对个体身心健康、社会适应和幸福感等方面的重要影响。同时，国内学者还结合中国的社会文化背景，对社会支持的概念进行了本土化解读。他们发现，在中国社会中，家庭、亲戚和朋友等亲密关系网络是社会支持的重要来源。此外，由于中国传统文化强调集体主义和互惠互助，因此社会支持也往往表现为一种集体行动和互惠行为。

综上，社会支持概念在国内外都经历了从初步认识到深入研究的过程。随着研究的深入和实践的发展，社会支持概念的内涵和外延不断得到拓展和深化。未来，随着社会的不断变迁和人们需求的不断变化，社会支持概念仍将继续发展和完善。如何通过政策和实践手段来优化社会支持体系，提高社会支持的质量和效果，从而更好地满足人们的需求和促进社会的和谐发展必将成为研究重点、热点。

二、概念内涵

社会支持是一个复杂而多维度的概念，它涉及多个学科领域，并随着社会的变迁和人们需求的变化而不断发展和完善。理解社会支持的概念内涵有助于我们更好地认识其在个体生活和社会发展中的重要作用，并采取相应的措施来优化社会支持体系，提高社会支持的质量和效果。

社会支持的概念内涵可以从以下几个方面进行理解。

(一)来源的广泛性

社会支持的来源非常广泛，可以包括家庭、朋友、亲戚、邻居、社区、政府、组织等各种社会网络。这些来源可以为个体提供不同类型的支持，如物质支持、信息支持、情感支持、尊重和理解等。

(二)功能的多样性

社会支持具有多种功能，可以对个体的身心健康、社会适应和幸福感等方面产生积极影响。例如，社会支持可以帮助个体应对生活中的挑战和压力，缓冲负性生活事件对身心健康的不良影响；可以提高个体的自尊和自信心，增强其社会参与和归属感；还可以促进个体的成长和发展，提高其应对未来挑战的能力。

(三)主观性和客观性

社会支持既具有主观性也具有客观性。客观性指的是个体可以从他人或社会网络中获得的可见、实际的支持，如物质支持、信息支持等；而主观性则指的是个体从他人或社会网络中感受到的支持和关心，包括情感支持、尊重和理解等。这两种类型的社会支持在个体的生活中都非常重要，而且它们之间也存在相互影响和转化的关系。

(四)动态性和稳定性

社会支持是一个动态的概念，它会随着个体生活环境和社会关系的变化而发生变化。同时，社会支持也具有一定的稳定性，一些长期稳定的社会关系可以为个体提供持续的支持和帮助。这种动态性和稳定性是社会支持的重要特征之一。

三、特点

社会支持的特点体现在其社会性、选择性、无偿性、多样性和互动性等方面。这些特点使得社会支持在个体的生活和社会发展中发挥着重要的作用，帮助个体应对挑战和压力，增强社会适应能力，提高身心健康水平。

其特点主要体现在以下几个方面。

(一)社会性

社会支持本质上是一种社会性行为，它涉及个体与他人的互动和关系。这种支持不仅仅是个体内部的心理过程，而且是在与他人的交往和互动中产生的。

(二)选择性

社会支持的提供和接受往往具有选择性。个体倾向于从那些与自己有亲密关系、共享价值观或具有特定能力的人那里寻求支持。同时，个体也会根据自己的需要和偏好选择接受或不接受某种支持。

(三)无偿性

社会支持通常是一种无偿的行为。支持者通常不会期待从受助者那里获得直接的物质回报，而是基于情感、道德或社会责任等因素提供帮助。

(四)多样性

社会支持的形式和内容丰富多样。它可以包括情感支持、信息支持、物质支持等多种类型，而且可以根据受助者的需要和情境的变化进行调整和改变。

(五)互动性

社会支持是一种双向的过程，既有给予也有接受。支持者和受助者之间的互动是社会支持得以实现的关键。通过互动，个体可以建立和维护社会关系，从而获得更多的社会支持。

(六)情境性

社会支持的作用和效果往往受到情境的影响。不同的情境下，个体对社会支持的需求和感知可能会有所不同。同时，社会支持的形式和内容也需要根据情境的变化进行调整和适应。

四、分类

社会支持是一个多维度、复杂且丰富的概念，它涵盖了各种形式、来源和功能的支持。从广义上讲，社会支持可以被视为个体在面对生活压力、挑战或困境时，从他人或社会网络中获得的各种资源和帮助。这些资源和帮助可以是物质的、行为的、情感的或信息的，它们在不同的情境下对个体产生不同的影响。社会支持的类型丰富多样，这些不同类型的支持在个体的生活中发挥着重要的作用，帮助个体应对生活中的挑战和压力。

(一)从社会支持的内容进行分类

它可以分为物质支持和非物质支持。物质支持是最直接、最实际的一种支持形式，它涉及金钱、食物、住宿等基本生活需求的满足。这种支持对处于困境中的个体来说尤为重要，它能够帮助个体解决眼前的生存问题，缓解经济压力。而非物质支持则更加侧重于情感、心理和行为层面的支持。例如，倾听个体的烦恼、提供情感上的安慰和陪伴、分担体力劳动或提供实际帮助等。这种支持能够增强个体的心理韧性，缓解情绪压力，提高个体的生活质量。

(二)从社会支持的来源进行分类

它可以分为家庭支持、朋友支持、社区支持和机构支持等。家庭是个体较早接触也是较重要的社会支持来源之一。家庭成员之间的亲密关系、情感交流和物质支持对于个体的成长和发展具有深远的影响。朋友支持则主要来自于个体的社交网络，朋友之间的互相理解、支持和鼓励能够帮助个体更好地应对生活中的挑战。社区支持则涉及个体所在的社区、邻居或社会组织等提供的各种资源和帮助。这些支持能够让个体感受到社会的温暖和关怀，增强个体的社会归属感。机构支持则主要来自政府、非营利组织或专业机构等提供的服务，如心理咨询、职业培训、法律援助等。这些支持对解决个体面临的特定问题或困境具有重要意义。

(三)从个体对支持的感知和利用角度进行分类

个体对支持的感知是指个体对社会支持的主观感受和认知。不同的个体由于经历、性格和价值观的差异，对社会支持的感知也会有所不同。一些个体可能更容易感受到他人的关心和支持，而另一些个体则可能更加独立和自主，不太依赖他人的支持。对支持的利用则是指个体在实际生活中如何运用所获得的支持来应对困难和挑战。一些个体可能更善于利用社会支持网络来解决问题，而另一些个体则可能因为各种原因而无法充分利用所获得的社会支持。

五、作用

社会支持的作用体现在多个方面，其在个体的身心健康、生活质量、社会功能、应对危机及个人成长和发展等方面都发挥着重要的作用。加强社会支持系统的建设和完善对提高个体的福祉和社会的整体发展具有重要的意义。

以下是社会支持作用的几个主要方面。

(一)身心健康

社会支持能够缓冲生活中的压力和消极事件对个体身心健康的负面影响。研究表明，拥有良好的社会支持网络可以降低患心理疾病和生理疾病的风险，如抑郁症、焦虑症和心血管疾病等。社会支持能够提供情感上的支持和理解，帮助个体应对压力，减轻焦虑和抑郁情绪，从而维护身心健康。

(二)生活质量

社会支持可以提高个体的生活质量和幸福感。社会支持网络中的成员可以提供实际帮助、情感支持和信息共享，从而帮助个体解决生活中的问题和挑战。这种支持可以增强个体的自尊和自信，提高生活满意度和幸福感。

(三)社会功能

社会支持对个体的社会功能也至关重要。通过社会支持，个体可以更好地融入社会，参与社会活动，与他人建立良好的关系。这种社会融入可以提高个体的社交能力、沟通能力和解决问题的能力，从而更好地适应社会生活。

(四)应对危机

在面对生活中的重大挑战和危机时，社会支持的作用尤为重要。社会支持网络中的成员可以提供情感支持、实际帮助和信息共享，帮助个体应对危机，减轻负面影响。这种支持可以帮助个体恢复自信，重新找到生活的目标和动力。

(五)个人成长与发展

社会支持还可以促进个人的成长和发展。社会支持网络中的成员可以提供指导、建议和鼓励，帮助个体实现个人目标和发展潜力。这种支持可以激发个体的积极性和创造力，促进个人成长和进步。

六、影响因素

社会支持作为一种重要的社会心理现象，其影响因素多元且复杂。它们相互作用、共同影响着个体在社会中的生存和发展。为了提高个体的社会支持水平，我们需要从多个角度出发，关注并改善那些可能影响社会支持的因素，为个体构建一种更加和谐、有力的社会支持环境。现有研究认为，社会支持的影响因素主要可分为以下几个方面。

(一)文化因素

文化背景深刻地影响着人们对社会支持的认知和态度。在不同的文化语境下，社会支持的内涵、形式和效果可能存在显著差异。例如，集体主义文化强调群体凝聚力和互助精神，个体在这种文化背景下更倾向于寻求和提供社会支持。相反，个人主义文化则注重个人独立和自主，个体对社会支持的需求可能相对较少。这种文化差异不仅影响着个体对社会支持的感知和利用，还进一步塑造着整个社会的支持网络。

(二)社会网络与社会资本

个体的社会网络结构和社会资本对其获得社会支持具有重要影响。社会网络指的是个体与他人建立的各种联系的总和，而社会资本则是这些联系中所蕴含的资源。一个广泛、紧密且多样化的社会网络能够为个体提供更多的社会支持机会。同时，社会资本的数量和质量也决定着个体能否有效地利用这些支持。例如，拥有丰富社会资本的个体在面临困境时更容易获得他人的帮助和支持。

(三)个人特质与心理状态

个体的个人特质和心理状态同样会影响其社会支持的获得和利用。研究表明，自尊、自信、乐观等积极心理特质与较高的社会支持水平呈正相关。这些积极特质有助于个体建立和维护良好的人际关系，从而更容易获得他人的支持。相反，消极的心理特质如抑郁、焦虑等则可能导致个体在社会支持方面的缺失。

(四)环境因素

环境因素包括家庭环境、工作环境、社区环境等，它们都对个体的社会支持产生着重要影响。家庭是个体最早接触的社会环境，家庭氛围和成员关系直接影响着个体的社会支持感知。工作环境中的同事关系和上下级关系也是个体社会支持的重要来源。此外，社区环境的和谐与否、邻里关系的亲密程度等都会对个体的社会支持产生影响。

(五)生活事件与压力

生活中的重大事件和压力源也会影响个体的社会支持需求和利用。例如，失业、疾病、离婚等负性生活事件可能导致个体社会支持网络的破裂或减弱，从而增加其对社会支持的新的需求。而积极的生活事件如结婚、生子等则可能促使个体扩展其社会支持网络，以应对新的生活挑战。

七、评估

社会支持的评估是对个体所获得的社会支持进行全面、系统和深入的分析和评价。这种评估旨在了解个体社会支持网络的状况，确定其优势和不足，并为制定干预措施提供依据。

(一)评估目的

社会支持评估的主要目的是了解个体所拥有的社会支持资源及这些资源对个体的影响。这包括确定个体社会支持的来源、类型、数量和质量，以及社会支持在个体应对压力、挑战和困境中所起的作用。通过评估，我们可以更好地理解个体的社会环境和生活状况，为其提供更加具有针对性的帮助和支持。

(二)评估内容

1. 社会支持网络　评估个体所拥有的社会支持网络，包括家庭成员、朋友、邻居、同事、社区组织等。了解这些支持来源与个体的关系、互动频率、支持类型和提供支持的能力。

2. 支持类型　评估个体所获得的不同类型的支持，如情感支持、信息支持、物质支持、陪伴支持等。分析这些支持在个体生活中的重要性和满足程度。

3. 支持感知　评估个体对社会支持的感知和满意度，了解个体对支持的主观感受和评价。这有助于发现个体可能存在的支持需求或期望获得支持与实际获得支持之间的差距。

4. 支持利用　评估个体在应对困难和压力时对社会支持的利用情况。分析个体是否能够主动寻求支持、有效利用所获得的支持及支持对解决问题的帮助程度。

(三)评估方法

1. 问卷调查　使用标准化的社会支持评定量表，如肖水源的社会支持评定量表(SSRS)，对个体进行问卷调查。这种方法可以量化对社会支持的评估，且便于统计和分析。

2. 访谈法　通过与个体进行深入访谈，了解其社会支持网络的详细情况、支持类型和感知等。访谈法可以获取更加丰富和深入的信息，但需要投入较多的时间和精力。

3. 观察法　直接观察个体在日常生活中与他人的互动和支持情况，如家庭访谈、社区活动等。观察法可以获取更加真实和客观的信息，但可能受到观察条件和观察者主观因素的影响。

(四)评估结果应用

1. 制定干预措施　根据评估结果，针对个体社会支持的不足和需求，制定具体的干预措施。如提供情感支持、建立新的社会联系、提供信息或技能培训等。

2. 监测干预效果　在实施干预措施后，定期评估个体的社会支持状况，了解干预措施的效果和需要调整的地方。

3. 研究和政策制定　将评估结果应用于相关领域的研究和政策制定中，为提升群体的社会支持水平提供依据和建议。

总之，社会支持的评估是一个全面、系统和深入的过程，旨在了解个体的社会支持网络状况并为其提供帮助和支持。通过评估，我们可以更好地了解个体的社会环境和生活状况，并为其提供更加针对性的帮助和支持。

八、社会支持在肿瘤缓和医疗中的作用意义

社会支持在肿瘤缓和医疗中具有重要意义和作用。我们需要关注患者及其照顾者的社会支持状况，积极为他们提供必要的支持和帮助，从而帮助他们更好地应对疾病带来的挑战。

(一)对于患者

社会支持对肿瘤患者的重要性体现在多个方面。从内容上看，社会支持包括物质支持、行为支持、亲密的交往行为、指导、反馈及积极的社会交往等。这些不同类型的支持可以满足患者在不同方面的需求，如经济支持、生活照顾、心理安慰等。从来源上看，家庭支持、朋友支持和社区支持等都是重要的社会支持来源。这些支持可以为患者提供全方位的帮助，从而帮助患者更好地应对疾病带来的挑战。在肿瘤缓和医疗中，良好的社会支持对患者的作用主要表现在以下几个方面。

1. 减轻心理压力　社会支持可以帮助肿瘤患者减轻心理压力，提高生活质量。通过提供心理安慰、情感支持等，社会支持可以帮助患者缓解焦虑、恐惧等负面情绪，从而减轻心理压力。

2. 增强治疗信心　社会支持可以增强肿瘤患者的治疗信心，提高治疗效果。当患者感受到来自家人、朋友和社会的关心和支持时，他们会更有信心面对疾病，积极配合治疗，从而增强治疗效果。

3. 促进康复　社会支持可以促进肿瘤患者的康复，提高生存率。通过提供生活照顾、康复指导等实际帮助，社会支持可以帮助患者更好地恢复身体健康，提高生存率。

然而，现实中肿瘤患者面临的社会支持问题也不容忽视。一些患者可能由于家庭关系紧张、朋友疏远等而缺乏社会支持；另一些患者则可能由于经济困难等而无法获得足够的物质支持。因此，在肿瘤缓和医疗中，我们需要关注患者的社会支持状况，积极为他们提供必要的支持和帮助。

(二) 对于照顾者

社会支持对照顾者同样具有多方面的重要意义和作用。首先,肿瘤患者的照顾者常常需要承担大量的照护任务,包括生活照顾、情感支持、医疗协调等,这可能会给他们带来极大的身心压力。社会支持可以通过提供额外的资源、信息和帮助,来分担照顾者的部分负担,从而减轻他们的压力。其次,社会支持能够增强照顾者的应对能力。在面对肿瘤患者的照护任务时,照顾者可能会感到无助和困惑。社会支持可以提供专业的指导、咨询和技能培训,帮助照顾者更好地应对这些挑战,提高他们的应对能力。最后,社会支持还能够促进照顾者的心理健康。长期承担照护任务可能会导致照顾者出现焦虑、抑郁等心理问题。社会支持可以通过提供心理安慰、情感支持等,帮助照顾者缓解这些负面情绪,维护他们的心理健康。因此,在肿瘤缓和医疗中,良好的社会支持对照顾者的作用主要表现在以下几个方面。

1. 提供信息和资源　社会支持可以为照顾者提供关于肿瘤疾病、治疗、康复等方面的信息和资源,帮助他们更好地了解患者的病情和照护需求,从而制定更合理的照护计划。

2. 提供情感支持　面对肿瘤患者的病痛和离世,照顾者可能会感到极大的心理压力和情绪困扰。社会支持可以提供情感支持和心理安慰,帮助照顾者缓解这些负面情绪,增强他们的心理韧性。

3. 提供实际帮助　社会支持还可以为照顾者提供实际的帮助,如提供家庭访视、协助处理日常事务、提供短期照料等,从而减轻他们的负担和压力。

 【案例分享】

社会支持:肿瘤患者与照顾者共同的力量。

在一个宁静的小镇上,张明与李婷夫妻二人过着简单而幸福的生活。然而,当张明被诊断出患有肺癌时,他们的生活瞬间被打乱。面对这场突如其来的灾难,社会支持成为了他们生活中不可或缺的力量。

张明确诊后,李婷毅然决然地成为了他的全职照顾者。她不仅为张明准备营养丰富的餐食,确保他的饮食健康,还时刻关注他的身体状况和情绪变化。每当张明感到沮丧或焦虑时,李婷都会耐心倾听,用温暖的话语给予他鼓励和支持。此外,他们的儿女也积极参与照顾。他们轮流回家陪伴父母,分担家务,为张明提供生活上的便利。在节假日,全家人还会一起外出游玩,让张明感受到家庭的温暖和幸福。

小镇的社区在得知张明的病情后,也积极为他提供了各种支持。社区的志愿者们定期上门探望张明,与他聊天、分享生活中的趣事,帮助他排解孤独和寂寞。他们还组织了康复活动,让张明能够与其他肿瘤患者一起交流经验、分享心情。此外,社区还为张明提供了医疗资源的支持。他们协助张明预约专业医生、安排检查和治疗,确保他能够及时得到高质量的医疗服务。在得知张明家庭经济困难后,社区还为他申请了医疗救助和补贴,减轻了他的经济负担。

除了家庭和社区的支持外,张明还得到了专业机构的帮助。一家名为"生命关怀"的慈善组织为他提供了心理咨询服务。心理咨询师定期与他沟通,帮助他处理焦虑、恐惧等情绪问题,增强他的心理韧性。同时,"生命关怀"组织还为李婷提供了照顾者的培训和支持。这些培训包括如何更好地照顾张明的身体和心理需求、如何处理自己的压力和情绪等。这些支持让李婷在面对照顾任务时更加从容和自信。

在张明与李婷的抗癌之路上，社会支持成为了他们最坚实的后盾。家庭的支持让他们感受到了亲情的温暖和力量；社区的支持让他们感受到了社会的关爱和陪伴；专业机构的支持则为他们提供了专业的指导和帮助。这些支持共同构成了他们抗癌路上的重要支撑力量。这个案例让我们深刻认识到社会支持对肿瘤患者及其照顾者的重要性。在面对疾病的挑战时，我们需要更多的关爱和支持来共同面对。让我们携手为肿瘤患者及其照顾者提供更多的社会支持，让他们感受到社会的温暖和关爱。

▶ 第二节　社会支持需求

一、引言

肿瘤缓和医疗主要关注改善肿瘤疾病患者及其家属的生理、心理和社会功能适应不良等，通过早期识别、积极评估、控制疼痛和治疗其他症状，以预防和缓解身心痛苦，从而改善患者及其家属的生活质量。在肿瘤治疗护理背景下，患者及其家属往往面临着巨大的心理压力、经济负担和社会适应挑战。他们不仅需要医疗上的支持和帮助，更需要来自社会各方面的支持和关怀。这种支持和关怀可以包括情感支持、信息支持、物质支持等多种形式，旨在帮助患者及其家属更好地应对肿瘤带来的挑战，缓解心理压力，增强社会适应能力。社会支持需求的概念内涵在这里得以充分体现。它不仅是患者及其家属在面对肿瘤这一威胁时所产生的一种需求，更是一种促进身心健康、缓解社会冲突、提升生活质量的重要途径。满足社会支持需求有助于患者及其家属建立积极的社会关系，增强社会归属感，从而更好地应对肿瘤带来的挑战。

因此，在肿瘤缓和医疗的背景下，社会支持需求的概念显得尤为重要。它不仅是医疗工作的一部分，更是社会工作和人文关怀的重要体现。通过满足患者及其家属的社会支持需求，我们可以为他们提供更为全面、人性化的医疗服务，帮助他们更好地应对肿瘤带来的挑战，提升生活质量。

二、相关概念

(一)社会支持

详见本章第一节。

(二)需求

1.概念内涵　需求是一个复杂而多元的概念，它涉及个体或群体在特定情境下为满足某种需求或达到某种目标而产生的心理状态和行动倾向。简而言之，需求是人们在生活中所追求和渴望的满足感和目标。其内涵可从以下几个方面理解：

(1)需求源于人们的内在感受和体验。它可能源于生理层面，如食物、水、睡眠等基本需求；也可能源于心理层面，如情感、认同、尊重等需求。这些需求在个体的成长过程中逐渐形成和发展，并随着环境和情境的变化而发生变化。

(2)需求是推动个体或群体行动的重要力量。当某种需求得到满足时，个体会感到满足和愉悦；而当需求得不到满足时，个体会产生不满和焦虑等负面情绪，并会寻求满足需求的方式和途径。这种寻求满足的过程可能涉及认知、情感、行为等多个方面。

(3)需求还具有多样性和层次性。不同个体或群体在同一情境下可能有不同的需求；同时，同一个体或群体在不同阶段或不同情境下也可能有不同的需求。这些需求可能相互关联、相互影响，形成一个复杂的需求体系。

(4)需求与社会、文化、心理等多个领域密切相关。在不同的社会和文化背景下，人们对需求的认知和表达方式可能存在差异；同时，个体的心理状态和需求之间也存在相互影响和制约的关系。

2.特性　了解需求的特性有助于我们更深入地理解需求，并在实际生活中更好地识别、分析和满足需求。同时，这些特性为需求管理提供了指导和依据，有助于确保项目的顺利进行和成功完成。需求的特性主要体现在：

(1)发展变化性：需求会随着个体的成长和环境的改变而发生变化。例如，一个人从婴儿到成人，其需求从基本的生理需求逐渐发展到社交、尊重和自我实现等更高层次的需求。

(2)相对稳定性：在一定时期内，需求会保持相对稳定。例如，当个体的生活环境和社会关系相对稳定时，其需求也会在一定程度上保持稳定。

(3)隐藏性：有些需求是潜在的，不易被直接察觉，需要通过深入了解和挖掘才能发现。例如，一个人可能表面上看起来满足，但实际上内心深处可能有更深层次的需求。

(4)必要性：需求必须为产品或过程的基本功能、物理特性或质量因素。如果一种需求被删除，将会导致产品或过程的缺陷，且此缺陷不能被其他功能所弥补。

(5)无歧义性：需求应该清晰明确，不同的相关方都能达成共识，避免产生歧义。

(6)可测性：需求应该具备可测试性，即给定输入后，输出是确定的、唯一的、可测试的。

(7)可跟踪性：需求应该与技术发展保持同步，随着技术的不断进步，需求也应该随之调整和优化。

(8)完整性：所描述的需求应该是完整的，不需要进一步扩展，并且能够提供足够的性能。

(9)唯一性：同一个需求在需求列表中只应出现一次，避免重复和冲突。

3.分类　需求可以按照不同的标准进行分类，不同的分类方式有助于我们更全面地理解需求的多样性和复杂性。以下是需求的一些常见的分类方式：

(1)按照需求的来源分类：

①生理需求：这是人类最基本的需求，包括食物、水、睡眠、呼吸等。这些需求对个体的生存和健康至关重要。

②心理需求：这些需求源于个体的心理层面，包括情感、认同、尊重、安全等。满足这些需求有助于个体建立健康的心理状态和积极的人际关系。

③社会需求：这些需求涉及个体在社会中的角色和责任，包括家庭、工作、社交等。满足这些需求有助于个体融入社会、实现自我价值。

（2）按照需求的层次分类：

①基本需求：这是人们生活中最基础的需求，如食物、水、住房等。这些需求对个体的生存和基本生活保障至关重要。

②发展需求：这些需求源于个体的发展和成长，包括教育、职业、技能等。满足这些需求有助于个体提升自身能力和实现更高层次的生活目标。

③享受需求：这些需求涉及个体的生活质量和幸福感，包括旅游、娱乐、文化等。满足这些需求有助于个体享受生活和提升幸福感。

（3）按照需求的性质分类：

①物质需求：这些需求涉及个体的物质生活，包括食品、衣物、住房等。满足这些需求有助于个体维持基本的生活水平。

②精神需求：这些需求源于个体的精神层面，包括情感、文化、信仰等。满足这些需求有助于个体丰富内心世界和提升精神境界。

（4）按照需求的表达方式分类：

①显性需求：这些需求是明显且直接表达出来的，个体可以直接感知和识别。例如，一个口渴的人明确表示需要喝水。

②隐性需求：这些需求是潜在且不易察觉的，需要通过观察和分析才能发现。例如，一个表面上看起来快乐的人可能内心深处渴望得到更多的情感支持和认同。

（三）社会支持需求

1. 概念内涵

社会支持需求的内涵涉及个体在社会生活中对各种形式的支持和帮助的需求，这种需求是个体心理健康和社会功能正常运作的重要因素。当个体感到缺乏社会支持时，可能会产生孤独感、无助感和心理压力，进而影响其身心健康和社会功能。因此，满足个体的社会支持需求对促进其身心健康、提高生活质量和社会适应能力具有重要意义。其内涵可从以下几个方面理解：

（1）社会支持需求指的是个体在面临生活中的各种挑战、压力或困境时，对来自社会各方面（如家庭、朋友、社区等）的支持和帮助的需求。这种需求源于个体在社会生活中对各种资源、服务和福利的需要，旨在帮助个体应对困难、缓解压力、提升生活质量。

（2）社会支持需求的内容是多元化的，包括情感支持、信息支持和物质支持等多种形式。情感支持涉及关心、理解和陪伴等方面，旨在缓解个体的心理压力和孤独感；信息支持则为个体提供与自身情况相关的信息和建议，帮助他们做出明智的决策和应对问题；物质支持则直接提供金钱、物质资源等实际帮助，改善个体的生活状况。

（3）社会支持需求还反映了人们在社会互动中对归属感、认同感和安全感的渴望。当个体面临困难或挑战时，来自社会和周围人的支持可以帮助他们缓解压力、增强信心，从而更好地应对困境。这种支持不仅有助于个体的身心健康和社会功能，还有助于减轻社会不满和缓解个人与社会之间的冲突。

2. 特点

社会支持需求具有多元性、动态性、个性化、互惠性和情境性等特点。了解和关注这些特点有助于我们更好地理解和满足个体的社会支持需求，促进他们的身心健康和增强他们的社会适应能力，也为社会支持服务的提供者和政策制定者提供了有益的参考。社会支持需求的特点主要体现在以下几个方面：

（1）多元性：社会支持需求涉及多个方面，包括情感支持、信息支持、物质支持等。这些需求并不是孤立的，而是相互交织、相互影响的。

（2）动态性：社会支持需求会随着个体的生活状况、社会环境等因素的变化而发生变化。例如，当个体面临失业、疾病等困境时，其对社会支持的需求可能会增加。

（3）个性化：每个人的社会支持需求都是独特的，受个人经历、性格、文化背景等多种因素的影响。因此，满足社会支持需求时需要考虑个体的差异性。

（4）互惠性：社会支持不仅是一种单向的给予，更是一种双向的互动。个体在获得社会支持的同时，也会通过自己的行动回馈社会，形成一种互惠的关系。

（5）情境性：社会支持需求往往与个体所处的具体情境密切相关。例如，在紧急情况下，个体可能需要更快速、更直接的社会支持。

3. 分类

了解不同类型的社会支持需求有助于我们更好地理解和满足个体的支持需求，促进他们的身心健康和增强他们的社会适应能力。根据不同的标准，可以将社会支持需求分为以下几类：

（1）按照支持内容划分：

①情感支持需求：个体在面对压力、困境或挫折时，对情感上的关心、理解和陪伴的需求。情感支持可以帮助个体缓解心理压力、增强情感安全感。

②信息支持需求：个体在面临决策、问题解决或信息获取等方面的需求。信息支持可以为个体提供必要的知识、技能和建议，帮助他们做出明智的决策和应对挑战。

③物质支持需求：个体在面临经济困难、生活困境或基本生活需求无法满足时的需求。物质支持可以为个体提供金钱、物品等实际帮助，改善他们的生活状况。

（2）按照支持来源划分：

①家庭支持需求：个体对来自家庭成员（如父母、配偶、子女等）的支持和帮助的需求。家庭支持在个体生活中扮演着重要的角色，可以提供情感上的支持和物质上的帮助。

②朋友支持需求：个体对来自朋友的支持和帮助的需求。朋友可以为个体提供社交互动、情感分享和问题解决等方面的支持。

③社区支持需求：个体对来自社区组织和邻居的支持和帮助的需求。社区支持可以提供资源共享、活动参与和社区互助等方面的支持。

（3）按照支持形式划分：

①正式支持需求：个体对来自政府、正式组织（如非政府组织、慈善机构等）的支持和帮助的需求。正式支持通常具有制度化和规范化的特点，可以提供物质、服务和权益保障等方面的支持。

②非正式支持需求：个体对来自非正式网络（如亲戚、邻居、同事等）的支持和帮助的需求。非正式支持通常具有灵活性和个性化的特点，可以提供情感支持、信息交流和实际帮助等方面的支持。

三、社会支持需求评估

社会支持需求评估是一个过程，旨在识别和量化个体或群体在社会支持方面的具体需求。这个过程涉及对个体或群体的社会网络、关系、资源以及他们应对压力和挑战的能力进行系统的评估和分析。

(一)评估实施意义

通过社会支持评估，可以提供给个体更适合的治疗和服务，促进个体的身心健康和社会适应能力。社会支持需求评估具有多方面的意义，尤其在医疗和心理健康领域，主要体现在以下几个方面。

1.个性化治疗与服务　通过评估社会支持需求，医疗和心理健康专业人员可以更好地了解患者或个体的具体情况，从而为他们提供个性化的治疗和服务。这种个性化的方法能够更好地满足患者或个体的需求，提高治疗效果和生活质量。

2.资源分配与优化　评估社会支持需求有助于合理分配和优化资源。例如，在医疗资源有限的情况下，通过评估可以确定哪些患者或个体最需要社会支持，从而优先为他们提供帮助。

3.预防与干预　通过评估社会支持需求，可以及时发现那些可能面临社会支持不足或缺乏的个体，从而为他们提供及时的预防和干预措施。这有助于减少心理问题和健康问题的发生，提高个体的心理健康水平。

4.政策制定与改进　评估社会支持需求可以为政策制定者提供重要依据。通过了解不同群体或个体的社会支持需求，政策制定者可以制定更加有针对性的政策和措施，以满足社会的需求。

5.促进社区参与　评估社会支持需求可以鼓励个体更积极地参与社区活动，与社区建立更紧密的联系。这不仅有助于增强个体的社会归属感和满足感，还可以促进社区的和谐与发展。

6.提高生活质量　通过评估并满足个体的社会支持需求，可以提高其生活质量和社会适应能力。当个体感到被关心、支持和理解时，他们更有可能感到满足和幸福，从而拥有更好的生活质量。

(二)评估关键步骤

社会支持需求评估是一个综合性的过程，它旨在深入了解个体或群体的社会支持需求，并为他们提供针对性的帮助。这个过程通常包括以下几个关键步骤。

1.明确评估目标和范围　在开始评估之前，需要明确评估的目标和范围。例如，是为了了解某个社区老年人的社会支持需求，还是评估患有特定疾病的人群的社会支持需求。这一步有助于确定评估的重点和方向，为后续的数据收集和分析提供指导。

2.选择合适的评估工具和方法　根据评估目标和范围，选择适合的评估工具和方法。这可能包括问卷调查、访谈、观察、量表等。评估工具应该能够全面、准确地收集关于社会支持需求的信息，同时考虑评估对象的年龄、文化背景、健康状况等因素。

3.收集社会支持需求的相关信息　使用选定的评估工具和方法，收集关于个体或群体的社会支持需求的相关信息。这可能包括他们的社会网络结构、与他人的交往频率和质量、所获得的实际帮助和情感支持等。这一步需要确保收集到的信息真实、可靠，并尽可能详细。

4. 分析社会支持需求　对收集到的信息进行分析，识别个体或群体在社会支持方面的具体需求。这可能涉及分析他们的社会支持网络、资源获取能力、应对压力的策略等。通过分析，可以了解个体或群体在哪些方面缺乏支持，以及他们最需要的支持类型和程度。

5. 确定支持类型和程度　根据需求分析的结果，确定个体或群体需要的支持类型和程度。这可能包括情感支持、信息支持、物质支持等。确定支持类型和程度有助于为个体或群体提供针对性的帮助，满足他们的实际需求。

6. 制定社会支持计划　基于上述分析，制定具体的社会支持计划。这可能包括提供心理咨询、组织社交活动、提供实际帮助等。社会支持计划应该根据个体或群体的具体需求制定，确保他们能够获得所需的支持和帮助。

7. 实施和监测社会支持计划　将制定的社会支持计划付诸实施，并定期监测其效果。这可能涉及与个体或群体保持联系，了解他们的需求是否得到满足，以及是否需要调整支持计划。实施和监测阶段有助于确保社会支持计划的有效性和可持续性。

8. 反馈和改进社会支持计划　根据实施效果，收集反馈并进行改进。这可能涉及对评估工具进行修订，或者对支持计划进行调整，以满足个体或群体的需求变化。反馈和改进阶段有助于不断优化社会支持计划，提高其对个体或群体的帮助效果。

通过以上步骤，社会支持需求评估可以为个体或群体提供有针对性的支持和帮助，满足他们的实际需求，并促进他们的社会融入和福祉提升。

（三）评估方法

在进行社会支持需求评估时，可以根据实际情况选择合适的评估方法或综合运用多种方法，以提高评估的准确性和全面性。目前，社会支持需求的评估方法主要包括以下几种。

1. 问卷调查法　这是一种常用的评估方法，通过设计问卷来收集个体或群体的社会支持需求信息。问卷可以包括多个方面，如社会网络、支持来源、支持类型等，以全面了解被评估者的社会支持状况。

2. 访谈法　访谈法是通过与被评估者进行面对面的交流来了解其社会支持需求。这种方法可以更加深入地了解被评估者的真实想法和感受，获取更详细的信息。访谈可以采用结构化访谈或非结构化访谈的形式，根据评估的需要进行灵活调整。

3. 观察法　观察法是通过直接观察被评估者的行为及其所处环境来了解其社会支持需求。这种方法可以获取更客观的信息，但需要注意评估人员的主观偏见对结果的影响。观察可以在自然环境下进行，也可以在特定的实验条件下进行。

4. 量表评估法　量表评估法是利用标准化的量表来评估被评估者的社会支持需求。这些量表通常包括多个维度，可以全面评估被评估者的社会支持状况。量表评估法的优点是操作简单、结果易于量化，但需要注意选择合适的量表并确保其信度和效度。目前，国内外常用的社会支持需求相关评估量表包括：

（1）社会支持问卷（SSQ）：对于患者及其照顾者而言，完成 SSQ 不仅意味着要回顾自己在不同情境中得到的帮助，更是对自己社交网络中支持力量的重新认知。每一个情境都像是一个小小的故事，讲述着他们如何为周围的人所支持，这种支持是否能够满足他们的需要。

（2）社会交往调查表（ISSI）：患者或其照顾者通过 ISSI 可以更深入地了解自己在社交中的位置和感受。这不仅有助于他们认识到自己的社会支持网络是否健全，还能让他们明白自己在哪些关系中感到舒适，哪些关系可能需要调整或加强。

（3）社会支持评定量表（SSRS）：对于患者及其照顾者来说，SSRS 提供了一个客观的评估标准，让他们能够更清楚地认识到自己从哪些方面得到了支持，以及这些支持是否真正被自己所利用。

（4）领悟社会支持量表（PSSS）：完成 PSSS 让患者及其照顾者有机会深入反思自己从各种社会支持源中获得的帮助。这不仅有助于他们更加珍惜这些支持，还能让他们意识到哪些支持源可能尚未被充分利用。

（5）照顾者负担量表（CBI）：对于照顾者来说，CBI 是一种重要的自我评估工具。通过它，照顾者可以诚实地反映在照顾患者的过程中所承受的时间压力、身体健康受到的影响、社交活动的受限程度及家庭关系的变化等。这不仅有助于外界更加了解照顾者的实际负担，还能为照顾者提供必要的支持和帮助指明方向。

（6）照顾者满意度问卷（CSQ）：CSQ 让照顾者有机会对自己的照顾工作进行全面的评价。该问卷不仅关注照顾任务的完成情况，还重视照顾者在这个过程中的情感体验和个人成就感。通过 CSQ，照顾者可以更加明确自己在工作中的满意与不足之处，从而为改进照顾方式和寻求更多支持提供依据。

（7）照顾者社会支持问卷（CSSQ）：CSSQ 为照顾者提供了一个展示自己社会支持网络的机会。通过该问卷，照顾者可以深入了解自己在面对照顾任务时所拥有的社会支持资源，包括支持来源的多样性、支持网络的紧密程度及支持质量的高低等。这不仅有助于照顾者更加珍惜和利用现有的支持资源，还能为他们指明在哪些方面需要寻求更多的帮助和支持。

（8）照顾者资源问卷（CRI）：对于照顾者来说，CRI 是一种全面评估自己资源和应对能力的工具。通过该问卷，照顾者可以更加清晰地认识到自己在面对照顾任务时所拥有的知识技能、经济资源、社交网络及应对策略等。这不仅有助于照顾者更加自信地面对挑战，还能让他们明确自己在哪些方面需要进一步地提升和支持。

总的来说，这些量表不仅为患者及其照顾者提供了一个自我反思和评估的平台，还让他们能够更加深入地了解自己的社会支持需求和资源状况。通过参与这些评估，患者及其照顾者可以更加主动地寻求和利用支持资源，从而更好地应对照顾工作中的挑战和压力。

（四）评估配合要点

在社会支持需求评估过程中，照顾者和患者需要积极配合评估人员的工作，提供真实、详细的信息，并参与讨论和反馈。通过双方的共同努力，可以确保评估的准确性和有效性，从而为患者和照顾者提供更好的支持和服务。以下是对照顾者和患者在评估过程中的一些建议。

1. 对照顾者的建议

（1）详尽描述：照顾者应尽可能详细地描述患者的日常需求、健康状况的变化，以及照顾过程中所遇到的困难和挑战。这有助于评估人员全面了解患者的实际状况。

（2）真实反馈：照顾者应避免夸大或缩小实际情况，诚实地反映自己的负担、情绪状态及对照顾任务的需求。真实的反馈有助于评估人员为患者和照顾者提供更为贴切的支持。

（3）积极参与：照顾者应积极参与评估过程中的讨论和反馈环节，分享自己的经验和见解，提出自己的问题和需求。通过积极参与，照顾者能够确保自己的意见和需求被重视。

（4）主动沟通：照顾者应与评估人员保持积极的沟通，及时提出疑问或困惑，并寻求专业建议；也要鼓励患者参与评估过程，确保双方的需求都得到充分关注。

（5）保持开放心态：照顾者可能会面临一些情感上的压力和挑战，但在评估过程中，保持开放和积极的心态非常重要。这有助于他们更好地面对自己的需求，并寻求有效的支持。

2. 对患者的建议

（1）坦诚表达：患者应坦诚地表达自己的感受和需求，包括身体状况、心理需求及社会支持方面的期望。真实的表达有助于评估人员了解患者的实际状况，并提供有针对性的支持。

（2）积极配合：患者应积极配合评估人员的工作，如实回答问题、提供必要的资料和信息。通过与评估人员的合作，患者能够确保自己的需求得到充分的关注和满足。

（3）主动沟通：患者也应与照顾者和评估人员保持积极的沟通，及时反馈自己的需求和感受。通过沟通，患者可以确保自己的需求被重视，并得到适当的支持和照顾。

（4）保持开放心态：评估过程可能会涉及一些敏感或困难的话题，但患者应保持开放和积极的心态，勇敢面对自己的需求和挑战。通过积极的心态，患者能够更好地理解和应对自己的社会支持需求。

【案例分享】

李阿姨的社会支持需求评估之旅

李阿姨是一位年近六十的退休老人，她的丈夫张先生最近被诊断为晚期肺癌。自从张先生生病后，李阿姨便成了他的主要照顾者，负责他的日常起居、医疗陪同等任务。随着照顾工作的日益繁重，李阿姨渐渐感到力不从心，身心俱疲。为了更好地支持李阿姨，社区服务中心决定为她进行一次社会支持需求评估。在评估过程中，李阿姨和评估人员之间的配合成为了一个亮点。

配合要点1：提供真实信息。

在评估开始之初，评估人员向李阿姨详细解释了评估的目的和流程。李阿姨非常坦诚地分享了自己在照顾过程中的种种困难和挑战，包括体力上的透支、情绪上的压抑及社交活动的减少等。她还提供了一些具体的例子，如在夜间照顾张先生时经常感到睡眠不足，以及在面对丈夫病情恶化时的无助和恐惧。

配合要点2：积极参与评估过程。

在评估过程中，李阿姨积极参与了各项评估活动。她认真填写了问卷调查表，详细描述了自己的社会支持网络、资源获取能力及当前的照顾负担。在访谈环节中，她与评估人员进行了深入的交流，分享了自己的感受和需求。李阿姨还主动提出了一些建议，如希望社区能够提供一些针对照顾者的培训课程和心理支持服务。

配合要点3：明确表达需求。

在评估过程中，李阿姨明确表达了自己的社会支持需求。她表示，目前最需要的是一些实际的帮助，如有人能够协助她进行一些日常的照顾工作，以减轻她的负担。此外，她还希望能够得到一些情感上的支持，如与其他照顾者交流经验、倾诉困扰等。

配合要点4：尊重评估过程并提供反馈。

在整个评估过程中，李阿姨始终保持着尊重和配合的态度。她按照评估人员的指导进行操作，如有疑问或不适也会及时提出。在评估结束后，李阿姨对评估过程和结果表示了认可，并提供了一些宝贵的反馈意见。她认为评估过程非常专业且贴心，让她感受到了社区对她的关心和支持。

通过这次社会支持需求评估，社区服务中心更加深入地了解了李阿姨的实际需求和困难。根据评估结果，社区为李阿姨提供了一系列的支持措施，包括安排志愿者协助日常照顾工作、组织照顾者交流活动等。这些措施有效地减轻了李阿姨的负担，提升了她的生活质量。

▶ 第三节　社会资源及使用策略

社会资源的引入可以显著提高医疗技术水平。医院可以通过引进社会优秀技术人员，聘请有较高技术能力、有一定社会影响力的专家，或者返聘具有丰富临床经验的退休教授等方式，扩充学科力量，提升医疗技术水平。这种人才资源的利用，对医院的发展和技术进步具有关键作用。社会资源的合理利用可以帮助医院增加高新医疗技术设备。部分医院由于地理环境、地区经济差异等原因，经费相对紧张，医院设备陈旧。而社会资金的引入，可以有效地改善这种情况，使医院能够购置先进的医疗设备，提升医疗服务质量。社会资源的合理利用还可以帮助医院改善就医环境，提升患者满意度。例如，通过引入社会资源，医院可以改善硬件设施，提供更加舒适、便捷的就医环境；也可以引入更多的志愿者服务，提升患者的就医体验。社会资源的合理利用还可以促进医院与社会的互动和合作。医院可以通过与社会各界的合作，共同开展健康教育、疾病预防等活动，提升公众的健康意识和健康素养；可以通过与科研机构、高校等的合作，开展医学研究和人才培养，推动医学的进步和发展。

一、概念内涵

社会资源是指在社会中可以被利用的各种物质和非物质资源，社会资源的概念内涵十分丰富，可从以下几个方面理解。

(一)社会资源

社会资源包括人力资源、物力资源、资金资源、信息资源及技术资源等。人力资源是指社会中具备各种劳动技能和能力的人口，是生产活动中最活跃的因素。物力资源是指各种物质生产资料，如土地、矿产、水资源等。资金资源是指货币资本和其他形式的资金，是经济运行的基础。信息资源是指各种信息、数据和知识，是现代社会中不可或缺的资源。技术资源则是指各种技术、专利和创新成果，是推动社会进步的重要动力。

(二)社会资源具有社会关系的属性

社会资源不仅仅是物质财富，还包括通过社会网络、社会联系等社会关系获得的各种资源。这些资源包括权力、地位、声望、关系网络等，对个人和组织的成功和发展具有重要意义。

(三)社会资源还具有动态性和可变性的特征

社会资源不是固定不变的，而是随着社会的发展和变化而不断调整和变化的。新的社会资源不断涌现，旧的社会资源逐渐退出舞台，社会资源的配置和利用方式也需要不断适应时代的变化。

二、特点

社会资源在个人、组织及整个社会的发展中具有重要的作用，其特点主要包括以下几个方面。

(一)易变性

社会资源不像自然资源那样相对稳定，它容易受不同历史时期生产关系和生产力发展水平的影响而发生变化。随着人类不断创新和扩展科学技术知识，劳动技能、生产科研设备和经营管理技术及各种经济技术信息不断更新和扩展，社会资源的更新速度较快，周期较短。

(二)不平衡性

社会资源在发展和分布上存在不平衡性，这主要是由自然资源分布的不平衡性、政治和经济发展的不平衡性，以及投资政策、资金政策、教育政策、科学技术政策、产业政策、经济管理体制和方式等多种因素直接或间接决定的。

(三)社会性

社会资源具有社会性，它是通过社会关系和社会网络嵌入的，具有一定的社会形态，需要通过社会交往来利用和实现。

(四)继承性

社会资源可以通过一定的载体记录下来并保存下来，在代际之间进行传递，从而实现资源的积累、扩充和发展。

(五)主导性

社会资源能够主导自然资源的开发程度、深度和方向。

(六)外溢性

社会资源不容易实现排他性利用，这不利于对开发者实施保护，但可以促进知识横向的快速传播，对后来者意义重大，对人类整体也具有重要意义。

三、分类

各类别社会资源并不是完全独立的，它们之间存在一定的交叉和重叠。在实际应用中，可以根据具体需要和情境选择合适的分类方式。以下列举几种常见的社会资源分类。

（一）按存在形态划分

1.有形资源　指客观存在的物质资源，包括人力（如职员、顾问等）、物力（如设备、家具等）、财力（如私人捐献、政府补助等）及场地空间等。这些资源是具体可见的，并且其价值量大小可以度量。

2.无形资源　指依附于一定载体之上的智力或人力资源，如技术、知识、组织、社会关系等。这些资源是看不见摸不着的，但其价值量大小是不可度量的，具有很大的能动性和可塑性。

（二）按社会领域划分

1.政治资源　与政治生活相关的各种资源，如权力、地位、政策等。
2.经济资源　与经济活动相关的各种资源，如资金、技术、市场等。
3.文化资源　与文化活动相关的各种资源，如文化遗产、艺术作品、教育资源等。

（三）按功能划分

1.生产性资源　直接用于生产过程的资源，如原材料、能源、设备等。
2.服务性资源　用于提供服务的资源，如医疗、教育、交通等。
3.福利性资源　用于满足社会福利需求的资源，如社会保障、社会救助等。

四、在肿瘤缓和医疗背景下的社会资源

（一）分类

在肿瘤缓和医疗背景下，社会资源的具体分类可以更加细化和专业化，以满足肿瘤患者的特殊需求。以下是一些社会资源的具体的分类及举例。

1.专业医疗服务资源

(1)缓和医疗团队：由专业医生、护士、社工、心理咨询师等组成，提供全方位的医疗和心理支持。例如，在某些肿瘤医院或综合医院内设立的缓和医疗科室或团队。

(2)疼痛等症状管理：专门针对肿瘤患者的疼痛和其他症状（如恶心、呕吐、疲劳等）进行管理的医疗服务。例如，疼痛管理诊所或症状控制中心。

(3)临终关怀服务：为生命末期的患者提供舒适护理和尊严死亡的医疗服务。例如，临终关怀病房或居家临终关怀服务。

2.心理与社会支持资源

(1)心理咨询服务：由专业心理咨询师提供的针对肿瘤患者的心理咨询和支持。例如，医院内的心理咨询室或独立的心理咨询机构。

(2)支持小组与互助团体：由肿瘤患者和他们的照顾者组成的支持小组，提供情感支持

和经验分享。例如，癌症患者互助会或线上支持社区。

(3)精神关怀与宗教支持：为患者提供精神寄托和宗教信仰支持的服务。例如，医院内的宗教祈祷室或宗教组织提供的探访和慰藉服务。

3.教育与培训资源

(1)患者与家属教育：提供关于肿瘤疾病、治疗方案、护理技巧等方面的教育和培训。例如，医院内的患者教育课堂或在线教育资源。

(2)照顾者培训：专门针对肿瘤患者的照顾者提供的护理技能和心理支持方面的培训。例如，照顾者支持项目或培训课程。

4.经济援助资源

(1)医疗保险与财务援助：帮助患者减轻医疗费用负担的保险和财务援助项目。例如，政府的医疗救助计划或慈善机构提供的医疗费用补贴。

(2)药品援助项目：为无法承担高昂药品费用的患者提供药品援助的项目。例如，制药公司或慈善组织提供的药品捐赠或折扣项目。

5.生活与辅助服务资源

(1)居家护理服务：为患者提供居家环境下的专业护理服务。例如，家庭护理机构或居家护理服务公司。

(2)交通与住宿援助：帮助患者解决就医过程中的交通和住宿问题。例如，医院提供的免费或低价住宿设施，或志愿者组织提供的交通接送服务。

(3)营养与膳食支持：为患者提供个性化的营养咨询和膳食支持。例如，医院内的营养咨询服务或专业的膳食配送服务。

(二)使用策略

对于患者及其照顾者来说，从以下几个方面入手可以有效利用现有的社会资源。

1.医疗资源方面

(1)寻找专业的肿瘤医院或综合医院的肿瘤科，确保获得高质量的医疗服务。

(2)参加临床试验或新药研究，有些医院会提供最新的治疗方案和药物，这不仅是获取先进治疗的机会，还能减轻经济负担。

(3)利用远程医疗服务，如在线咨询、视频问诊等，减少长途奔波和等待时间。

2.心理支持方面

(1)寻找专业的心理咨询师或心理治疗师，帮助应对焦虑、抑郁等情绪问题。例如，通过线上心理咨询平台找到合适的专业人士。

(2)加入肿瘤患者支持小组或线上社区，与其他患者和照顾者分享经验、获取情感支持。比如，参与微博、微信等社交平台上的病友交流群。

3.经济援助方面

(1)了解并申请政府提供的医疗救助、大病保险等经济援助项目。例如，向当地民政部门咨询医疗救助政策。

(2)寻求慈善机构、基金会等提供的经济援助或药品援助。例如，通过中国红十字基金会等慈善机构申请药品援助。

4.生活辅助方面

（1）利用居家护理服务，如让专业的护工帮助进行日常生活照料。通过家政公司或医院推荐的护工服务找到合适的护工。

（2）寻求社区提供的康复服务、健身设施等，帮助恢复身体功能和提高生活质量。例如，参加社区康复中心提供的康复训练课程。

5.教育与培训方面

（1）参加医院或社区提供的肿瘤患者教育课程，学习疾病知识、自我管理技巧等。例如，参加医院定期举办的健康讲座或培训班。

（2）通过互联网搜索相关的教育资源和在线课程，自主学习和了解疾病信息。

对于照顾者来说，除了以上提到的方面外，还可以从以下角度入手。寻求喘息服务：当照顾者需要短暂休息时，可以寻找提供短期照顾服务的机构或个人，如家政公司提供的临时保姆服务。参加照顾者支持小组：与其他照顾者分享经验、学习照顾技巧，并获得情感支持，如加入医院或社区组织的照顾者交流会。

五、医务社工及志愿者

医务社工及志愿者作为重要的社会资源，在肿瘤缓和医疗背景中发挥着至关重要的作用。他们通过提供专业的支持和服务、倡导政策的改善、促进医患沟通等方式，帮助患者和照顾者更好地应对疾病带来的挑战，提高他们的生活质量和提供更多的社会福祉。值得注意的是，与医务社工及（或）志愿者的合作是一个双向的过程，需要双方的共同努力和沟通。

（一）医务社工

医务社工即医院社会工作者，是现代社会与医疗体系中的重要组成部分。医务社工不仅具备专业的社工知识和技能，还深入了解医疗领域的特点和需求，他们在医疗资源与患者及其家庭之间扮演着桥梁的角色。他们不仅与医护人员紧密合作，还为患者及其家庭提供全方位的支持和服务。他们通过专业的知识和技能，为患者及其家庭提供全方位的支持和服务，帮助他们更好地应对疾病带来的挑战。

1.作用

在肿瘤缓和医疗背景下，医务社工的作用主要包括：

（1）提供心理支持：肿瘤患者常常面临焦虑、恐惧、绝望等情绪问题，医务社工通过专业的心理疏导和干预，帮助患者缓解这些情绪，增强抗癌信心。他们还会为患者提供必要的心理教育和指导，帮助他们更好地应对疾病带来的心理挑战。

（2）整合与链接资源：医务社工了解患者的需求和困难，积极寻找并整合各种资源，如医疗服务、经济援助、社会支持等，以帮助患者解决实际问题。他们还会协助患者申请医疗救助、慈善援助等经济支持，减轻患者的经济负担。

（3）沟通协调：医务社工在医患之间扮演着沟通协调者的角色。他们通过专业的沟通技巧和知识，帮助患者和医护人员建立更好的沟通和理解，缓解医患矛盾，提升医疗效果。

（4）提供信息与指导：医务社工为患者和家属提供关于疾病、治疗、康复等方面的专业信息和指导，帮助他们更好地了解病情和治疗方案。他们还会为患者提供关于生活方式、营养饮食等方面的建议，以促进患者的康复和提高生活质量。

(5)组织活动：医务社工还会组织各种康复活动、交流会等，让患者有机会与其他病友互动和交流，分享经验和感受。这些活动不仅可以为患者提供情感支持，还可以帮助患者获取更多的疾病信息和康复经验。

2.如何建立关系

在肿瘤缓和医疗背景下，与医务社工建立关系可以通过以下几个步骤进行。

(1)了解医务社工的角色：首先，你需要了解医务社工的工作职责和他们能为你提供哪些帮助。这样你就能明确在何时、何种情况下需要寻求他们的支持。

(2)主动接触：当你感到需要医务社工的帮助时，不要犹豫，主动与他们取得联系。你可以通过医院的社工部门或者医生、护士的介绍来找到他们。

(3)清晰表达需求：在与医务社工交流时，尽量清晰、具体地表达你的需求和困扰。这将有助于他们更好地理解你的情况，并提供更有针对性的帮助。

(4)建立信任：信任是良好关系的基础。在与医务社工的互动中，保持开放和诚实的态度，尊重他们的专业知识和经验，也要相信他们有能力为你提供帮助。

(5)积极参与：医务社工可能会为你提供一些康复计划或建议。积极参与其中，按照他们的指导进行康复活动，这将有助于你更快地恢复健康，并增强与医务社工之间的联系。

(6)保持沟通：在治疗和康复过程中，保持与医务社工的定期沟通是非常重要的。你可以向他们反馈你的进展和感受，也可以询问他们的意见和建议。这将有助于你们共同制定和调整治疗计划。

(7)表达感谢：当你从医务社工那里得到帮助时，不要忘记向他们表达感谢。这将有助于增强你们之间的联系，并让他们感到自己的工作得到了认可。

(二)志愿者

志愿者也叫义工、义务工作者或志工。联合国将其定义为"自愿进行社会公共利益服务而不获取任何利益、金钱、名利的活动者"，指能够主动承担社会责任而不获取报酬，奉献个人时间和助人为乐行动的人。他们致力于免费、无偿地为社会进步贡献自己的力量。

1.作用

在肿瘤缓和医疗背景下，志愿者的作用主要包括：

(1)提供心理支持：志愿者通过陪伴、倾听和鼓励等方式，给予肿瘤患者及其照顾者心理支持，帮助他们缓解焦虑、恐惧和孤独等情绪问题，增强抗癌信心。

(2)协助日常生活：志愿者可以帮助肿瘤患者及其照顾者处理一些日常生活中的事务，如购物、烹饪、清洁等，以减轻他们的负担，让他们能够更专注于康复和治疗。

(3)组织活动和交流：志愿者可以组织各种康复活动、交流会等，让患者有机会与其他病友互动和交流，分享经验和感受，从而获得情感支持和康复经验。

(4)提供信息和指导：一些具有医疗或康复背景的志愿者可以为患者和家属提供关于疾病、治疗、康复等方面的专业信息和指导，帮助他们更好地了解病情和治疗方案。

(5)倡导和宣传：志愿者还可以通过参与各种公益活动、宣传和教育工作，提高公众对肿瘤防治的认知度和参与度，为肿瘤患者争取更多的社会关注和支持。

2.如何建立关系

在肿瘤缓和医疗背景下，与志愿者建立关系可以通过以下几个步骤进行：

（1）明确需求和目标：首先，明确你的需求和目标。思考你希望志愿者能提供哪些具体的帮助，例如是心理支持、陪伴、日常生活协助还是其他方面的支持。明确需求有助于你更有效地与志愿者建立联系并找到合适的志愿者。

（2）寻找合适的志愿者组织：寻找专门从事肿瘤缓和医疗的志愿者组织。这些组织通常会有经过专业培训的志愿者，能够提供针对性的支持和帮助。你可以通过医院、社区组织、社交媒体或相关机构等途径来寻找这些志愿者组织。

（3）联系志愿者组织：与志愿者组织取得联系，可以通过电话、电子邮件或在线平台等方式与他们取得联系。向他们介绍你的情况和需求，并询问他们是否有合适的志愿者可以提供帮助。

（4）面试和选择志愿者：志愿者组织可能会为你安排面试或匹配过程，以便了解你的具体需求和找到最适合的志愿者。在面试过程中，你可以向志愿者提出问题，了解他们的背景、经验和能力，以确保他们能够为你提供合适的支持。

（5）建立合作关系：一旦选择了合适的志愿者，与他们建立了合作关系，应明确双方的责任和期望，制定一个合适的支持计划，并确保双方都能够理解和遵守。

（6）保持沟通和反馈：与志愿者保持定期的沟通和反馈，让他们了解你的进展和需求变化。同时，向志愿者提供反馈，让他们知道他们的支持对你有多重要，并鼓励他们继续提供帮助。

（7）感谢和认可：在志愿者为你提供帮助的过程中，不要忘记向他们表达感谢和认可。他们的付出和支持对你的康复和生活质量有着积极的影响。

 【案例分享】

赵女士的乳腺癌康复之路与社会资源利用

赵女士，48岁，被诊断为乳腺癌中期。经过手术和化疗，她的身体受到了很大的打击，也面临着心理、经济和社会适应等多方面的问题。在康复过程中，赵女士积极利用了各种社会资源，帮助自己更好地应对疾病。

社会资源1：医务社工的介入与支持。

在医院治疗期间，赵女士接触到了医务社工。他们为她提供了心理疏导，帮助她缓解了对疾病的恐惧和焦虑。同时，医务社工还为她提供了关于康复、营养、锻炼等方面的指导，帮助她制定了个性化的康复计划。

社会资源2：志愿者服务的利用。

赵女士加入了一个癌症康复志愿者组织。这里的志愿者都是癌症康复者或者医疗专业人士，他们为赵女士提供了康复经验分享、生活指导等服务。与志愿者的交流让赵女士感受到了温暖和支持，也增强了她战胜疾病的信心。

社会资源3：远程医疗的便捷。

为了方便康复期的监测和管理，赵女士使用了远程医疗服务。她通过微信与医生联系，随时了解自己的身体状况和治疗方向。远程医疗服务不仅节省了她的时间和精力，还让她能够更加便捷地获取专业的医疗建议。

社会资源 4：慈善机构的经济援助。

由于治疗期间产生了高额的医疗费用，赵女士的家庭经济陷入了困境。幸运的是，一家慈善机构得知了她的情况，为她提供了经济援助。这笔资金帮助赵女士缓解了经济压力，让她能够更加专注于康复和治疗。

赵女士的案例展示了在癌症康复过程中如何有效利用社会资源。医务社工、志愿者、远程医疗和慈善机构等社会资源的联合作用，为赵女士提供了全方位的支持和帮助。这不仅加快了她的康复进程，还提高了她的生活质量。同时，这个案例也启示我们，在面对重大疾病时，积极寻求并利用社会资源是非常重要的。

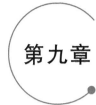

第九章

灵性照护

▶ 第一节　概述

一、背景

自 1998 年起，灵性照护作为整体护理的核心内容之一，逐渐进入大众视野。灵性照护的发展与宗教、哲学、心理学等学科的发展密切相关。在宗教方面，一些信仰强调对灵魂的照护；在哲学方面，存在主义和人文主义强调人的内心世界和精神层面的重要性；而在心理学方面，心理分析和存在主义心理学等流派则关注人的内在体验和意义建构。这些学科为灵性照护提供了理论支撑。

癌症现已成为全球主要的健康威胁。据国际癌症研究机构统计，2020 年全球新发癌症病例高达 1929 万，其中我国占 23.7%，成为全球癌症发病率最高的国家。癌症不仅影响患者的身体健康，还对其心理、社会和灵性层面造成严重影响。晚期癌症患者更是承受着无法言喻的痛苦，他们不仅遭受疾病的折磨，还要面对家庭和社会的多重压力。因此，对于晚期癌症患者，灵性照护成为了重要的护理方式。

随着人们对健康观念的转变和需求的提升，灵性照护逐渐受到重视。医疗机构开始提供专门的灵性照护服务，包括设立相关科室和培训专业人员。此外，研究机构也对此展开深入研究，探讨其在医疗护理中的作用和效果。

在缓和医疗中，灵性照护的应用主要体现在以下方面。

1. 心理支持　通过提供安慰和支持，帮助患者更好地应对疾病和死亡的恐惧。引导患者探索自己的信仰和价值观，寻找生命的意义和目标。

2. 生命意义探索　引导患者思考生命的意义和价值，帮助他们更好地理解自己的人生旅程，找到内心的平静和安宁。

3. 家庭支持　不仅关注患者本身，还关注其家庭成员。为患者家庭提供支持和指导，帮助他们更好地理解和接纳患者的内心世界。

4.文化关怀　尊重患者的文化背景和信仰体系，提供相应的关怀和支持，帮助他们保持自己的文化身份和信仰。

总之，灵性照护作为整体护理的一部分，其发展背景与宗教、哲学、心理学等学科的发展密切相关。通过关注患者的内心世界和精神层面，灵性照护帮助他们找到生命的意义和价值，提高他们的生命质量。在缓和医疗中，灵性照护的应用有助于患者更好地面对生命的终末期，并为其家庭提供支持和指导。

二、灵性与灵性健康

灵性（spirituality）字面上指人的精神性，在心理学文献中最早由威廉·詹姆斯提出（"灵性是人类超越自身的过程"）。对于人道主义者来说，灵性是"与他人相处的自我超越体验"。当今心理学界普遍认为人是灵性存在的。有研究者将灵性描述为"个人寻求和表达意义和目的的方式，以及他们体验与当下、与自我、与他人、与自然、与重要或神圣的联系的方式"。另有学者将灵性定义为"个人信仰、价值观、行为和经历"。灵性是一种与个体经验和外部环境有关，借助爱和信仰的启发产生的，并在个体内部与外部的关系中动态发展的一种主观感受和内在经验，是与生命存在意义有内在联系的精神。灵性作为人们寻找和表达人生意义及目的的一种方式，是健康的重要组成部分，属于抽象概念，代表一种主观感受，也是人性的本质呈现，给予个体通过希望、信念、放松和平静的心态来应对困境，对接受疾病事实、提高生活质量等方面起到积极作用。通过关注人们的灵性需求，可以帮助人们更好地应对生活中的挑战和危机，提升生命的质量。

灵性健康（spiritual wellbeing）是一种全面而深刻的健康状态，它涉及人的内在世界和外在世界的多个方面，是指个体与自身、他人、环境和/或比自己更强大的力量维持和谐的关系，而且借此探寻希望、爱、归属感、宽恕、信心、生命及苦痛意义、生活目标及生活经验的累积与融合的过程，使自己达到心灵平和的境界，并拥有一种能超越自我及现实困顿的智慧与能力。高水平的灵性健康能够帮助患者对抗癌症诊断及后续治疗带来的身心危机，成为患者生命质量的重要维度和应对疾病的有效资源。灵性健康具有以下特点：

（1）灵性健康是一种全面的健康观念，它涉及人的内在世界和外在世界的多个方面。

（2）灵性健康强调人的整体性，认为人的身体、心理、精神和社会层面是相互联系、相互影响的。

（3）灵性健康关注人的内在需求，包括对生命意义和价值的追求、对自我认知和成长的渴望、对精神寄托和信仰的需要等。

（4）灵性健康注重人的个体性，认为每个人都有自己的独特价值和存在意义，应该被尊重和关爱。

（5）灵性健康强调人的超越性，认为人不仅存在于物质世界中，还存在于精神世界中，有着超越自我、追求更高境界的潜力。

（6）灵性健康注重人的成长和发展，认为人可以通过不断探索和努力，实现自我超越和成长。

（7）灵性健康关注人的心灵平衡与和谐，认为人应该追求内心的平静和安宁，以实现身与心灵的统一。

（8）灵性健康注重人的生命意义和价值，认为人应该追求有意义的生活，实现自己的价值和使命。

（9）灵性健康关注人的社会联系和关系，认为人存在于社会中，应该与他人建立和谐的关系，共同发展。

（10）灵性健康注重人的精神寄托和信仰，认为人应该有自己的信仰和价值观念，以支撑自己的精神世界。

三、灵性困扰

（一）定义

灵性困扰（spiritual distress）是一个涉及多学科的复杂概念，目前国内外尚无统一定义。有学者认为，灵性困扰涉及自我、他人或比自己更强大的力量等领域。内心的灵性困扰表现为绝望、孤立、遗憾和焦虑等情感体验；人际关系的灵性困扰则包括孤立和遗憾等；其中孤立的情感体验被视为所有领域的共同主线。另有学者将死亡的经历分为三个阶段：过渡前、过渡和过渡后。在过渡阶段，多数患者会发生灵性困扰，表现为无法接受自己的死亡，并为此感到不安和恐惧。而在过渡后阶段，患者则超越了焦虑、自我和痛苦，体验到和解、轻松、快乐、和平。目前，较为主流的观点是灵性困扰是一种痛苦的状态，与个体体验生活意义的能力受损有关。它包含了痛苦、灵性健康受损、与灵性健康相反及与生活的意义有关等方面的属性。导致患者出现灵性困扰的原因多样，包括患者缺乏正确的人生观与价值观、自我尊严缺失、死亡恐惧、不舍、心愿未了、缺少健康的人际关爱，以及所预期的死亡意义与其信仰或文化间的冲突。灵性困扰可能会加剧患者的身体痛苦，并对其生活质量产生极大的影响。因此，解决患者的灵性困扰问题对提高其生命质量具有重要意义。同时，帮助患者和家属解决灵性困扰问题也可以对患者去世后家人的悲伤产生积极的影响。

为了更好地理解和应对灵性困扰，需要多学科的合作与共同努力。居家照顾者、医护人员、心理学家、社会工作者等都可以在各自领域发挥积极作用，为患者提供全方位的支持和关怀；同时，进一步研究和实践探索也是必要的，以不断完善对灵性困扰的理解和治疗方式。

（二）临床应用

灵性困扰是一个涉及个体内心世界的复杂问题，当个体所持有的价值和信仰体系被破坏时，很容易陷入这种困扰。在这种情况下，需要专业的医疗机构及时给予干预和治疗，否则会对个体的生活质量和身心健康等造成负面影响。为此，北美护理诊断协会已将灵性困扰纳入护理诊断范畴，为临床所重视。

1. 灵性困扰的表现维度

灵性困扰的表现维度可以分为几个方面：与自我有关的灵性困扰、与他人有关的灵性困扰、与自然有关的灵性困扰。需要注意的是，这里所述的几个表现维度只是灵性困扰的几个常见的表现维度，实际上灵性困扰的表现形式是多种多样的。不同的个体可能会面临不同程度的灵性困扰，而且不同个体的灵性困扰也可能具有独特的特点。因此，对于具体的灵性困扰问题，需要针对具体情况进行深入的分析和处理。以下是对这四个维度的简要介绍：

（1）与自我有关的灵性困扰：包括对自己的身体、情感、认知和价值观等方面的困惑和矛盾，以及对自我存在的意义和目的的思考和探索。这种类型的灵性困扰可能导致个体感到迷茫、无助和孤独。

（2）与他人有关的灵性困扰：包括对人际关系、社交互动、信任和理解等方面的困惑和矛盾，以及对他人存在意义的思考和探索。这种类型的灵性困扰可能导致个体感到疏离、不安和不信任他人。

（3）与自然有关的灵性困扰：包括对自然环境、生态平衡、生命起源等方面的困惑和矛盾，以及对自然力量的信仰和敬畏。这种类型的灵性困扰可能导致个体感到不安、恐惧和对自然的过度依赖或排斥。

2. 灵性困扰的症状表现

灵性困扰常见的症状表现包括：

（1）心理问题：如焦虑、抑郁和希望丧失等心理问题，可能导致个体感到困惑、绝望或无法找到内心的安宁。

（2）躯体症状：灵性困扰可能导致一些躯体症状，如头痛、身体疼痛、失眠等。

（3）情感和情绪问题：如感到孤独、悲伤、恐惧、愤怒或无法控制的情绪波动。

（4）认知问题：如注意力不集中、记忆力减退或思考困难等。

（5）社交问题：可能导致个体避免社交活动，与他人的关系变得疏远和紧张。

（6）灵性体验的扭曲：如对宗教或精神信仰的困惑、对生命意义的质疑等。

（7）对未来的绝望感：由于感到丧失生命的意义，患者可能对未来感到绝望，认为无论自己做什么都没有意义。

（8）无法处理复杂的情绪：患者可能感到无法处理自己的复杂情绪，如愤怒、悲伤、恐惧等，这些情绪可能进一步加剧灵性困扰。

（9）对日常生活的厌倦感：由于感到丧失生命的意义，患者可能对日常活动失去兴趣和热情，生活变得单调乏味。

除了上述症状，灵性困扰还可能导致其他症状，特别是在肿瘤患者中。了解这些症状有助于更好地理解和支持肿瘤患者的灵性需求，帮助他们找到内心的安宁和生命的意义。通过提供适当的支持和干预，可以帮助患者应对灵性困扰，重新找到生命的意义和目的。灵性困扰的其他症状还包括：

（1）灵性危机：肿瘤患者可能经历一种灵性危机，这种危机可能表现为对生命意义和目的的深刻质疑，以及对自己信仰和价值观的重新评估。这种危机可能导致患者感到迷茫和不安。

（2）疏离感：肿瘤患者可能感到与自己、他人和宇宙的疏离。他们可能感觉自己脱离了正常的生活轨迹，与周围的人和事物失去了联系。

（3）自我否定：肿瘤患者可能经历自我否定，他们可能开始怀疑自己的价值和意义，认为自己不再是一个完整的人，失去了存在的意义。

（4）无法接受现实：肿瘤患者可能无法接受自己患病的事实，他们可能拒绝接受治疗，或者试图逃避现实，陷入一种否认的状态。

(5)对死亡的恐惧：肿瘤患者可能对死亡产生极度的恐惧，这种恐惧可能影响他们的心理状态和生活质量。他们可能害怕死亡的过程和后果，担心自己会失去意识或遭受痛苦。

(6)无助和无望感：肿瘤患者可能感到无助和无望，他们可能认为自己无法掌控自己的命运，认为治疗无望，生活失去了意义。

(7)恐惧失去亲人：肿瘤患者可能担心自己的疾病会影响家庭成员的情绪和生活，或者担心自己会成为家庭的负担。这种担忧可能导致他们感到内疚和不安。

(8)对治疗的抵触：肿瘤患者可能对治疗产生抵触情绪，尤其是当治疗带来痛苦或不良反应时。他们可能认为治疗剥夺了他们的自主权和尊严，导致他们感到无助和绝望。

(9)社交障碍：肿瘤患者可能因为疾病而面临社交障碍，例如身体虚弱、疲劳、疼痛等，这些症状可能导致他们无法参与社交活动或与他人交流。

(10)灵性追求的转变：肿瘤患者可能经历灵性追求的转变，从对物质世界的关注转向对精神世界的追求。他们可能开始寻求超越物质的满足，寻找生命更深层次的意义和目的。

3.灵性困扰的决定性特征

灵性困扰的决定性特征主要包括以下几个方面：

(1)自我认同：个体对自己存在的意义和目的产生怀疑，对自我认同感到迷茫和不安。

(2)与他人的关系：个体感到与他人疏离，对人际关系感到不安、困惑或矛盾。

(3)自然与宇宙：个体对自然环境、生态平衡、生命起源等方面感到困惑和矛盾，对自然力量产生敬畏或排斥。

(4)宗教与信仰：个体对宗教信仰、灵魂归属、救赎等方面产生困惑和矛盾，对宇宙秩序和神明存在产生怀疑或迷失。

(5)情绪困扰：个体可能感到焦虑、抑郁、恐惧、愤怒等情绪波动，无法处理复杂的情绪问题。

(6)身体症状：个体可能出现身体疼痛、失眠等躯体症状，这些症状可能与灵性困扰有关。

(7)认知问题：个体可能表现出注意力不集中、记忆力减退或思考困难等问题，这些问题可能与灵性困扰有关。

(8)社会支持：个体可能缺乏社会支持，感到孤独和无助，无法得到他人的理解和支持。

(9)死亡与生命意义：个体可能对死亡产生恐惧和不安，对生命意义和目的产生深刻的质疑。

(10)无法接受现实：个体可能无法接受自己患病或亲人死亡的事实，陷入否认和逃避的状态。

这些特征是灵性困扰的决定性特征，但需要注意的是，不同的个体可能会面临不同程度和类型的灵性困扰，而且灵性困扰的表现形式也可能因个体差异而有所不同。因此，对于具体的灵性困扰问题，需要针对具体情况进行深入的分析和处理。

四、灵性照护

护理是一门涉及身体、心理、情感和灵性等多个层面的整体学科。医护人员在护理工作中，需要敏锐地识别和诊断患者的灵性困扰，并提供相应的支持和护理。灵性照护作为整体护理的核心内容，要求照顾者全面评估患者的身体和心理状况，并结合其灵性需求，采取一系列针对性的护理措施。这些措施包括但不限于陪伴、倾听、共情及必要的转介服务等，旨在帮助患者寻找生命的意义、自我价值和信仰支撑。通过灵性照护，患者能更好地应对治疗过程中的不安感，恢复内心的平静，从而促进身、心、社、灵的和谐统一。2018年，美国临床肿瘤学会（ASCO）在姑息治疗指南中明确指出，灵性照护是癌症患者护理的基本要素。该指南强调了灵性照护在晚期癌症患者护理中的重要性。专业的医疗服务团队，包括医疗工作者、居家照顾者和志愿者等，在灵性照护中发挥着关键作用。他们不仅为患者提供必要的医疗和护理服务，还关注患者在病痛中对生命意义的追求和家人的情感支持。这种全方位的关照能有效满足晚期癌症患者的灵性需求，提高其心理应对能力，帮助患者重新找到生命的意义，减轻对死亡的恐惧，更快地接受疾病状态。

在实践中，灵性照护的概念具体包括四个相互关联的要素：一是作为灵性照顾临床实践的实施者及其所具备的灵性能力；二是作为被照顾者的患者，他们所表达出的灵性需求；三是护理人员（包括居家照顾者）根据患者的需求，有目的、有针对性地做出回应；四是以灵性护理技能帮助患者缓解痛苦、提升灵性健康水平。综上，灵性照护是一种以患者的灵性需求为导向的护理实践活动。它要求专业人员运用专业的临床知识和技能，协助或回应患者对希望、宁静、缓解痛苦和走出困境的需求。通过这种方式，灵性照护旨在提高患者的生命质量，帮助他们找到内心的安宁和生命的意义。

（一）灵性照护的内容

随着医疗技术的发展，灵性照护与患者的躯体、心理和社会关系问题息息相关，并构成了"全人照顾"的概念。全人照顾（holistic care）指以"人"为中心，提供生理-心理-社会-灵性合一的照顾，并且不仅提供个人照顾，还强调以家庭为单位、社区为范畴的整合性、协调性、持续性的照顾。其主要包括三个层次的内容。第一层次：身体的照顾，减轻躯体的痛苦，提供舒适照护。第二层次：心灵及社会的照顾，以倾听及陪伴，减缓面临死亡带来的恐惧、不安和孤独，给予所需的支持。第三层次：陪伴及协助家属及照顾者，度过哀伤期，恢复正常的生活。

灵性照护的内容主要包括以下几个方面。

1. 生命回顾　即有系统地协助患者以一种崭新的观点去回忆其生命中以往的种种痛苦或快乐的过程。在生命回顾中寻找诸种经历的意义，找到人生的意义和价值，从而能够感恩惜福，活在当下。

2. 道别　协助患者整理在世的人际关系，对过往的恩怨和愤怒能够释怀，鼓励患者和家属表达谅解、宽恕、爱及被爱。在这个过程中，可以求助社会工作者。

3. 陪同患者走过悲伤的所有阶段　医护人员及居家照顾者等应陪同患者走过悲伤的所有阶段，共同面对死亡的事实，谈论希望与害怕的事物等，让患者知道有人愿意与他为伴，为他分担。在患者的临终阶段，陪伴和倾听尤为重要。

4. 共同面对死亡的事实　告知患者死亡是每个人都需要面对的问题，在面对死亡时，每个人虽然无法逃避，但可以自主选择应对的态度，让患者有尊严地、安详地面对死亡。帮助患者按自己的心愿、自我的意识去迎接死亡，并采取某些措施，让临终患者在精神上、心理上、灵性上无牵挂、无恐惧、无害怕、无焦虑地安详面对死亡。

5.处理未完成的事务(包括实务、情绪或灵性上的) 协助患者妥善处理各种日常事务，包括传授人生阅历，建立生命延续感，并达成最后心愿。患者常见的最后的愿望包括：希望减轻痛苦；希望回家度过最后的生命阶段；希望还有创造力、美感或参与娱乐；希望被当作有感觉、有思想、有价值、有尊严的人看待；对亲人的希望；对死亡情境的期望；对身后事的安排；对临终抢救的意愿；对宗教或其他信仰支持的希望；捐献器官或遗体捐赠等利他的希望等。

6.协助探寻生命、死亡与濒死的意义 通过引导晚期肿瘤患者重整人生、关系及生活模式，协助他们对生命价值进行理性思考，重新探索自己面对世界的态度，形成新的生命价值观。希望通过自我发现及自我肯定促进临终患者的生命成长及阶段转化。这个过程可以称为灵性或精神的升华。

7.谈论希望与害怕的事物 了解患者的希望可以帮助更好地为他们提供支持和关爱。例如，有些患者可能希望在临终前能够回家与家人团聚，或者完成某个心愿。可以通过与患者沟通，了解他们的诉求，并尽可能地协助他们实现。这不仅可以让他们在心灵上得到安慰，还能让他们感受到被尊重和被关爱。了解患者的恐惧同样重要。有些患者可能害怕死亡的过程、丧失亲友的痛苦或者无法面对未知的未来。应该倾听他们的恐惧，给予他们安慰和支持，帮助他们逐渐克服这些恐惧。在这个过程中，可以通过引导患者进行冥想、呼吸练习或者放松训练等方式，帮助他们缓解焦虑和恐惧。与患者谈论希望与害怕的事物，可以更好地理解患者的内心世界，建立更加深厚的情感连接。通过这样的交流，患者会感受到被理解和被接纳，从而更加有信心和勇气面对生命的挑战。

(二)灵性照护的方法

灵性照护的干预措施多种多样，包括意义疗法、陪伴与倾听疗法、尊严疗法、宗教疗法、生命意义探讨疗法、音乐疗法、接触疗法和移情安抚治疗等。这些干预措施旨在满足患者的灵性需求，帮助他们找到生命的意义和价值，促进身、心、社、灵的和谐统一。灵性照护的方法的简要介绍如下。

1.意义疗法 意义疗法的核心理念是认为每个人都具有寻求生命意义和价值的内在需求。当患者面临疾病或生命危机时，他们可能会感到迷茫、无助和失落，失去了对生命意义和价值的认识。因此，意义疗法通过与患者一起探讨生命的意义和价值，帮助他们重新找到生活的目标和意义，激发内在的积极力量，增强自我效能感，提高生命的质量。意义疗法关注患者的内心世界和生命体验，通过与患者进行深入的对话和交流，引导他们思考自己生命的意义和价值，探索自己的生命目标和追求。意义疗法的实施涉及与患者进行深入的对话、引导他们进行反思和自我探索、帮助他们重新评估生命的意义和价值、制定积极的生活目标和计划等。在治疗过程中，治疗师会关注患者的情感、认知和行为等方面，并采用多种方法来促进患者的内心成长和变化。意义疗法对癌症患者具有重要的意义。面对疾病和死亡的威胁，患者可能会感到恐惧、焦虑和无助。通过意义疗法，患者可以重新审视自己的生命意义和价值，找到生活的目标和意义，从而更好地应对疾病和死亡的挑战(详见本章第三节)。

2.尊严疗法 一种新型心理干预方法，旨在提高临终患者的生命意义感、价值感和尊严感。这种疗法主要通过访谈录音的形式，为患者提供一个讲述重要人生经历、分享内心感受、情感和智慧的机会，从而减轻患者心理和灵性上的痛苦，提高个人价值感和意义感，使其有尊严地度过人生的最后时光。尊严疗法的主要作用是为患者提供表达内心感受的机会，在人生最后阶段，回顾体验自己生活中有意义的事情，将自己的感悟传达给关心自己的人。同时，尊严疗法让患者找回曾经的感觉，转移他们对疾病的关注，也给予患者力量和勇气，让他们减少对死亡的恐惧，坦然面对疾病、死亡。尊严疗法对患者的积极作用表现在：增强患者的生命意义感和使命感；提高患者的生存欲望和希望感；降低患者的焦虑、抑郁沮丧情绪；提高患者的整体生命质量；为患者死亡做准备。此外，尊严疗法对家属也有积极作用，例如改善和加强家庭关系，缓减家属丧亲之痛，并在患者去世后持续给予家属慰藉。尊严疗法在姑息治疗和缓和医疗中的独特性已逐渐凸显，并已被纳入美国临床肿瘤学会（ASCO）姑息治疗临床实践指南。

3. 宗教疗法　宗教疗法是一种关注患者宗教信仰的心理治疗方法，旨在通过宗教的力量和信仰来帮助患者缓解心理痛苦、找到生命的意义和价值，从而更好地应对疾病和死亡的挑战。对于许多癌症患者来说，宗教信仰是他们生活中重要的一部分，可以为他们提供精神支持和慰藉。宗教疗法可以帮助患者重新审视自己的信仰，找到内在的力量和意义，从而更好地应对疾病和死亡的挑战。然而，需要注意的是，宗教信仰对每个人来说都是独特的和个体化的，不同的宗教信仰和教派都有自己的特点和理念。因此，在进行宗教疗法时，需要尊重患者的宗教信仰和文化背景，避免对患者的信仰进行干预。同时，需要正确引导患者，帮助他们理解宗教信仰与疾病之间的关系，避免过度依赖宗教而忽略其他治疗方法。

4. 音乐疗法　一种利用音乐来达到治疗和康复效果的方法。通过特定的音乐元素，如旋律、节奏、和声等，音乐疗法可以影响人的心理状态、情感体验和生理反应，从而起到缓解疼痛、减轻焦虑和抑郁等负面情绪的作用。在癌症患者的治疗中，音乐疗法可以作为一种辅助治疗方法，帮助患者缓解疼痛、焦虑和抑郁等不适症状。音乐疗法可以通过多种形式进行，如聆听音乐、唱歌、音乐创作、音乐律动等。根据患者的需求和喜好，治疗师可以选择适合的音乐类型和治疗方法，如古典音乐、爵士乐、摇滚乐等。音乐疗法的作用机制包括：（1）音乐能够影响人的心理状态，特定的音乐可以引发人们的情感共鸣，从而起到舒缓情绪、放松身心的作用；（2）音乐能够影响人的生理反应，音乐的节奏和旋律可以引发人们的生理反应，如心率、血压、呼吸等的变化，从而起到缓解疼痛和不适的作用。（3）音乐能够促进人与人之间的交流和互动，通过音乐，人们可以更好地表达自己的情感和内心体验，从而增强彼此之间的理解和支持。需要注意的是，音乐疗法并不是一种独立的治疗方法，它需要与其他治疗方法配合使用。在治疗过程中，治疗师需要与患者建立信任关系，并根据患者的需求和喜好选择适合的音乐和治疗方法。治疗师还需要根据患者的身体状况和病情变化及时调整治疗方案。

5. 其他治疗方法　除了意义疗法、尊严疗法、宗教疗法和音乐疗法，还有许多其他治疗方法可以帮助癌症患者提升灵性健康。正念疗法（mindfulness-based therapies）是其中一种有效的心理治疗方法，可以帮助患者缓解心理困扰，提高他们的灵性健康水平。正念疗法强调通过专注当下的体验和感受，来减轻焦虑、抑郁等负面情绪，增强自我认知和情绪调节能力。

在癌症患者中，正念疗法可以帮助他们更好地应对治疗、疼痛和生命终结等方面的挑战。另外，心理社会干预方法也可以帮助患者应对心理社会问题，如支持性心理治疗、认知行为疗法、家庭治疗等。这些治疗方法关注患者的情感、认知和行为方面，通过提供情感支持、应对技巧和心理教育等方面的帮助，来减轻患者的心理压力和焦虑、抑郁等负面情绪。总之，对于患者来说，选择合适的治疗方法非常重要。除了传统的医学治疗方法，患者还可以考虑结合心理治疗、康复治疗和灵性治疗方法，全面提升生命的质量。在选择治疗方法时，患者应该根据自己的情况和需求进行评估和选择，并与医生或治疗师进行充分的讨论和沟通。

▶ 第二节 灵性需求

一、概述

目前，国内外学者普遍认为灵性需求是个人所认定的有意义事物，它关注患者的内心世界和生命体验，包括对生命意义和价值的探索，对爱、宽恕、希望及宗教信仰等需求的满足。无论个体是否具有宗教信仰，都有寻找人生意义、目标及价值观的愿望与需求，即灵性需求。这一需求在晚期癌症患者身上表现得更为突出，常表现为对生命意义和目标的追求，以及对安宁、温暖与平和的精神需求。这些需求往往受到患者原有价值观和信仰系统的影响，因此需要特别的关注和满足。

几乎所有患者都有灵性需求，评估患者的灵性需求是一项重要的任务，它可以帮助医护人员更好地理解患者的内心世界和生命体验，并提供更加贴切的护理和支持。未来，随着医学模式的发展和人们对心理健康的重视程度的提高，评估患者的灵性需求将会受到更多的关注和重视。

二、定义

(一) 灵性需求的内容维度

根据灵性需求的复杂性，有学者将其划分为四个维度：个人维度、公共维度、自然维度、超越和至高信仰维度。这四个维度分别代表了灵性需求的不同方面，可以帮助我们更全面地理解患者的灵性需求，并提供更好的护理和支持。

1. 个人维度　个人与生活的目的、意义和价值的内在联系。这一维度关注的是个体在生命中的意义和价值追求，以及个体如何看待自己的生命和存在的意义。医护人员应该帮助患者探索自己的生命意义和价值，找到自己的目标和追求，从而更好地应对疾病和死亡的挑战。

2. 公共维度　人际关系的质量和深度，以及自我与他人之间的联系（特别是在家庭环境中）。这一维度关注的是个体在社交和人际关系中的需求和体验，包括与家人、朋友和社会的联系和互动。医护人员应该关注患者的社交和人际关系状况，提供相应的支持和指导，帮助他们建立更好的社交网络，增强与他人的联系和互动。

3. 自然维度 个人与其所生活的自然环境之间的相互作用，以及自然与人合一的体验，包括敬畏、保护和与自然和谐共处。这一维度关注的是个体与自然环境的联系和互动，以及如何与自然和谐共处。医护人员应该帮助患者重新审视与自然的关系，培养对自然的敬畏和保护意识，从而更好地享受生命并与自然和谐共处。

4. 超越和至高信仰维度 这一维度关注的是个体的信仰，以及如何通过信仰找到生命的意义和支撑。医护人员应该尊重患者的信仰需求，提供相应的支持和指导，让他们在面对疾病和死亡时能够从信仰中获得力量和安慰。

(二)灵性需求的属性特征

灵性需求是人们内心深处的需求，它涵盖了与生活的意义和目的、与他人的关系及宗教信仰等多个方面。灵性需求主要包括以下几个属性：

1. 存在需求 与生活的意义和目的相关的需求。人们希望找到自己存在的意义和目的，理解生命的意义和价值。当人们感到生活缺乏意义和目的时，可能会感到绝望和空虚。这种需求促使人们不断地思考和探索生命的意义，追求更高层次的认知和体验。

2. 关系属性 与他人相互联系的需求。人们是社会性动物，需要与他人建立联系和互动。当人们感到被忽视、被拒绝或被遗弃时，可能会体验到愤怒、内疚和羞耻、失落和悲伤等情绪。这些情绪可能会导致人们与他人产生冲突或疏远感。和解的需要促使人们寻求与他人建立更好的关系，修复受损的关系，并寻找共同点和达成共识。

3. 信仰属性 超越相关的需求。对于一些人来说，信仰是生活中非常重要的一部分。信仰可以提供精神寄托、安慰和支持，帮助人们应对生活中的挑战和困难。当人们的信仰受到挑战或质疑时，可能会感到担忧和不安。这种需求促使人们更加深入地探索自己的信仰，并在信仰实践中找到满足感和归属感。

三、灵性需求影响因素

患者的灵性需求是一个复杂的现象，受到多种因素的影响。为了更好地满足患者的灵性需求，医护人员需要综合考虑多种因素，并提供个性化的护理和支持。以下是一些可能影响患者灵性需求的因素。

1. 社会人口学因素 年龄、性别、教育程度、收入、宗教信仰等社会人口学因素可能会影响患者的灵性需求。如不同文化背景和社会环境的患者对生命、死亡和疾病的看法可能存在差异，这些差异可能影响患者的灵性需求和认知。某些文化可能更注重家庭和亲情的联系，而其他文化可能更注重个人信仰和宗教的灵性需求。

2. 疾病相关因素 癌症的类型、病程、治疗方式及疾病对患者的生理和心理影响也可能影响患者的灵性需求。例如，不同肿瘤患者可能面临不同的灵性挑战和需求。

3. 家庭因素 家庭环境和家庭成员的支持对患者灵性需求的影响不容忽视。家庭关系的质量、家庭成员的支持和理解，以及家庭内部的和谐程度都可能影响患者的灵性需求。例如，家庭成员的陪伴和关心可以给予患者力量和勇气，帮助他们面对疾病和挑战，从而满足他们的灵性需求。

4. **心理因素**　患者的心理状态和心理健康水平也可能影响他们的灵性需求。例如，心理压力、心理适应能力及心理调适过程等都可能影响患者对生命意义和目标的追求，从而影响他们的灵性需求。孤独、焦虑、抑郁等负性情绪也可能对患者的灵性需求产生负面影响。这些情绪可能导致患者对生命意义和目标的追求产生困惑或不安，从而影响他们的灵性需求。

5. **医疗环境**　医疗环境对患者灵性需求的影响也不容忽视。医疗设施的舒适度、医护人员的专业素养和态度，以及医疗团队对患者灵性需求的关注和满足程度都可能影响患者的灵性需求。

6. **社会支持**　患者获得的社会支持，包括家庭、朋友、社区和医疗系统的支持，也可能对他们的灵性需求产生影响。研究表明，良好的社会支持可以缓解患者的心理压力和焦虑，从而有助于满足他们的灵性需求。

7. **个人经历与认知**　患者的个人经历、生活态度和认知也可能影响他们的灵性需求。例如，患者对生命意义的看法、对死亡的态度及自我效能感等都可能影响他们的灵性需求。

四、灵性需求评估

(一)灵性需求的评估方法

灵性需求评估是临床护理中一个复杂而重要的任务。除了使用标准化量表进行评估外，了解患者内心深处的想法和感受同样至关重要。这些想法和感受可能揭示患者的内在需求、价值观和信仰体系，有助于更全面地理解患者的灵性需求。

此外，灵性需求是一个多维的概念，涉及多个方面，如信仰、价值观、生命意义等。这些方面是相互关联的，而不是独立的。因此，在评估患者的灵性需求时，应综合考虑这些方面，以获得更全面的了解。虽然问卷调查在研究中具有优势，但在临床实践中应避免刻板地使用工具。每个患者都是独特的个体，有其独特的背景和经历，因此，应灵活运用评估工具，根据患者的具体情况进行适当的调整。

为了更深入地了解患者的灵性需求，定性研究方法也是一种有效的手段。通过深入访谈、观察和个案研究等方式，可以更深入地了解患者的灵性需求和关注点。这些方法可以帮助我们更好地理解患者的内心世界，从而提供更有针对性的护理服务。

目前常用的灵性需求的评估方法主要包括观察法、问询法、客观测量法等。其中，观察法是一种通过观察个体的外在表现来评估其灵性需求的方法。这种方法可以通过观察个体的精神状况、动作表情、语言行为及生活环境等方面来进行评估。通过观察法，可以了解个体的信仰、价值观和生命意义等方面的信息，从而更好地理解其灵性需求。问询法是一种通过直接询问个体相关问题来评估其灵性需求的方法，是一种高效且深入的评估方法，它通过与患者进行细致的交流，充分了解其信仰、价值观和生命意义等方面的信息。国外学者Puchalski提出的"FICA"灵性评估法是一种常用的问询法。这种方法通过询问个体关于信仰/信念、重要性/影响力、社区和关注等方面的问题，来了解个体的灵性需求和关注点。客观测量法则提供了更为精确和量化的评估手段，通过使用量表等工具有效地评估患者的灵性需求和关注点。

（二）灵性需求常用评估工具

1. FACIT-Sp 量表　作为常用的灵性健康评估工具，FACIT-Sp 量表为我们提供了意义、平和与信念三个核心维度的测量。此量表仅包含 12 个条目，但每一个条目都极具代表性，其分数越高，表明患者的灵性水平也越高。

2. SNS 量表　SNS 量表由韩国学者 Yong 于 2008 年精心设计，不仅适用于各类癌症患者，还广泛适用于各种信仰群体的患者。该量表包括 5 个维度、23 个条目，能全面地反映患者的灵性需求。SNS 量表总体分数越高，表明患者的灵性需求越强烈。

3. NSTS 量表　这款量表专注于测量患者对护士提供的灵性照护的需求程度。它包含 5 个维度、12 个条目，涵盖了自我感悟的分享、思考的引导、良好氛围的营造、精神信仰的探索及宗教修行的助益等方面。

4. SpNQ 量表　SpNQ 量表由 Büssing 等于 2010 年开发并经过验证，专门用于评估慢性病和癌症患者的灵性需求。这一量表不仅适用于中国非宗教患者，还能在一定程度上揭示其内在的灵性需求。

5. SSS 量表　SSS 量表由许雅文于 2006 年专为中国老年人设计，并经过验证。这一量表能有效地评估居家和治疗中的患者在灵性健康方面的状况。其包含 30 个条目，并从生命的意义、与自己的关系、与家人的关系、与朋友和周围人的关系及与环境的关系五个维度进行评估。

五、实施要点

灵性需求评估的核心在于帮助患者认识自己的灵性力量。灵性需求评估是一个多维度的过程，涉及对患者内心深处的信仰、价值观和生命意义的了解。灵性需求评估的具体实施的示例，见表 9-1。灵性需求评估主要包括以下三个步骤。

（一）筛选是否有灵性需求

在这一步，评估者通过与患者进行初步交流，了解其信仰、价值观和生命意义等方面的信息，初步判断患者是否存在灵性需求。需要注意的是，灵性需求并不局限于某一特定文化或宗教背景，而是普遍存在于每个人的内心深处。因此，评估时应尊重患者的文化背景和个体差异。

（二）了解灵性属性

在初步确定患者存在灵性需求后，评估者需要进一步了解患者的灵性属性，即患者的信仰、价值观和生命意义的具体内容。这一步可以通过半结构式访谈法、量表测定法或观察法等评估工具进行。使用这些工具可以帮助医护人员更深入地了解患者的灵性需求和关注点。

（三）评估灵性力量来源

在了解患者的灵性属性后，评估者需要评估患者的灵性力量来源。这包括了解患者如何从其信仰、价值观和生命意义中汲取力量和意义。进行这一步骤时，应注重患者的内心世界，尊重其隐私和自主权，也应注意避免刻板地使用评估工具，而应根据患者的具体情况进行适当的调整。

表 9-1　灵性需求评估的具体实施(示例)

项目	内容
存在需求：在生活中寻找目的和意义的需要	1. 灵性力量：生命的意义
	(1)关键问题
	你生活中最重要的目的(目标)、价值观和重要(或重要)的事情是什么?
	(2)其他问题
	①你一生中做过的最有价值(或有意义或做得最好)的事情是什么?
	②到目前为止，你做了什么有意义的事? 这对你的生活意味着什么?
	③你的优势是什么? 它们最近对你有什么帮助?
	④你有什么建议或东西想留给你的孩子或对你重要的人吗?
	2. 灵性力量来源：寻求意义
	(1)关键问题
	是什么让你有力量忍受当前的情况?
	(2)其他问题
	①当你回顾你的生活时，你认为它是什么样的?
	②你一生中面临的最大危机是什么? 是什么给了你渡过难关的力量?
	③什么对你的人生目标影响最大?
	④如果你失去了身体的一部分或某项身体机能，它将如何影响您生命的意义和目的?
	⑤你的疾病如何改变了你的人生目标?
案例	患者 A，被确诊为肺癌晚期，他表示这些年一直忙于生计，没有太多时间从事爱好或休闲活动，所以当他回想起自己的一生时，没有太多愉快的回忆
灵性需求表现	"这太不公平了，我以为这就是我应该过的生活，但现在我回头看，我看不到自己的希望。我从来没有快乐过，我觉得太不公平了。"随着病情的进展，他情绪更加激动，变得咄咄逼人，常用自残的方式伤害自己
案例中确定的灵性需求	1. 存在需求：在生活中寻找目的和意义的需要
	2. 关系需求：需要与自己和对自己重要的人建立爱、联系及和谐的关系
灵性问题(诊断)	1. 缺乏意义和目的
	2. 愤怒
	3. 绝望和绝望

续表9-1

项目	内容
案例中的可能存在的灵性力量	1. 生命的意义
	2. 爱
	3. 感恩
	4. 同情和宽恕
	5. 信仰或信念
	6. 宁静和接受
	7. 对来世的希望

基于灵性需求评估结果，进行干预措施的制定，示例见表9-2。

表9-2　基于灵性需求的护理（示例）

项目		内容
灵性属性		存在需求
灵性力量		①生命的意义；②爱；③感恩；④同情和宽恕；⑤信仰或信念；⑥宁静和接受；⑦对来世的希望
灵性需求		在生活中寻找目的和意义的需要
属灵需要	主要表现	①对未来的健康和生活没有希望；②绝望的状态
	示例	①"我的生命越短"；②"我没有理由活着"；③"我不想活"；④"我不知道前方会发生什么"
属灵问题		绝望或没有希望
干预目标		寻找希望和意义
灵性干预		①帮助患者表达他们的绝望感，倾听并对他们表示同情；②尝试进行对话，将现实的重担从患者肩上卸下来；③帮助患者找到觉得生活有意义的方法；④找一些可以激励患者的事情，如创建一个遗愿清单
灵性评估		通过希望和寻找意义来重新获得动力
最终结果		灵性健康

▶ 第三节　意义疗法

一、概述

晚期恶性肿瘤患者常常面临治愈机会渺茫、生理心理创伤、治疗的经济负担和不良反应，以及生存质量下降等多重困境。这些困境常常使他们感到迷失生活目标，对生命的意义感到迷茫和困惑。意义疗法(meaning therapy，MT)源自奥地利精神病学家维克多·弗兰克尔的著作《人类对意义的追寻》。该疗法基于意义自由、意义意志和生命意义这三个核心前提进行假设，形成了独特的理论体系，被誉为维也纳第三精神治疗学派。意义自由意味着个体有权选择自己的态度和立场，勇敢面对生活中的挑战；意义意志强调了人类对寻找和实现生命意义的内在驱动力；而生命意义则关注个体在精神层面获得价值感的重要性。这三个概念相互关联，相互支持，共同构成了意义疗法的哲学基础。对于晚期恶性肿瘤患者来说，意义疗法提供了一种在困境中寻找生命意义和价值的方法，帮助他们重新找到生活的目标和方向，勇敢面对生命的挑战。

在弗兰克尔的意义疗法中，人们创造意义的方式多种多样。①首先，即使面临可怕或危及生命的情况，人们仍然拥有选择自己态度的权利。这种自由选择权使我们能够勇敢地面对生活中的挑战，并积极应对各种困境。②其次，人类通过艺术、幽默、自然、爱情和人际关系等与生活建立联系。这些联系为我们提供了丰富的情感体验和人生感悟，使我们的生活更加丰富多彩。③再者，人们通过工作、爱好或其他活动积极参与生活，实现自我价值。这种参与不仅使人们的生活更有意义，也帮助人们获得成就感和满足感。④最后，对过去、现在和未来人生财富的理解也是创造意义的重要方式。这种理解能够帮助我们更好地认识自己和周围的世界，从而更好地把握生命的意义和价值。这种对意义的关注与灵性紧密相关。灵性是指对生命、宇宙和存在意义的深刻思考和感悟。通过关注意义，人们能够更好地理解自己的生命和存在的意义，从而更好地追求灵性的成长和发展。

以意义为中心的心理治疗是一个术语，包括旨在增强意义、精神健康和生活质量的新治疗方法，旨在通过提高患者对态度的选择、与生活的联系和参与的能力，留下人生的财富，来增加患者的意义感，促进灵性健康。意义疗法将引导人去体验一种存在并可视之为实现价值的不断的努力。它还必须向患者表明，确认对某项任务的责任具有巨大的价值，并促使患者向这一方面转变，以此帮助他克服或忍受客观的困难与主观的烦恼。意义与价值一直是意义疗法关注的中心，也是摆脱由生存挫折、存在空虚的重要条件，将引导人去体验一种存在，并视之为实现价值的一种不断的努力。人们不应总去追问生命的意义是什么，而应担负起生命中的任务所赋予的责任，在完成这一使命的过程中，生命的意义将逐渐呈现。值得注意的是，死亡同样赋予生命意义，在意义疗法中，可以让患者想象自己此刻正躺在临终的病榻上，回顾着自己的一生，并对假想的一生做出评价。

意义疗法的应用范围广泛，可以用于治疗抑郁症、焦虑症、失去亲人或重大损失后的悲伤、职业倦怠等心理困扰。通过帮助个体重新连接自己的内在意义，意义疗法能够提高他们对生活的满意度和幸福感，促进心理的康复和成长。此外，意义疗法也适用于那些在人生转折点或困境中寻求方向和目标的人们。它可以帮助个体审视自己的人生价值观和目标，并与之保持一致，从而找到自己内心的动力和前进的方向。

二、理论基础

意义疗法的理论框架主要包含三个相互关联的基本理念：意志自由、意义意志、生命意义。首先，意志自由这一理念认为，尽管人们在生理、心理和社会层面都受到各种限制，但他们仍拥有超越这些限制，自由地决定自己行为和思考方式的自由意志。这种意志自由是人们追求生命意义的前提条件，只有意识到自己拥有自由意志，人们才会主动去探寻生命的意义。其次，意义意志是人们的一种内在动力。当人们追求生命意义的意志受挫时，他们可能会转而追求其他形式的补偿，例如追求快乐或权力等。每个人都有一种内在的能力去发现生命的意义，这种能力能赋予他们面对任何情境的勇气，并使他们坚信自己的生活是有意义且值得的。最后，生命意义并非固定不变，而是会随着时间和情境的变化而变化。每个人都需要在特定的时间和环境中明确自己的生命意义。生命意义因人而异，因时而异。它并非一成不变，而是在不断变化和发展的过程中逐渐显现的。

意义疗法的理论框架还包括以意义定向看世界为中心、以意义管理理论和双系统模型为支架的方法论。在治疗过程中，治疗师应遵循8个基本问题和12条原则，充分发挥意义源的作用，实现意义获得的双路径统一。治疗师应灵活采用趋向性（PURE）策略、回避性（ABCDE）策略及双视角双通道策略或其他策略的整合。总的来说，意义疗法认为人具有意志自由、意义意志和生命意义，并以此为基础进行心理治疗。它关注个体如何发现和赋予生活意义，强调个体对生命意义的追求和探索。通过与患者一起探讨生命的意义和目标，治疗师可以帮助患者重新审视自己的生活，找到新的生活动力和意义，从而促进其心理康复和提高生活质量。

三、意义来源

意义感的来源是多样化的，个体可以从多个方面寻找和创造意义。通过积极探索和实践，个体可以不断地增强自己的意义感，实现自我成长和幸福。这可以从内在来源和外在来源两个维度来理解。

1. 内在来源　成就：通过实现个人目标、完成任务或克服挑战来获得成就感，这是意义感的重要来源之一。自我超越：不断挑战自我、超越自我，实现个人成长和进步，也能带来意义感。积极情绪：积极的情绪状态，如快乐、满足、幸福等，能够增强个体的意义感。责任：承担责任、履行义务，为他人和社会做出贡献，也能让个体感受到生命的意义。勇气：面对困难和挑战时，展现出勇气和决心，能够增强个体的自我价值感和意义感。信念：坚定的信念和信仰，能够为个体提供精神支持和指引，帮助他们找到生命的意义。

2. 外在来源　接纳：被他人接纳、认可和尊重，能够让个体感受到归属感和价值感，从而增强意义感。人际和谐：与他人建立和谐的人际关系，获得支持和帮助，也能让个体感受到生命的意义。公平对待：在公平、公正的环境中生活和工作，能够让个体感受到被尊重和被平等对待，从而增强意义感。亲密关系：与家人、朋友等建立亲密的关系，分享情感和生活经历，也能让个体感受到生命的意义。此外，良好的教育、经济条件、社会环境和身体健康等也是意义感的重要来源。这些因素能够为个体提供更多的机会和资源，帮助他们实现自我价值和目标，从而感受到生命的意义。

四、实施要点

（一）主要步骤

意义疗法干预是一个系统性的过程，旨在帮助患者重新审视生命的意义和价值。以下是意义疗法的三个主要步骤。

1. 认识现在　在意义疗法的实施过程中，认识现在的情绪和认知水平是首要步骤。对于肿瘤患者而言，这一步骤尤为重要。通过评估患者的心理状态和认知能力，治疗师可以更好地了解患者的情绪状况、思维模式和认知偏差。这种评估有助于治疗师更好地理解患者的需求和困惑，为个性化治疗提供依据。

2.生命回顾　生命回顾是意义疗法的重要环节，通过回顾过去的重要生活事件，帮助患者重新审视自己的人生经历。这一步骤通过探讨过去重要的生活事件，帮助患者重新审视自己的人生经历。通过回忆和反思，促使患者深入反思自己的生命意义和价值，找到曾经的快乐和满足感。患者可以由此更深刻地理解生命中的意义和价值，从而找到新的生活目标。在生命回顾的基础上，意义疗法进一步促进患者意义重塑。治疗师通过与患者深入探讨生命的意义，帮助他们树立积极的生活态度和价值观。这种意义重塑有助于患者克服内心的恐惧和焦虑，增强心理韧性，为未来的生活做好准备。

3.面对未来　面对未来是意义疗法的第三个主要步骤，这一步骤着重于讨论患者对未来生命的优先次序。通过明确未来的目标和期望，患者可以更好地规划自己的生活，并为实现这些目标付出努力。在进行面对未来步骤时，治疗师会与患者一起探讨他们的未来愿景和目标。这包括个人和职业发展、家庭关系、社交活动等各个方面。治疗师会鼓励患者思考自己的价值观和目标，并帮助他们制定实际可行的计划，以实现这些目标。此外，面对未来还包括应对未来的挑战和困难。治疗师会与患者一起探讨他们可能面临的挑战和困难，并帮助他们制定应对策略。这包括提高心理韧性、应对压力和焦虑等技巧，以及建立积极的人际关系和支持系统。通过面对未来步骤，患者可以更好地规划自己的未来，并为实现自己的目标付出努力。这有助于提高他们的生活质量和幸福感，也有助于提高治疗效果的可持续性。这一过程不仅有助于患者制定实际可行的目标，而且可提高心理韧性和增加应对压力的技巧，增强患者应对未来挑战的能力。

这三个步骤相互关联，形成一个完整的治疗过程。通过意义疗法干预，患者能够更好地理解生命的意义和价值，从而在有限的时间里留下宝贵的财富。意义疗法干预方案（示例），见表9-3。

表9-3　意义疗法干预方案（示例）

任务	注意事项	实施时间
任务1：认识现在，鼓励患者讲述从癌症诊断到现在的感受	当患者叙述痛苦的感受或情绪起伏较大时，及时予以安慰并调整干预	分3项任务，每项任务的施行时间控制在40分钟内
任务2：生命回顾，鼓励患者讲述从有记忆到癌症诊断，从癌症诊断到现在的生命故事，通过借力对积极事件进行强化	采取绘图和问题引导相结合的方式，生命回顾结束后让家属对患者给予家庭的贡献等表达肯定与感谢	每项任务间隔时间为1~2天，在6天内完成所有任务
任务3：面对未来，让患者表达对现在及未来需求与担忧	当患者表达现在、未来需求或担忧后，尽量安排医护人员和家属满足其需求，解除或降低其担忧感	完成时间可根据患者具体情况微调

（二）实施基本问题

意义疗法的8个基本问题涵盖了个体对自己存在的探索、对意义的追求、对幸福和目标的设定，以及面对生活中的决策和挑战等方面的思考。通过深入思考这些问题，个体可以更好地理解自己的生命意义，找到自己的生活目标和方向，并在实践中积极应对挑战，从而实现个人成长和自我实现。现详细地解释这8个基本问题。

1."我是谁？" 这是一个对自我身份和存在的根本性思考。它涉及个体对自我认知、价值观、信仰、性格等方面的探索。通过深入思考这个问题，个体可以更好地理解自己的内在特质和个性，从而更好地认识自己。

2."我要去哪里？" 这个问题涉及个体对未来的规划和目标。它促使个体思考自己的人生方向和追求，以及在未来的时间里想要实现什么。通过明确自己的方向和追求，个体可以更有针对性地规划和行动，以实现自己的愿望。

3."什么让我的生活或生命变得更重要、更有意义？" 这个问题关注个体认定的生活中最重要的价值和意义。它促使个体思考自己的价值观和信仰，并寻找在生活中赋予个体变得有意义的事物。通过明确自己的价值观和意义，个体可以更好地理解自己的生活目标和方向。

4."如何对待自己的生活？" 这个问题涉及个体对生活的态度和方式。它促使个体思考如何对待自己的生活，包括对待自己的情感、行为、决策等方面。通过积极的态度和方式，个体可以更好地享受生活并实现自己的潜能。

5.从"哪里及如何获得幸福感？" 这个问题关注个体如何追求幸福和满足感。它促使个体思考自己的幸福之道，并寻找在生活中能够带来幸福的事物。通过积极追求幸福和满足感，个体可以更好地享受生活并实现自我。

6."奋斗的目标是什么？" 这个问题涉及个体在生活中的目标和追求。它促使个体思考自己的人生目标和价值，并寻找能够实现这些目标的行动计划。通过明确自己的目标和追求，个体可以更有针对性地努力奋斗，以实现自己的理想。

7."在重要的生活事件上，如何避免做出错误的选择？" 这个问题关注个体在面对重要决策时的思考和选择方式。它促使个体思考如何避免做出错误的决策，并寻找在决策中保持理性和明智的方法。通过正确的思考和选择方式，个体可以更好地应对生活中的挑战和机遇。

8."死后还会发生什么事情？" 这个问题涉及个体对生命和死亡的思考。它促使个体思考自己生命的价值和意义，以及死亡之后的未知情境。通过深入思考这个问题，个体可以更好地理解生命的本质和意义，从而更好地珍惜和把握当下。

（三）实施基本原则

意义疗法实施的12条原则为实施意义疗法提供了指导，帮助个体更好地理解和实践意义疗法的基本理念，从而更好地实现个人成长和自我实现。现详细地解释这12个基本原则。

1.对自己的生活负责 个体需要意识到自己应对自己的生活责任，并主动地选择和决定自己的行动和思考方式。

2.积极参与社会交往 个体应该积极地参与社会交往，与他人建立良好的关系，并在互动中寻找生命的意义。

3.认识自己和超越自己 个体需要深入了解自己的内在特质、价值观和信仰，并在此基础上不断地超越自己，实现自我成长和发展。

4.拥有信仰　个体需要拥有自己的信仰，这可以为他们的生活提供精神支持和指引，帮助他们找到生命的意义。

5.做对自己生活重要且有创意的事情　个体应该寻找那些对自己生活重要且有创意的事情，通过创造性的方式来实现自己的目标和愿望。

6.有勇气面对真实的自我以及做出正确的行为　个体需要拥有面对自己的真实感受和需求的勇气，并在此基础上做出正确的行为。

7.拥有智慧和能力去适应变化的世界　个体需要具备适应变化的世界的能力和智慧，以应对生活中的挑战和机遇。

8.常怀感恩之心　个体应该感激生活中的一切，感恩的心态可以增强个体的幸福感和满足感。

9.认识到生活就像硬币一样有正反两面，好与坏均是生活的组成部分　个体需要意识到生活中既有好的一面也有不好的一面，它们都是生活的重要组成部分。

10.发展坚毅的品格去追寻梦想　个体需要具备坚毅的品格，以应对追寻梦想过程中的挑战和困难。

11.积极讲述自己的生命故事　个体需要积极地讲述自己的生命故事，通过回顾和总结自己的经历来更好地理解自己的生命意义。

12.拥有在困境中前行的方向　个体在面对困境时，需要具备明确的方向和坚定的信念，以指引自己走出困境。

(四)实施方法

意义疗法的实施方法多种多样，但通常需要由专业的心理咨询师或精神科医生来执行。这些实施者会利用各种方法和技术来帮助患者探索和找到生命的意义。常见的意义疗法的实施方法包括以下几种。

1.自由意志行动　患者可以自由选择从事某项事业或工作，从而发现生命的意义。他们可以探索自己的能力和兴趣，通过实现自己的目标来赋予生命意义。

2.体验和反思　患者可以先深入体验生活，如参与社交活动、尝试新事物等，然后进行反思，思考这些经历对他们的意义和重要性。这种体验和反思的过程有助于患者更好地理解自己和周围的世界，找到生命的意义。

3.非反思　这是意义疗法中的另一种重要技术，主要用于过度意愿、自我窥视的治疗，尤其适用于性神经症。在这种方法中，患者的注意力被转移到积极的方面，如伴侣、自然界、社区活动等，而不是过度关注自我或过度反思。通过非反思，患者可以减轻焦虑和痛苦，并学会发现生活中的价值和意义。

4.培养正面的自我对话　治疗师帮助患者认识到他们内心的负面思维模式，并引导他们培养积极的自我对话。通过积极的自我对话，患者能够更好地应对挫折和困难，提高心理韧性。

5.生活规划　患者和治疗师可以一起制定生活规划，明确目标和方向。通过实现这些规划，患者可以获得成就感和满足感，从而赋予生命更多的意义。

6.教授意义疗法技巧　治疗师可以教授患者一些具体的意义疗法技巧，如使用趋向性(PURE)策略、回避性(ABCDE)策略、双视角双通道策略等。这些技巧可以帮助患者更好地理解和应用意义疗法的理念，从而在生活中实践它们。

意义疗法的实施过程中，可以根据患者的具体情况进行个性化治疗，并结合其他治疗方法，共同帮助患者找到生命的意义，提高生活质量。

第四节　生命回顾

一、概述

国外学者 Bulter 在 1974 年首次提出了"生命回顾"的概念。它是一种有目的性地进行回忆的过程，即按照一定的框架结构对过往进行回忆。这个过程不仅是对过去的简单回顾，更是一个评价、反思和重新整理的过程。通过解决个人遗留的问题，生命回顾赋予生命新的意义，让人更加珍惜和深入地回忆起生命中的美好时刻。它也是一种有效的方法，可以帮助人们弥补生命中的遗憾。对于老年群体来说，生命回顾疗法尤其具有重要意义。随着年龄的增长，老年群体往往会面临许多生活和健康方面的挑战，他们渴望回顾自己的一生，评估得失，寻找生活的意义。通过生命回顾疗法，老年群体可以重新审视自己的过去，重新认识自己，从而找到内心的平静和满足。这种方法在降低老年人抑郁、绝望等负性情绪方面具有重要作用，有助于提高他们的生活满意度。除了在老年群体中的应用，生命回顾疗法近年来也逐渐被引入安宁疗护和社会工作领域。对于晚期肿瘤患者等患者，生命回顾疗法可以帮助他们面对心理和精神方面的挑战。大多数患者在面对疾病威胁时，难以积极调整情绪，这不仅影响他们的康复过程，还可能加重他们的心理负担。生命回顾疗法成为一种有效的心理治疗方法，可以帮助患者缓解负性情绪，提高他们的生命质量。

具体而言，生命回顾疗法可以分为两个阶段：回忆阶段和记录阶段。

1. 回忆阶段　治疗师通过结构式引导，帮助患者系统地回顾自己的一生经历。这个过程不仅是对过去的简单回忆，更是一个深入的自我探索和发现的过程。患者在这个过程中发现人生中未被解决的矛盾，然后对此矛盾进行深刻的剖析并重整此矛盾。这个过程唤起患者对过往美好情景的回忆，并与过往人生中感到遗憾的事情达成和解。这样，患者可以缓解自身的负性情绪，重新发现人生的意义和价值。

2. 记录阶段　以患者描述的完整且深入的自我经历及由此获得的人生感悟为基础，为患者制作生命回顾手册。手册可以包括相互呼应的文字和图片，记录下患者的美好瞬间和人生感悟。这样的手册不仅是对患者个人经历的珍贵记录，也是给他们自己或后代的宝贵物质财富。它不仅具有纪念意义，更是一种传承和教育的载体。

总的来说，生命回顾疗法是一种全面而深入的治疗方法，它关注患者的内心世界，从精神和物质两个层面为患者提供了全面的服务。通过引导患者重新审视自己的过去，重新认识自己，生命回顾疗法帮助他们找到内心的平静和满足，从而提高生活质量和幸福感。

（1）在精神层面，生命回顾疗法为患者提供了一个重新审视过去的机会。实施者通过引导，帮助患者回忆和梳理生命中的关键时刻和经历，让他们以新的视角去看待曾经的快乐和痛苦。在这个过程中，那些曾经被认为是难以跨越的困难和无法调节的情绪，在重新审视后往往变得不再那么重要；而那些令人感动的人和事，以及令人开怀大笑的经历，则变得更加珍贵和令人愉悦。这种精神层面的服务不仅帮助患者达到身、心、灵的和谐，还为他们带来了陪伴和治愈。治疗师以温暖、关怀的态度对待每一位患者，对他们的骄傲的事情加以肯定，对他们遗憾的事情加以重构。这种做法有助于患者重新认识自己和周围的世界，重温那些美好且快乐的时光。同时，它也让患者学会不再过分计较得失，更加珍惜现在和未来，坦然面对生活中的各种挑战和困难。

（2）在物质层面，生命回顾疗法同样为患者提供了宝贵的财富。通过帮助患者回忆和整理过去，治疗师为他们制作了一份专属的生命回顾手册。这份手册记录了患者一生中的重要时刻和感悟，是他们留给自己和后代的宝贵遗产。它不仅具有纪念意义，更是一种传承和教育后代的载体。

二、实施内容

生命回顾疗法在肿瘤晚期患者的心理关怀中具有重要地位。国内外研究在实施方法上虽然存在一定的差异，但都着重于引导患者回忆并发现生命的意义，以及制作生命回顾手册。为了提供更为精准和有效的生命回顾疗法，有必要对实施内容进行深入探讨，并根据患者的具体情况制定个性化的方案。

（一）回忆阶段

回忆阶段主要涉及情感的共鸣与生命的探索。回忆阶段是生命回顾疗法中至关重要的一环。在这一阶段中，治疗师需要与患者建立信任关系，营造安全氛围，并提供情感支持和共鸣。通过深入探索患者的生命故事，帮助他们发现生命中的闪光点和价值，从而找到对生活的新的认知和希望。这一阶段的目标是让患者能够自由、安全地表达他们的情感和思考，从而找到生命中的闪光点和价值。这一阶段主要的工作任务如下。

1. 建立信任关系与安全氛围　治疗师需要展现出真诚、关心和理解的态度。他们需要尊重患者的感受和隐私，确保患者在回忆过程中不会受到伤害。治疗师应积极倾听患者的诉说，理解他们的情感和经历，并与他们产生共鸣。这种共鸣和理解能够促进患者更深入地探索自己的生命故事，释放内心的情感，发现生命中的闪光点和价值。治疗师还需要创造一个无评判、无压力的环境，让患者感受到自己被接纳和包容。在这个环境中，患者可以自由地表达自己的情感，无论喜怒哀乐，都不会被嘲笑或被指责。治疗师应鼓励患者表达自己的感受，并给予积极的反馈和支持。这种安全氛围有助于患者打开心扉，让治疗师走进他们的内心世界。举例：某位患者在回忆童年时提到自己曾经遭受家庭暴力。治疗师通过展现真诚的关心和理解，让患者感受到自己被接纳和被包容。治疗师鼓励患者表达自己的感受，并给予积极的反馈和支持。在安全氛围中，患者逐渐打开心扉，分享更多关于家庭暴力的细节和影响。通过这样的回忆和表达，患者能够更深入地探索自己的生命故事，让治疗师走进他们的内心世界，为后续活动的进行打好基础。

2. 情感支持与共鸣　在治疗过程中，治疗师不仅是引导者，更是患者的情感支持者。治疗师需要积极倾听患者的故事，理解他们的情感和经历，并与他们产生共鸣。这意味着治疗师需要放下自己的预设和偏见，真正站在患者的角度去感受他们的生活。共鸣和理解是相互的。当患者感受到治疗师的同理心时，他们会更愿意分享自己的生命故事，也更有可能从这些故事中找到生命的意义和价值。治疗师也能从患者的经历中获得启示，更好地理解人类生命的复杂性和多样性,更好地提供个性化的引导干预。

3. **深入探索生命故事** 回忆阶段的核心是对患者生命故事的深入探索。这不仅包括个人的成长经历、家庭背景、友情和爱情等方面,也包括那些塑造了患者性格、价值观和人生观的转折点和重要时刻。为了引导患者触及内心深处的回忆,治疗师可以使用启发性的提问技巧。这些问题可以涉及患者的童年记忆、成长过程中的挑战和成功、对家庭和朋友的看法、对未来的期望等。通过回答这些问题,患者可以重新审视自己的生命历程,发现那些被忽视或遗忘的美好时刻和成长经验。此外,治疗师还可以鼓励患者反思自己的生活模式和行为模式。这种深度的自我反思有助于患者发现生命中的闪光点和价值,找到真正让他们感到满足和幸福的事情。通过深入探索生命故事,患者可以重新认识自己,重新发现生活中的美好与意义。举例:某位患者在回忆自己的职业生涯时感到非常迷茫和无助。在治疗师的引导下,患者开始反思自己的职业选择和生活模式。通过深入思考和探讨,患者逐渐找到自己真正热爱的事情和人生目标。在治疗师的帮助下,患者重新点燃了生活激情并找到了新的生活方向。这种深入探索生命故事的过程不仅有助于患者的个人成长和发展,也能让他们更加珍惜当下,更好地面对未来的挑战。

(二)记录实践阶段

记录实践阶段内容主要涉及生命回顾手册的个性化定制与持续更新。在生命回顾疗法的回忆阶段之后,记录实践阶段是巩固患者所获得的认知和情感领悟的重要环节。这一阶段的核心是生命回顾手册的个性化定制与持续更新。生命回顾手册不仅是一个记录患者生命故事的载体,更是患者与治疗师共同探索和成长的见证。通过生命回顾手册的个性化定制与持续更新,患者与治疗师共同书写着独一无二的生命篇章。

首先,手册的个性化定制是关键。治疗师需要与患者密切合作,根据患者的需求、喜好和特性,设计出符合他们独特生命历程的手册。这可能包括患者的成长经历、家庭背景、重要的人生转折点、情感体验等方面。个性化定制确保了手册不仅具有实用性,更能体现患者的个性和独特性。举例:某位年轻的女性患者,她希望在手册中加入时尚元素和艺术插图,以更贴切地表达自己的青春活力和创意。治疗师尊重她的想法,与她一起对手册进行个性化设计,使其成为她独特生命历程的载体。

其次,内容的深化也是生命回顾手册的核心要素。仅仅记录生命历程是不够的,手册更应该反映患者的感悟、价值观和人生目标。这些内容不仅帮助患者更好地理解自己的过去,也能为他们的未来提供指导和启示。举例:某位中年男性患者在手册中详细记录了自己在职场上的挑战和成功。他通过反思自己的职业发展,明确了自己的人生目标和价值观。这使得手册成为他生命意义的见证,也为他未来的决策提供了重要的参考。

最后,持续更新与反馈是生命回顾手册不断完善的关键。随着治疗的深入和患者的变化,需要对手册的内容进行适时的修改和补充。这不仅可以反映患者生命故事的连续性,也可以捕捉到他们情感和认知的新领悟。同时,鼓励患者提供反馈意见也是至关重要的,这有助于治疗师了解手册对患者的影响,并根据反馈进行必要的调整和完善。举例:某位老年患者在治疗的后期阶段对自己的家庭关系有了新的领悟。治疗师鼓励他将这一领悟记录在手册中,并根据他的反馈调整了手册的部分内容。这种持续的更新和反馈促进了患者和治疗师的共同成长,使手册真正成为患者内心世界的忠实反映。

(三) 记录跨阶段融合阶段

在生命回顾疗法的整个过程中, 回忆、记录与实践是三个相互关联、相互影响的阶段。跨阶段融合至关重要, 它确保了回忆与记录的相互促进, 通过建立有效的反馈机制、在治疗过程中与患者讨论手册内容及帮助患者找到生命的意义, 进一步深化了患者对生命故事的探索和理解。这不仅有助于患者的个人成长和发展, 也为其未来的生活提供了坚实的支持和动力。

其中, 在记录实践阶段, 建立有效的反馈机制是非常重要的。鼓励患者在记录过程中不断回溯回忆, 通过文字和表达进一步挖掘和深化他们的生命故事。这种反馈机制不仅有助于巩固患者在回忆阶段所获得的领悟, 还能促使他们更深入地反思和探索自己的生命历程。举例: 某位老年患者在记录自己的婚姻生活时, 最初只是简单描述了和伴侣的相处时光。但在治疗师的引导下, 他逐渐回忆起更多, 并深入反思了婚姻对自己人生的意义和价值。这种反馈机制使手册成为他与治疗师之间沟通的桥梁, 也帮助他更全面地认识自己的过去。

此外, 在治疗过程中与患者讨论手册内容也是非常重要的。通过这种方式, 治疗师可以了解患者对自己生命故事的解读和领悟, 并与其共同探索生命的意义和价值。这种互动交流不仅加强了治疗师与患者之间的联系, 也使治疗过程更加动态化和有意义。举例: 某位年轻患者对自己的职业选择感到困惑。在治疗过程中, 治疗师引导他回顾并记录了自己的成长经历和家庭背景。通过讨论这些内容, 患者逐渐明确了自己的价值观和人生目标, 并找到了自己真正热爱的职业方向。这种互动交流使手册成为患者与治疗师共同探索生命意义的工具。

通过前述阶段的实施帮助患者找到生命的意义, 增强对未来的希望和信心, 是跨阶段融合的最终目标。在回忆、记录与实践的过程中, 患者逐渐认识到自己生命中的闪光点和价值, 从而找到自己存在的意义和目的。这种意义赋予不仅有助于患者走出困境、面对未来, 也能为其提供持续的动力和信心。举例: 某位中年患者经历了事业和家庭的双重打击后感到绝望。在治疗过程中, 他通过生命回顾疗法重新审视了自己的过去, 发现了自己曾经克服困难和挑战的勇气与力量。这使他重新点燃了对未来的希望, 并决心重新开始自己的事业。这种意义赋予不仅增强了患者的信心, 也使其更加珍惜当下并努力追求自己的目标。

三、实施结构流程

(一) 开场与介绍

在初次接触患者时, 先进行简短的自我介绍, 说明访谈的目的和内容, 强调这是一次开放、包容的对话, 旨在帮助患者回顾生命历程, 寻找生命的意义和价值。通过解释生命回顾疗法, 让患者明白这一疗法的目的和意义, 以及它在肿瘤患者缓和医疗中的重要性。在这一过程中, 关注患者的期望和顾虑, 以便更好地了解他们的需求和心理状态。

(二) 生命故事回顾

访谈主要包括以下内容。

1. 童年回忆　询问患者的成长经历、家庭背景及这些因素如何影响他们的性格形成。深入了解患者在童年时期经历过的重要事件或遇到过的重要人物, 以及这些经历和人物对他们的性格和价值观产生的深远影响。鼓励患者分享家庭氛围、父母的教育方式及兄弟姐妹之间的关系等细节，以便更全面地了解他们的成长背景。

2. 青春岁月　探讨患者在青少年时期的求学经历、友情和初恋。询问他们在这一阶段面临的重要转折点和经历，以及这些经历如何塑造他们的世界观和人生观。鼓励患者分享他们如何处理学习压力、友情关系，以及初恋的感受等，以便更好地理解他们在青春期所面临的挑战和成长。

3. 成年挑战　询问患者的职业发展、家庭建立等关键生活事件，以及在这些过程中所面临的挑战和决策。了解他们如何平衡工作与家庭、职业发展中的起起落落，以及他们对未来的规划和期望。通过探讨这些话题，可以深入了解患者在成年后如何面对和应对生活中的挑战。

4. 肿瘤诊断　了解患者在被诊断为肿瘤时的感受，以及治疗过程中的心理变化。询问他们如何接受这一重大打击，以及在治疗过程中所经历的身体和心理上的变化。鼓励患者分享他们如何应对肿瘤诊断，以及在治疗过程中的情绪波动，以便更好地理解他们所面临的困境和挑战。

5. 家庭与支持系统　探讨患者在生命中与家人、朋友的关系，以及这些关系如何为他们提供支持。了解他们与家人、朋友之间的互动和支持系统，以及在面对肿瘤时这些关系对他们的重要性。鼓励患者分享他们如何从家人和朋友那里获得支持，以及这些支持对他们克服困难所起的作用。

6. 感悟与成长　询问患者在面对困境时是如何思考、成长和转变的。鼓励他们分享在抗癌过程中对人生的新认识和感悟，以及这些经历如何促使他们实现自我成长和转变。通过探讨这些话题，可以深入了解患者在面对肿瘤时的内心世界和成长历程。

(三) 生命意义与价值

1. 生命意义　询问患者对生命意义的看法和理解。让他们思考自己的生命中什么是最有价值的，以及他们的存在对周围人的意义。鼓励患者分享他们如何看待自己的人生价值和意义，以及这种价值观如何影响他们的生活选择和决策。

2. 生命中最有意义的时刻与事件　探讨患者在生命历程中认为最有意义的时刻与事件。鼓励他们深入描述这些时刻或事件对他们的意义，并分享他们在这些时刻的感受和体验。通过探讨这些话题，可以让患者重新审视自己的生命历程，发现那些被忽视的重要时刻和经历。

3. 面对肿瘤时的生命价值　询问患者在面临肿瘤时如何看待自己的生命价值。了解肿瘤对他们的人生观和价值观的影响，以及他们在抗癌过程中如何重新找到生命的意义和价值。鼓励患者分享在抗癌过程中那些使他们重新找到生活目标和意义的人、事。

4. 抗癌过程中的生命意义与价值　鼓励患者分享在抗癌过程中，他们是如何找到生命的意义和价值的。让他们谈论在这一过程中哪些人和事给予了他们力量和支持，以及这些人和事如何帮助他们重新认识自己和生活。通过探讨这些话题，可以让患者意识到在抗癌过程中生命的意义和价值所在。

（四）未来展望与告别

1. 未来期许与希望　询问患者对未来的期许和希望。了解他们是否有什么未完成的心愿或梦想，以及他们对未来的规划和期望。在这一部分中，关注患者的内心世界和对未来的乐观态度，鼓励他们保持积极的心态和对未来的希望。

2. 更好地告别　与患者共同探讨如何更好地告别，减少遗憾。在这一过程中，关注患者的恐惧和不安情绪，并帮助他们寻找应对策略和处理方式。通过分享一些积极的生活态度和面对死亡的方式，让患者意识到生命的可贵并珍惜当下的时光。

3. 感激与告别之情　鼓励患者表达对家人、朋友的感激与告别之情。让他们思考自己想要对家人和朋友说的话，并表达内心的感激和爱意。在这一部分中，提供一个安全的环境让患者释放情感并表达内心的谢意和告别之意。

4. 提供支持与建议　为患者提供支持与建议，帮助他们更好地面对未来。在这一环节中，根据患者的需求和情况提供具体的建议和支持方式。

四、实施形式

生命回顾疗法的实施形式主要包括以问题为引导的口头叙述，以思维导图为引导的书写叙述，以手工艺术为引导的园艺治疗，以人生相册为引导的人生故事书、人生相簿，以及以微信平台为引导的互联网服务等。其中，访谈是生命回顾疗法的重要实施形式之一。在访谈中，治疗师通过与患者进行深入的对话，引导患者回忆生命中的重要事件和经历，探索生命的意义和价值。访谈过程中，治疗师需要遵循时间顺序或循序渐进原则，针对不同的服务对象与服务目标设计不同的问题，在访谈中发现重点并深入挖掘。

访谈形式可以根据患者的需求和情况灵活调整，无论采用哪种形式的访谈，重要的是要创造一个安全、舒适的环境，让患者感到被尊重和被理解。访谈者应该耐心倾听患者的讲述，关注他们的情感和感受，并给予积极的反馈和支持。通过生命回顾疗法的访谈，可以帮助肿瘤患者更好地面对生命和死亡，寻找生命的意义和价值，减轻焦虑和恐惧，提升生命的质量。一般来说，访谈可以采用以下几种形式。

1. 自由回忆式　让患者自由地回忆自己的一生，不受时间和事件的限制。这种形式可以鼓励患者表达自己的情感和感受，帮助他们释放内心的压力和焦虑。

2. 关键事件式　让患者回忆生命中的关键事件或转折点，并深入探讨这些事件对他们的意义和影响。这种形式可以帮助患者重新审视自己的人生经历，发现生命中的重要价值和意义。

3. 问题引导式　通过提出一系列问题，引导患者思考生命的意义和价值。例如，询问患者关于家庭、友情、职业、信仰等方面的问题，帮助他们发现生命中的重要元素和价值观。

4. 时间线式　让患者按照时间顺序回顾自己的一生，从童年到成年，每个阶段都探讨重要的经历和事件。这种形式可以帮助患者全面地了解自己的成长历程和人生轨迹。

5. 主题式　围绕特定的主题或话题进行深入探讨，例如家庭、友情、爱情、事业等。这种形式可以聚焦患者生命中的特定方面，帮助他们发现生命中的重要价值和意义。

五、实施注意事项

对于患者及家属，实施生命回顾疗法时，有以下几点注意事项。

1. 了解治疗目的　患者及家属应了解生命回顾疗法的目的和意义，知道它是一种通过回顾和评价一生的经历来寻找生命的意义和价值的心理治疗方法。这样有助于他们更好地配合治疗，并从中获益。

2. 提供支持　照顾者应为患者提供必要的支持和帮助，如参与回忆、提供相关资料等。这有助于患者更好地完成生命回顾的过程，也能增强家庭的支持和情感连接。

3. 尊重隐私　在治疗过程中，照顾者及治疗师应尊重患者的隐私。对于涉及个人隐私的信息，应避免泄露或传播，以保护患者的权益和尊严。

4. 关注情感反应　在治疗过程中，照顾者应关注患者的情感反应。如果发现患者陷入消极情绪或出现不良反应，应及时与治疗师沟通，寻求帮助和建议。

5. 合理安排时间　照顾者及治疗师应合理安排时间，确保患者有足够的时间来完成生命回顾的过程，也要注意避免过度疲劳或压力过大，以免影响治疗的效果和患者的健康。

6. 与治疗师保持沟通　在治疗过程中，患者及照顾者应与治疗师保持沟通，了解治疗进展和患者的状况。如有疑问或建议，应及时向治疗师反馈，以便及时调整治疗方案。

7. 积极参与治疗　患者及照顾者应积极参与治疗过程，与治疗师共同合作，帮助患者更好地完成生命回顾的过程，也要鼓励患者积极面对困难和挑战，以实现最佳的治疗效果。

 【案例分享】

患者李先生，68岁，被诊断为晚期肺癌，经过多次化疗和放疗，病情仍未得到有效控制，医生告知已无其他有效的治疗方案。李先生在得知自己的病情后，情绪低落，焦虑不安，对生活失去了信心。针对李先生的心理状况，医生建议采用生命回顾疗法。生命回顾疗法是一种心理治疗方法，通过回顾患者的生命历程，帮助患者找到生命的意义和价值，增强对生命的认同感和幸福感。治疗过程分为三个阶段。准备阶段：与李先生建立信任关系，了解他的基本情况和生命历程，确定治疗目标和计划。实施阶段：通过与李先生交流，引导他回忆自己的人生经历，包括成长、学习、工作、家庭等方面，让他重新审视自己的人生。在这个过程中，鼓励他表达自己的情感和思考，帮助他发现生命中的闪光点和价值。总结阶段：对治疗过程进行总结，帮助李先生明确自己的生命意义和价值，制定未来的生活计划和目标。同时，对他的家属进行心理辅导，让他们了解李先生的生命回顾过程和成果，共同支持他的治疗。

经过一段时间的治疗，李先生的情绪逐渐稳定，对生命的认同感和幸福感增强。他开始重新审视自己的人生，从中找到了许多值得珍惜的回忆和价值。在治疗过程中，他也意识到自己对家人的关爱和付出不够，决定在未来的日子里更加珍惜与家人在一起的时光。本案例中，生命回顾疗法对晚期癌症患者的心理治疗起到了积极的作用。通过回顾患者的生命历程，使他能够从中找到生命的意义和价值，增强对生命的认同感和幸福感。这种治疗方法不仅关注患者的生理健康，更关注患者的心理健康和精神需求。此外，生命回顾疗法还能够让患者意识到自己对家人的关爱和付出不够，促使他们更加珍惜与家人在一起的时光。这种情感的交流和表达能够增强家庭成员之间的理解和支持，为患者提供更好的生活环境。

第五节　生死教育

一、概述

在人类的历史长河中,死亡一直是一个让人们避而不谈的话题。然而,随着社会的进步,人们开始认识到与死亡建立和谐关系的重要性。生死教育就是帮助人们理解和接受死亡的存在,以及如何面对死亡的挑战。生死教育是一个多学科的领域,旨在帮助人们理解、接受死亡,并和谐地与死亡相处。为肿瘤患者乃至全社会提供关于死亡的教育,有助于人们更加理性地看待自己和他人的死亡,深刻理解生和死是人的生命旅程中的固有环节。我们需要意识到,死亡是生命自然结束的一部分,医学干预旨在既不加速死亡,也不延长痛苦。当生命的终结不可避免时,确保每个人都能够平和、安详、无疼痛且保持尊严地走完人生最后的路程是至关重要的。

(一)生死教育的发展

在国际范围内,生死教育已经得到了广泛的认可和实践。例如,荷兰和美国等西方发达国家,不仅在高等教育中设置了相关课程,还在基础教育各个阶段引入了生死教育的内容。这种做法旨在帮助学生从小培养健康的生死观念,学会面对生命中不可避免的失落和结束。中国的生死教育的起步要晚于西方国家。在20世纪80年代初,我国的临终关怀教育才开始崭露头角。医学伦理学者们通过对安乐死、死亡伦理等议题的研究,为当代中国的生死教育奠定了基础。这些研究不仅对学术界产生了影响,更在社会上引起了广泛的关注和讨论。与此同时,随着我国社会和经济的快速发展,人们的生活水平和文化素养不断提高,人们对生命质量和死亡方式的要求也越来越高。这为生死教育在我国的发展提供了良好的土壤。许多学者和机构开始积极探索如何结合中国的文化背景和社会实际,开展具有中国特色的生死教育。总之,生死教育的发展历程充分展现了人类对生死的深入思考和探索。无论在哪个国家,这一学科都扮演着帮助人们正视生死、珍惜生命、追求生活质量的重要角色。

(二)生死教育的意义

对于肿瘤患者而言,生死教育的作用尤为重要。当一个人被诊断为患有肿瘤或其他严重疾病时,他们不仅面临身体上的挑战,还要承受巨大的心理压力。这其中主要的压力之一就是对死亡的恐惧和不确定性。生死教育可以帮助肿瘤患者和他们的家属更好地理解和接受这种情况,从而更加积极地应对疾病。

首先,生死教育可以帮助肿瘤患者认识到,虽然死亡是不可避免的,但生命的每一刻都是宝贵的。这可以激励患者更加珍惜现在的时光,与家人和朋友建立更加深厚的关系,并寻找生活的意义和价值。与此同时,生死教育也可以帮助患者减少对死亡的恐惧,从而减轻他们的心理压力。其次,生死教育可以为肿瘤患者提供一个安全的平台,让他们能够与家人和医生讨论他们的疾病、治疗选择和生命末期的护理。这有助于与患者和家属制定更加合理的治疗和护理计划,确保患者在生命的最后时刻得到尊重和舒适的护理。最后,生死教育还可以为肿瘤患者提供临终关怀和哀悼的支持。这不仅可以帮助患者和家属更好地处理临终和哀悼的情感，还可以为他们提供一系列的心理健康服务，如心理咨询、治疗和支持小组，以帮助他们更好地应对疾病带来的挑战。

总的来说，生死教育对肿瘤患者而言是一个非常有价值的方式。它不仅可以帮助患者更好地理解和接受他们的疾病，还可以为他们提供心理和情感上的支持，从而更加积极地应对疾病和生命的挑战。

（三）生死教育的内容

生死教育对肿瘤患者及其家属至关重要，可以帮助他们更好地应对肿瘤带来的身体和心理挑战。以下是对肿瘤患者的生死教育内容。

1. 理解肿瘤及其预后

生死教育首先需要确保患者及其家属对肿瘤的性质、发展阶段和治疗方式有基本的认识。这有助于他们更真实地评估治疗效果、生存期和预后，从而做出更明智的决策。理解肿瘤和预后是生死教育中至关重要的一部分。肿瘤具有复杂的生物学特性和多样的临床表现，对于肿瘤患者及其家属来说，对肿瘤的深入了解有助于减轻因未知带来的恐惧和不安。了解肿瘤的性质，如它是怎样发生的，有哪些危险因素，如何扩散等，可以帮助患者及其家属明白疾病的严重性。了解肿瘤的发展阶段同样重要。不同的阶段意味着不同的治疗策略和预后。对于早期发现的肿瘤，可能只需要手术或放疗；而晚期或转移的肿瘤可能需要化疗、免疫治疗或其他全身治疗方法。因此，了解肿瘤的发展阶段有助于患者及其家属设定合理的治疗期望。对治疗方式的了解也是关键。不同的治疗方法有不同的效果、不良反应和费用。明确这些可以使患者及其家属为即将到来的治疗过程做好准备，同时可以更加积极地与医生合作，共同制定最佳的治疗方案。此外，准确地评估治疗效果、生存期和预后，对制定长远的计划和生活安排至关重要。例如，患者可能需要决定是否继续工作、如何处理财务问题、如何与家人分享这一信息等。总之，对肿瘤和预后的全面理解，可以为患者及其家属提供更大的控制感，帮助他们在这一困难时期做出明智的决策。

2. 应对死亡焦虑

应对死亡焦虑是肿瘤患者经常面临的一项心理挑战。当一个人被诊断出肿瘤时，除了对身体状况的担忧，对未来的不确定性和对疾病的潜在威胁往往会引发深深的恐惧和不安。这种恐惧不仅仅针对死亡本身，还包括对家人的担忧、未完成的梦想和遗憾等。因此，生死教育在此时起到了至关重要的作用，旨在帮助患者更好地理解、面对和管理这些复杂的情感。通过提供一系列策略和工具，如冥想和放松技巧，患者可以学会如何放下恐惧，回归当下，全心全意地生活在每一个时刻。此外，心理咨询也是一个非常有效的途径，专业的心理咨询师可以帮助患者认识到他们的情感是正常的，同时提供有效的方法来应对和减轻这种焦虑。在这个过程中，与家人和朋友的沟通也起到了关键的作用，他们的支持和理解可以为患者提供巨大的情感支撑。总的来说，通过这些方法，生死教育帮助肿瘤患者从对死亡的恐惧中解脱出来，更有力量和勇气面对生活中的每一个挑战。

3. 生命回顾与意义寻找

在肿瘤患者的生死教育中，生命回顾与意义寻找起到了至关重要的作用。肿瘤作为一种可能导致生命终结的疾病，经常促使患者对人生产生深度的反思和审视。当患者被告知诊断结果时，他们可能会对过去的人生产生各种情感，包括遗憾、满足、失落和感激。在这个过程中，生命回顾可以帮助他们更好地理解自己的人生轨迹，提供一个全面的视角来看待过去的经历和成就。通过深入地回顾和反思自己的生活，患者可能会重新评价一些曾经被认为是失败或错误的事情，发现它们其实为自己的人生增添了无可估量的价值和意义。这种意义寻找不仅可以帮助他们看到生活中的阳光和希望，还可以为他们提供面对疾病的勇气和力量。更重要的是，这一过程中的深度反思可以促使患者与家人和朋友建立更深的连接，分享他们的感受和认识，以及对未来的期望和愿望。这样，生命回顾与意义寻找不仅成为了患者心灵上的一次旅行，还可以为他们提供宝贵的情感支撑，帮助他们对人生有更积极、全面和深入的认识。

4. 面对遗憾和未完成的事务

在肿瘤患者的生死教育中，指导患者如何面对遗憾和未完成的事务也非常重要。肿瘤的诊断常常让患者突然意识到生命的脆弱和有限，从而导致他们对尚未实现的愿望和未完成的事务产生深深的遗憾。这些遗憾可能涉及家庭、事业、友情等多个方面，如错过的家庭时光、未能完成的工作项目或遗憾没有与某人和解。这种强烈的情感负担可能加重患者的心理压力，甚至导致他们在生理和心理上更加疲惫。

生死教育的目的之一就是帮助患者识别这些遗憾，并尝试找到应对它们的方法。这可能包括鼓励患者与家人和朋友分享这些感受，寻求他们的理解和支持；或者为他们提供机会去完成那些他们认为尚未完成的事务，无论是写一封信、完成一个项目，还是简单地告别。通过这样的努力，患者可以找到内心的安宁和平静，更加平和地面对生命的结束，也为他们留下了珍贵的回忆和经验，这在某种程度上为他们的人生画上了一个完美的句号。

5. 应对丧失

肿瘤患者在面对生命逐渐流逝的过程中，不仅要面对自己的情感和心理挑战，还必须应对周围亲友的反应和情感需求。同样，对于患者的家属，他们不仅要承受看到亲人病痛的心理压力，还要为即将到来或已经发生的丧失做好心理准备。从生死教育的角度，提供策略以帮助他们应对这一挑战是至关重要的。

首先，生死教育应引导患者如何向亲友告别。这不仅仅是一个形式上的告别，更是一种情感上的释放，让患者和家属都有机会表达自己的感情，分享他们之间的美好回忆，以及对未来的期望和祝愿。这样的告别可以帮助他们共同面对死亡，更好地接受这一不可避免的事实。其次，生死教育还需要教导患者和家属如何与子女讨论死亡。这是一个非常敏感和复杂的话题，尤其是当涉及年幼的子女时。提供适当的策略和技巧，帮助他们用适当的方式、语言和情感来与子女沟通，确保子女能够理解、接受并健康地处理这一情况。总体来说，从肿瘤患者的生死教育内容的角度来看，为他们提供关于哀悼和丧失的策略，不仅可以帮助他们更好地面对死亡，还能使他们的家属和亲友得到更好的心理支持和关心。

6. 预先护理计划

对于肿瘤患者来说，随着疾病的进展，他们可能会面临多种医疗决策，其中一些决策可能直接涉及生命的质量和长度。在这种背景下，预先护理计划成为一个至关重要的工具，它不仅仅是一个文件，还是患者与医生、家属之间沟通的桥梁。通过这个计划，患者可以明确表示他们在生命末期的偏好，如是否希望进行心肺复苏、是否希望使用呼吸机或其他生命维持设备。此外，患者还可以详细讨论疼痛管理的问题，确保他们在生命的最后时刻能够尽量减少痛苦。

同时，预先护理计划还涉及临终关怀的选择。许多肿瘤患者希望在家中度过生命的最后时刻，而不是在医院。通过提前讨论和计划，家属可以确保患者的这一愿望得到满足。总的来说，从肿瘤患者的生死教育内容的角度出发，指导他们和家属创建预先护理计划是一种维护他们尊严、提高生命质量的重要手段。

7. 死后事宜规划

对于肿瘤患者来说，随着疾病的发展，不仅要面对生命的终结，还需要考虑生命结束后的各种事宜。死后事宜规划是生死教育的一个重要部分，它涉及如何确保患者的意愿在他们去世后得到妥善执行。首先，遗嘱的制定是至关重要的。通过遗嘱，患者可以明确地表达他们希望如何处置他们的财产，以及他们希望谁来为他们的子女或其他亲人提供照顾。

除了财产分配，葬礼的规划也是死后事宜规划的一个重要方面。患者可能有关于他们希望如何纪念自己的特定愿望，包括葬礼的形式、地点、仪式内容等。这样的规划可以为家属提供一个明确的指导，帮助他们在哀悼时给予患者应有的尊重。

此外，遗体捐献是另一个可能被考虑的方面。一些肿瘤患者可能希望在他们去世后，他们的身体可以为医学研究或为他人提供帮助。从肿瘤患者的生死教育内容的角度看，提供死后事宜规划的指导是确保他们的意愿被尊重的关键，也为家属在面对失落时提供了一种指引。

8. 资源与支持网络

在面对肿瘤这样的重大疾病时，资源与支持网络的重要性不言而喻。肿瘤患者经历了从诊断到治疗的复杂过程，这不仅仅是一场生理上的战斗，更是一场心理上的抗争。在这个过程中，具备充足的知识和信息资源能够帮助患者和家属更加清晰地了解肿瘤的本质、治疗选择及可能的预后，从而为他们的决策提供科学的依据。而支持网络的建立，则意味着在这艰难的旅程中，患者和家属不再孤独。该网络可能包括医生、心理医生、社会工作者、志愿者、其他患者及其家属，他们共同为患者提供医疗、心理、社会和日常生活上的支持。通过这种方式，患者和家属可以共享经验、获取鼓励，甚至在他人的故事中找到与之相似的情境，从而感受到更多的希望和力量。肿瘤患者的生死教育不仅仅是传授知识，更重要的是为他们提供一个温暖的怀抱，在生命的最后时刻，能够得到尊重、理解和关心，从而使这段时间充满尊严和温情。

二、实施方法与策略

(一)讲座与研讨会

讲座与研讨会是肿瘤患者生死教育中非常重要的一环。鉴于肿瘤诊断和治疗的复杂性，专家、医生和心理专家介入可以为患者及其家属提供有价值的信息和支持。这些活动不仅涵盖医学和治疗方面的内容，如肿瘤的类型、治疗方式和预后，还包括如何面对可能的死亡、如何提供临终关怀及如何进行合适的哀悼。

为医疗工作者提供的讲座和研讨会可以帮助他们更好地理解和支持肿瘤患者，为他们提供心理和情感上的帮助，并确保他们的临终关怀服务更加人性化。此外，家属也是重要的受众。他们经常承受着与患者相同甚至更多的压力和情感困扰。因此，为他们提供相关的知识和技巧，如如何与患者沟通、如何提供实际帮助及如何处理他们自己的情感，都是非常重要的。

而公众的教育则旨在提高社会对肿瘤患者和他们所面临的挑战的理解和支持。通过开放式的研讨会和互动环节，公众可以更好地了解肿瘤患者的需求，从而为他们提供更有同情心的环境和支持。

(二)互动活动

在肿瘤患者的生死教育中，互动活动被视为一种富有成效的方法，因为它为参与者提供了一个真实和直接的平台来面对与死亡相关的情感和冲突。角色扮演、情境模拟和小组讨论等策略不仅能够使患者、家属和医疗工作者从不同的视角去看待死亡，还能帮助他们深入探索自己的情感和反应。

角色扮演为患者和家属提供了一个机会，让他们在一个安全的环境中模拟自己的经历，从而更好地理解和处理自己的情感。例如，一个肿瘤患者可以扮演医生或家属的角色，从而更深入地了解他们的感受和挑战。情境模拟可以为医疗工作者提供宝贵的反馈，帮助他们提高沟通技巧和提供更加人性化的关怀。他们可以模拟与患者和家属的对话，探索不同的沟通策略和方法。小组讨论为所有参与者提供了一个分享和反思的空间。在这样的设置中，参与者可以分享自己的经验和感受，听取他人的看法，从而得到更多的支持和启示。

总之，这些互动活动为肿瘤患者的生死教育提供了一种生动、实用且具有深度的方式，帮助每个人更好地理解和应对与死亡相关的复杂情感和挑战。

(三)心理咨询与治疗

对于肿瘤患者及其家属来说，面对肿瘤的诊断、治疗、可能的预后及与之伴随的情感和心理困扰，心理咨询与治疗显得尤为关键。生死教育在肿瘤患者中的实施应特别强调心理层面的支持。首先，许多患者在得知自己的诊断后，可能会经历否认、愤怒、妥协、忧郁和接受这5个不同阶段的情感反应。专业的心理咨询可以帮助他们识别这些情感，提供相应的应对策略，并在他们接受现实的过程中给予支持。心理专家可以与医疗团队紧密合作，确保患者在身体和心理上都得到最佳的关怀。

此外，家属也面临着巨大的情感压力和困扰，专业的心理治疗可以帮助家属处理这种复杂的情感，为他们提供一个安全的空间来表达、分享和处理情感。

心理咨询与治疗还可以为患者和家属提供具体的工具和策略，如放松技巧、冥想和呼吸练习，帮助他们缓解焦虑、压力和恐惧。

综上所述，心理咨询与治疗在肿瘤患者的生死教育中扮演着至关重要的角色，它不仅为患者和家属提供了应对死亡相关情感的有效工具，还确保了他们在这一困难时期能得到全面的支持和关怀。

(四)文学、艺术与音乐疗法

在肿瘤患者的生死教育中，文学、艺术与音乐疗法是一种非常有力的辅助工具。面对肿瘤这一生命中的重大挑战，许多患者和家属往往难以用语言表达内心的恐惧、焦虑、伤痛和不安。此时，文学、艺术与音乐疗法为他们提供了一个独特的、情感化的渠道，帮助他们外化内心的情感，从而更好地理解和处理这些情感。

小说和诗歌，凭借其丰富的语言和情感深度，能够呈现出死亡的各种面貌，从而帮助患者更为真实地感受人生的脆弱与珍贵。它们通过生动的叙述和人物塑造，为患者揭示生命的意义、死亡的恐惧及接受现实的过程。电影，作为一种视觉艺术，通过镜头、音乐和演绎为观众展现生与死的真实场景。它能够更为直观地展现患者和家属在面对疾病和死亡时的情感波动、挣扎与接受。通过电影中的情节和角色，患者可以找到与自己相似的经历和情感，从而得到情感上的共鸣和支持。音乐疗法则利用音乐的力量，帮助患者放松、减轻疼痛和焦虑，并促进他们的情感释放。通过听音乐、创作音乐或与他人共同进行音乐活动，患者可以在音乐中找到安慰、力量和希望。

总的来说，文学、艺术与音乐疗法为肿瘤患者提供了一个安全、非判断性的环境，使他们能够在死亡的压力下找到情感的出口和支持。这种疗法不仅有助于他们心理上的恢复，也增强了他们与外部世界的联系，使他们在这一生命中的艰难时期感到不孤单。

(五) 网络与社交媒体

在当今数字化时代，网络与社交媒体已经成为人们获取信息、交流思想和分享经验的重要平台。利用这些现代技术手段，能够更为高效和广泛地传播针对肿瘤患者的生死教育的知识并提供支持。创建线上社区可以为肿瘤患者和家属提供一个交流和分享的空间，让他们在面对生命中的这一挑战时感到不孤单。在这样的社区中，患者可以分享自己的经历和感受，互相鼓励和支持，也可以从专家和其他患者那里获取有关治疗、心理调适和临终关怀的建议和资源。

此外，通过博客、视频等形式，医生和心理健康专家可以为公众提供更为深入、系统的生死教育内容。这些内容不仅可以帮助患者更好地理解自己的病情和预后，也可以为他们的家属提供心理支持和应对策略。

总的来说，网络与社交媒体为肿瘤患者的生死教育提供了一个新的、广泛的平台，能够更为高效地为患者和家属提供信息、资源和支持。在这个平台上，每个人都可以找到他们所需要的帮助和陪伴，共同面对生命中的这一挑战。

(六) 文化和宗教参与

文化和宗教在塑造个人对死亡的看法和感受方面发挥了一定的作用。因此，在为肿瘤患者提供生死教育时，考虑文化和宗教的差异至关重要，这可以确保教育内容更贴近患者的信仰和文化背景，从而使其更有针对性和实效性。

(七) 体验活动

体验活动，如冥想、静修，为肿瘤患者提供了一种独特而深入的方式来探索和理解生死。冥想，一种古老的精神修炼方式，可以帮助患者在平静的环境中进行反思。通过呼吸调节和内心的观照，患者可以逐渐放下对死亡的恐惧，找到内心的平和。静修，让患者远离日常生活的纷扰，进入一种沉静的状态。在这种状态中，患者可以更加深入地反思生命的意义，对待死亡的态度也会变得更为开放和接受。这种深度的体验可以使患者对生命有更为宽广的理解，对死亡有更为积极的态度。这些体验活动不仅帮助患者在精神上得到升华，还为他们的家属和朋友提供了一条理解和支持的途径。通过这些方法，肿瘤患者可以更好地面对生命的终结，更加珍惜当下的生活，也为他们的家庭提供了一种和谐、互相理解的氛围。

(八) 继续教育

面对肿瘤患者和他们家属时，医疗工作者、教师和心理咨询师的角色尤为重要。他们不仅需要具备专业的医疗和心理知识，更要有足够的情感处理能力，才能更好地支持患者和家属走过这段艰难的时光。因此，为这些专业人员提供继续教育，不仅可以增强他们的专业能力，还能帮助他们更好地理解和应对与死亡相关的复杂情感和困境。

继续教育的内容可以包括最新的医疗研究成果、心理治疗方法、情感处理策略，以及与患者和家属沟通的技巧。通过这样的培训，他们可以更好地理解患者的需求和期望，提供更为人性化和具有同情心的关怀。

此外，继续教育还可以提供一个平台，让这些专业人员分享他们的经验和感受，互相支持和鼓励。面对死亡是一项极具挑战性的工作，通过分享和交流，他们可以更好地处理自己的情感，保持专业的状态，为患者和家属提供最好的帮助。总的来说，继续教育对提高医疗工作者、教师和心理咨询师在面对死亡时的专业能力和情感处理能力至关重要。

▶ 第六节 生前预嘱

一、概述

生前预嘱是一种预先确定个人在失去决策能力时应执行的医疗、财务和其他相关决策的机制。它允许个人在意识清醒、决策能力健全时，预先表达自己的意愿和选择，以确保在未来的某个时刻，当他们失去决策能力时，他们的意愿能够得到尊重和执行。对于肿瘤患者来说，生前预嘱尤为重要。随着疾病的进展和可能出现的并发症，患者可能会丧失决策能力。在这种情况下，生前预嘱可以为医疗团队、家属和法律代表提供明确的指导，根据患者之前表达的意愿进行决策。这有助于确保患者的权益得到保护，同时减少家庭成员和医疗团队在决策时的困惑和压力。

通过生前预嘱，患者可以预先指定一个或多个值得信赖的人作为代理人，在患者无法表达自己的意愿时代表他们进行决策。患者还可以明确指示在特定情况下不希望接受哪种治疗或措施，例如不希望进行过度治疗或无意义的抢救措施。这些指示可以在生前预嘱中以具体的条款形式列出，以提供清晰的指导。除了与医疗决策相关的指示外，生前预嘱还可以涵盖其他方面的决策，如财务安排、后事处理等。这有助于确保患者在失去决策能力后各方面的权益得到妥善安排。生前预嘱作为一种重要的工具，可以帮助肿瘤患者在保持决策能力时预先规划和表达自己的意愿。通过明确自己的医疗、财务和其他相关决策，患者可以为自己和家庭成员提供一个更加安心和有序的未来。

(一) 生前预嘱的发展

20 世纪 60 年代，随着医学技术的进步，生命维持技术如呼吸机、心脏除颤器等越来越广泛地被应用,这使得很多患者能够在生理上维持生命,但可能在认知和意识上已经不存在。这也引发了关于何时结束生命维持、什么是"生命的质量"及患者的自主决策权的伦理和法律争论。20 世纪 70 年代,在美国出现了一系列的法律诉讼,其中最有名的是 Karen Ann Quinlan 的案例。Karen 是一名因药物和乙醇中毒进入持续植物人状态的年轻女子。她的家属要求停止使用呼吸机,这一请求得到了法庭的批准。这个案例在美国全国范围内产生了广泛的关注,并引发了对生命终止和生前预嘱合法性的深入探讨。20 世纪 80 年代和 20 世纪 90 年代,多个国家开始立法,承认生前预嘱的合法性,并规定了其制定的具体要求和程序。在这期间,生前预嘱被更广泛地接受,越来越多的人开始编写生前预嘱,明确在特定情况下的医疗选择。21 世纪初至今,出于文化和宗教差异的考虑,生前预嘱在全球范围内得到了更广泛的应用。许多国家进行了调查,了解公众对生前预嘱的看法,并在此基础上进行了立法和改革。在中国,生前预嘱的概念受到关注相对较晚。但随着人们对死亡的态度逐渐转变,加上对个人权益保护意识的增强,生前预嘱逐渐被接受,并在一些地区开始实施试点工作。

(二)生前预嘱的目的

生前预嘱致力于确保个体在生命结束后,其个人意愿和偏好能得到尊重和遵守。生前预嘱的制定及实施有助于简化法律程序、减少家庭纠纷,并为家属提供更多的指导,让他们更好地应对亲人的离世。生前预嘱可以涉及多个领域,包括财务、医疗护理、生活方式和丧葬事宜,其作为一项重要的规划工作,有助于个体和家庭在困难时刻更好地应对各种挑战。生前预嘱的目的具体包含以下几点。

首先,生前预嘱允许个体提前表达在生病或失去决策能力时对医疗护理的选择,包括治疗方式、药物使用和终止生命支持的意愿。这有助于医生和家属在决策时更好地代表个体进行决策,确保医疗决策符合其价值观和信仰。其次,生前预嘱还可以包括对生活方式和居住环境的偏好,以及葬礼、器官捐赠和遗体处理等方面的要求。这有助于个体在生命末期维持尊严和自主权,减轻家属在丧失亲人后的决策负担。最后,生前预嘱可以帮助个体在财产方面明确自己的意愿,确保遗产的有序分配,防止争议和纷争。这有助于保障家庭和亲人的经济利益,同时避免可能导致家庭破裂的争执。

(三)生前预嘱与其他法律文件的区别

生前预嘱是一种旨在表达个体在生命末期的意愿和需求的文件,强调医疗和生活事项,而遗嘱和信托则专注于财产规划和遗产传承。这些文件在法律上扮演着不同的角色且具有不同的法律效力,因此在个体的全面法律规划中通常需要同时考虑它们。当然,生前预嘱与其他法律文件有明显的区别,主要体现在以下几个方面。

1. 时间点和有效性　生前预嘱是在个体仍然健康、具备决策能力时制定的文件,旨在表达个体在未来生病或失去决策能力时的意愿。它并不是立即生效的文件,而是在特定情况下才会生效。其他法律文件,如遗嘱和信托,通常在个体去世后生效,用于财产分配和遗产传承。

2. 内容和用途　生前预嘱主要用于表达医疗护理、生活方式和个人意愿等方面的偏好。它涵盖了医疗决策、照顾安排、葬礼仪式等内容,以确保在生命末期个体的意愿得到尊重。遗嘱和信托主要用于财产规划和分配,包括确定财产继承人、遗赠物品、管理遗产等。

3.**法律性质** 生前预嘱通常不需要法院的批准或公证，但需要符合特定的法律要求，如需要见证人等。遗嘱和信托通常需要遵循更严格的法律程序，可能需要公证，并经法院批准后方可生效。

4.**实施目的** 生前预嘱的主要目的是确保在个体生命结束后，其意愿和需求得到尊重和执行，重点在于个体的生活和医疗关怀。遗嘱和信托的主要目的是规划财产，确保财产的合法传承和分配。

二、起草生前预嘱的准备工作

生前预嘱是一个重要的法律和医疗决策过程，它帮助个体在生命的最后阶段得到他们希望的医疗护理和终身关怀。肿瘤患者生前预嘱是一项至关重要的工作，因为癌症患者常常面临复杂的医疗决策，包括治疗选择、术后护理、疼痛管理及生命支持措施等。在起草生前预嘱时，需要深思熟虑，明确自己的意愿，与家属和朋友进行充分讨论，并咨询法律和医疗专家的建议。

(一) 深入反思，明确意愿

生前预嘱的核心是明确自己的意愿，这需要时间和深思熟虑。患者应该尽早开始思考自己的意愿和价值观，以便在面对重要的医疗决策时能够更坚定地表达自己的偏好。这个过程可能包括：回顾自己的生活和价值观，思考在治疗中什么对自己最重要；考虑未来可能的医疗状况，包括治疗选择、疼痛管理和生命支持措施；思考自己的宗教、伦理和道德信仰，以及它们对医疗决策的影响。可以指导患者具体从这些方面考虑：

(1)如果我失去能力自主决策，我希望在医疗护理方面做出什么决定？
(2)我对于延续生命措施(如心脏复苏、人工呼吸、机械通气)有什么特别的意见？
(3)我是否希望在特定情况下停止治疗，例如晚期癌症或植物状态？
(4)我是否有宗教或道德信仰？它们是否会影响我的医疗决策？
(5)我是否希望进行器官捐赠或尸体捐献？

(二) 与家属、朋友沟通

一旦诊断出癌症，患者和家属应该建立起开放、坦诚的沟通习惯。这可以帮助患者更好地理解他们的病情，治疗选项和预后，从而为未来的医疗决策奠定基础。家属和朋友可以提供情感支持，帮助患者应对焦虑和恐惧，也应该了解患者的意愿，以便在需要时能够代表他们做出决策。这个过程可能包括：

(1)定期与家属和朋友召开会议，讨论医疗决策并听取他们的看法和担忧。
(2)解释自己决策的背后理由，让家属明白你的立场。
(3)确保家属了解你是否已经制定了生前预嘱文件，并知道如何找到这些文件。

(三) 寻求专业支持

癌症治疗是一个复杂的领域，需要专业知识来做出明智的决策。肿瘤患者应该积极咨询医疗专家，包括肿瘤医生、疼痛管理专家、心理医生、护士和社会工作者等，以获取有关治疗选项、预期效果和可能的并发症的信息。这些专业人士可以提供有关治疗选项、预期疾病进展和可能的并发症的信息,有助于患者和家属做出明智的决策。

这个过程可能包括:

(1)咨询医生或专科医生,了解您的健康状况及可能的医疗选择和后果。

(2)探讨不同治疗选项的风险和益处及它们对生活质量的影响,以便能够更明智地做出决策。

(3)考虑获取第二意见,以确保您了解所有可用的治疗选择。

(4)了解关于疼痛管理、疾病进展、预后和术后护理等详细信息。

(四)讨论疼痛管理

癌症患者常常面临疼痛问题,因此疼痛管理是一个重要的话题。患者应该与医生讨论如何最好地控制疼痛,以确保他们在治疗过程中拥有最佳的生活质量。这可能包括药物治疗、物理疗法、心理支持和其他方法。

(五)考虑生命支持措施

对于肿瘤患者来说,有时需要考虑是否接受生命支持措施,例如机械通气或心脏复苏。患者应该与医疗团队讨论他们的态度和偏好,以及在何种情况下他们希望继续接受这些措施,或在何种情况下他们希望停止。

(六)法律咨询

生前预嘱涉及法律方面的问题,因此寻求法律咨询非常重要。患者可以通过咨询律师,确保生前预嘱文件符合当地法律的规定,以确保其有效性。考虑指定一位法律代理人,以协助处理法律事务。

(七)制定生前预嘱文件

肿瘤患者应该制定生前预嘱文件,以明确自己的医疗偏好和代理人选择。这些文件可能包括医疗授权委托书、生命意愿声明和不同情况下的具体指示。这些文件可以确保在患者无法自主决策时,有人能够代表他们做出医疗决策,并根据他们的意愿来执行。在制定这些文件时,患者可以考虑:

(1)指定一位可信任的医疗代理人,以便在不能自主决策时代表自己做出决策。

(2)明确是否愿意接受特定治疗或生命支持措施,以及在何种情况下停止这些措施。

(3)确保文件符合当地法律的规定,以确保其有效性。

(八)定期审查和更新生前预嘱文件

肿瘤患者的病情可能会发生变化,治疗选项和需求也会随之改变。因此,患者应该定期审查和更新他们的生前预嘱文件,以确保它们反映了他们当前的意愿和偏好。这可以通过与医疗团队和家属的讨论来实现。

(九)教会自己和他人

肿瘤患者和家属应该努力了解生前预嘱的重要性,以及如何制定和执行这些文件,并将这个过程的信息分离给家属和朋友，这可以帮助患者的决策得到尊重。他们可以参加教育课程、研讨会和在线资源，以更好地了解相关法律、伦理和医疗问题，通过分享相关文献、信息来源和在线资源，以了解生前预嘱的重要性。

三、生前预嘱的主要内容

在生前预嘱中，预嘱的主要内容可涵盖多个方面，从个人信息和诊断情况到治疗、疼痛管理、实验性治疗、财务决策、指定代理人和个人生活选择。这些内容旨在帮助患者明确自己的医疗和生活偏好，确保在面临重大医疗决策时自己的意愿能得到尊重和执行。以下是对生前预嘱的主要内容的详细拓展。

(一)个人信息与诊断情况

首先，生前预嘱需要包括患者的个人信息和详细的诊断情况。这些信息对确定患者的身份、了解其病情和健康历史至关重要。个人信息与诊断情况包括但不限于以下内容：
(1)姓名、出生日期、身份证号码和联系方式。
(2)现有的健康问题和已知的疾病诊断。
(3)诊断的时间和医疗记录的存档位置。
(4)医疗团队的联系信息，包括主治医生和其他关键医疗专家。
这些内容为医疗团队和家属提供了关于患者健康状况的全面信息，有助于制定适当的治疗和护理计划。

(二)治疗与医疗决策

这一部分需要明确患者对治疗和医疗决策的意愿。患者可以详细描述他们对特定治疗方式的看法，包括手术、化疗、放疗等。此外，患者还可以表达对生命维持设备的态度，例如：
(1)是否同意使用呼吸机、心脏起搏器或人工通气设备。
(2)在什么情况下希望继续使用这些设备，或在何时停止使用。
这些内容可以帮助医疗团队在治疗过程中更好地满足患者的期望，并避免不必要的医疗干预。

(三)疼痛管理

疼痛管理在癌症和其他终末疾病的治疗中尤为重要。患者可以在生产预嘱中明确他们对疼痛管理的期望，包括：
(1)使用何种药物或疼痛管理方法。
(2)设定疼痛管理的优先级，是否愿意牺牲一些意识清晰度以减轻疼痛。
(3)是否愿意接受药物耐受性测试，以确保疼痛管理的有效性。
通过明确这些偏好，患者可以更好地控制疼痛，提高生活质量。

(四)实验性治疗

随着医学的进步，许多新型的或实验性的治疗方法如基因治疗、免疫疗法等不断涌现。然而，这些方法的效果和风险尚未得到充分验证，因此患者需要在充分了解相关信息的基础上，权衡利弊后做出决策。在生前预嘱中，患者可以表明他们对参与实验性治疗的意愿，包括是否愿意接受新药物或治疗方式。这有助于确保患者在临床试验中的权益得到保护，同时，医生应根据患者的意愿和病情，提供专业的建议和指导。

（五）指定代理人

在生前预嘱中，患者应明确指定一名或多名可代理其在医疗和法律事务中进行决策的人，即确定代理人的身份，提供他们的姓名、联系信息和关系。这些人被称为医疗代理人和法律代理人。他们需要在患者无法自行决策时，代表患者表达意见和行使权利。为了确保代理人的正确性和公正性，患者在指定代理人时，应选择能够充分了解自己意愿和需求的人。同时，医生和相关机构应尊重代理人的决策并按照生前预嘱执行相关操作。

（六）个人生活选择（如宗教仪式、葬礼安排）

最后，患者可以在生前预嘱中表达他们对个人生活选择的偏好。这可能包括宗教仪式、葬礼安排或器官捐赠意愿。患者可以：

（1）说明他们是否有宗教信仰，是否希望在生命的最后阶段接受特定的宗教仪式。

（2）表明对葬礼或丧礼的期望，包括喜欢的音乐、场所和仪式。

（3）是否愿意捐赠器官或尸体，以帮助其他人或促进医学研究。

总之，生前预嘱的主要内容涵盖了多个方面，旨在帮助患者明确他们的医疗和生活偏好，确保在面临重大医疗决策时他们的意愿得到尊重和执行。这些决策不仅关乎患者本人，还影响家属和医疗团队，因此它们的明确、清晰的表达至关重要。通过制定详细的生前预嘱文件，患者可以在临终时提供指导，保护自己的权益，同时减轻家属在困难时期的负担。这一过程是对个体自主权和尊严的尊重，为患者提供了最佳的临终关怀。

四、特殊考虑

（一）当患者无法交流时的决策

在肿瘤患者的生前预嘱执行过程中，有时可能会遇到患者无法交流的情况。这可能是由病情恶化、意识障碍或者其他原因导致的。在这种情况下，如何确保患者的权益和得到最佳治疗成为了一个重要的问题。

首先，生前预嘱中应该明确指定一个或多个代理人。这些代理人应该是患者信任的人，他们能够代表患者做出明智的决策。代理人需要了解患者的病情和意愿，并与医生和其他医疗团队成员进行充分的沟通。其次，医生和其他医疗团队成员应该尊重代理人的决定。在患者无法自行决策的情况下，代理人可以代表患者做出决定。医生和其他医疗团队成员应该提供必要的信息和建议，帮助代理人做出明智的决策。另外，如果代理人也无法交流或者代表患者做出决策时，可能需要寻求法律途径来解决。这可能涉及申请法院判决或者寻求其他形式的法律援助。

（二）跨国或跨地区的考虑

对于跨国或跨地区的肿瘤患者，生前预嘱的制定和执行可能需要考虑更多的问题。例如，不同国家和地区可能有不同的法律规定和医疗体系，因此需要在生前预嘱中明确患者的意愿和需求，并遵循当地的法律法规。此外，跨国或跨地区的肿瘤患者可能需要接受不同语言和文化背景下的医疗照护。在这种情况下，生前预嘱的制定和执行需要充分考虑语言和文化差异，以确保患者得到最佳的治疗和照护。

（三）生前预嘱的更新与修订

随着肿瘤病情的变化和治疗方案的发展，生前预嘱可能需要更新和修订。患者和家庭成员应该随时了解生前预嘱的内容和执行情况，并在必要时提出修订的建议。医生和其他医疗团队成员也应该关注生前预嘱的更新和修订情况，并在必要时提供建议和支持。在更新和修订生前预嘱时，需要遵循一定的程序和流程。这可能包括对患者和家庭成员的解释、医生的评估和建议、法律层面的审查等步骤。同时，更新和修订后的生前预嘱需要重新签署并存档，以确保其有效性和合法性。

肿瘤患者的生前预嘱是一种重要的法律文件，它有助于确保患者在无法自行表达意见时仍能得到合理、公正的对待。在制定和执行生前预嘱时，需要充分考虑患者的病情、需求和意愿，也需要遵循当地的法律法规和其他相关规定。对于跨国或跨地区的肿瘤患者，还需要考虑语言和文化差异，以确保患者得到最佳的治疗和照护。

五、生前预嘱执行的挑战与应对

肿瘤患者生前预嘱的制定是为了确保在他们生命的最后阶段能够得到符合他们意愿的医疗和护理。然而，在实际执行中，可能会面临一系列挑战，这些挑战涉及家庭成员和医疗团队的沟通、法律层面的问题及不可预测的医疗和伦理问题。

（一）家庭成员和医疗团队的沟通可能会面临的挑战

1.挑战一 家庭成员和医疗团队的期望不一致。

家庭成员和医疗团队可能对患者的期望和关注点存在差异。家庭成员可能更关注患者的舒适度和生活质量，而医疗团队可能更关注治疗效果和疾病控制。这可能导致他们在制定生前预嘱时难以达成一致。

应对措施：明确期望和目标。在制定生前预嘱之前，家庭成员和医疗团队应该明确各自的期望和目标。这有助于双方更好地理解患者的状况和决策选项，并达成一致意见。

2.挑战二 信息理解困难。

对于一些家庭成员来说，他们可能不熟悉医学术语和专业决策，这可能导致在理解患者病情和治疗选择时存在困难。医疗团队需要耐心、细致地解释，并提供易于理解的信息，以确保家庭成员能够充分理解患者的状况和决策选项。

应对措施：建立良好的沟通渠道。家庭成员和医疗团队应该共同努力，建立良好的沟通渠道，确保信息畅通无阻。这可以通过定期举行家庭会议、提供书面资料、使用易于理解的语言等方式实现。

3.挑战三 情感压力。

在面对患者的病情和生命终结时，家庭成员可能会感到极大的情感压力和心理负担。这可能导致他们在决策过程中难以保持冷静和理智，甚至可能影响他们与医疗团队的沟通效果。

应对措施：提供情感支持。家庭成员在面对患者的病情和生命终结时需要情感支持。医疗团队应该提供适当的情感支持，如心理辅导、倾听和理解等，以帮助家庭成员缓解压力。

4. 挑战四　文化和社会因素。

家庭成员和医疗团队可能来自不同的文化和社会背景，这可能导致在沟通中存在文化和社会差异。尊重和理解彼此的文化差异，对建立良好的沟通关系至关重要。

应对措施：尊重文化和社会差异。家庭成员和医疗团队应该尊重彼此的文化和社会差异，并努力克服沟通障碍。这可以通过了解彼此的文化背景、使用翻译服务等方式实现。

（二）法律层面的问题的挑战

1. 挑战一　法律文件的有效性。

在制定和执行生前预嘱时，确保法律文件的有效性是一个关键问题。这可能涉及多个方面，如文件的签署日期、患者的法律能力、证人的存在等。

应对策略：在制定生前预嘱之前，患者应该咨询法律专业人士，以确保文件的有效性和合法性。患者应确保签署的文件符合当地的法律规定，并满足法律文件的基本要求，如签署日期、证人签字等。此外，患者还应确保自己在签署文件时具有完全的法律能力，并在必要时提供医疗证明。

2. 挑战二　法律执行的争议。

在某些情况下，生前预嘱的执行可能会引发争议。这可能涉及医疗团队对患者的理解和判断、家庭成员的意愿及法律程序的复杂性等方面。

应对策略：患者和家庭成员应该了解当地法律规定和执行程序，以便在必要时采取行动。他们可以寻求法律专业人士的帮助，以确保生前预嘱的合法执行。此外，医疗团队也应该提供专业的医疗建议，并与法律专业人士合作，以确保患者的权益得到保障。

3. 挑战三　跨国或跨地区的法律差异。

在跨国或跨地区的情况下，生前预嘱的制定和执行可能会面临更加复杂的法律问题。不同国家和地区的法律规定可能存在显著差异，这可能导致法律文件在不同地区的有效性和适用性受到影响。

应对策略：在这种情况下，患者和家庭成员应该寻求专业法律人士的帮助，以确保生前预嘱符合当地法律规定。他们应了解不同国家和地区的法律规定，以便在必要时调整和完善生前预嘱文件。此外，他们还可以考虑寻求国际法律组织的帮助，以确保患者的权益得到国际保护。

（三）不可预测的医疗和伦理问题的挑战

1. 挑战一　不可预测的病情进展。

癌症患者的病情进展往往是不可预测的，有时可能会迅速恶化，这可能会与患者的生前预嘱不一致。

应对策略：患者应该在生前预嘱中明确他们对不同病情进展的意愿，包括在病情急剧恶化时是否希望接受特定治疗或生命支持措施。这样可以确保医疗团队在紧急情况下能够按照患者的意愿进行决策。生前预嘱文件应该包括具体的情景和指示，以帮助医疗团队和家属在紧急情况下做出决策。这样可以避免在紧急情况下出现混乱和误解。家庭成员应该与患者保持密切沟通，了解患者的意愿和期望，以便在需要时提供支持和协助。

2. 挑战二　潜在的医学窘境。

在某些情况下，医学窘境可能会出现，即医疗团队无法提供既符合患者意愿又符合伦理原则的医疗护理。例如，当患者要求终止治疗，但医生认为治疗仍有希望。

应对策略：在面对医学窘境时，医疗团队应积极向医学伦理专家、社会工作者和精神健康专业人士等寻求咨询，以获取多方面的意见和建议。这样可以确保医疗团队在决策时考虑到各种因素，并做出符合患者意愿和伦理原则的决策。尽量与患者和家庭成员合作，共同寻找妥协方案，以满足患者的关切和医学伦理要求。这样可以确保患者的意愿得到尊重，也能满足医学伦理的要求。家庭成员应该了解患者的意愿和期望，并与医疗团队保持密切沟通，以确保患者的关切得到关注和满足。

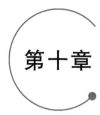

第十章

关注照顾者

▶ 第一节　照顾者负担概述

照顾者在照顾过程中可能会面临各种挑战和困难，导致他们出现身体疲劳、心理压力、社交孤立和经济困难等问题，这些都会加重他们的负担。照顾者负担的研究发展历程是一个逐步深入和扩展的过程。在 20 世纪 80 年代初，随着西方国家逐步步入老龄化社会，阿尔茨海默病患者的照顾问题引起了广泛关注。这一时期，"照顾者负担"这一概念开始形成，研究主要集中在照顾行为对个体产生的消极后果上，如心理和身体健康问题。例如，有研究显示，照顾者容易出现抑郁、焦虑和身体健康问题。然而，随着研究的不断深入，人们开始更深入地探索照顾者负担的具体内容和相关的影响因素。研究内容从单纯的消极后果扩展到了对积极感受的关注，例如，照顾者在提供照顾过程中所体验的主观收获感、荣誉感及个人成长等。例如，有研究显示，尽管照顾者面临许多挑战，但许多人在提供照顾的过程中也获得了个人成长、亲密度和满足感。随着积极心理学的兴起，对照顾者积极感受的关注度逐渐增加。这一阶段的研究不仅从多个角度探究照顾者负担，包括生理、心理、社会和经济等方面，还尝试提供适当的支持和资源，以帮助照顾者应对负担。例如，社会支持网络、心理咨询和照顾者支持团体等资源可以帮助减轻照顾者的负担。

一、相关概念

（一）照顾者

在当前的医疗环境中，对"照顾者"这一角色的定义尚未达成统一共识。从不同的角度出发，可以对照顾者这一概念进行以下理解。

首先，根据专业程度的不同，照顾者可以分为正式照顾者和非正式照顾者。正式照顾者通常是指在专业医疗机构中经过培训、具备专业知识的卫生保健人员。他们在护理工作中获取报酬，并为患者提供专业的医疗护理服务。与之相对，非正式照顾者通常是指在家庭环境中为患者提供无偿照护的个体，如配偶、成年子女、父母或朋友等。他们通常不具备专业的照护知识，但承担着繁重的照护任务，如承担医疗费用、参与治疗决策、管理疾病相关症状、协助日常生活活动及给予情感和精神支持等。

除了按专业程度分类外，照顾者还可以根据承担照护任务的主次分为主要照顾者和次要照顾者。主要照顾者的任务繁重，他们对照顾负有主要责任，并可能承担长时间的照护工作。而次要照顾者则做一些辅助工作或具体承担某一项任务，提供间歇性的照护。

在我国医疗护理服务体系中，长期照护主要依赖于以家庭为基础的照护模式，家庭成为了患者康复和治疗的重要场所。在肿瘤缓和医疗中，照顾者通常是指最常陪护肿瘤患者的人，这些人通常是在家庭环境中为患者提供无偿照护的个体，如配偶、成年子女、父母或朋友等。他们需要与肿瘤患者共同生活，以便更好地了解患者的病情和治疗计划，更好地提供及时的照护；他们需要了解患者的需求和情绪状态，并提供相应的支持和关爱；他们需要处理患者从初次诊断到终末期与疾病相关的伴随症状，包括但不限于疼痛、焦虑、抑郁等；此外，他们还需要管理患者的日常事务，如饮食、起居、药物等。

(二) 负担

负担是一个多元化且错综复杂的概念，它涉及多个层面，从生理到心理，从经济到责任与义务，从社会文化到时间和个人发展。在这些层面中，个体可能会面临各种挑战和压力，一旦超出其承受能力，负担便会产生，对个体的生活质量和身心健康产生深远影响。具体来说，负担主要涵盖以下内容。

1. 生理负担　指个体在身体内产生的负荷，包括心血管系统、呼吸系统、消化系统、神经系统、免疫系统等方面的负担。这些负荷可能由日常活动、运动、疾病等引起，如果超出个体的承受能力，可能会对身体健康产生负面影响。

2. 心理负担　指个体在心理上承受的压力或负面情绪，如焦虑、抑郁等。这些情绪状态可能由生活中的各种压力和挑战引起，如工作压力、人际关系问题、经济困难等。心理负担不仅影响个体的情绪状态，还可能对身体健康产生负面影响。

3. 经济负担　指个体或家庭在经济上承担的压力和责任，如生活费用、教育支出、医疗费用等。经济负担可能由收入水平、生活成本、经济环境等因素引起，对个体的生活质量产生直接影响。

4. 责任与义务负担　指个体在社会生活中承担的责任和义务，如家庭责任、工作责任、社会责任等。这些责任和义务可能给个体带来压力和负担，需要个体付出时间和精力去履行。

5. 社会文化负担　指个体在社会文化背景下所面临的压力和挑战，如社会期望、文化背景差异、价值观冲突等。社会文化负担可能影响个体的行为和思维方式，对个体的情感和心理健康产生影响。

6. 时间负担　指个体在时间分配上的压力和挑战，如工作与生活的平衡、时间管理、任务优先级等。时间负担可能影响个体的效率和生产力，对个体的生活质量产生影响。

7. 发展负担　指个体在个人成长和发展方面所面临的压力和挑战，如职业发展、学习新技能、提高自身能力等。发展负担可能激发个体的积极性和创造力，但也可能导致焦虑和压力。

8. 情感负担　指个体在情感交流中承受的沉重的压力，如在恋爱关系中面临的挑战和问题等。情感负担可能影响个体的情感健康，导致情绪波动或心理困扰。

(三)照顾者负担

照顾者负担是一个复杂多维度的概念，经历了从单维度、双维度(主观负担与客观负担)到多维度(生理负担、心理负担、社会负担、经济负担等)的演变过程。目前较为成熟的照顾者负担理论认为，照顾者负担是一个多维度的概念，可以从以下几个方面进行理解。

1. 生理负担　这主要涉及照顾者在身体层面上的负担。由于需要照顾患者，照顾者可能面临长时间的照料活动，如喂食、翻身、换药等，这些都需要大量的体力和精力。长期下来，这可能会导致身体疲劳、肌肉劳损等问题。

2. 心理负担　照顾者在心理层面也承受着很大的负担。他们可能会因为担心患者的病情、治疗效果、生活自理能力等而产生焦虑、抑郁等情绪。此外，由于患者可能需要长时间的照料，照顾者可能会感到孤独、无助和自我价值感降低。

3. 社会负担　这主要涉及照顾者在社会角色和人际关系方面的负担。照顾患者可能导致照顾者无法继续工作或参与社交活动，这可能会导致他们的社交隔离和职业困境。同时，社会对照顾者的支持和资源分配也可能影响他们的负担程度。

4. 经济负担　照顾者在经济层面也承受着很大的压力。这包括患者的高额医疗费用、长期的康复治疗费用及由于照顾患者而产生的其他相关费用等。

二、肿瘤缓和医疗中的照顾者负担

(一)负担表现

照顾者负担是多维度的，表现在生理、心理、经济、社会等方面，且各维度的负担不是孤立、静止的，而是动态变化、相互影响的。

1. 生理负担　疾病初期，患者尚能自理，照顾任务少，照顾负担较轻。由于恶性肿瘤生长速度快，对患者身体的破坏性大，加之手术、化疗、放疗后患者并发症等伴随症状较多，照顾者需要花费大量的时间协助患者的日常生活、管理药物和症状、组织与医疗保健提供者的访问和预约、养成促进肿瘤患者健康生活方式等，甚至还要兼顾家庭其他成员的照料，耗费自己大量的精力、时间，难以完成自身复原，容易出现疲劳、睡眠障碍、免疫力减弱、健康状况下降等问题。

2. 心理负担　肿瘤诊断不仅给患者带来沉重的打击，也深远地影响着照顾者。而中国的照顾者一般会向患者隐瞒疾病真实情况，独自承受压力。且当患者病情恶化或症状多发时，照顾者会认为自己没有照顾好患者，陷入内疚、自责、焦虑、抑郁等精神内耗。最重要的一点是，照顾者的恐惧(害怕面对家庭成员的死亡)会贯穿整个病程。

3. 经济负担　肿瘤的治疗方式通常是通过手术、化疗、放疗、靶向治疗等根治或缓解症状，从而延长生存期，提高患者的生活质量。由于医疗政策还不够完善，部分价格昂贵的药物需要患者自费，同时患者病情变化需要反复住院，此外照顾者角色与社会职业角色发生冲突，会影响家庭收入，加重经济负担。

4. 社会负担　照顾者为了更好地照顾患癌家庭成员，会牺牲属于自己的时间和空间，与朋友及亲戚社交、娱乐活动减少，甚至会影响照顾者的其他社会角色，如家庭角色、工作角色、朋友角色等。若照顾者长时间以患者为中心，无法开展正常的社会活动，会造成社会孤立。

(二) 负担来源

减轻照顾者负担是一个涉及多方面因素的复杂系统工程，需要全面考虑照顾者负担的来源、影响因素和关键特征等。在肿瘤缓和医疗背景下，照顾者负担呈现多元化和复杂性，其来源主要包括以下几个方面。

1.照顾任务本身

(1)日常护理：日常的照顾任务，如喂饭、洗澡、协助大小便等，需要耗费大量的时间和精力。例如，照顾者可能需要长时间陪伴患者，无法正常工作或休息。

(2)医疗护理：随着病情的进展，患者可能需要更复杂的医疗护理，如药物管理、输液、伤口护理等。这需要照顾者具备相应的医疗知识和技能，增加了他们的压力。

(3)心理支持：肿瘤患者可能会经历焦虑、抑郁等情绪问题，需要照顾者提供持续的情感支持。这需要照顾者具备高度的情感投入和心理承受能力。

2.家庭关系

(1)家庭成员间的关系：随着病情的恶化，家庭成员之间的关系可能会发生变化，产生矛盾或冲突。例如，家庭成员可能在患者的治疗选择、生活安排等方面存在分歧。

(2)角色与分工：在家庭中，成员之间可能对照顾任务有不同的看法和期待。这可能导致某些成员承担了过多的责任，从而感到疲惫和压力。

3.社会支持

(1)社会网络：缺乏亲朋好友的支持和理解可能会使照顾者感到孤立无援。例如，当照顾者需要短暂休息或有人陪伴时，却找不到合适的亲友帮忙。

(2)社区资源：社区内缺乏针对肿瘤患者的支持服务，如临终关怀、心理咨询等。这使得照顾者在寻求帮助时感到无助。

(3)志愿服务与援助：由于志愿服务或援助的缺乏，照顾者在面临困难时可能无法及时得到帮助。

4.经济状况

(1)医疗费用：高昂的医疗开支可能会给家庭经济带来压力，特别是对那些没有医疗保险或保险不足的家庭。

(2)生活费用：由于患者需要特殊的饮食、药物或其他设备，日常开销可能会大大增加。

(3)职业与收入：照顾者可能因照顾家人而放弃工作或减少工作时间，从而导致收入下降。这进一步加剧了家庭的经济压力。

5.其他因素

(1)文化背景：在一些文化中，家庭成员更倾向于自己承担照顾责任，而不寻求外部帮助。这可能导致照顾者长期承受巨大的压力。

(2)健康状况：照顾者的自身健康状况也可能影响其照顾能力。例如，患有慢性疾病的照顾者可能无法长时间承担高强度的照顾任务。

(3)信息与知识：缺乏关于肿瘤、治疗等方面的知识也可能使照顾者感到困惑和无助。这增加了他们的心理负担。

(三)关键特征

一般而言,照顾者负担有以下显著特征。

1. **主观感知** 在照护过程中,照顾者对患者特定损伤所引发问题的主观感受程度。主观感知依赖于照顾者如何解读患者的需求,以及他们如何组织和利用现有资源。例如,肿瘤患者的照顾者会思考自己的知识储备是否足够应对患者的治疗伴随症状,是否有足够的经济支撑继续治疗等。当照顾者认识到自己无法满足照顾需求时,就会感受到负担。

2. **多维现象** 指的是照顾者负担的多种表现形式。这通常涵盖四个方面:身体、心理、经济和社会,即生物-生态-心理-社会的多维现象。例如,当肿瘤患者无法自理时,照顾者可能需要付出大量体力来照顾患者,这可能导致身体疲惫甚至出现疾病症状,这是身体负担的表现;当患者的治疗费用超出照顾者的支付能力时,他们会感受到经济负担。然而,照顾者可能无法感知到所有维度的负担。

3. **动态变化** 指的是照顾者负担会随着时间推移和照护参与程度的变化而变化。在疾病的初期阶段,当患者还能自理时,患者和家属可能因为诊断而产生怀疑、愤怒等负面情绪,此时照顾者的负担主要集中在心理层面。随着病情的发展和治疗方法的变化,患者的照顾需求增加。当照顾者出现健康问题时,负担则主要集中在身体层面。在照顾患者的过程中,一旦适应了某种照顾程序后,可能会出现新的难题,导致照顾者不断处于解决问题的循环中,其负担也在不断变化。

4. **超负荷** 是指由感知到的需求与所掌握的资源不匹配而导致的负担。这些需求可能来自患者、家庭成员、工作或社会。资源来自个人自身或其他非正式或正式的支持系统。当个人的资源不足以满足这些需求时,照顾者在处理这些具体需求时会感到超负荷。如果照顾者认为接受患者的请求或其他相关要求超出了其可用资源的范围,他们就会感受到沉重的负担。

除此以外,在肿瘤缓和医疗背景下,照顾者负担还有以下特征。

1. **多重角色与责任** 照顾者在家庭中可能要承担多重角色,如医疗助手、情感支持者、日常生活的照料者等。这不仅需要他们具备相关的知识和技能,还要承担由此带来的心理压力。

2. **长期性与不确定性** 肿瘤患者的病情往往具有长期性和不确定性,这使得照顾者需要做好长期照护的准备,并随时应对可能出现的突发状况。这种持续的压力和不确定性对他们的身心健康造成严重影响。

3. **社会与情感支持的缺失** 在面对肿瘤这样的严重疾病时,照顾者往往需要更多的社会与情感支持。然而,由于社会资源的有限性及文化观念的影响,他们很难获得足够的支持,这增加了他们的孤立感和无助感。

4. **经济压力与职业困境** 高昂的医疗费用、工作与照护之间的平衡问题及可能出现的收入下降等,都给照顾者带来了巨大的经济压力与职业困境。

5. **知识与信息的匮乏** 对于肿瘤及其治疗方法的了解不足,使得照顾者在照护过程中容易产生焦虑和困惑。缺乏正确的信息和知识,不仅增加了他们的心理负担,也可能影响患者的治疗和康复。

(四)影响因素

在肿瘤缓和医疗背景下,照顾者负担的影响因素可以划分以下几个方面。

1.照顾者方面

(1)性别:受传统观念影响,女性在家庭中往往承担更多的照顾任务。由于缺乏相关经验和技巧,以及担忧无法完全满足患者的需求,女性照顾者往往承受着更重的生理和心理负担。

(2)年龄:随着年龄的增长,照顾者的精力、体力和健康状况会逐渐下降。这使得他们难以应对高强度的照顾任务,从而增加了身心负担。

(3)受教育水平:受教育水平较高的照顾者具备更强的信息获取、资源利用和问题应对能力。此外,较高的受教育水平往往与更高的社会经济地位相联系,从而可能获得更多的社会支持,进而减轻照顾负担。

(4)照顾时长:长时间、高强度的照顾工作会导致照顾者的可支配时间减少,引发角色冲突和身体健康问题。随着时间的推移,这会导致生理和心理负担的加重。

(5)自身健康状况:照顾者的健康状况直接影响其照顾能力。健康状况较差的照顾者更容易感到疲劳和不适,难以承受高强度的照护工作,从而加重其负担。

(6)经济状况:在职的照顾者通常在年龄和经济条件上具有优势,而退休或无业的照顾者可能面临更多的负担。

(7)情绪与心理状态:焦虑、抑郁等负性情绪及照顾者的心理弹性直接影响其应对照顾任务的能力和感受的负担程度。

(8)照顾知识技能:缺乏足够的照顾知识、技能会导致照顾者在面对各种问题时感到困惑和无助,从而加重其负担。

2.患者方面

(1)年龄:年龄是影响照顾负担的重要因素。老年患者由于身体机能的衰退,抵抗力较弱,容易出现并发症,照顾者需要耗费更多的体力和精力。这种情况下,老年患者的自理能力严重丧失,进一步增加了照顾者的负担。与老年患者相比,中年患者及照顾者面临的处境更为复杂和艰难。中年患者在家庭和社会中扮演着重要的角色,往往是家庭的经济支柱。一旦确诊,他们将面临更多的挑战和问题,如失业、家庭收入减少、经济负担加重、子女的抚养教育问题及与社会脱轨等。这些问题不仅增加了患者的心理压力,也给照顾者带来了沉重的负担。因此,对于不同年龄段的患者,应根据其实际情况提供有针对性的支持和帮助,以减轻他们的负担。

(2)疾病相关情况:如肿瘤类型、肿瘤分期、治疗方式、生活自理程度、心理状态等。

①肿瘤类型:不同的肿瘤类型其临床症状表现、预后各不相同,对照顾者负担的影响也不尽相同。例如:直肠癌术后患者排便形态、方式改变,容易产生自责、焦虑等负性情绪,照顾者不仅要多加注意患者的日常起居,还需要特别关注患者的心理状况,加重照顾者负担。胰腺癌、肺癌相较于甲状腺癌恶性程度高、疾病进展快、预后较差,一经诊断往往给一个家庭造成毁灭性的打击。

②肿瘤分期:肿瘤分期越高意味着后期治疗越复杂,预后的不确定性越大。且肿瘤晚期的患者病情复杂,合并症与并发症较多,自理能力较差,需要投入更多的精力与财力,身心

负担和经济负担也会更加显著。

③治疗方式：肿瘤患者的治疗方案往往是个体化的，不同的治疗方式对患者的影响也不同，照顾者负担也会受此影响。据调查，化疗中期大肠癌患者其照顾者负担较手术及化疗结束后的照顾者负担更重。化疗中期肿瘤患者的不良反应最明显，恶心呕吐是最常见的症状，患者食欲下降导致营养不良，生命质量下降加重照顾者负担，且化疗期间的伴随症状容易使患者产生恐惧、焦虑等消极心理，而患者与照顾者的情绪是相互作用的，照顾者同样容易产生负性情绪，增加照顾者负担。

④生活自理程度：患者的生活自理能力与照顾者负担呈负相关。当患者完全丧失自理能力时意味着病情较重，此时照顾者不仅要全方位地管理肿瘤患者的日常生活、及时处理疾病发展过程中的伴随症状，还要承受病情变化的心理负担。

⑤心理状态：肿瘤患者与照顾者的情绪是相互影响的，肿瘤患者的悲伤、焦虑、抑郁、自责等负性心理都会影响照顾者的情绪，照顾者可能会产生自责、担忧、焦虑等负性情绪，增加照顾者负担。

3.其他方面

(1)家庭收入：家庭收入同样影响照顾者负担。收入较低的家庭，照顾者负担越重。收入较高的家庭可以雇佣护工或第三方协助照顾患者，减轻照顾者负担；而收入较低的家庭不仅要照顾患者，还会因为治病加大花销而担忧家庭生计。

(2)诊断告知：有研究发现，诊断告知会对照顾者负担产生显著影响，未被告知诊断的照顾者面临更高的照顾者负担风险，是被告知诊断的 1.446 倍。这可能是由于照顾者在照护肿瘤患者的同时，还需费心隐瞒病情，精神压力增大。相比之下，被告知诊断的患者更可能积极配合治疗，从而提高生活质量，从而在一定程度上减轻了照顾者负担。

(3)照顾者与患者的关系质量：与患者关系更亲密的照顾者在照护过程中通常更为主动，能够积极应对和解决问题。相比之下，与患者关系较为一般的照顾者更容易感到疲劳和出现情绪障碍等问题。因此，照顾者与患者的关系质量是影响照顾者负担的重要因素之一。

(4)社会支持：根据社会支持缓冲器模型，当个体面临应激事件时，社会支持可以起到缓解作用，降低照顾者的压力和由应激事件引发的负面情绪，从而维持个体的健康状况。社会支持通过多种方式满足照顾者的需求，包括物质支持、情感支持和信息支持，从而提高照顾者的幸福感和健康水平。当有其他人分担照护任务时，照顾者负担会显著减轻。协助照顾者的人数越多，每个人承担的照顾任务就越少，这意味着个体有更多的时间发展自我，可以共同承担医疗费用和面对医疗风险。这种分担机制大大减轻了主要照顾者的心理压力和经济负担。因此，社会支持是减轻照顾者负担的重要因素，通过提供物质支持、情感支持和信息支持，以及分担照护任务，可以有效地减轻照顾者负担。

三、照顾者负担的影响

照顾者负担是一个多维度、多层次的问题，不仅影响个体层面的照顾者和患者，还对家庭和社会产生广泛的影响。

(一)对照顾者的影响

对于照顾者自身来说，沉重的负担可能导致他们出现身体和心理问题。长时间和高强度的照顾工作可能引发疲劳、焦虑和抑郁等情绪困扰。此外，照顾者可能因为无法妥善平衡工作、家庭和照顾任务而面临巨大的压力。长期承受这种压力和负担可能会严重损害照顾者的身体健康，降低他们的生活质量，甚至影响他们的社交和职业活动。

(二)对患者的影响

过重的照顾者负担可能导致照顾者无法充分满足患者的需求，从而影响患者的康复和生活质量。例如，当照顾者因为疲惫和压力而无法提供必要的日常照护时，患者的自理能力可能会受到影响。此外，照顾者的负性情绪也可能传染给患者，进一步加剧他们的心理困扰。

(三)对家庭、社会的影响

照顾者负担对家庭和社会也具有深远的影响。在家庭层面，照顾者负担可能导致家庭功能的削弱。当照顾者无法承担全部的照顾任务时，家庭成员可能需要分担这些任务或需聘请外部人员来承担这些任务，这可能会给家庭带来额外的经济压力。在社会层面，照顾者负担也可能对社会的经济和医疗资源造成影响。照顾者可能无法正常工作或参与社会活动，这可能导致社会的生产力和社会服务需求增加，进一步对社会经济产生影响。此外，照顾者负担还可能导致医疗资源的过度使用，如频繁的急诊访问或住院治疗，从而增加社会的医疗支出。

四、照顾者负担相关评估

(一)实施意义

照顾者负担相关评估的实施意义主要表现在以下几个方面。

1. 了解照顾者的身体和心理负担　通过评估，可以全面了解照顾者在照顾过程中的身体和心理负担，包括身体疲劳、情绪压力、社交影响等。这有助于识别照顾者的需求，为制定有针对性的支持措施提供依据。

2. 制定个性化的支持方案　基于评估结果，可以为每个照顾者制定个性化的支持方案，包括提供生活照顾、心理疏导、技能培训等方面的帮助，以减轻其负担，提高生活质量。

3. 促进照顾者的身心健康　通过评估和相应的支持措施，可以促进照顾者的身心健康，防止因长期照顾而导致的身心疲惫和健康问题。这有助于提高照顾者的能力，使其更好地承担照顾责任。

4. 优化医疗资源配置　通过评估，可以更准确地了解照顾者的需求和负担，从而更合理地配置医疗资源，包括人力、物力和财力等，提高资源利用效率。

5. 为政策制定提供依据　照顾者负担相关评估的结果可以为政策制定提供依据，包括制定相关的政策、法规和社会福利制度等，以更好地支持照顾者，改善其生活状况。

(二)评估内容

照顾者负担的评估内容主要包括以下几个方面。

1. 照顾者的身体和心理负担　评估照顾者在照顾过程中所面临的身体疲劳、心理压力和情绪反应等。例如，照顾者可能会感到疲惫、焦虑、抑郁等，这些都需要进行评估。

2. 照顾任务的实际负担　评估照顾任务对照顾者日常生活和工作的影响，包括照顾者的时间分配、工作量、任务难度等。

3. 照顾者的社交和经济压力　评估照顾者在社交和经济方面所面临的压力。例如，照顾者可能因为照顾任务而减少了社交活动，或者因为照顾而产生的经济负担等。

4. 照顾者的自我效能感　评估照顾者对自己照顾能力的自信程度，包括对照顾任务的胜任感、自我价值感等。

（三）评估方法

照顾者负担的评估方法主要包括问卷调查法、观察法、访谈法、量表评估法和综合评估法。每种方法都有其特定的用途和优缺点，可以根据实际情况选择合适的方法。

1. 问卷调查法　通过设计问卷来收集照顾者的相关信息，如基本信息、照顾情况、负担感受等。问卷可以采用自填或他填的方式，通过邮件、网络或现场发放等方式进行收集。

2. 观察法　通过观察照顾者的行为、表情、言语等情况来评估其负担情况。这种方法可以获得较为客观的数据，但需要观察者具备一定的观察技巧和经验。

3. 访谈法　通过与照顾者进行面对面的交流来了解其负担情况。访谈可以采用结构化或半结构化的方式，应根据研究目的和要求来设计访谈提纲。

4. 量表评估法　使用标准化的量表来评估照顾者的负担情况，如 Zarit Burden Interview（ZBI）、Caregiver Strain Index（CSI）和 Caregiver Burden Inventory（CBI）等。这些量表通常包括多个维度和条目，根据评分结果可以判断照顾者的负担程度。

5. 综合评估法　综合运用以上多种方法进行评估，以获得更全面和准确的结果。例如，可以先通过问卷调查法收集大量的数据，然后结合观察法和访谈法进行深入的个案研究，最后使用量表评估法进行标准化评估。

以下是一些具体的照顾者负担评估量表和工具。这些量表和工具都是经过验证的，具有良好的信度和效度，在使用时，应遵循相应的使用说明和评分标准。

1. Zarit 照顾负担量表（Zarit Burden Interview，ZBI）　这是常用的照顾者负担评估工具。ZBI 分为两个维度——个人负担和责任负担，涵盖了照顾者在身体、心理、经济和社会等方面的主观体验。该量表包含 22 个条目，每个条目的分值为 0～4 分。根据总分，可以判断照顾者的负担程度，如无负担或轻度负担、中度负担和重度负担。

2. 照顾者压力指数（Caregiver Strain Index，CSI）　这是另一个广泛使用的照顾者负担评估工具。CSI 主要评估照顾者在照顾过程中的压力程度，包括身体、心理、社交和经济等方面。该量表包含 13 个条目，每个条目的答案为"是"或"否"。根据回答情况，可以计算出一个总分，从而判断照顾者的压力水平。

3. 照顾者负担问卷（Caregiver Burden Inventory，CBI）　CBI 也是一个常用的照顾者负担评估工具。它包含了多个维度，如时间依赖性负担、发展受限负担、身体性负担、社交性负担和情感性负担等。每个维度都有相应的条目和评分标准。通过计算总分和各维度的得分，可以全面了解照顾者的负担情况。

第二节 照顾者负担管理策略

在当今社会，随着人口老龄化的加速和家庭结构的转变，照顾年迈、患病或残疾的亲属的职责更多地落在了家庭成员的肩上。尽管这种承担是出于深深的亲情与奉献精神，但它在带来沉重身心负担的同时，常常使照顾者陷入被忽视的境地。在肿瘤缓和医疗的环境中，当照顾者开始承担起肿瘤患者的照顾任务时，家庭资源的天平自然而然地向患者倾斜，照顾者常常无暇顾及自身，他们面临的压力和挑战更是不可小觑。在这个过程中，照顾者的身心健康往往被忽视，他们常常被称为"隐形的患者"。为了更好地应对这一现象，本节为读者提供了一系列照顾者负担的管理策略。通过了解和应用这些策略，我们希望能够帮助照顾者更好地缓解工作与生活的压力，减轻他们的负担，提升他们的生活质量。同时，我们希望通过这一节的阐述，引起社会各界对这一问题的关注，共同营造一个更加关爱且具有支持性的社区环境。

一、心理负担管理策略

心理负担是许多照顾者在疾病各个阶段都会面临的困境，它对其他方面的负担产生了不同程度的影响。这些影响包括对疾病的不确定感、对复发的恐惧、沉重的照顾责任、抑制不良情绪的压力，以及低自我效能感等。许多照顾者选择独自承受这一切，然而，过分压抑自己的内心往往只会让情况变得更糟。因此，学会为自己的内心寻找出口，舒缓压力，就显得尤为重要。照顾者需要找到适合自己的方式来释放内心的压力，例如进行放松训练、主动沟通、寻求专业帮助等。

(一) 进行放松训练

有研究表明，躯体的反应与情绪之间存在密切的联系。当我们有意识地控制身体的肌肉运动时，可以改变我们的情绪状态，使自己保持轻松和愉悦。以下是一些简单易学的放松训练方法。

1. 腹式呼吸法

操作方法：仰卧或采取冥想的坐姿，确保身体完全放松。调整呼吸节奏，自然地吸气和呼气。对于初学者，可以将一只手放在胸部，另一只手放在腹部，专注于控制胸部的起伏和腹部的扩张与收缩。吸气时，尽量扩张腹部；呼气时，尽量收缩腹部。保持胸部稳定，反复进行深呼吸，并逐渐熟悉这个过程。

实施要点：当你熟练掌握后，可以将双手放在身体两侧，专注于呼吸的感觉。关键是要做到呼吸的最大化。

2. 缩唇呼吸法

操作方法：吸气时，通过鼻子进行深吸，使肺部充满空气。呼气时，嘴唇呈吹口哨状，缓慢呼出气体。

实施要点：吸气和呼气的比例应为 1：2，即呼气的时间应比吸气的时间长，确保尽可能多地排出气体。

3.其他放松技术　详见本书第七章第四节。这些方法有助于释放压力、放松身心，使我们能够更好地应对日常生活中的挑战，可尝试不同的技巧，找到最适合自己的方式来减轻心理负担。以下是较为常用的几种方法。

(1)渐进性肌肉放松：这是一种逐步紧张和松弛肌肉的方法，帮助自己感知身体紧张和松弛状态之间的差异。通过这种技巧，自己可以学会控制身体的肌肉，并达到深度放松的状态。

(2)自主神经放松：这种技术专注于自主神经系统的反应，特别是心跳、呼吸和体温的变化。通过观察这些生理反应，自己可以更好地控制和放松自己的身体，缓解紧张和焦虑。

(3)想象放松：这是一种通过想象自己身处宁静环境或场景(如海滩、花园等)中的方法，来达到放松的状态。这种技巧可以帮助我们转移注意力，减轻心理压力。

(4)正念减压：这是一种通过专注于当下的感觉和体验，避免陷入回忆或担忧未来的方法。通过正念减压练习，我们可以更好地认识自己的情绪和思维，从而更好地应对压力和焦虑。

(二)主动沟通

在癌症患者的家庭照顾中，许多照顾者为了不让患者担忧和焦虑，常常选择隐瞒病情，秉持"报喜不报忧"的原则。然而，这种做法可能导致照顾者独自承受巨大的心理负担。为了减轻这种负担，照顾者应当主动与患者进行沟通，分享内心的想法和感受。主动沟通是减轻照顾者心理负担的重要方式。通过与患者和其他家庭成员的充分交流，照顾者可以获得更多的支持和帮助，从而更好地应对照顾工作的挑战。这也能增强家庭成员之间的情感联系，共同构建一种团结、互助的家庭氛围，为患者的康复提供强有力的支持。主动沟通在具体实施过程中还要注意以下几点。

(1)照顾者可以适当地向患者透露病情的实际情况，并解释隐瞒的原因。这样可以减少患者的猜疑，提高其对治疗方案的信任和配合度。在交流过程中，照顾者应充分了解患者的想法和担忧，共同商量治疗方案。这不仅能够增强患者对治疗的信心，还能缓解照顾者在面对选择时的压力。

(2)除了与患者沟通，照顾者还应与其他家庭成员进行充分的交流。家庭成员的支持与帮助对照顾者的心理负担有着重要的影响。坦然接受他们的支持，适当地倾诉内心的郁闷与纠结，可以帮助照顾者释放情绪，减轻心理负担。家庭成员可以提供物质和精神上的支持，帮助照顾者分担一些负担，让他们能够更好地应对照顾工作。

(3)主动沟通不限于面对面的交流。照顾者还可以通过书信、电话、短信等方式与患者和其他家庭成员保持联系，分享彼此的想法和感受。这种持续的沟通可以增强家庭成员之间的情感联系，共同应对癌症带来的挑战。

(三)寻求专业帮助

家庭照顾者在没有接受过专业培训的情况下，常常会怀疑自己提供的照顾是否符合标准，能否满足患者的需求，从而陷入自责和内疚之中。为了减轻这种心理负担，家庭照顾者可以寻求专业人员的帮助。

1.寻求医护人员的帮助　当事情的发展超出了家庭照顾者的处理能力范围时，主观负担可能会随之增加。为了减轻这种负担，家庭照顾者可以在患者每次进行复查或治疗时，向医护人员寻求帮助。他们可以告知医护人员在居家照顾过程中遇到的无法自行解决的照顾难题，并与医护人员共同制定后续的治疗和护理方案。通过与医护人员合作，家庭照顾者可以获得更专业的指导和支持，从而更好地应对照顾挑战。

2. 寻求心理治疗师的帮助　当家庭照顾者内心积压的负性情绪和痛苦感受达到一定程度时，他们可能会出现焦虑、抑郁等不同程度的心理问题。为了缓解这些心理问题，家庭照顾者需要主动寻求心理治疗师的帮助。他们可以诚实地与心理治疗师分享自己的想法和感受，参与相关的心理治疗和辅导活动。通过专业的心理支持和干预，家庭照顾者可以学会应对压力、焦虑和抑郁的方法，从而更好地应对照顾挑战。

3. 寻求其他专业人员的帮助　除了医护人员和心理治疗师之外，社区服务、社会工作等专业人员也可以为家庭照顾者提供支持和帮助。他们可以提供居家照顾的培训和指导、提供家庭护理服务、协调社区资源等。通过与这些专业人员的合作，家庭照顾者可以获得更多的支持和资源，从而更好地应对照顾挑战。

二、生理负担管理策略

照顾肿瘤患者是一项艰巨而耗时的任务，对家庭照顾者的身心造成了极大的负担。随着时间的推移，生理负担可能会逐渐加重，不仅影响照顾质量，还可能对家庭照顾者的身体健康产生长期影响。因此，在为肿瘤患者提供照护服务的同时，家庭照顾者应关注自己的身心健康，特别是患有慢性疾病的家庭照顾者。

1. 缓解主要生理负担　多数家庭照顾者在面对癌肿瘤症患者时，主要承受的生理负担是"疲劳"与"睡眠障碍"。这两种负担常常相互影响，形成恶性循环。疲劳感是照顾者自身感知的一种强烈、持久的倦怠感，它几乎成为了照顾肿瘤患者的伴随症状。而睡眠障碍则表现为睡眠量不正常或睡眠中出现异常行为，其中，失眠是最为常见的睡眠障碍症状。这两种生理负担的表现有许多相似之处，例如反应迟钝、警惕性下降、注意力难以集中、体力明显不足等。更为严重的是，这些症状可能增加心血管疾病的风险，并对情绪管理产生负面影响。除了这些主要的生理负担外，头痛、食欲不振、能量持续短缺、体重下降等问题也是家庭照顾者常见的生理负担。

为了有效缓解这些生理负担，家庭照顾者可以从以下几个方面着手：

(1)提高睡眠质量：充足的睡眠是身体充满活力的必备条件，家庭照顾者可从饮食、运动、冥想、药物(在医生指导下)等方面解决睡眠问题。①睡前摄入适量的碳水化合物或牛奶可以改善睡眠质量。碳水化合物可以帮助人体产生更多的血清素，血清素可以转化为褪黑素，此为调节睡眠周期的重要物质；牛奶中含有色氨酸、钙质、神经活性肽等物质，具有安神助眠、缓解疲劳的作用。禁饮咖啡、茶等兴奋性饮料。②在患者身体状况允许的情况下，家庭照顾者可以外出晒太阳，补充维生素D，有利于钙质吸收，降低神经兴奋性，提高睡眠质量。③适量的有氧运动可以锻炼肌肉、缓解压力促进大脑分泌出抑制兴奋的物质，缓解疲劳，促进深度睡眠。④养成良好的睡眠习惯，选择舒适的睡姿(一般采用右侧卧位)、功能性睡具，可在网络上搜索助眠冥想引导音频。⑤在医生的指导下，根据处方服用助眠药物；也可尝试中医治疗方法。

(2)合理膳食、均衡营养：规律健康的饮食能给人体补充多种营养物质，有效降低各类疾病的发生，对于本身患有疾病的家庭照顾者而言，健康饮食可以更有效地促进身体健康的恢复。根据《中国居民膳食指南（2022）》，一般人群应遵循以下八项原则：①食物多样，合理搭配；②吃动平衡，健康体重；③多吃蔬果、奶类、全谷、大豆；④适量吃鱼、禽、蛋、瘦肉；⑤少盐少油，控糖限酒；⑥规律进餐、足量饮水；⑦会烹会选、会看标签；⑧公筷分餐、杜绝浪费。平衡膳食八项准则具体内容可见表 10-1。

表 10-1 平衡膳食八项准则（核心推荐）

准则条目	核心推荐
准则一： 食物多样， 合理搭配	1. 坚持谷类为主的平衡膳食模式
	2. 每天的膳食应包括谷薯类、蔬菜水果、畜禽鱼蛋奶和豆类食物
	3. 平均每天摄入 12 种以上食物，每周 25 种以上，合理搭配
	4. 每天摄入谷类食物 200~300 g，其中包含全谷物和杂豆类 50~150 g；薯类 50~100 g
准则二： 吃动平衡， 健康体重	1. 各年龄段人群都应每天进行身体活动，保持健康体重
	2. 食不过量，保持能量平衡
	3. 坚持日常身体活动，每周至少进行 5 天中等强度的身体活动，累计 150 分钟以上；主动身体活动最好每天 6000 步
	4. 鼓励适当进行高强度有氧运动，加强抗阻运动，每周 2~3 天
	5. 减少久坐时间，每小时起来动一动
准则三： 多吃蔬菜、 奶类、全谷、大豆	1. 蔬菜水果、全谷物和奶制品是平衡膳食的重要组成部分
	2. 餐餐有蔬菜，保证每天摄入不少于 300 g 的新鲜蔬菜，深色蔬菜应占 1/2
	3. 天天吃水果，保证每天摄入 200~350 g 的新鲜水果，果汁不能代替鲜果
	4. 吃各种各样的奶制品，摄入量相当于每天 300 mL 以上液态奶
	5. 经常吃全谷物、大豆制品，适量吃坚果
准则四： 适量吃鱼、 禽、蛋、瘦肉	1. 鱼、禽、蛋类和瘦肉摄入要适量，平均每天 120~200 g
	2. 每周最好吃鱼 2 次或 300~500 g，蛋类 300~350 g，畜禽肉 300~500 g
	3. 少吃深加工肉制品
	4. 鸡蛋营养丰富，吃鸡蛋不弃蛋黄
	5. 优先选择鱼，少吃肥肉、烟熏和腌制肉制品
准则五： 少盐少油， 控糖限酒	1. 培养清淡饮食习惯，少吃高盐和油炸食品。成年人每天摄入食盐不超过 5 g，烹调油 25~30 g
	2. 控制添加糖的摄入量，每天不超过 50 g，最好控制在 25 g 以下
	3. 反式脂肪酸每天摄入量不超过 2 g
	4. 不喝或少喝含糖饮料
	5. 儿童青少年、孕妇、乳母及慢性病患者不应饮酒。成年人如饮酒，一天饮用的乙醇量不超过 15 g

续表10-1

准则条目	核心推荐
准则六： 规律进餐， 足量饮水	1.合理安排一日三餐，定时定量，不漏餐，每天吃早餐
	2.规律进餐、饮食适度，不暴饮暴食、不偏食挑食、不过度节食
	3.足量饮水，少量多次。在温和气候条件下，低身体活动水平成年男性每天喝水1700 mL，成年女性每天喝水1500 mL
	4.推荐喝白开水或茶水，少喝或不喝含糖饮料，不用饮料代替白开水
准则七： 会烹会选， 会看标签	1.在生命的各个阶段都应做好健康膳食规划
	2.认识食物，选择新鲜的、营养素密度高的食物
	3.学会阅读食品标签，合理选择预包装食品
	4.学习烹饪、传承传统饮食，享受食物天然美味
	5.在外就餐，不忘适量与平衡
准则八： 公筷分餐， 杜绝浪费	1.选择新鲜卫生的食物，不食用野生动物
	2.食物制备生熟分开，熟食二次加热要热透
	3.讲究卫生，从分餐公筷做起
	4.珍惜食物，按需备餐，提倡分餐不浪费
	5.做可持续食物系统发展的践行者

2.进行常规健康监测　应在家中常备血压计、血氧监测仪等基础生命体征测量仪器，定时监测血压、心率、血氧。出现身体不适时，应及时监测并前往医院进一步诊治。对于合并有慢性疾病如高血压、糖尿病、冠心病等的患者更应记录监测日记，以便更有效地评估病情。

3.遵循疾病的三级预防原则　照顾者通常以"牺牲自我"的方式尽力满足患者的照护需求而忽视自身健康。从健康到患病是动态变化的由量变到质变的过程，照顾者在提供照护的同时应重视自己身体健康状况，遵循疾病的三级预防原则。一级预防（病因预防），指采取各种措施消除或控制致病因素，从而防止疾病的发生，是最经济有效的预防措施，如预防接种、控制体重等；二级预防（"三早"预防），指在疾病前期早发现、早诊断、早治疗，预防疾病的发展和恶化，如照顾者应定期体检、高危人群定期测量血压和及时治疗高血压等；三级预防（临床期预防），指照顾者出现疾病后应积极寻求医疗支持、对症治疗、防止伤残和积极康复，将疾病对健康的损害降到最低。

4.预防特殊生理负担　对于长期卧床的患者，照顾者需要定时为其翻身，以防止长时间保持同一姿势导致身体受压。照顾者在长期俯身工作时，极易引发腰肌劳损和腰椎间盘突出，以下是相关预防及处理措施：

（1）掌握人体力学原则：在协助患者翻身时，正确的姿势包括保持腰部挺直、避免过度弯曲和扭曲等，并可以采取以下措施来扩大支撑面和降低重心。①嘱咐患者两臂曲肘，一手放于枕旁，另一手放于胸前，双下肢前后分开，上侧下肢屈膝屈髋在前，下侧下肢稍伸直。这样可以扩大支撑面，增加患者的稳定性，减少受压的风险。②照护者双下肢应随身体动作的方向前后或左右分开站立，以增加支撑面；同时屈髋屈膝，使身体呈下蹲姿势，降低重心，使重力线在支撑面内。这样可以降低照顾者身体重心的位置，减轻腰部承受的压力。③照顾者让患者靠近自己的身体，使重力线落在支撑面内。这样可以减少身体重力线的偏移，减轻腰部的负担。

（2）利用辅助工具：可以使用适当的工具和设备来减轻腰部的负担，例如使用腰部靠垫或支撑器等。

（3）适当的休息和放松：照顾者在长时间工作后，需要适当的休息和放松，以缓解腰部肌肉的疲劳和紧张。可以进行一些简单的伸展运动或按摩来放松腰部肌肉，促进血液循环。

（4）合理的饮食和锻炼：照顾者需要注意合理的饮食和锻炼，以增强身体的免疫力和健康状况。适当的运动可以加强腰部肌肉的力量和耐力，提高身体的稳定性。同时，保持健康的饮食习惯可以提供足够的营养素和能量，维持身体的正常功能。

三、经济负担管理策略

在癌症患者的治疗和康复过程中，经济负担是一个不可忽视的问题。随着病情的进展，治疗费用不断增多，许多患者因健康状况变差而被迫辞职或待业，家庭经济重担常常落在照顾者身上。下面将为患癌家庭介绍相关补助政策、医保政策等。

（一）医保政策

1. 住院报销政策　当癌症患者因治疗需要住院时，可以根据参保地的医疗保险（无论是城镇居民医保还是职工医保）进行报销。报销的比例与就诊医院的等级相关。以《湖南省城乡居民基本医疗保险实施办法》为例，其中第三十三条规定了具体的报销比例：基层医疗卫生机构（主要指乡镇卫生院、社区卫生服务中心）支付比例85%；一级医疗机构或不设等级医疗机构支付比例82%；二级医疗机构支付比例80%；三级医疗机构支付比例65%；省部属医疗机构支付比例60%。当然，各统筹地区会根据医保基金的收支情况，进一步确定具体的支付比例。这意味着，当癌症患者在医院接受治疗时，他们可以按照医疗保险的规定直接获得一定比例的医疗费用报销，从而减轻经济负担。但具体的报销比例和条件可能因地区和政策而异，因此患者和家属应咨询当地医保部门或医疗机构，以确保了解准确和最新的信息。

2. 门诊报销政策　对于需要长期药物治疗或定期门诊复查的癌症稳定期患者，可以关注当地的门诊报销政策，特别是关于门诊恶性肿瘤慢性病种的申请。由于慢病政策在全国范围内没有统一的标准，不同地区的具体实施细节可能会有所差异。这意味着，患者在考虑申请门诊恶性肿瘤慢性病种时，首先应详细了解当地的政策规定。具体的申请流程、所需提供的资料及报销比例等，都需要直接咨询当地的医保部门来获得准确和详细的信息。总体来说，各地的慢病政策和标准都在不断完善，旨在更好地为患者提供经济支持，但具体的细节和操作可能有所不同，因此与当地医保部门的沟通是关键。希望所有有需要的患者都能得到应有的经济支持，减轻治疗的经济负担。

3. 重疾险申请　患癌家庭可考虑申请恶性肿瘤特大重大疾病医疗保险。在申请恶性肿瘤特大重大疾病医疗保险之前，请务必仔细阅读保险条款，确保所患癌症符合保险要求。这样可以确保申请流程更加顺利，避免不必要的误解和纠纷。以下特定疾病并不包含在保险范围内。①原位癌：指癌症早期阶段，尚未突破基底膜的肿瘤。②相当于 Binet 分期方案 A 期程度的慢性淋巴细胞白血病：这是一种早期慢性白血病，通常病情进展缓慢。③相当于 Ann

Arbor 分期方案 Ⅰ 期程度的何杰金氏病：这是一种特殊类型的淋巴瘤，处于早期阶段。④ TNM 分期为 T1N0M0 期或更轻分期的前列腺癌：指前列腺癌处于非常早期阶段。⑤皮肤癌（不包括恶性黑色素瘤及已发生转移的皮肤癌）：某些类型的皮肤癌可能不在保险覆盖范围内。⑥感染艾滋病病毒或患艾滋病期间所患恶性肿瘤：与艾滋病相关的恶性肿瘤可能不在保险范围内。

（二）补助申请

除了医保政策，还有一系列补助申请途径可以帮助癌症患者缓解经济压力。

1. 特殊疾病补助申请　对于患有宫颈癌、乳腺癌等特殊疾病的患者，如果符合当地政策的申请资格，可以向当地妇联申请"两癌"补助。这种补助旨在为经济困难的患者提供一定的经济支持，以缓解他们的经济压力。以湖南省长沙市为例，当地财政局为了关注妇女健康，于 2018 年至 2020 年向市妇联拨款 500 余万元，用于妇女"两癌"防治工作。这笔"两癌"补助经费专门为农村"两癌"患病妇女提供救助，帮助她们缓解家庭的经济压力。需要注意的是，特殊疾病补助申请的具体条件和要求可能因地区而异，因此患者需要了解当地政策的详细信息，并确保自己符合申请资格。此外，不同地区特殊疾病补助申请流程也可能有所不同，患者应向当地妇联或相关部门咨询，了解具体的申请流程和要求。

2. 红十字会大病救助　红十字会作为国际性的慈善组织，经常为各种大病患者提供救助。以吉林省红十字会为例，其于 2017 年启动了肿瘤救助项目，专门针对省内困难家庭的肿瘤患者提供资金援助。这些救助项目通常旨在帮助那些因疾病而陷入经济困境的患者，减轻他们的经济负担。患者可以通过向当地红十字会咨询，了解更多关于此类救助项目的具体信息和申请流程。需要注意的是，不同的救助项目可能有不同的申请条件和要求，如患者的户籍、家庭收入状况等。因此，患者在申请时，应确保自己符合相关条件，并准备好所需的证明材料。

3. 低保申请　低保是我国社会保障体系中的一项基本保障措施，旨在为低收入家庭提供基本生活保障。低保主要由地方财政开支，各地区政策有所不同，因此患者需咨询当地民政部门或居委会、社区等了解低保政策的具体情况。在申请低保时，患者需要提供相关证明材料，如家庭收入证明、医疗费用发票等。低保的申请流程可能因地区而异，因此建议提前咨询当地民政部门或居委会、社区等了解具体流程和要求。需要注意的是，我国低保大病救助政策并未覆盖所有病种，肿瘤救助范围包括胃癌、食道癌、结肠癌、直肠癌、肺癌、肝癌、宫颈癌、乳腺癌、卵巢癌、膀胱癌、肾癌 11 个癌种。因此，患者在申请低保时，应充分了解当地政策的具体要求和救助范围。

4. 工会大病补助　对于有工作单位的患者，向单位的工会申请大病补助是一种可能的经济支持途径。工会通常会为会员提供福利和援助，其中包括大病补助。补助的具体金额和条件可能因工会而异，因此患者需要了解所在工会的具体政策和要求。申请工会大病补助通常需要提供相关证明材料，如医疗费用发票、诊断证明等。补助的具体申请流程也可能因工会而异，因此建议向所在工会咨询申请流程和要求。需要注意的是，工会大病补助的金额可能有限，并且申请补助的竞争可能比较激烈，因此患者需要充分了解所在工会的政策和要求，并确保符合申请条件，也需要注意申请时间和截止日期，以免错过申请机会。

5. 临床试验申请　当患者面临高额治疗费用时，申请参与临床试验可能是一个可行的选择。临床试验是评估新药、疗法或诊断方法的科学研究，可以为患者提供接受新治疗的机会，并有可能带来更好的疗效。申请临床试验前，患者应充分了解临床试验的目的、过程和风险，并确保符合试验的入选标准。可以咨询医生或医疗机构以获取有关临床试验的更多信息和指导。需要注意的是，临床试验并非一定能够缓解经济压力，因为有些试验可能不会提供经济补偿或补贴。此外，参与临床试验可能需要投入一定的时间和精力，并且可能会对身体造成一定的负担。总之，申请临床试验是一种具有风险和机会的选择，患者应根据自身情况和医生的建议做出决策。

6. 慈善捐款 慈善捐款是一种向社会寻求帮助和支持的有效方式，尤其在网络发达的今天，患癌家庭可以通过正规的筹款平台发起筹款。通过慈善捐款，患癌家庭可以获得一定的经济支持，缓解治疗和康复过程中的经济压力。这也是一种凝聚社会力量、传递爱心的行动，有助于提高人们对癌症的关注和认识，促进社会对癌症防治的支持和参与。这些平台包括水滴筹、轻松筹等，它们为患者提供了便捷的注册和登录方式，并要求填写个人及家庭信息，上传疾病相关证明材料，以确保筹款用途的真实性和合法性。通过这些筹款平台，患癌家庭可以向社会公众展示自己的困境和需求，并获得经济援助。这种筹款方式具有快速、便捷和广泛传播的特点，能够迅速汇聚社会各界的爱心和关怀。需要注意的是，在选择筹款平台时，患癌家庭应选择正规、信誉良好的平台，以确保筹款过程的安全和透明；同时，发起筹款时应真实、准确地填写个人信息和上传相关证明材料，避免误导和欺骗行为。

四、社会负担管理策略

个体在社会中的生活是与周围的人和环境紧密相关的，保持平衡的索取与付出对维持健康心理至关重要。然而，癌症患者的照顾工作往往对照顾者产生了巨大的时间和精力压力，导致他们的社交、工作和娱乐时间受到严重挤压。长期处于这种付出状态，容易导致心理健康问题。因此，如何平衡自我发展与照顾工作成为了一个亟待解决的问题。俗话说得好："众人拾柴火焰高。"对于照顾者来说，积极寻求社会支持是关键。这不仅可以让他们在有限的时间中得到解放，更有利于他们的自我发展。

1. 个体资源 亲朋好友的支持是照顾者最容易和最便利获得的资源。照顾者应该与家庭其他成员进行充分的讨论，合理分配照顾患者的任务，并制定时间安排计划，确保每个人都能有足够的休息时间，也确保患者得到高质量的照顾。此外，尽管照顾者可能会觉得与朋友分享照顾工作的烦恼有些困难，但与朋友的联系和沟通是非常重要的。在可能的情况下，与朋友多交流、适当倾诉内心的痛苦，不仅有助于维护和增进感情，还能获得他们的支持和帮助。

2. 社会性资源

（1）喘息服务：又称临时照护、暂托服务、间歇护理服务。这是专为有特殊需求的群体（如慢性病或绝症患者）及其照顾者提供的临时护理服务。这种服务不仅为照顾者提供了休息时间，使他们能够从日常的照顾工作和压力中暂时解脱出来，还提供了临时照顾患者、基础护理知识传授及心理疏导等服务。在国内，这种服务的对象大多是失能老人及其家庭。他们可以请专业人员到家中进行照料，或者将老人送到养老机构进行照看，这样既能让家属得到喘息的机会，也能让老人的康复过程更为顺利。对于老年癌症患者家庭，他们可以向当地民政部门或红十字会咨询相关服务，并按照规定申请，以减轻照顾负担。

（2）交流群：面对突如其来的角色转变和不断增加的压力，照顾者可能会感到困惑和无助。随着网络的发展，各种网络通信平台如QQ、微信、钉钉等为照顾者提供了一个交流和学习的地方。照顾者可以创建或加入这样的交流群，分享自己的经验和遇到的困难，从中学习并提升自己的照顾能力，更高效地完成照顾任务和工作任务。

五、其他负担管理策略

尽管癌症患者的生存期有所延长，但癌症仍然保持着最高的死亡率，稳居各类疾病之首。对于癌症患者的照顾者来说，患者复发、转移及死亡的恐惧常常困扰着他们，使得他们对生与死的思考变得复杂，甚至产生生命价值观的负担。然而，值得注意的是，我国的生死教育仍然是一个空白领域，这在一定程度上源于我们传统观念中对死亡的避讳和"不吉利"的偏见。正因如此，我们迫切需要树立一个科学、合理且健康的死亡观，这不仅能帮助我们勇敢地面对生老病死的自然规律，更能深化我们对死亡的深刻理解。生死教育等内容可参见本书相关章节。电影如《阿甘正传》《入殓师》《与神同行》和《寻梦环游记》等，通过讲述生死的故事，从多个角度探讨了生死观，引导我们正确认识生命的起点和终点，帮助我们以更坦然的心态面对生命的终结。这些电影不仅值得一看，更值得我们深思。除了电影之外，我们还可以通过多种方式来扩展生死教育的内容和形式。首先，教育机构可以增加生死教育的课程，让学生从小就对生死有正确的认识，培养他们健康的心态和价值观。同时，社会团体和组织可以开展相关的公益活动，如讲座、研讨会等，邀请专家和学者分享他们对生死的见解和体验。其次，我们也可以借助新媒体平台，如网络、社交媒体等，传播关于生死的知识和观念。例如，可以创建关于生死教育的微信公众号、微博账号等，定期发布相关的文章、视频等，让更多的人了解健康的生死观。最后，我们也可以通过阅读关于生死主题的书籍来深化对生死问题的理解，如《西藏生死书》《超越死亡》等都是值得一读的经典之作。

【案例分享】

照顾者的日记：与负担共舞

在寒冷的冬日，我和我的家人面临了人生中最大的挑战。我的丈夫，一个向来强壮的男人，被诊断为晚期肿瘤。那一刻，仿佛晴天霹雳，我们的生活瞬间天翻地覆。

我记得那天的天空是灰蒙蒙的，我们的心情也如同被乌云笼罩。我们所在的小城市医疗资源有限，而治疗费用却高得惊人。作为一名普通的家庭主妇，我没有稳定的工作收入，而我的丈夫一直是家中的经济支柱。这个诊断不仅打破了我们原本平静的生活，更让我们陷入了经济的泥沼。照顾丈夫的日子异常艰难，他的病情每况愈下，需要我全天候的照顾。我不得不放下所有的家务，甚至需要请假或者放弃工作机会来陪伴他。随着时间的推移，我们的经济状况雪上加霜，压力和疲惫几乎让我喘不过气来。

然而，就在我最无助的时候，社区向我们伸出了援手。邻居们开始轮流帮我照顾孩子，让我能全心全意地陪伴丈夫。社区的医疗援助项目也提供了必要的药物和医疗咨询，这些及时的帮助为我们带来了莫大的安慰。更让我感动的是，亲戚、朋友也纷纷伸出援手，与我们共渡难关。他们送来了食物、日用品和金钱，甚至有的愿意在必要时替我照顾丈夫。他们的支持让我看到了希望，也让我明白，我并不孤单。这份温暖与力量，让我逐渐从无助与绝望中走出来。

渐渐地，我发现自己不再是一个人在孤军奋战。我的负担也因此减轻了许多。我开始学会疏导自己的情绪，并尝试寻求心理咨询的帮助。同时，我加入了病友互助小组，与病友们分享经验，互相鼓励。这些经历让我变得更加坚强，也让我更加珍惜与家人共度的每一刻。除了社区和亲友的帮助外，医护人员的关心和照顾也是我们能够度过困难时期的重要支撑。其中一位护士给我留下了深刻的印象，她不仅专业、细心，而且非常体贴和善解人意。在丈夫病情恶化、我感到无助的时候，她总会给我安慰和鼓励。她还为我提供了很多实用的生活护理建议，帮助我更好地照顾丈夫。有一次，丈夫的病情突然恶化，我吓得泪流满面，她轻轻地拍着我的肩膀安慰我，并递给我一张纸条，上面写着："人生在世，踽踽独行，终要学会与自己和解。改变能改变的，接纳不能改变的，勇敢地面对创伤，便是放过自己。"这段话深深触动了我，让我学会了在困境中寻求内心的平静与力量。在她的劝慰和引导下，我开始尝试调整自己的心态。我学会了在照顾丈夫的同时关心自己的身心健康。我会通过瑜伽、冥想和深呼吸来放松身心，缓解压力。我还加入了一个互助小组，与其他照顾者分享经验、互相支持。这些经历让我更加坚定了自己的内心力量，也让我更加有信心面对未来的挑战。

尽管丈夫的病情依然不容乐观，但我们已经学会了坦然面对和珍惜当下的每一刻。我们开始更加积极地参与彼此的生活、分享彼此的兴趣爱好，共同创造美好的回忆。我们还会一起规划未来，希望在有限的时间里实现更多的梦想和目标。如今，回首过去的日子，虽然路途艰辛坎坷，但我们已经变得更加坚强和成熟。我们学会了从困难中汲取力量、成长和蜕变。我们会永远铭记这段经历所带给我们的宝贵经验和教训，并感谢那些在我们最困难时给予帮助和支持的人。

▶ 第三节　照顾者关怀概述

照顾者关怀是一种全面、细致的人文关怀方式，主要针对肿瘤患者的主要照顾者。肿瘤患者的照顾者通常承担着巨大的心理和生理压力，因此，照顾者关怀旨在为这些照顾者提供必要的支持和关爱。首先，多方面、多维度的评估是照顾者关怀的关键环节。通过评估，可以全面了解照顾者的实际需求，包括他们在心理、情感、生理、社会和经济等方面的需求。这样的评估有助于确定照顾者的主要困扰和挑战，并为后续的关怀提供明确的指导。在评估的基础上，个性化的人文关怀得以实施。根据照顾者的具体需求和情况，可以提供相应的支持和帮助。例如，对于心理压力大的照顾者，可以提供心理咨询和心理疏导；对于身体疲惫的照顾者，可以提供适当的休息和放松的建议。通过这样的关怀，照顾者能够得到充分的关心和爱护，这不仅有助于他们的身心健康，也有助于他们更好地应对肿瘤患者的照顾任务。此外，这种关怀还有助于建立起一个支持和理解的社区环境，让照顾者感到他们并不孤单，有力量面对困难。

一、相关概念

(一) 照顾者

详见本章第一节。

（二）人文

人文是一种广泛的、多元的概念，其内涵在不断发展和变化。人文涵盖了人类文化和社会发展的方方面面，包括哲学、艺术、文学、历史、宗教、政治等。人文的核心始终是关注人的价值和尊严，文化传承与创新，追求社会公正与进步，知识与真理的追求，审美与艺术的重视，尊重个体性与差异性，社会与文化交流，探索人类存在与意义，历史与文化遗产的珍视及道德与精神价值的追求等。

1. 关注人的价值和尊严　人文强调每个人都应被平等对待，拥有自由和权利。它认为人类是具有智慧和自由意志的存在，这种智慧和自由意志应得到尊重和珍视。

2. 文化传承与创新　人文重视文化作为人类智慧的结晶，以及社会发展的宝贵财富。它不仅强调对传统文化的传承，还鼓励在传统基础上进行创新，推动文化形式的多样化发展。

3. 追求社会公正与进步　人文期望社会能够公平对待每一个成员，尤其关注弱势群体的权益。它坚决反对任何形式的压迫和不平等，并致力于推动社会的公正与进步。

4. 知识与真理的追求　人文鼓励人们不断探索和追求知识，并视之为人类进步的动力。通过知识的积累和真理的追求，人类得以挑战自我，不断超越。

5. 审美与艺术的重视　审美和艺术被视为人类情感和思想的重要表达方式。人文强调艺术的价值和意义，并鼓励人们欣赏和创造美的作品，以此丰富人类的精神世界。

6. 尊重个体性与差异性　人文认为每个人都有其独特的个性和特点，都应被尊重和认可。它鼓励个体表达和发展，同时欣赏和尊重他人的差异性和个体性。

7. 社会与文化交流　人文认识到不同文化和社会的交流对彼此的影响和促进。它鼓励不同文化和社会的交流与互动，以促进文化多样性和包容性。

8. 探索人类存在与意义　人文不仅关注人类的物质生活，更深入探索人类的精神世界。它鼓励人们对自己的存在进行深入思考，探索自己的意义和价值。

9. 历史与文化遗产的珍视　人文认识到历史和文化遗产的价值，认为它们是人类智慧的结晶。它强调对历史和文化遗产的传承和保护，通过学习和研究历史，更好地理解人类社会和文化的发展。

10. 道德与精神价值的追求　人文不仅关注人类的物质生活，还强调道德和精神价值的重要性。它鼓励人们追求更高的精神境界，注重个人品德和社会公德的培养。

（三）关怀

关怀是对他人的深度情感投入，涉及帮助、爱护和关心等行为，其目的是满足他人的需求并提升其生活品质。美国女性主义者卡罗尔·吉利根（Carol Jiligan）是关怀伦理学的奠基人，她提出了关怀伦理学的核心观点。在 20 世纪 80 年代，美国教育家内尔诺丁斯基于"人本主张"明确提出了关怀理论学，强调重视个体差异，以个体的需求和价值为基础，构建一种关怀与信任的关系，并促进情感互动与行动响应。在此基础上，1991 年美国关怀学者 Swanson 进一步发展了关怀理论学，提出了涵盖"了解、陪伴、帮助、赋能、维持信念"五个照护过程的关怀照护理论，并探讨了关怀与个体、环境、健康和护理之间的关系。关怀不仅是一种情感表达，更是一种行动和责任。它是一个持续的过程，要求我们给予他人理解、接纳、尊重和认同。每个人都需要关怀他人和被他人关怀，这是人的基本需求。根据不同的情境和需求，关怀可以分为普通关怀和专业关怀。普通关怀源于人性的自然情感，而专业关怀则是为了满足生存的健康需求而采取的专业性照护行为，它在自然关怀经验的基础上进一步升华了情感。

关怀的内涵是多元的、丰富的，是一种涵盖情感、心理、行为、态度、价值观、能力和素质的综合体现。关怀不仅指关注他人的需求和感受，还强调对他人的尊重与珍视。关怀不仅有助于满足他人的需求，还能促进个人的成长和发展。在现代社会中，随着人际关系的复杂化和多元化，关怀的作用和意义也日益凸显。通过深入理解和实践关怀的内涵，人们能够建立更加健康、和谐、稳定的人际关系，促进社会的进步和发展。关怀具体可体现在以下几个方面。

1. 情感与心理支持　其核心在于关注和照顾他人的情感与需求，从而满足其内心的渴求。这种情感与心理的支持可以通过具体的行动、言语和表情等方式来表达，旨在促进他人的身心健康。

2. 行为和展现　关怀并非仅仅停留在表面的言语或形式上。它源自内心深处对他人的关爱与关注，通过实际的体贴的行动，传递着对他人的尊重与珍视。

3. 态度和价值观　关怀强调对他人的尊重和关注，坚信每个人都应得到同等的关心与尊重。这种态度和价值观有助于构建一种更加公正和平等的社会环境，让每个人都能感受到关怀所带来的温暖。

4. 个人能力与素质　关怀在个人能力与素质方面具体表现为个体所具备的关爱、同理心和同情心等品质。这些品质使个体能够更好地与他人建立和谐的关系，并在社交和工作中表现卓越。通过关怀，人们不仅能够更好地履行自己的责任与义务，建立更加健康和稳定的人际关系，也能提升自己的内心满足感和幸福感。

5. 责任与义务　在人际关系中，对他人的需求和感受负有关注与照顾的责任。这种责任可能基于亲缘关系、友谊、职业关系或其他社会关系而产生。通过关怀，人们能够更好地履行自己的责任与义务，进而建立更加健康和稳定的人际关系。

值得注意的是，关怀在不同的文化和社会中有着不同的含义和表现形式。在某些文化中，关怀强调对家庭、亲人和朋友的关注与照顾；而在其他文化中，关怀则注重对社会、环境和自然的关爱与保护。因此，关怀也是一种文化和价值观的体现，反映了人们对生命、人类社会和自然环境的态度与观念。对于个体而言，关怀他人是一种实现自我价值的方式。通过关怀他人，人们能够感受到自己的价值和存在的意义，提升自己的内心满足感和幸福感。同时，通过关怀他人，人们也能够不断地成长和发展自己的能力与素质，获得更加全面和自由的发展。此外，关怀也是一种积极的社会行动与实践。它不仅是个体的行为和展现，更是集体的努力和实践。在社会层面上，关怀可以表现为对弱势群体的关注和援助、对社会问题的解决和改善、对环境保护和可持续发展的推动等。通过集体的努力和实践，关怀能够成为推动社会进步和发展的重要力量。

(四) 人文关怀

人文关怀是一种以人文精神为指导的关怀实践，它涉及对人的存在、尊严和价值的关注，追求人的自由、平等和个性发展。其核心含义包括尊重人的主体性和个性差异，关心个体需求，同时激发人的主动性、积极性和创造性，促进人的自由全面发展。具体来说，人文关怀包括以下几个方面。

1. 承认人的存在　人不仅是一种物质生命的存在，更是一种精神、文化的存在。人文关怀注重人的生命、价值和意义，承认人的主体性和支配地位。

2. 尊重人的主体性　人不仅是物质生活的主体，也是政治生活、精神生活乃至整个社会生活的主体。人文关怀强调人的自我发展和自我完善，注重人的主体意识和自主能力。

3. 关心人的多方面、多层次的需求　人文关怀不仅关心人的物质层面的需求，更关心人的精神文化层面的需求。它关注人的生存、享受和发展需要，致力于满足人的个性化、多元化需求。

4. 促进人的自由全面发展　人文关怀追求人的自由、积极、主动的发展，而不是由外力强制的发展。它旨在实现人的全面素质的发展和提升，促进人的个性与社会性的统一。

5. 推动人与自然、与社会关系的和谐发展　人文关怀不仅关注人的需求和发展，也涉及人与自然、与社会关系的和谐发展。它倡导可持续发展和生态文明建设，推动社会公平正义和人类共同进步。

在实践中，人文关怀需要遵循人道主义、利他主义等价值观，采取积极的措施来关心、帮助和支持人。这些措施可以包括提供医疗、教育、文化等公共服务，如加强社会福利和社会保障体系建设，保护弱势群体的权益等。同时，人文关怀也涉及对生态环境和自然资源的保护和合理利用等方面，以实现人与自然的和谐共生。

(五) 照顾者关怀

照顾者关怀是一种关注和尊重照顾者的身心健康、价值和贡献的概念，是指为需要长期或特殊护理患者的照顾者提供日常生活照料和医疗服务的人文关怀。照顾者关怀旨在提供必要的支持和资源，促进照顾者的个人成长和发展，建立互助和支持的社群，通过关注照顾者的需求和权益，更好地支持他们在家庭和社会中扮演的重要角色，并共同应对长期护理的挑战。照顾者关怀的内涵主要涉及以下几个方面。

1. 承认照顾者的贡献和价值　照顾者在家庭和社会中扮演着重要的角色，他们为需要长期或特殊护理的患者提供了必要的支持和关怀。这种贡献和价值应当得到认可和尊重。

2. 关注照顾者的身心健康　照顾者通常会面临身体和心理上的压力，他们需要关注自己的身心健康，以确保能够为患者提供持续和高质量的照顾。

3. 承认照顾者的多元需求　照顾者关怀需要关注照顾者的多元需求，包括物质需求、精神需求、情感需求和社会需求等方面。这些需求可能因个体差异而异，因此需要采取个性化的关怀措施来满足。

4. 提供必要的支持和资源　照顾者需要得到必要的支持和资源，这包括提供医疗、心理、社会等方面的支持和资源，以帮助他们应对日常照顾的挑战和压力。照顾者关怀需要得到政策和社会支持的推动，政策制定者可以出台相关政策，为照顾者提供税收优惠、津贴补助、休假安排等方面的支持。同时，社会各界可以通过宣传、教育、志愿服务等方式，提高公众对照顾者关怀的关注度和参与度。

5. 促进照顾者的个人成长和发展　照顾者在照顾他人时，也需要关注自己的个人成长和发展。这包括促进他们的自我认知、自我调节和自我激励等方面的能力。

6. 建立专业化的关怀服务体系　为了更好地满足照顾者的需求，需要建立专业化的关怀服务体系。这个体系可以包括提供专业的心理咨询、护理服务、康复训练和社会支持等方面的服务，以确保照顾者得到全面、专业的关怀和支持。照顾者还可以建立互助和支持的社群，彼此分享经验、资源和支持，共同应对照顾挑战，助力于增强照顾者的归属感和支持感。

二、肿瘤缓和医疗中的照顾者关怀

(一) 概念内涵

在肿瘤患者缓和医疗中，照顾者关怀的概念内涵十分丰富。肿瘤作为一种严重威胁人类生命的疾病，不仅给患者带来巨大的身心压力，也给其家庭成员带来沉重的照顾负担。因此，对肿瘤患者缓和医疗中的照顾者进行关怀显得尤为重要。第一，照顾者关怀的核心是关注照顾者的身心健康。肿瘤患者的照顾工作往往十分繁重，涉及日常生活的方方面面。长时间的高强度劳动使得照顾者容易出现身体疲劳和精神压力，进而影响其自身的健康状况。因此，对照顾者的身心健康状况进行关注，提供必要的心理疏导和健康指导，是照顾者关怀的重要内容。第二，提供必要的支持和资源是照顾者关怀的关键。照顾肿瘤患者是一项艰巨的任务，需要照顾者具备丰富的知识和技能。通过提供医疗咨询、护理技巧、康复指导等方面的支持，帮助照顾者更好地应对照顾过程中遇到的问题。同时，为照顾者提供必要的资源，如时间、经济、人力等方面的支持，减轻他们的负担，使他们能够更好地应对照顾工作。第三，促进照顾者的个人成长和发展也是照顾者关怀的重要方面。在照顾肿瘤患者的过程中，照顾者往往需要面对许多挑战和困难。通过促进照顾者的个人成长和发展，提高他们的应对能力和自我效能感，使他们能够更好地应对挑战，也能更好地满足患者的需求。第四，建立互助和支持的社群也是照顾者关怀的重要措施。肿瘤患者的家庭成员和亲友之间可以建立互助和支持的社群，彼此分享经验、互相鼓励，共同应对困难。这种社群的建立有助于增强照顾者的归属感和支持感，减轻他们的孤独感和压力。第五，关注照顾者的多元需求也是照顾者关怀的重要内涵。不同家庭成员和亲友在照顾过程中所面临的需求和挑战是不同的。因此，需要关注照顾者的个性化需求，了解他们的实际情况，提供有针对性的支持和帮助。第六，制定和完善相关政策也是实现照顾者关怀的重要保障。政府和社会应该出台相关政策，为照顾者提供税收优惠、津贴补助、休假安排等方面的支持，减轻他们的经济负担和压力。同时，加强社会宣传和教育，提高公众对肿瘤患者缓和医疗中照顾者关怀的认知和重视程度。

(二) 实施意义

随着医学技术的不断进步和发展，人们对医学领域的认知也在不断深化。医学模式从"以疾病为中心"转变为"以患者为中心"，这不仅要求关注疾病本身，更加强调患者的精神世界和整体健康。这种转变体现了对人的尊重和关怀，也是人文精神在医学中的重要体现。在当前的医疗背景下，肿瘤已经成为一个严重的健康问题。随着肿瘤发病率和死亡率的不断上升，中国面临着成为"肿瘤大国"的挑战。由于人口老龄化和出生率下降，肿瘤患者的照顾者承担着巨大的压力。他们不仅是患者日常生活的照顾者，还是患者情感的支持者和管理者。因此，对肿瘤患者的照顾者进行人文关怀显得尤为重要。

从生理层面来看，照顾者需要承担许多繁重的任务，如帮助患者翻身、洗澡、上厕所等，这无疑增加了他们的疲劳感。对于年纪较大的照顾者来说，他们自身的健康问题也可能成为负担。从心理层面来看，随着患者病情的恶化，照顾者可能会经历一系列负面情绪，如悲观、恐惧、焦虑、抑郁等。他们可能会感到无助和无法应对，导致注意力不集中、记忆力下降等问题。从社会层面来看，照顾者常常面临角色冲突或混乱，因为他们需要在工作和家庭之间进行选择，或者在照顾患者和照顾其他家庭成员之间进行选择。这可能导致他们失去自由时间，影响正常的社交生活，进而导致人际关系疏离。中共十七大报告提出的"加强和改进思想政治工作，注重人文关怀和心理疏导"为我们指明了方向。对于肿瘤患者的照顾者来说，他们需要感受到温暖和爱，需要得到社会的支持和理解。

在肿瘤缓和医疗中，照顾者关怀的实施意义主要体现在以下几个方面。首先，照顾者关怀能够减轻照顾者的负担。肿瘤患者的照顾工作是一项艰巨的任务，需要照顾者付出大量的时间和精力。通过关怀照顾者，可以减轻他们的心理压力和身体疲劳，提高他们的工作效率和生活质量。例如，为照顾者提供互助交流平台、团体心理辅导、悲伤咨询等专业辅助指导，可以帮助他们提高应对技巧、改善心理状态、提高生活质量。其次，照顾者关怀能够提高患者的治疗效果和生活质量。照顾者的情绪和状态可直接影响患者的心理和生理状况。当照顾者得到充分的关怀和支持时，他们能够更好地关心和支持患者，促进患者的康复和治疗。例如，给予肿瘤患者的照顾者积极健康教育、心理护理教育、家庭支持教育、护理培训等专业辅助指导，可以提高照顾者的应对技巧及照顾质量，而悲伤咨询等可以减轻患者家属的心理痛苦和悲伤，提高其生活质量，同时有利于预防亲属焦虑对患者造成的不良影响。最后，照顾者关怀也是社会文明进步的体现。随着社会的发展和进步，人们越来越注重人的价值和尊严。通过实施照顾者关怀，可以加强社会对他们的关注和支持，提高他们的社会地位和自我认同感。

(三) 实施原则

原则的贯彻实施将有助于提高照顾者的应对能力和生活质量，为患者提供更好的家庭支持和社会关怀，也有利于促进医患关系的和谐发展。

1. 尊重和接纳　在与照顾者交流时，使用尊重和礼貌的语言，避免使用伤害性的言辞。尊重照顾者的意见和感受，接纳他们的情感反应，不轻易给予评价或批评。

2. 提供信息和支持　为照顾者提供详细的患者病情资料，解释治疗方案和护理措施的目的和效果。提供护理技巧和知识，帮助他们了解如何更好地照顾患者。

3. 情感支持与倾听　主动询问照顾者的感受和困惑，耐心倾听他们的诉说。给予鼓励和支持，让他们感受到关怀和温暖。

4. 协助与指导　根据患者的需求，指导照顾者进行日常护理工作，如喂食、翻身、清洁等。提供必要的工具和设备，减轻他们的负担。

5. 关注自身健康　提醒照顾者注意保持自身的健康状况，合理安排休息时间，避免过度疲劳。提供适当的健康指导和建议，帮助他们维护身心健康。

6. 建立互助网络　组织照顾者交流会或互助小组，让他们有机会聚在一起分享经验、寻求支持或倾诉压力。促进彼此间的理解和互助，共同应对困难。

7. 灵活性和适应性　根据照顾者的实际情况和需求，灵活调整关怀方案。例如，对于有特殊饮食需求的照顾者，提供适合照顾者的营养餐或推荐营养补充品。

8.**定期评估与反馈** 定期与照顾者进行沟通,了解他们的需求变化和关怀效果。通过反馈机制,及时调整关怀措施,确保方案的有效性和实用性。

9.**团队协作与沟通** 加强医护人员与照顾者之间的沟通与协作,建立有效的信息传递渠道。定期召开家属会议或进行一对一的沟通交流,确保信息的准确传递和协作的顺畅进行。

10.**持续学习和培训** 为照顾者提供持续的学习和培训机会,如组织护理技能培训、心理健康讲座等。帮助他们不断提升护理技能和应对能力,更好地应对患者的需求。

(四) 内容重心

照顾者关怀的实施应以照顾者的需求为中心,关注照顾者的心理、生理和社会需求,提供全方位的支持和关怀。通过措施的实施,减轻照顾者的负担,提高他们的应对能力和生活质量,为照顾者提供更好的家庭支持和社会关怀,也有利于促进医患关系的和谐发展。照顾者关怀主要包括以下几个方面。

1.**心理疏导** 照顾者面临着巨大的心理压力,如恐惧、焦虑、抑郁等。因此,心理疏导是重要的实施内容,可以采取与照顾者沟通交流、倾听照顾者疑虑、给予鼓励和安慰等方式,以缓解照顾者的紧张情绪。

2.**提供信息和知识** 照顾者往往缺乏关于肿瘤和治疗的专业知识,因此提供相关的信息和知识是必要的。医护人员应向照顾者解释患者的病情、治疗方案、护理技巧等,以帮助他们更好地理解和应对患者的需求。

3.**生活照顾** 照顾者需要给患者提供日常的生活照顾,如喂食、翻身、清洁等。医护人员应指导照顾者正确的护理技巧,提供必要的工具和设备,以减轻他们的负担。

4.**社会支持** 照顾者面临着巨大的社会压力,他们需要得到社会的认可和支持。医护人员和社会工作者应积极为照顾者提供支持,如建立互助网络、提供志愿服务等,以增强他们对困难情境的应对能力。

5.**情感支持** 照顾者往往承受着情感上的压力,如焦虑、抑郁等。医护人员应关注照顾者的情感需求,给予他们情感上的支持和安慰,以帮助他们缓解压力和焦虑。

6.**关注自身健康** 照顾者在照顾患者的过程中往往容易忽视自身的健康。医护人员应提醒照顾者注意保持自身的健康状况,合理安排休息时间,避免过度疲劳。

7.**家庭护理指导** 为照顾者提供家庭护理指导,包括但不限于饮食调理、用药指导、康复训练等。这些指导可以帮助照顾者更好地理解和应对患者的需求。

三、照顾者关怀相关评估

(一) 实施意义

在实施照顾者关怀前进行相关评估能够为制定个性化的护理计划和提高患者的治疗依从性提供依据和支持,也有助于促进患者和照顾者的心理健康和社会融入,优化他们的生活质量。评估的意义主要体现在以下几个方面。

1.**了解照顾者的需求和状况** 通过评估,可以了解照顾者的基本信息、健康状况、照顾技能、心理状态等方面的状况,从而更好地了解他们的需求和挑战。

2.**制定个性化的护理计划** 基于评估结果,可以制定个性化的护理计划,包括护理目标、护理措施、护理评价等方面，以满足照顾者的个性化需求。

3.优化资源配置 通过评估，可以了解照顾者的资源和支持状况，从而更好地优化社会和医疗资源的配置，为照顾者提供更好的支持和资源。

4.提高患者和照顾者的生活质量 通过评估和关怀，可以了解患者和照顾者的生活质量状况，并提供适当的支持和资源，帮助他们更好地应对疾病和治疗带来的挑战，从而提高他们的生活质量。

5.促进社会和谐与稳定 通过关怀和评估，可以减少照顾者面临的压力和负担，增强他们的心理健康，从而促进家庭和社会的和谐与稳定。

(二)评估内容

多方面、多维度的评估是照顾者关怀的关键环节。全面的评估可以更好地了解照顾者的需求和挑战，并为其提供适当的支持和资源。评估内容主要包括以下几个方面。

1.照顾者的情感支持 照顾者通常会面临许多情感上的挑战，如焦虑、抑郁、压力等。评估他们的情感状态可以帮助识别和处理这些情绪问题，从而提高照顾者的心理健康和生活质量。

2.照顾者的照顾技能和知识 评估照顾者的技能和知识可以了解他们是否具备照顾患者的能力，以及是否需要进一步的培训或指导。这样可以确保患者得到高质量的照顾。

3.照顾者的健康状况 照顾者的身体健康状况可能会影响他们照顾患者的能力。评估他们的健康状况可以帮助识别和处理潜在的健康问题，从而提高他们的身体健康和照顾能力。

4.家庭环境和社会支持 照顾者所处的的家庭环境和得到的社会支持可能会影响他们的照顾能力。评估这些因素可以帮助识别家庭和社会资源，并提供适当的支持和指导。

5.照顾者的满意度和需求 了解照顾者的满意度和需求可以帮助识别潜在的问题和需要改进的地方，从而提高他们对照顾工作的满意度和忠诚度。

(三)评估方法

常用的评估方法包括问卷调查法、观察法、访谈法、量表评估法和医学影像和实验室检查等。通过问卷调查法，可了解照顾者的基本信息、健康状况、照顾技能、心理状态等方面的状况；通过观察法观察照顾者的行为、语言、情感等方面，了解他们的照顾能力和心理状态；通过与照顾者进行面对面的访谈，了解他们的需求、挑战、期望等方面的信息；通过使用各种量表，可评估照顾者的照顾技能、心理状态、生活质量等方面的状况；通过医学影像和实验室检查，可了解照顾者的身体健康状况。综合运用这些方法，可以全面了解照顾者的状况和需求，为制定个性化的护理计划和提高患者的治疗依从性提供依据和支持。结合评估内容重点，现举例如下。

1.情绪评估 评估照顾者在照顾过程中的情绪状态，包括焦虑、抑郁、恐惧等。可以通过量表评估法(心理量表)或观察法进行评估。

2.认知评估 评估照顾者的认知状况，包括记忆力、注意力、判断力等方面。可以采用量表评估法(认知功能评定量表)进行评估。

3.需求评估 了解照顾者在照顾过程中的具体需求，包括生理需求、心理需求、社会需求等方面。可以通过访谈法或问卷调查法进行评估。

4.角色负担评估　评估照顾者在承担角色时所面临的负担和压力,包括时间、精力、心理等方面的负担。可以通过问卷调查法或观察法进行评估。

5.沟通与交流能力评估　了解照顾者的沟通能力和交流技巧,包括与患者、医疗团队和其他家庭成员的沟通。可以通过观察法或访谈法进行评估。

6.家庭功能评估　评估家庭在应对肿瘤疾病过程中的功能状况,包括家庭成员间的互动、支持、沟通等方面。可以采用量表评估法(家庭功能评定量表)等进行评估。

7.社会支持网络评估　了解照顾者所拥有的社会支持网络,包括亲友、社区等提供的支持,以及照顾者是否能够充分利用这些支持。可以通过访谈法或问卷调查法进行评估。

8.生活质量评估　评估照顾者的生活质量状况,包括身体健康、心理健康、社会功能等方面。可以采用量表评估法(生活质量综合评定问卷)等进行评估。

第四节　照顾者关怀策略

一、概述

照顾者在照顾过程中扮演着重要的角色,承担着多项责任。他们不仅是患者生理上的照顾者,提供日常生活的帮助和护理,也是患者心理上的支持者,为患者提供情感上的慰藉和鼓励。首先,照顾者在照顾过程中扮演着日常生活的照顾者的角色。他们负责为患者提供日常生活所需的服务,如饮食、洗浴、穿衣等。照顾者需要关注患者的日常生活需求,确保其基本生活得到满足。其次,照顾者是医疗护理的协助者。在患者需要接受医疗护理时,照顾者需要协助医生或护士进行护理工作,如协助服药、注射、测量生命体征等。他们需要了解基本的医疗知识和技能,以便更好地配合医护人员的工作。此外,照顾者是患者心理上的支持者。在患者面临心理压力、情绪困扰时,照顾者需要为其提供情感上的支持和鼓励。他们需要倾听患者的心声,理解其感受,给予安慰和支持,帮助其缓解心理压力和增强信心。同时,照顾者还需要承担教育、监督和管理的责任。对于需要特殊照顾的人群,如儿童、老年人或残障人士,照顾者需要提供必要的教育和指导,监督其生活和学习,确保其安全和福祉。而且,他们还需要管理患者的日常生活和医疗记录,以便及时发现和处理问题。

对于肿瘤患者的照顾者而言,他们在照顾患者的过程中会产生各种需求。这些需求包括但不限于:获得患者疾病和治疗的相关信息、掌握基本的护理技能、寻求心理支持及在必要时获得休息和放松。照顾者的这些需求通常源于对患者的关心和担忧,他们希望能够更好地照顾患者,同时减轻自身的负担。然而,如果照顾者的需求得不到满足,他们可能会感到焦虑、无助和沮丧,这会导致他们面临更大的心理和社会负担。例如,缺乏足够的信息和支持可能导致照顾者在面对患者病情恶化或治疗不良反应时感到不知所措。此外,长期的照顾工作也可能导致照顾者出现身体疲劳和健康问题,从而加重他们的负担。在这种情况下,对照顾者的关怀变得尤为重要。关怀可以通过多种方式实现,例如提供信息、教育、心理支持和社会联系,以及确保他们获得必要的休息和资源。关怀可以帮助照顾者满足他们的需求,减轻他们的负担,并提高他们的生活质量。

总之,在肿瘤缓和医疗背景下,优化照顾者关怀策略旨在全方位地支援照顾者,以减轻他们的负担，并提升他们的生活品质和工作效率。在策略实施之前，我们需要明确照顾者的需求、负担及关怀三者之间的关系，进行整体性的考量和处理。通过科学的评估方法，深入了解照顾者的实际需求，以便为他们提供更加精准的支援。同时，关注照顾者的负担问题，可以针对性地加强关怀措施，以减轻他们的压力。最终，这样的策略将有助于建立一个更加关怀和支持照顾者的体系，从而更好地服务于肿瘤患者及其家庭，增强照顾者对社会的归属感和认同感。

二、照顾者关怀策略

(一) 照顾者自我关怀

自我关怀是照顾者关怀的核心，它可以帮助照顾者更好地应对压力和疲劳，提高生活质量。自我关怀概念最初是由美国心理学家在积极心理学的发展背景下提出的关于自我的概念，是一种能保护个体远离自我批评、反刍思维的积极自我认知态度。自我关怀的核心要素是自我友善、共通人性、正念。与同情和共情相比，关怀是一种积极的情绪。关怀代表"我见证你的痛苦，我有力量拥抱你，我有决心支持你，我深信我们能够共同迈向更美好的未来"，这是一种以爱为依托，给予温暖和力量的能力。换句话说，关怀是在痛苦中寻找爱的力量，它不带有任何居高临下的同情或评判。而同情则往往暗示着自身价值高于对方，容易让人产生怜悯。共情则是指深刻理解他人的内心世界，感同身受其经历的痛苦和难受。然而，过度共情可能会给自身带来巨大的压力，不利于身心健康。因此，我们需要适度的共情，也要学会在关怀中寻找平衡，以便更好地应对生活中的挑战和压力。自我关怀包括正视自我和自我关怀练习法。

1. 正视自我

只有当照顾者具有自我关怀的意识，才能进行自我关怀的行为，也就是只有当自己具有丰富的内部储备，才能有更多的资源去帮助他人。对于照顾者来说，正视自我不仅是关怀的起点，更是整个过程中的基石，它要求照顾者深刻理解自己的照护能力和照护需求。在照护过程中，压力和疲劳常常伴随着他们，有时这种压力和疲劳甚至可能超过他们的承受极限。照顾者需要明确，当自身能力不足以应对这种压力和疲劳时，寻求外部的专业帮助是至关重要的。此外，人的需求与生俱来，从低级向高级发展，包括生理需求、安全需求、社交需求、尊重需求和自我实现需求，成为激励和指引个体行为的力量。照顾者在照护患者的同时，需要正视自身的需求，照顾者只有把自己照顾好了，才有能力照顾别人，才能更好地帮助患者共渡难关。

对于肿瘤照顾者来说，长时间、高强度、复杂的照护极易引发身体和心理上的疲劳，甚至会引发对患者的抱怨，抱怨后又容易产生自责，相信这是很多照顾者出现过的现象。照顾者需要认识到：这是一种正常现象。产生这种现象是因为在照护的过程中承担的压力超过了照顾者自身的极限，而不是因为照顾者一个人能力不够、内心不够有责任感，或者软弱的体现。越是有责任感的人越容易出现照顾者疲劳，因为照顾者太希望自己能够做好，太希望自己能够百分之百、无微不至、完美地把对方照顾好。当照顾者没有做到的时候，会对自己有加倍的苛责和不满，从而更加的疲惫。这个时候就需要照顾者正视自己的照护能力及需求，及时寻求多方面、专业的帮助。

2. 自我关怀练习法

照顾者可以根据自己的时间来做自我关怀练习法，一般建议时间为睡前，在睡前练习可以把白天积累的情绪释放出来，使身体和精神由紧张状态转变为松弛状态，也就是使肌肉放松，最终能够使整个机体活动水平降低，达到心理上的松弛，从而使机体保持内环境平衡与稳定。照顾者可以参照以下方法做练习。

（1）场所准备：选择一个你觉得安静、舒适、没有干扰的地方，例如卧室、客厅或任何你喜欢的地方。

（2）调整姿势：找到一个舒服的位置，可以选择坐着，也可以选择平躺或半躺等姿势，如果选择躺着，请将一个抱枕放在腰下，这样你的腰部会处于放松状态，把自己的一只手或者两只手放在胸口，或者其他让你感到舒服的地方，以此提醒自己，自己是有意识且带着爱和善意来做这个练习的。

（3）扫描身体：从头部开始，注意自己的感觉。你可以想象自己的注意力从头部慢慢向下移动，注意每个部位的感觉。你可以按照以下顺序逐个扫描身体部位：头部、面部、颈部、肩部、胸部、腹部、臀部、大腿、小腿、脚和脚趾。在身体每个部位停留几秒钟，注意感觉和感受。

（4）深呼吸：首先做几组深呼吸，让自己的心情随着呼吸慢慢地沉静下来。随着每一次吸气，在意念中把自己期盼已久的、需要的温暖和关怀吸入体内，随着每次呼气，把不必要的紧张和压力呼出。如同做正念疗法一样，在深呼吸的时候可以放一些舒缓的音乐，将灯光稍微调暗，使自己能够轻松进入状态。

（5）心理暗示：每个人都有自己的人生旅途，旅途上经历的风景和坎坷不是别人能够左右的，你不是造成他人问题的全部原因，而完全解决他人的问题也不在你的能力范围之内，虽然你非常希望自己能够做到。即使如此，你还是愿意尽你所能地去帮助他，帮他减轻痛苦，陪他走完生命的旅途。

（6）留意呼吸：随着胸廓的起伏，感受每一次呼吸，吸气的时候把关怀、善意和温暖吸到体内，想象这些关怀、善意和温暖充盈着你整个身体，从头顶到脚趾头，充满着你的每一个细胞，也随着每一次的呼气把你的关怀送给你在照顾的对象。就这样，在一吸一呼之间，我们吸气为自己吸入关怀，呼气为对方呼出关怀。

（二）照顾者主动寻求关怀

在照顾患者的过程中，照顾者可能会感到无能为力、无从下手，内心的负面情绪难以释放，自身的需求难以满足。此时，主动寻求他人的关怀与帮助变得尤为重要。这种关怀与帮助可以来自多方面的支持。首先，亲戚和朋友是提供关怀与支持的重要来源。他们能够提供实际的帮助，如分担一些照顾任务，给予安慰和建议，使照顾者感受到关爱和温暖。他们的支持可以帮助照顾者减轻负担，释放内心的压力和负面情绪。此外，医务人员也是重要的关怀提供者。医生、护士等专业人士可以为照顾者提供医疗上的指导和建议，确保被照顾者的健康状况得到妥善管理。他们还能够为照顾者提供心理支持和情感关怀，帮助他们应对焦虑、压力和其他情绪困扰。心理咨询师也是照顾者可以寻求帮助的专业人士。他们具备专业的心理学知识和技能，能够为照顾者提供心理疏导和干预。通过心理咨询，照顾者可以更好地理解自己的情绪和需求，学会应对压力和困难的方法，从而更好地平衡自我与照顾他人的关系。目前常见的来自外部的关怀策略包括以下几种。

（1）喘息照顾。

喘息是指紧张活动中的短暂休息，对照顾者而言就是暂时放下作为照顾者的责任，对自己的身心进行调整，使身体得到充分的休息，使心理压力得到缓解。休整一段时间后，照顾者重新焕发精神，从而有能力更好地承担照顾责任。一般来说，兄弟姐妹等亲戚或专业的护工都可以替代照护，但值得注意的是，有效的喘息照顾不只是提供简单的替代性的照护，让照顾者得到休息，医疗团队的介入能够为照顾者提供更全面和专业的支持。

（2）充足的教育和资讯。

肿瘤患者居家照顾很多的困扰来源于对疾病知识及照护知识的缺乏，对肿瘤相关知识的认知水平不高，不知道如何更好地护理肿瘤患者，比如饮食上的注意事项、病情的观察、身体的基础护理等。如今网络发达，在新媒体的背景下，医疗领域的科普专业大力发展，国家也大力扶持，且颁布相关政策鼓励医务工作者科普相关知识，以提高人们的健康素养。照顾者可通过各大医院官网、专科公众号、专科知识科普栏目、互联网等途径，获取肿瘤相关疾病及照护知识；同时可积极参加由医务人员举办的线上线下的培训，可以减轻照顾者的无助感。获取有关疾病发生、发展、治疗、转归及结局等不同阶段的知识，有利于提高照顾者对疾病的认知水平。有关基础身体护理(如翻身、洗澡、如厕等)及提升患者舒适感的知识与技巧(例如采用药物和非药物的方法)的培训将极大地提高患者的生活舒适度及生活质量。对于肿瘤患者来说，疼痛教育也是非常重要的，接受专业系统的疼痛教育，可有效减轻照顾者对药物成瘾和耐受性的相关焦虑；除此之外，学习有关末期患者情绪及心理反应与沟通技巧的相关知识，有利于照顾者更好地帮助患者正视自己的疾病和人生。

延伸护理服务对居家照顾者来说非常重要。照顾者可以充分利用医院的随访资源，医务工作者通过电话随访了解患者的身体状况及心理状态，指导患者出院后的用药、饮食、心理、复诊等，同时耐心回答患者及家属的疑问，这可以帮助患者及照顾者调整心理状态，帮助患者改善其生理功能和生存质量，从而促进患者最大限度的功能恢复，回归家庭和社会。同时，照顾者可以利用医院的互联网资源，比如通过互联网进行在线问答及疾病相关康复知识讨论，也可以通过互联网下单相关服务项目，如留置管道维护、医护人员上门服务，减少患者再入院，减轻患者及家属经济、时间负担。除此之外，照顾者需加强自身人文关怀意识，学习人文关怀相关知识，利用充足的资源帮助实施照护。

（3）协助制订照顾计划。

肿瘤患者的照顾计划涵盖饮食、卫生、生活起居、疾病监测等。摆在首位的是对疾病的监测，照顾者可在医务人员指导下熟练掌握如何管理疾病症状和状态，比如生命体征的测量，应做到定时、定部位、定体位、定血压计测量血压；知晓体温、脉搏、血压、呼吸、血氧饱和度的正常范围；知晓生命体征高低的警戒值及带来的危害；疾病进展相关症状的表现。这可以帮助照顾者早期识别风险，及时就医。其次就是帮助患者遵医嘱准确无误服用药物。可拟定一份服药记录单，把药物的名称及用法、用量都写在上面，每完成一项就在相应的位置画个勾，这样就可以清楚地了解患者一天的服药情况，减少因事多忙碌而忘记服药的情况发生。饮食方面可根据患者目前的病情及营养状况，选择合适的饮食方案，既注重营养又注重色彩的搭配，促进患者食欲。除此之外，帮助患者安排门诊、居家探访的时间，协调照顾时间表，以及从经济上考量最适合的照顾方案。随着患者疾病进展和功能衰退，患者的照顾需求日益加大，照顾者承担的照顾负担也会增加，应协助照顾者及早制订照顾计划。

（4）经济和物质援助。

对于肿瘤患者及其家庭来说，经济压力是一个常见的问题。由于治疗和用药的复杂性，许多家庭需要承担高昂的医疗费用。在这种情况下，护士和社工可以发挥重要作用，协助家庭照顾者发现和利用各种资源来缓解经济压力。首先，护士和社工可以帮助患者家庭申请低保、医疗补助、大病救助等政府福利，这旨在为经济困难的家庭提供经济支持。此外，他们还可以协助患者家庭申请慈善基金或联络慈善团体，寻求社会的帮助和支持。通过这些途径，患者家庭可以减轻一部分经济负担，更好地应对患者的治疗和照顾需求。此外，网络媒体的宣传也是一个有效的途径，可以吸引社会对特殊家庭的关注。在患者和家属同意的前提下，通过适当的宣传可以引起更多人的关注和同情，进而引发募捐和支持，但也要注意保护患者的隐私和尊严，避免过度曝光给患者带来不必要的困扰。除了经济方面的支持，护士和社工还可以协助患者家庭获取居家照顾所需的相关器材和设备，如拐杖、翻身垫、制氧机等，这些设备可以帮助患者更好地进行日常生活活动，提高生活质量。此外，对居家环境进行评估和改造也是重要的关怀策略，如夜间灯光的安装及调试，以便在不影响患者睡眠的同时方便其夜间的活动。

（5）表达和接受自己的情绪。

照顾肿瘤患者是一项长期的任务，长期的照护常常导致照护者出现疲劳等问题。许多照护者会过分抑制悲伤、愤怒等，尤其是男性照护者，这一点在患者临终阶段尤为明显。由于患者病情的进展和情绪的变化，照护者的心态变得复杂，充满自责、牢骚、愤怒及对未来的绝望和悲观情绪。因此，照护者必须关注自己的健康问题，并积极进行自我照顾，如合理休息、锻炼身体和寻求社会支持。同时，他们需要学会释放自己的情感，寻找合适的方式进行情绪的宣泄和调节。

医疗团队在照护者的情感与心理支持中起到至关重要的作用。他们可以肯定照护者的付出和努力，引导他们宣泄负面情绪，运用同理心等技巧来帮助他们解决情感与心理问题。此外，鼓励照护者表达和接受自己的情感也是非常重要的。倾诉是一种有效的情感表达方式，通过倾诉，人们能将内心深处的感受、情绪和困扰说出来，从而减轻内心的压力并获得情感支持。长期的心理压力和负面情绪会导致一系列心理问题的出现，影响生活质量。而通过倾诉，我们可以及时发现问题并寻求解决之道。在倾诉过程中，最重要的是有一个值得信任的人能够倾听并理解他们的情感，给予他们足够的时间和空间来表达内心的压力和焦虑。通过个别或团体支持的方式，我们可以提供机会让照护者宣泄在照顾肿瘤患者过程中所承受的压力，并表达自己的情感，重要的是要使他们认识到负面情绪是正常的表现，并接受它们的存在。

（6）家庭评估与介入。

在中国的传统文化背景下，当肿瘤患者接近生命终点时，通常仍由其家庭成员和医护人员共同参与治疗决策的讨论。但在选择某些治疗方案时，患者可能会对家属的决策表示不解或不配合，这使得照顾者在事后经常为自己的决策感到后悔，并承受沉重的心理负担。此外，家庭成员之间也可能因患者的照顾问题、经济问题及遗嘱安排等产生矛盾。家庭关系在居家照护中占据着举足轻重的地位。医疗团队需要评估患者在生病前后的家庭沟通方式，了解家庭成员与患者之间的关系，并评估家庭的发展水平。例如，了解是否存在家庭发展危机或其他压力事件，如失业、婴儿出生、结婚等，以及是否有儿童或长者需要照顾等。这些因素都可能对家庭照顾者提供照护和应对疾病产生影响。医疗团队可以根据评估结果提供相应的介入措施，或转介至外部专业人员进行进一步的帮助。通过评估家庭结构、发展阶段和功能，可以组织家庭会议等干预措施，共同制定"医疗照护计划"。这一计划旨在整合患者和家属的期望，解决疾病引发的家庭矛盾冲突，并促进患者与家属之间的沟通和关系重整。通过这样的方式，家庭成员能够更好地理解彼此的需求和关切，共同应对患者的疾病问题。这不仅有助于提高患者的照护质量，还能增强家庭成员间的沟通和信任，为患者创造一个更加和谐、支持的家庭环境。

（7）家庭会议。

家庭成员间开放、积极的沟通是强化家庭支持力量的关键。在必要时，召开家庭会议能够促进患者、照顾者、其他家庭成员及医疗团队之间的沟通。通过这种方式，可以明确不同阶段的照顾目标，正确看待目标的变化，并讨论如何进行医疗决策和解决家庭矛盾。当患者接近生命终点时，一些家属可能会坚持采取高风险的治疗措施，如使用"偏方灵药"。然而，对于肿瘤患者这一特殊群体，随着病情的发展，他们的身体状况和生活质量可能会不断恶化。在这种情况下，最后阶段的急救措施可能已无实际意义。随着安宁疗护理念的普及，人们对死亡的认识也在逐渐改变。一些家属希望亲人在生命的最后一刻能够体面并有尊严地离开。因此，讨论患者在终末期是否接受急救成为一个重要议题。为了解决这一议题，家属可以寻求专业医务人员的建议。医务人员能够从医学角度出发，提供解释和疏导，帮助家属理解患者的真实状况。此外，通过分享身边的实例，家属可以更直观地了解过度治疗的后果及如何合理利用有限的家庭和社会资源。为了确保患者能够安详、有尊严地离开，家属和医疗团队可以考虑向患者和家属介绍"生前预嘱"的概念。这可以帮助他们明确自己的医疗意愿，避免不必要的过度治疗，并确保患者在生命末期得到适当的照顾。

（8）生死教育和预期性哀伤辅导。

受中国传统教育影响，人们有"优生"的概念，缺乏"善终"的教育。面对亲人的疾病和即将到来的离世，照顾者（主要为家属）常常会感到无助、恐惧和焦虑。生死教育和预期性哀伤辅导正是为了帮助照顾者更好地面对这一过程。生死教育不仅仅关乎生命的起源和生理过程，它更深入地探讨了死亡的本质、意义，以及在人类文化和社会中的地位。通过学习，照顾者可以了解到死亡是生命旅程中不可避免的一环，是自然的规律。这种认识能帮助照顾者减少对死亡的恐惧，更加坦然地面对亲人离世的事实。而预期性哀伤辅导则是一种专门的心理干预措施，旨在帮助照顾者在患者离世前做好心理准备。这种辅导通过提供情感支持、教育、引导和启发，帮助照顾者面对即将到来的失去，并学会如何处理随之而来的哀伤和失落感。在这个过程中，照顾者可以学习如何管理自己的情绪，寻求社会支持和安慰，以及如何与医护人员和其他家属共同度过这一艰难时期。对于照顾者来说，接受生死教育和预期性哀伤辅导是一种负责任和关爱自我的表现，是非常重要的。通过这些知识和技巧，照顾者可以更好地陪伴亲人度过最后的日子，让他的离世更加安详和平静。同时，照顾者也可以为自己和家庭成员的未来做好准备，减轻丧失带来的长期影响。

（9）社会支持。

社会支持一般是指来自个人之外的各种支持的总称，寻求社会支持是与弱势群体的存在相伴随的社会行为。依据社会支持理论的观点，一个人所拥有的社会支持网络越强大，就能够越好地应对各种来自环境的挑战。社会支持主要包括医务人员支持、亲情支持和康复志愿者支持三个方面。长期的照顾工作容易让人社交疏离，有时照顾者不知如何寻求支持和帮助，应协助照顾者了解在家庭、社区、医院中有哪些可以利用的资源，强化现有的社会支持，提升照顾者利用社会支持的主观意愿与能力。鼓励照顾者与富有同理心的朋友、亲属或是邻居甚至是社工交谈，即使仅是通过电话、短信或邮件交流，也能维持社会支持网络，振奋精神。家属、朋友是照顾者身边很重要的支持资源，义工和志愿者虽然是陌生人，但也是很重要的支持来源，他们会为有需要的家庭或个人提供很多实际的协助，如载送患者、购物，或给予生活上的照顾、情绪和精神上的支持。

帮助照顾者建立互助小组，带领者可以是护士、社工或其他专业人员。需要鼓励照顾者交流照顾心得，表达哀伤、恐惧、内疚、愤怒、失去和快乐等情绪，交流应对困难的技巧，交换照顾者资源。为了缓解照顾者的压力、提高照顾者的健康水平，国外保健行业、政府和社区机构已成立了许多组织，如家庭照顾者协会、国家家庭照顾者联盟等，为照顾者提供咨询、教育、培训、法律和财政等多方面的支持，定期对家庭照顾者的健康状况、需求情况进行评估，并提供相关服务。

（10）计划与面对未来。

照顾者在陪伴患者度过生命最后阶段的过程中，不仅要面对患者的痛苦，还要处理自己内心的情感。预感性哀伤是指个体意识到可能即将失去亲人时的理智和情感的反应。引导照顾者将患者的善终作为目标，也要学会如何与患者共同面对这一过程，并从中学习和成长。这样，照顾者可以为即将到来的分离做好准备，并开始规划患者离世后的生活。当患者离世后，家属需要一段时间来适应这种巨大的失落感，重新找到生活的重心，并重建与他人的关系。尤其是在处理完所有的后事，亲友逐渐回归自己的生活后，家属在特殊的日子里可能会感到更为强烈的悲痛。因此，对家属的关心和支持在此时尤为重要。对于照顾者来说，计划未来是应对不确定性的关键。这不仅包括物质和实际生活的安排，如遗产分配、葬礼事宜等，更包括情感和精神层面的准备，与亲人共度最后的时光，也要为自己寻找新的生活方向和目标。在这个过程中，照顾者应寻求专业心理咨询的支持，以帮助自己更好地面对和处理哀伤。同时，亲朋好友的支持是必不可少的，他们可以提供情感上的支持、实际的帮助或仅仅是陪伴。总的来说，面对未来的计划和哀伤处理是照顾者必须经历的阶段。通过合理的规划和情感支持，照顾者可以更好地应对这一过程，并为自己和亲人找到新的生活方向。

✦ 【案例分享】

年迈的李先生，作为一位晚期直肠癌术后患者，日常生活需要长期携带造口袋。他的妻子早已离世，唯一的女儿冬冬（化名）已经成家，拥有自己的家庭和孩子，面对重病的父亲，她的内心倍感痛苦。

在医院的病情稳定期间，有医护人员帮助照料李先生，冬冬得以稍作休息。然而，病情恶化后，李先生选择回家疗养，这使得照顾的责任完全落在了冬冬的肩上。冬冬的孩子需要丈夫照看，她不得不独自面对父亲每况愈下的身体状况。随着肿瘤的快速扩散，李先生身体各器官开始衰竭，行动变得不便，甚至无法自行翻身。这无疑给冬冬带来了沉重的照顾负担。面对这些困难，冬冬展现出了顽强的毅力和智慧。她首先寻求了医院的帮助。由于不熟悉造口袋的更换技巧，她多次弄得父亲的衣服和床单脏污，房间内弥漫着异味。在寒冷的冬天，既不能开窗通风，又难以快速烘干弄脏的衣物，这让她倍感焦虑。于是，她联系了医院的造口门诊，请求造口师的上门指导。造口师了解情况后，迅速上门为李先生更换造口袋，并教会了冬冬正确的更换方法。除了医院的帮助，冬冬还得到了社区的支持。长时间的劳累让她不慎感冒，并传染给了父亲。两人发热无法下厨，只能依赖外卖。邻居得知他们的困境后，向社区工作人员反映了这个情况。社区迅速安排了义工和志愿者为冬冬提供帮助，包括医护人员上门服务及心理咨询师的辅导等。这些关怀让冬冬感受到了温暖，也让这个冬天不再寒冷。

在父亲身体状况相对稳定的时候，冬冬选择与父亲深入交流，开启了一段触及心灵的对话。她回忆起从儿时到现在的点滴，想要了解父亲生命中还未完成的心愿。她也想了解父亲对死亡的看法，帮助他以更开阔的心态面对生命的必然归宿。起初，父亲有些抗拒这样的对话，他担心自己的离世会给已经成家立业的女儿带来孤独和无助。在传统观念中，娘家是女儿的依靠，若父亲先离世，女儿在夫家遇到困难时可能无处寻求庇护。然而，冬冬的耐心和理解逐渐打消了父亲的顾虑。在日常的照料中，冬冬也经常与父亲分享自己对人生的感悟和对生死的态度。她告诉父亲，生活中的挫折和困难都是成长的垫脚石，她已经长大，能够勇敢地面对一切。渐渐地，父亲感受到了女儿的坚定和成长，心中的担忧逐渐减少。通过深入的对话，父女俩解开了心结。冬冬决定列出父亲未完成的心愿清单，并逐一帮助他实现。她希望在父亲离世之前，他能无憾无悔地走过这一生。这也是她尽孝心、完成父亲嘱托的一种方式。

参考文献

[1] 癌症疼痛诊疗规范(2018 年版)[J].临床肿瘤学杂志, 2018, 23(10): 937-944.

[2] 白琴.舒缓疗护[M].北京：人民卫生出版社, 2013: 3.

[3] 安龙, 牟致平, 孔旭东, 等.疼痛门诊慢性非癌性疼痛病人阿片类药物使用情况分析及评价[J].中国疼痛医学杂志, 2023, 29(10): 748-753.

[4] 安琳琳, 王珊珊.走近"造口"患者[J].食品与健康, 2023, 35(11): 54-55.

[5] 白立红.危重症患者应用肠内营养的常见并发症及护理措施——评《肠内营养护理手册》[J].中国医学装备, 2020, 17(5): 227-228.

[6] 卞小莉, 夏平.主题引导式护理干预对乳腺癌术后放疗患者效能感、自护能力的影响[J].吉林医学, 2023, 44(11): 3273-3275.

[7] 边一超.唐山市老年住宅室内环境舒适性研究[D].唐山：华北理工大学, 2019.

[8] CSCO 肿瘤营养治疗专家委员会.恶性肿瘤患者的营养治疗专家共识[J].临床肿瘤学杂志, 2012, 17(1): 15.

[9] 陈婕, 秦侃.肠外营养个体化给药实践评价[J].中国药物警戒, 2023, 20(7): 812-816.

[10] 陈诚, 贾燕, 杨浪, 等.1 例老年重复癌患者便血的诊治经过[J].胃肠病学和肝病学杂志, 2020, 29(8): 955-956.

[11] 陈蓉.短波紫外线治疗仪联合护理干预在卵巢癌化疗后口腔黏膜炎患者中的应用效果[J].医疗装备, 2021, 34(18): 174-175.

[12] 陈付蓉, 刘翔宇, 谌永毅, 等.晚期癌症病人睡眠障碍的研究进展[J].全科护理, 2023, 21(4): 466-469.

[13] 陈芷谦, 郭巧红.晚期癌症患者缓和医疗家庭心理干预研究进展[J].护理学杂志, 2022, 37(6): 106-109.

[14] 陈秋君."积极老龄化"视角下低龄老年人代步工具的设计与研究[D].济南：山东工艺美术学院, 2023.

[15] 陈朝华.老年性便秘的护理研究进展[J].中国民族民间医药, 2015, 24(9): 30-31.

[16] 陈燕茹, 周雪芬, 姚婉婷.体温管理联合喂养护理在新生儿重症监护室早产儿中的应用效果[J].中西医结合护理(中英文), 2022, 8(7): 76-78.

[17] 曹宇芳, 姒怡冰, 石东辉, 等.护士视觉下晚期癌症患者家属人文关怀需求的质性研究[J].现代临床护理, 2020, 19(1): 67-71.

[18] 蔡亚澜.基于感性工学的老年代步工具情感化设计研究[D].武汉：湖北工业大学, 2021.

[19] 董雪.维生素 K 乳剂对结直肠癌患者应用西妥昔单抗所致皮肤毒性反应的临床研究[D].北京：北京协和医学院, 2014.

[20] 董文, 蔡开灿, 蔡瑞君, 等.营养风险筛查量表及其在食管癌患者中的应用进展[J].护理学报, 2017, 24(14): 31-35.

[21] 董旻晔, 贾芷莹, 董圣洁, 等.序列模式挖掘在心理危机干预技能评估中的应用[J].上海交通大学学

报(医学版),2020,40(3):368-372.

[22] 董丽丽,梁涛,杨浩杰.WHO 关于《将缓和医疗整合至初级卫生保健指南》要点介绍及对我国的启示[J].中国全科医学,2021,24(34):4319-4323,4329.

[23] 邓亚玲,胡娟.国内外恶性肿瘤患者肠内营养的文献计量学分析[J].当代护士(中旬刊),2023,30(9):29-34.

[24] 宋春花,王昆华,郭增清,等.中国常见恶性肿瘤患者营养状况调查[J].中国科学:生命科学,2020,50(12):1437-1452.

[25] 方玉,辛晓伟,王艳莉,等.肿瘤患者家庭肠内营养治疗的规范化管理[J].肿瘤代谢与营养电子杂志,2017,4(1):97-103.

[26] 方颖,黄丽华,邵乐文.蜂蜜防治化疗性口腔黏膜炎的研究进展[J].护理与康复,2022,21(2):80-83.

[27] 冯勤,李玲,马望,等.肿瘤终末期患者谵妄的发生情况及影响因素分析[J].中华护理杂志,2019,54(2):238-243.

[28] 冯雯,吴德芳,阮海涛,等.血液肿瘤患者化疗相关性口腔黏膜炎的护理研究进展[J].护理学杂志,2023,38(5):125-129.

[29] 冯琦凡,廖雄,涂发妹,等.脑卒中患者家庭肠内营养的应用进展[J].实用临床医学,2022,23(6):122-126.

[30] 范中意.不同人群对癌症病情告知偏好的差异研究[D].广州:南方医科大学,2019.

[31] 富东燕."生前预嘱"落地,缓和医疗迎来重要拐点[N].中国妇女报,2023-03-20(5).

[32] 傅丹泓,高贤伟,黄海英,等.帕洛诺司琼联合东莨菪碱预防无痛胃肠镜麻醉后恶心呕吐的临床研究[J].医学理论与实践,2023,36(20):3494-3497.

[33] 樊溶榕,李旭英,魏涛,等.终末期患者谵妄的研究进展[J].中华护理杂志,2021,56(2):295-299.

[34] 范祖燕,林金香,吴丹纯.疼痛全程管理对癌痛患者服药依从性及爆发痛的影响[J].护理学杂志,2017,32(1):33-36.

[35] 高天.音乐治疗学基础理论[M].北京:世界图书出版公司,2007:68-74.

[36] 高天.音乐治疗导论[M].北京:军事医学科学出版社,2006.

[37] 龚慧.8 个步骤,轻松更换造口袋[J].家庭医药,2023(11):26.

[38] 郭越,段红霞,王秀梅,等."5+4"暖链式动态管理方案在全身麻醉病人体温管理中的应用[J].护理研究,2022,36(17):3167-3170.

[39] 郭苗苗,袁玲,薛阳阳,等.终末期肿瘤患者恶病质管理的最佳证据总结[J].护士进修杂志,2023,38(13):1205-1209,1220.

[40] 郭晓华.恶性肿瘤患者的常见急诊症状及应对措施[J].中华肿瘤防治杂志,2016,23(S1):240-241.

[41] 甘乐文.谨防误吸严重危害老年人的健康(下)[J].家庭医学(下半月),2021(10):50-52.

[42] 卢青文,刘丹,王梅园,等.成人癌症患者缓和照护认知的研究进展[J].军事护理,2023,40(03):102-104.

[43] 海峡两岸医药卫生交流协会全科医学分会.姑息治疗与安宁疗护基本用药指南[J].中国全科医学,2021,24(14):1717-1734.

[44] 韩丽,王妍玮,何相梓,等.基于未来的代步工具的设计与研究[J].科学技术创新,2020(7):162-163.

[45] 何琦,高英,陈英,等.不同比例肠内联合肠外营养治疗方案对重型颅脑创伤患者的影响[J].现代生物医学进展,2023,23(17):3304-3309.

[46] 黄蕾,金春晖.癌性厌食发病机制的研究进展[J].中国癌症防治杂志,2023,15(4):423-428.

[47] 黄忠诚,李玉玮,魏东,等.排粪失禁临床诊治中国专家共识(2022 版)[J].中华胃肠外科杂志,2022,25(12):1065-1072.

[48] 黄树琴,钟彩英,巫伟忠,等.照顾者体位转移知识培训对社区失能居家不出老人的效果探讨[J].护理实践与研究,2016,13(22):154-155.

［49］胡金，韦姗姗，姜海洲，等.失眠的药物治疗研究进展［J］.中国中药杂志，2023，48(19)：5122-5130.

［50］胡道珍，陈齐香.晚期癌症患者在家接受止痛治疗的用药指导及护理［J］.中国误诊学杂志，2007(17)：4060-4061.

［51］胡珊珊，宋彦，徐俐，等.经皮内镜下胃造口术在家庭肠内营养治疗中的应用研究［J］.临床消化病杂志，2018，30(1)：19-23.

［52］胡一惠，吴非非，陈花，等.基于正念疗法的心理干预在乳腺癌患者中的护理研究进展［J］.护士进修志，2020，35(8)：720-723.

［53］胡琪琪.老年代步工具人性化设计研究［D］.济南：齐鲁工业大学，2021.

［54］郝会芬，李晶晶，赵盼盼.早期肠内营养联合肠外营养在胃癌术后患者中的应用［J］.临床医学，2023，43(8)：77-79.

［55］化前珍，胡秀英.老年护理学［M］.北京：人民卫生出版社，2017.

［56］侯雨君.正念冥想对青少年创造性思维的影响研究［D］.太原：山西师范大学，2022.

［57］姜姗，李忠，路桂军，等.安宁疗护与缓和医疗：相关概念辨析、关键要素及实践应用［J］.医学与哲学，2019，40(2)：37-42.

［58］姜姗，周宁，姜柏生.晚期肿瘤患者安宁疗护实践中的认识误区、伦理困境及对策探讨［J］.南京医科大学学报(社会科学版)，2019，19(2)：110-114.

［59］贾平.缓和医疗、徒劳争端及其法律规制［J］.医学与哲学，2021，42(10)：1-5，12.

［60］景书帆，李春莲，王慧.基于 Citespace 对术后恶心呕吐护理研究热点的可视化分析［J］.吉林医学，2023，44(11)：3172-3177.

［61］季亚芹，谢萍，柏基香，等.家庭环境改造在老年卒中后认知功能障碍患者安全管理中的应用［J］.齐鲁护理杂志，2020，26(19)：47-49.

［62］何权瀛，林江涛，王广发.咯血诊治专家共识［J］.中国呼吸与危重监护杂志，2020(1)：1-11.

［63］李晓华.肺癌患者灵性需求的现状及影响因素研究［D］.青岛：青岛大学，2022.

［64］李小寒，尚少梅.基础护理学［M］.7 版.北京：人民卫生出版社，2022.

［65］李小寒，尚少梅.基础护理学［M］.6 版.北京：人民卫生出版社，2017.

［66］李小妹.护理学导论［M］.3 版.北京：人民卫生出版社，2013：169-189.

［67］李磊，李静，喻鹏铭，等.胸科物理治疗技术及临床研究进展［J］.中国康复，2015，000(1)：49-53.

［68］李娟.重症恶性肿瘤患者营养支持很重要［N］.大众健康报，2023-04-26.

［69］李静，蒋晓瑜，花云.正念减压疗法在妇科恶性肿瘤患者中的应用［J］.齐鲁护理杂志，2019，25(14)：64-67.

［70］李琴，莫伟，阳秀春，等.经皮肝穿刺胆道引流术后患者延续护理现状［J］.中华介入放射学电子杂志，2021，09(3)：340-344.

［71］李国平，王正珍，郝跃峰.运动处方中国专家共识（2023）［J］.中国运动医学杂志，2023，42(1)：3-13.

［72］李秀斌.浅谈家庭氧疗及注意事项［J］.医疗装备，2013，26(10)：65-66.

［73］李江燕，薛雅萍，张雪峰.生命回顾疗法介入晚期癌症患者死亡恐惧的实践探索［J］.医学与哲学，2022，43(10)：29-32.

［74］李岳洁.针对轻度失能老人日常出行代步工具设计与研究［D］.济南：山东工艺美术学院，2020.

［75］李爱芝.晚期肿瘤患者的营养支持［J］.护理研究，2004(12)：1056-1057.

［76］李晶晶，石磊，李雪梅，等.某医院接受个体化家庭肠内营养治疗患者管理现状分析［J］.预防医学情报杂志，2020，36(7)：915-919.

［77］李繁荣，唐如冰，庞春华，等.肿瘤患者失眠评估与护理干预的最佳证据总结［J］.护理学杂志，2022，37(2)：96-100.

［78］刘好，冯英璞，陈云霞，等.NUTRIC 评分与 NRS 2002 在 ICU 老年脑卒中病人营养风险评估中的效果比较［J］.护理研究，2023，37(8)：1332-1337.

[79] 刘慧，羊海燕.安宁缓和医疗中患者的权利及其保障研究[J].医学与法学，2022，14(3)：112-116.

[80] 刘阳，成琴琴，龚有文，等.终末期肿瘤患者谵妄危险因素的 Meta 分析[J].军事护理，2023，40(6)：101-104.

[81] 刘珧.晚期癌症患者灵性需求现况调查及意义疗法干预研究[D].衡阳：南华大学，2019.

[82] 刘鹏，孙一丹，王梓霖，等.中药麦冬对干燥综合征作用的研究进展[J].吉林医学，2017，38(4)：773-775.

[83] 刘丽.肿瘤患者如何饮食[J].青春期健康，2023，21(10)：52-53.

[84] 刘鹏，孙一丹，王梓霖，等.中药麦冬对干燥综合征作用的研究进展[J].吉林医学，2017，38(4)：773-775.

[85] 刘焕，强万敏，沈傲梅，等.口腔低温疗法在化疗相关口腔黏膜炎防治中的研究进展[J].护理研究，2022，36(2)：285-288.

[86] 刘同宝，储著华，刘辉，等.调补中州散联合肠外营养对老年胃癌患者术后胃肠功能、大肠杆菌、肠球菌、乳酸杆菌、双歧杆菌及营养状况的影响[J].中国中西医结合外科杂志，2023，29(5)：658-662.

[87] 刘雪琴，张卫星，刘玉霞，等.俯卧位通气对新生儿呼吸机相关性肺炎的疗效[J].广东医学，2015，36(18)：2862-2864.

[88] 刘盛楠.中老年便血患者电子结肠镜下恶性肿瘤检出率及临床分析[D].桂林：桂林医学院，2018.

[89] 黎介寿.重症患者营养治疗个体化的思考[J].肠外与肠内营养，2009，16(4)：193-194.

[90] 罗宝林，陈森芸，陈佩燕，等.国内外灵性照护模式的相关研究进展[J].护士进修杂志，2021，36(7)：587-590.

[91] 罗素霞，赖国祥，张力，等.中国肺癌患者咳嗽管理现状及医护人员观念和实践调研[J].中华医学杂志，2021，101(21)：1583-1591.

[92] 龙庭凤，何黎，李云霞，等.EGFRI 抗肿瘤靶向药物皮肤不良反应的表现和防治[J].皮肤病与性病，2012，34(5)：271-273.

[93] 梁万年.社区卫生服务管理[M].北京：人民卫生出版社，2001：63.

[94] 兰红珍，何华英，高旭东，等.Bobath 技术运用于失能老年患者体位转移的研究[J].护理学杂志，2017，32(19)：37-40.

[95] 林菊英.社区护理[M].北京：科学出版社，2001.

[96] (澳)路斯，王静，曹慧，祝卓宏译.ACT 就这么简单：接纳承诺疗法简明实操手册[M]，第 2 版，武汉市：机械工业出版社，2022.10.

[97] 陆宇晗.我国安宁疗护的现状及发展方向[J].中华护理杂志，2017，52(6)：659-664.

[98] 林新铎，姜峰波，刘冰.缓和医疗在我国发展过程中面临的问题与对策研究[J].中国社会医学杂志，2022，39(3)：255-257.

[99] 楼巍敏，陈春英，俞维鑫.康复护理对社区半失能老人吞咽障碍误吸率的影响[J].中国乡村医药，2016，23(10)：84-85.

[100] 陆杰华，杨茜茜.我国推动生前预嘱入法的现状、挑战及其未来设想[J].人口与健康，2022，9：18-21.

[101] 陆柳雪，黄秋环，王巧娜，等.区域同质化三甲医院—基层医院—家庭联动居家护理模型的构建与实践[J].医学理论与实践，2023，36(16)：2874-2876，2871.

[102] 赖雄，陈盈，何厚建，等.接纳承诺疗法灵活六边形解读[J].医学与哲学(B)，2018，39(6)：64-66.

[103] 赖振南，陈梓宏，肖亚景，等.人工唾液和中药防治放射性口干的疗效观察[J].中国肿瘤临床，2005，(17)：973-975.

[104] 马俊，陈星，谷灿，等.意义疗法在晚期癌症患者安宁疗护实践中的应用[J].医学与哲学，2020，41(15)：39-42.

[105] 马玉霞，王丹文，张姮.人生回顾疗法在带病生存患者重建生命意义过程中的运用与启示[J].解放军

护理杂志, 2016, 33(16): 49-51.

[106] 马晓晓, 陆宇晗, 杨红, 等. 肿瘤患者便秘预防的证据总结[J]. 中国护理管理, 2022, 22(10): 1540-1545.

[107] 马翠云. 对关怀理论的初步探讨[J]. 中华现代护理杂志, 2010, 16(8): 962-965.

[108] 马婷婷, 吴琼, 欧阳静, 等. 中国癌症症状管理实践指南——口腔黏膜炎[J]. 护士进修杂志, 2020, 35(20): 1871-1878.

[109] 莫燕明. 大咯血患者的护理研究进展[J]. 实用临床护理学电子杂志, 2018, 3(9): 194-195, 197.

[110] 孟长治. 心理危机干预六步法案例探析[J]. 北京劳动保障职业学院学报, 2018, 12(03): 46-49.

[111] 南京康复医学会. 第五届全国康复与临床药学学术交流会议论文集. 第五届全国康复与临床药学学术交流会议论文集, 2023: 117-121.

[112] 宁晓红. 中国缓和医疗的发展和思考[J]. 中国医学科学院学报, 2019, 41(5): 723-725.

[113] 牛润花. 肿瘤患者化疗期间如何合理饮食[J]. 健康向导, 2022, 28(4): 44.

[114] 彭文颖, 杨润祥. 肿瘤患者腹泻的处理[J]. 中国临床医生杂志, 2022, 50(1): 10-15.

[115] 彭启辉, 尹小川. 大咯血的诊断和治疗研究进展[J]. 山东医药, 2021, 61(21): 111-114.

[116] 潘路晨, 颜巧元, 琚满娣. 癌症患者生死教育研究进展[J]. 护理学杂志, 2022, 37(1): 103-105.

[117] 祁洁. 体位在内科护理中的重要性[J]. 中国实用医药, 2009, 3(4): 193-194.

[118] 齐红芹, 吕展杨, 邓亚萍, 等. 乳腺癌患者灵性健康水平及影响因素研究[J]. 护理管理杂志, 2021, 21(9): 619-624.

[119] 邱志锋, 吴苗, 邱爱钗. 蜂胶防治乳腺癌化疗致口腔黏膜炎的疗效评价[J]. 循证护理, 2021, 7(13): 1825-1828.

[120] 沈超. 生命无小事, 便血要重视[J]. 保健医苑, 2019(6): 12-13.

[121] 沙鹏, 张海滨, 刘全礼. 沙盘游戏治疗对孤独症谱系障碍儿童社会交往行为发展的影响[J]. 中国特殊教育, 2022, 8: 51-59.

[122] 石远凯, 孙燕. 临床肿瘤内科手册[M]. 6版. 北京: 人民卫生出版社, 2020.

[123] 孙莎莎, 李小兵. 冥想的安全性[J]. 心理科学进展, 2022, 30(11):

[124] Teasdale J, Williams M, Segal Z. 八周正念之旅: 摆脱抑郁与情绪压力[M]. 聂晶, 译. 北京: 中国轻工业出版社, 2019.

[125] 孙行行, 朱晗清, 杨文兰, 等. 肺癌合并慢阻肺患者肺康复治疗的病例报告[J/OL]. 中国临床案例成果数据库, 2022, 4(1): E03769-E03769.

[126] 孙海涛, 洪文卓, 左婧. 生前预嘱制度的伦理困境与化解路径[J]. 医学与哲学, 2022, 43(21): 31-34.

[127] 孙倩倩, 叶红芳, 杨莉. 接纳与承诺疗法对乳腺癌患者干预效果的Meta分析[J]. 中华护理杂志, 2022, 57(9): 1070-1079.

[128] 邵爱和, 陈国伶. 家庭护理管理制度的探索与实践[J]. 中国卫生事业管理, 2004(5): 289.

[129] 孙丽欣, 刘玉锦, 姜旭, 等. 老龄化背景下安宁疗护在老年临终患者中应用的研究现况[J]. 国际护理学杂志, 2020, 39(23): 4240-4243.

[130] 苏桂芳, 赵学梅, 沈美秀. 30°~60°侧卧位在昏迷患者体位护理中的应用[J]. 护理实践与研究, 2016, 13(14): 130-131.

[131] 谈洁, 何明霞. 临终癌症患者的舒缓、营养和心理护理[J]. 实用临床护理学电子杂志, 2018, 3(50): 21-23.

[132] 田怀谷, 乔木, 汪文新. 生前预嘱选择缓和医疗的伦理法律问题探讨[J]. 医学与哲学, 2023, 44(6): 40-43, 52.

[133] 唐如冰, 李繁荣, 韦珏伶, 等. 终末期肿瘤患者呼吸困难管理的证据总结[J]. 中华护理杂志, 2022, 57(14): 1690-1695.

[134] 唐以薰, 蒋运兰, 刘一弦, 等. 运动疗法在肿瘤患者癌因性疲乏中的应用现状[J]. 中国疗养医学,

2017, 26(1)：24-27.

[135] 陶映宇, 刘真真. 超低体重儿及极低体重儿院间转运体温管理研究[J]. 护理研究, 2022, 36(24)：4454-4458.

[136] 吴雪琴, 黄芳铭. 肿瘤患者化疗期间如何科学饮食[N]. 中国食品报, 2021-12-01.

[137] 吴荔荔, 刘涛生. 沙盘游戏的实证研究及进展[J]. 中国健康心理学杂志, 2016, 24(4)：624-627.

[138] 吴国平. 我国生前预嘱制度实践探索与立法构想[J]. 法治研究, 2023, 5：86-96.

[139] 万梦婕, 唐梅娟, 杨晓阳. 抗肿瘤药物皮肤不良反应表现[J]. 实用肿瘤杂志, 2021, 36(1)：94-97.

[140] 王磊, 王雪瑞, 张春明, 等. 认知行为疗法在喉癌术后病人中的应用效果[J]. 护理研究, 2019, 33(22)：3945-3948.

[141] 王慧, 李春苗. 沙盘游戏疗法研究综述[J]. 校园心理, 2016, 14(1)：39-41.

[142] 王阳. 接纳与承诺疗法在晚期癌症患者中的应用进展[J]. 临床护理杂志, 2022, 21(5)：66-69.

[143] 王晨, 张守民. 抗肿瘤靶向药物相关皮肤不良反应临床表现及治疗最新进展[J]. 实用皮肤病学杂志, 2021, 14(5)：292-296.

[144] 王云, 韩小红. 亚专科标准化体温管理方案在主动脉夹层手术中的应用效果观察[J]. 护理研究, 2022, 36(5)：931-934.

[145] 王岩, 刘晔, 王倩, 等. "互联网+护理服务" 质量评估工具的研究进展[J]. 全科护理, 2023, 21(29)：4090-4093.

[146] 王琴. 老年人便秘的防治和护理[J]. 上海医药, 2014, 35(12)：31-33.

[147] 王晨. 创新居家护理服务模式 助力健康中国战略实施[J]. 健康中国观察, 2023, 49(9)：86-87.

[148] 王玉洁, 路潜, 国仁秀. 癌症患者灵性需求与干预方法的研究进展[J]. 护理学报, 2019, 26(14)：34-37.

[149] 王佳琪, 侯小会, 刘惠, 等. 接纳与承诺疗法在乳腺癌病人中的应用进展[J]. 全科护理, 2023, 21(7)：908-911.

[150] 王佩菊, 江明珠. 肠内营养并发症及预防护理研究进展[J]. 现代医药卫生, 2019, 35(3)：396-400.

[151] 王辉艳. 高举平台法在管道固定中的应用效果观察[J]. 中国实用医药, 2013, 8(13)：160-162.

[152] 王怡丁. 基于 "辛开苦降" 理论研究甘草泻心汤加味对化疗性口腔黏膜炎的影响[D]. 昆明：云南中医药大学, 2023.

[153] 王玉梅. 安宁缓和医疗中的灵性照顾[J]. 中国临床保健杂志, 2021, 24(1).

[154] 王助衡, 孙立平, 周冠华, 等. 我国缓和医疗立法研究[J]. 中国医学伦理学, 2017, 30(8)：978-981.

[155] 汪新建. 生命意义的追寻-兰克之意义疗法[J]. 医学与哲学, 2000(8)：53-56.

[156] 温水群, 邓振兴, 徐秋萍, 等. 改良洼田饮水试验在脑卒中吞咽障碍患者中的研究应用[J]. 中国当代医药, 2018, 25(16)：47-49.

[157] 徐诗瑜, 李爽. 造口患者超百万[N]. 健康时报, 2024-02-02.

[158] 肖彩芝, 王维, 夏冬琴, 等. 化疗所致恶心呕吐中西医诊治专家共识 [J/OL]. 中国医院用药评价与分析, 1-11.

[159] 谢玲, 徐小萍, 杭阳阳. 基于微信小程序构建延续护理干预在胃肿瘤出院患者中的应用[J]. 当代护士（上旬刊）, 2020, 27(10)：96-97.

[160] 许飘, 张一奇. 生命回顾疗法介入老年科患者集体记忆困境的实务路径——以上海市徐汇区中心医院为例[J]. 中国社会工作, 2021, (27)：28-32.

[161] 许哲. 胃癌伴呕血术前介入治疗的临床研究[J]. 中国实用医药, 2011, 6(28)：18-19.

[162] 许哲, 徐明林, 敫君, 等. 胃癌伴呕血术前介入治疗的临床观察[J]. 中国肿瘤临床与康复, 2007(3)：247-249.

[163] 许湘华, 谌永毅, 肖亚洲, 等. 安宁疗护家庭会议专家共识[J]. 中华护理杂志, 2023, 58(13)：1541-1544.

[164] 徐芳, 王伟, 施永兴, 等. 我国居家临终关怀服务发展地 SWOT 分析[J]. 医学与社会, 2018, 31(3)：

25-28.

[165] 徐谷芃. 心理学视阈下的村上春树文学"偶然""箱庭"与心理治愈[J]. 南京师大学报(社会科学版),
      2022, 6: 125-134.

[166] 肖惠敏, 邝惠容, 彭美慈, 等. 人生回顾对晚期癌症患者生存质量的影响[J]. 中华护理杂志, 2012,
      47(6): 488-491.

[167] 熊照玉, 李素云, 郭潇, 等. 成人恶性肿瘤患者膳食管理的最佳证据总结[J]. 护理学报, 2022, 29
      (15): 54-58.

[168] 尤黎明, 吴瑛. 内科护理学[M]. 7版. 北京: 人民卫生出版社, 2022: 26-27.

[169] 姚树桥, 杨艳杰. 医学心理学[M]. 7版. 北京: 人民卫生出版社, 2018.

[170] 杨芷, 姜喆, 王文慧. 居家临终癌症患者照顾者疲劳感及其影响因素研究[J]. 护理管理杂志, 2015,
      15(3): 171-173.

[171] 杨利. 危机干预六步法介入青少年自杀案例[J]. 中国社会工作, 2023(16): 10-11.

[172] 杨红, 李攀, 胡茂荣. 论死亡的认知与接纳[J]. 医学与哲学, 2023, 44(5): 54-58.

[173] 《营养学报》编辑部.《中国居民膳食指南(2022)》在京发布[J]. 营养学报, 2022, 44(6): 521-522.

[174] 杨萍, 刘玮, 孙丽秋, 等. 晚期肿瘤病人疼痛控制状况及其生活质量的研究[J]. 护理管理杂志, 2014,
      14(1): 13-16.

[175] 杨森森, 赵慧华. 恶性肿瘤患者化疗相关性皮疹护理研究进展[J]. 齐鲁护理杂志, 2017, 23(1):
      64-66.

[176] 于丰, 孙丽, 胡洁, 等. 濒死期青年肿瘤患者父母照护体验的现象学研究[J]. 护理学杂志, 2023,
      38(13): 103-107.

[177] 袁晓, 肖水源. 疼痛评估工具的临床应用[J]. 中国心理卫生杂志, 2013, 27(5): 331-334.

[178] 殷丽丽, 杨志伟. 分析不同肠外营养摄入量联合肠内喂养在早产儿中的效果

[179] 殷晓梅, 冯莉霞, 冯丽娜, 等. 中医处方对肿瘤化疗所致口干症状的干预效果研究[J]. 护士进修杂
      志, 2018, 33(18): 1712-1713.

[180] 叶诚栋, 张伟彬, 林朝霞, 等. 前馈控制应用于急诊创伤患者低体温管理的效果分析[J]. 中国卫生标
      准管理, 2023, 14(15): 191-194.

[181] 尤晓芳. 重组人表皮生长因子外用溶液在化疗相关性口腔黏膜炎的应用价值[J]. 中外医学研究,
      2023, 21(5): 115-118.

[182] 燕梦瑶, 肖亚洲, 夏婉婷, 等. 终末期肿瘤患者口腔干燥症管理的证据总结[J]. 中国护理管理,
      2023, 23(10): 1539-1544.

[183] 中华医学会. 临床诊疗指南: 肠内肠外营养学分册[M]. 北京: 人民卫生出版社, 2006: 15-19.

[184] 张孟喜, 何桂香, 李艳群. 老年综合征的评估与照护[M]. 长沙: 中南大学出版社, 2019.

[185] 赵旭东, 张亚林. 心理治疗[M]. 上海: 华东师范大学出版社, 2022: 10.

[186] 赵小明. 本土化音乐治疗与实操[M]. 哈尔滨: 北方文艺出版社, 2018.

[187] 曾铁英. 癌症告知策略的研究[D]. 武汉: 华中科技大学, 2009.

[188] 赵琼. 早期护理干预对癌症化疗患者便秘的效果观察[J]. 沈阳医学院学报, 2018, 20(1): 56-57.

[189] 赵凌云, 李宏云. 慢性咳嗽的治疗新进展[J]. 中国全科医学, 2021, 24(8): 930-940, 946.

[190] 赵雪帆, 申卫星. 缓和医疗立法的问题、经验与构建[J]. 中国卫生产业, 2019, 16(17): 189-
      193, 196.

[191] 赵国秋. 心理危机干预技术[J]. 中国全科医学, 2008(1): 45-47.

[192] 赵亚楠, 王燕, 常琼娟. 正念认知在乳腺癌化疗患者中的作用效果分析[J]. 癌症进展, 2020, 18(6):
      635-638.

[193] 赵文娟, 黄喆. 终末期患者家庭会议实施过程的研究进展[J]. 护理学杂志, 2018, 33(19): 109-112.

[194] 钟洪秀, 葛伟. 老年患者家庭病床中的临终关怀护理探讨[J]. 中国社区医师, 2007, 9(7): 94-95.

[195] 占云燕, 林燕, 阮璐璐. 跟进式赋能教育联合中药封包穴位热熨对宫颈癌放化疗后恶心呕吐的影响

［J］.新中医，2023，55(20)：140-144.

［196］曾小庆，戴婷婷，饶志勇，等.恶性肿瘤住院患者营养状况与生活质量分析［J］.现代肿瘤医学，2022，30(10)：1836-1839.

［197］曾英彤，周婧.肠外肠内营养临床药学实践共识(2022 年版)［J］.今日药学，2023，33(6)：414-421.

［198］郑兰平，陆箴琦，张晓菊，等.癌症患者家属对真实病情告知态度质性研究的 Meta 整合［J］.护理学杂志，2021，36(23)：9-13，54.

［199］郑咪咪，万宏伟，朱毓，等.蜂胶对放疗或化疗相关性口腔黏膜炎效果的 Meta 分析［J］.护士进修杂志，2021，36(17)：1565-1569，1574.

［200］朱芹，支淑华.居家护理对胰腺癌患者生活质量的影响［J］.临床护理杂志，2014，13(4)：43-45.

［201］朱毓，傅忠华，张丽娟，等.肿瘤放疗患者正念认知疗法体验的质性研究［J］.上海护理，2022，22(8)：10-13.

［202］朱秀兰.咯血、呕血与便血的自我诊断［J］.健康生活，2023(7)：34.

［203］朱蓝玉，李春映，周秀玲.中国老年安宁疗护研究进展［J］.中国老年学杂志，2020，40(12)：2684-2687.

［204］朱仁敏，周建妹.居家鼻饲患者照顾者鼻饲护理培训效果的研究［J］.实用临床护理学电子杂志，2020，5(15)：168-169.

［205］周婧，胡毛姐.生命回顾在终末期肿瘤患者死亡教育中的应用研究［J］.医药高职教育与现代护理，2021，4(2)：117-120.

［206］周颖华.插管相关性尿路感染的防控措施［J］.中国保健营养(中旬刊)，2013(11)：713-714.

［207］周英华，李俏.安宁疗护实践中伦理困境的探讨［J］.医学与哲学，2022，43(5)：34-39.

［208］张怡，宋莉娟，周玲君，等.护士灵性照护评估工具研究进展［J］.护士进修杂志，2022，37(12)：1075-1078.

［209］张婷，顾晓玲，石贞仙，等.大中型公立医院与社区卫生服务机构居家护理管理机制研究［J］.中国药物与临床，2015，15(4)：510-512.

［210］张丽，杨眉，林雅，等.咀嚼口香糖对防治化疗后口腔黏膜炎的效果观察［J］.现代医药卫生，2021，37(20)：3526-3529.

［211］张进，邱越.适合老年人的智能家居设计［J］.设计，2014，205(9)：31-32.

［212］张兴瑜，李永红，陈菊，等.肿瘤患者放化疗致口腔黏膜炎非药物预防与管理的最佳证据总结［J］.临床护理杂志，2022，21(6)：61-66.

［213］张青青，王文超，顾莺.成人安宁疗护相关临床实践指南的内容分析［J］.护理学杂志，2022，37(9)：99-102，110.

［214］张琳琳，迟昨非，顾敏，等.重组人粒细胞巨噬细胞刺激因子联合重组表皮生长因子治疗儿童急性白血病化疗性口腔黏膜炎的临床疗效分析［J］.中国实用儿科杂志，2022，37(11)：857-860.

［215］张荣伟，连榕，李丹，等.意义疗法的理论、方法与技术：基于存在积极心理学的视角［J］.心理学探新，2020，40(3)：195-202.

［216］张金梅，陈慧，奚秋晨，等.肺癌晚期患者家庭照顾者人文关怀体验与需求的质性研究［J］.中华现代护理杂志，2015，21(33)：4049-4051.

［217］张方圆，吕苏梅，杨玄，等.中国癌症症状管理实践指南——皮肤反应［J］.护士进修杂志，2019，34(22)：2017-2024.

［218］张连波，周代蓉，孙大健.恶性肿瘤患者化疗相关性皮疹护理研究进展［J］.吉林医学，2021，42(12)：3064-3065.

［219］章津敏，邓蕾，杨俊，等.症病同治学术思想在肿瘤相关性失眠中的运用［J］.光明中医，2023，38(18)：3666-3669.

［220］中华医学会神经病学分会，中华医学会神经病学分会睡眠障碍学组.中国成人失眠诊断与治疗指南(2017 版)［J］.中华神经科杂志，2018，51(5)：324-335.

[221] 中华医学会呼吸病学分会哮喘学组. 咳嗽的诊断与治疗指南（2021）[J]. 中华结核和呼吸杂志, 2022, 45（1）：13-46.

[222] 中国抗癌协会癌症康复与姑息治疗专业委员会. 肺癌相关性咳嗽诊疗中国专家共识[J]. 中华医学杂志, 2021, 101（35）：2751-2759.

[223] 中国抗癌协会肿瘤营养专业委员会, 国家市场监管重点实验室（肿瘤特医食品）, 北京肿瘤学会肿瘤缓和医疗专业委员会. 中国恶性肿瘤患者运动治疗专家共识[J]. 肿瘤代谢与营养电子杂志, 2022, 9（3）：298-311.

[224] 中国抗癌协会肿瘤营养专业委员会. 肿瘤生存者管理专家共识[J]. 肿瘤代谢与营养电子杂志, 2023, 10（4）：487-504.

[225] 中国抗癌协会肿瘤营养专业委员会, 全国卫生产业企业管理协会医学营养产业分会, 浙江省医学会肿瘤营养与治疗学分会. 肿瘤患者食欲下降的营养诊疗专家共识[J]. 肿瘤代谢与营养电子杂志, 2022, 9（3）：312-319.

[226] 中华医学会神经病学分会神经心理与行为神经病学学组. 综合医院谵妄诊治中国专家共识（2021）[J]. 中华老年医学杂志, 2021, 40（10）：1226-1233.

[227] Abbasi M, Eskandari N, Heidari A, et al. A thematic analysis of dimensions of spiritual care[J]. Iran J Nurs Midwifery Res, 2022, 27（5）：452-460.

[228] Ahmad M, Saeed S, Olamiju B, et al. Dermatologic toxicities of chemotherapy：an educational intervention for skin of color women with breast cancer[J]. Int J Womens Dermatol, 2023, 9（1）：73.

[229] Bhandarkar S, Salvi B V, Shende P. Current scenario and potential of music therapy in the management of diseases[J]. Behav Brain Res, 2023：114750.

[230] Bromley M C, Blieszner R. Planning for long term care：Final behavioral and relationship quality of adult children with independent parents[J]. Family Relations, 1997（46）：155-162.

[231] Buge L A. Coping：Effects of death education[J]. OMEGA—Journal of Death and Dying[J]. 1980, 11（2）：175-183.

[232] Constance F B, Kathleen S, Patricia G, et al. Family needs assessment in cerebral palsy clinic[J]. JSPN, 2009, 14（2）：86-93.

[233] Cheng L, Chen H, Lin L, et al. Spiritual needs of older adults with cancer：A modified concept analysis[J]. Asia Pac J Oncol Nurs, 2023, 10（11）：100288.

[234] Caldeira S, Carvalho E C, Vieira M. Spiritual distress-proposing a new definition and defining characteristics[J]. Int J Nurs Knowl, 2013, 24（2）：77-84.

[235] Chen J J, Wang Q L, Li H P, et al. Family resilience, perceived social support, and individual resiliencein in cancer couples：analysis using the actor-partner interdependence mediation model[J]. European Journal of Oncology Nursing, 2021, 52：101932.

[236] Carrera P M, Kantarjian H M, Blinder V S, et al. The financial burden and distress of patients with cancer：understanding and stepping up actionon the financial toxicity of cancer treatment[J]. CA：a cancer journal for clinicians, 2018, 68（2）：153-165.

[237] De W M, Pinho A D S, Stams G J, et al. Music therapy for stress relief：A systematic review and meta-analysis[J]. Revised version of Health Psychology, 2022, 16（1）：134-159.

[238] Di S, Zhang J, Zhang X, et al. History, development and prospect of hospice care[J]. Med Res Educ, 2018, 1：7-12.

[239] Dastgheyb S S, Kim K, Doucette A, et al. Acute skin radiation toxicity seen with concurrent T-DM1：A single institutional report of 35 patients[J]. Breast, 2023, 67：26-29.

[240] De L H M. How I conduct the family meeting to discuss the limitation of life-sustaining interventions：a recipe for success[J]. Blood, 2010, 116（10）：1648-1654.

[241] Devlin K, Meadows A. Considering case formulation and decision-making processes in music therapy

assessment and treatment planning[J]. Nordic Journal of Music Therapy, 2023, 32(5): 445-461.

[242] Eshghi F, Nikfarid L, Zareiyan A. An integrative review of defining characteristic of the nursing diagnosis "spiritual distress"[J]. Nurs Open, 2023, 10(5): 2831-2841.

[243] Fridriksdottir N, Sigurdardottir V, Gurmarsdottir S. Important needs of families in acute an d palliative care settings assessed with the family inventory of needs[J]. Palliative Medicine, 2006(20): 425-432.

[244] Graham C D, Gouick J, Krahé C, et al. A systematic review of the use of Acceptance and Commitment Therapy (ACT) in chronic disease and long-term conditions[J]. Clinical Psychology Review, 2016, 46: 46-58.

[245] Gray M, Kent D, Ermer S J, et al. Assessment, selection, use and evaluation of Body-Worn Absorbent products for adults with incontinence: A WOCN society consensus conference[J]. Joural of Wound Ostomy Continence Nurs, 2018, 45(3): 243-264.

[246] Glajchen M, Goehring A, Johns H, et al. Family meetings in palliative care: Benefits and barriers[J]. Curr Treat Options Oncol, 2022, 23(5): 658-667.

[247] Graham W L, Dempster M, Sadler A, et al. Validation of the distress thermometer in patients with advanced cancer receiving specialist palliative care in a hospice setting[J]. Palliat Med, 2021, 35(1): 120-129.

[248] Hu Y, Leeuwen R V, Li F. Psychometric properties of the Chinese version of the spiritual care competency scale in nursing practice: a methodological study[J]. BMJ Open, 2019, 9(10): 030497.

[249] Huhmann M B, August D A. Review of American Society for Parenteral and Enteral Nutrition (ASPEN) clinical guidelines for nutrition support in cancer patients: Nutrition sereening and assessment [J]. Nutr Clin Pract, 2008, 23(2): 182-188.

[250] Irwin M R, Olmstead R, Carroll J E. Sleep disturbance, sleep duration, and inflammation: A systematic review and meta-analysis of cohort studies and experimental sleep deprivation [J]. Biol Psychiatry, 2016, 80 (1): 40-52.

[251] Kelley A S, Morrison R S. Palliative Care for the Seriously ill[J]. NEJM, 2015, 373(8): 747-755.

[252] Kondrup J, Allison P, Elia M. ESPEN guidelines for nutrition screening 2002[J]. Clin Nutr, 2003, 22(5): 415-417.

[253] Kang K A, Kim D B, Koh S J, et al. Spiritual Care Guide in Hospice[J]. Palliative Care, 2023, 26(4): 149-159.

[254] Kırca K, Kutlutürkan S. Effect of progressive relaxation exercise on treatment-related symptoms and self-efficacy in lung cancer patients undergoing chemotherapy [J]. Complements clinical practice, 2021, 45: 101488.

[255] Leget C. The relation between cultural values, euthanasia and spiritual care in the Netherlands[J]. Pol Arch Intern Med, 2017, 127(4): 261-266.

[256] Melillo K D, Futrell M. A guide for assessing caregiver needs: determining a health history database for family caregivers[J]. Nurse Practitioner, 1995, 20(5): 40-46.

[257] Marla B W, Doris M R, Susan S T. The Caregiver Well-being Scale Revisited[J]. Health Soc Work, 2000, 25(4): 255-263.

[258] M M, FUJISHIMA K, NISHI Y, et al. Impact of type and duration ofapplication of commercially available oral moisturizers on their antifungal effects[J]. Journal of Prosthodontics, 2018, 27(1): 52-56.

[259] Murakami N, Tanabe K, Morita T, et al. Going back to die: does it make a difference to patient survival [J]. BMC Palliat Care, 2015, 14(1): 7-12.

[260] Ma Y, Hall D L, Ngo L H, et al. Efficacy of cognitive behavioral therapy for insomnia in breast cancer: A meta-analysis[J]. Sleep Med Rev, 2021, 55: 101376.

[261] National Cancer Institute. Difinition of hospice[EB/OL]. [2016-12-20].

［262］ Naik B S, Biradar S. End-of-life care policy: An integrated care plan for the dying［J］. Indian J Crit Care Med, 2015, 19(4): 240.

［263］ Puchalski C M, Sbrana A, Ferrell B, et al. Interprofessional spiritual care in oncology: a literature review ［J］. ESMO Open, 2019, 4(1): 465.

［264］ Pelekasis P, Matsouka I, Koumarianou A. Progressive muscle relaxation as a supportive intervention for cancer patients undergoing chemotherapy: A systematic review［J］. Palliative & Supportive Care, 2017, 15(4): 465-473.

［265］ Roze D O A L, Sinuff T, Stelfox H T, et al. Spiritual Distress Within Inpatient Settings-A Scoping Review of Patients' and Families' Experiences［J］. J Pain Symptom Manage, 2018, 56(1): 122-145.

［266］ Robijns J, Lodewijckx J, Claes M, et al. Evaluation of a novel skin care product for the management of chemotherapy-related dermatologic toxicities: A quasi-experimental study［J］. Eur J Oncol Nurs, 2023, 63: 102278.

［267］ Roesler C. Sandplay therapy: An overview of theory, applications and evidence base ［J］. Arts in Psychotherapy, 2019, 64: 84-94.

［268］ Carlson L E. Psychosocial and Integrative Oncology: Interventions Across the Disease Trajectory［J］. Annual Review of Psychology, 2023, 74(1): 457-487.

［269］ Rawlins P S, Rawlins T D, Horner M, et al. Development of the family needs assessment tool［J］. West J Nurs Res, 1990, 12(2): 201-214.

［270］ Smith S D, Gignac M A, Richardson D. Differences in the experiences and support needs of family caregivers to stroke survivors: does age matter? ［J］. Top-Stroke-Rehabil, 2008, 15(6): 593-601.

［271］ Simon N M, Hofmann S G, Rosenfield D, et al. Efficacy of Yoga vs Cognitive Behavioral Therapy vs Stress Education for the Treatment of Generalized Anxiety Disorder［J］. JAMA Psychiatry, 2021, 78(1): 13.

［272］ Seddigh R, Keshavarz A AA, Azarnik S. Questionnaires Measuring Patients' Spiritual Needs: A Narrative Literature Review［J］. Iran J Psychiatry Behav Sci, 2016, 10(1): 4011.

［273］ Strickland S L. Year in Review 2014: Airway Clearance［J］. Respiratory Care, 2015, 60(4): 603.

［274］ Spirk C, Hartl S, Pritz E, et al. Comprehensive investigation of saliva replacement liquids for the treatment of xerostomia［J］. International Journal of Pharmaceutics, 2019, 571: 118759.

［275］ Santoso A, Jansen F, De V R, et al. Prevalence of sleep disturbances among head and neck cancer patients: a systematic review and meta-analysis［J］. Sleep Med Rev, 2019, 47: 62-73.

［276］ Sanderson C R, Cahill P J, Phillips J L, et al. Patient-centered family meetings in palliative care: a quality improvement project to explore a new model of family meetings with patients and families at the end of life ［J］. Ann Palliat Med, 2017, 6(2): S195-S205.

［277］ The Worldwide Hospice Palliative Care Alliance［EB/OL］//thewhpca. ［2024-01-17］.

［278］ Thomas L P, Meier E A, Irwin S A. Meaning-centered psychotherapy: a form of psychotherapy for patients with cancer［J］. Curr Psychiatry Rep, 2014, 16(10): 488.

［279］ Viola E, Matorana M, Erodi C, et al. The role of music in promoting health and well-being: a systematic review and meta-analysis［J］. Eur J Public Health, 2023, 33 (4): 738-745.

［280］ Widera E, Anderson W G, Santhosh L, et al. Family Meetings on Behalf of Patients with Serious Illness ［J］. N Engl J Med, 2020, 383(11): 71.

［281］ Zhang X, Yang L, Hou L, et al. Effect of a psychological nursing intervention on quality of life and cognitive function in patients with gastric carcinoma: A randomised controlled trial［J］. Eur J Cancer Care (Engl), 2020: 13292.